纪念宣蛰人医师诞辰九十周年

韩惠珍 主　编
吴卫国 副主编

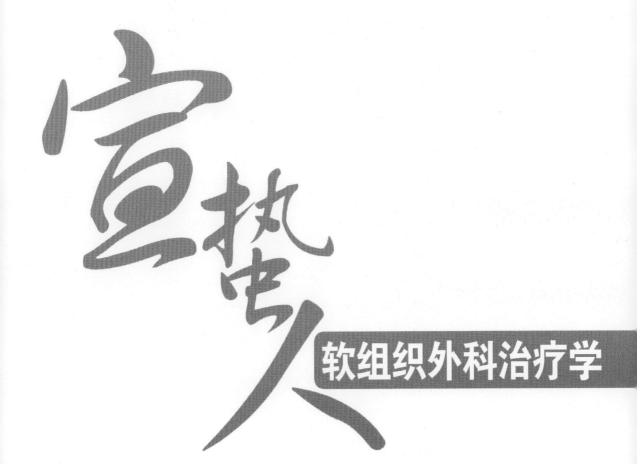

软组织外科治疗学

上海科学普及出版社

谨以此书纪念宣老
逝世五周年，愿他的医学
事业普泽世人，流芳百世！

韩惠珍
二〇一四年十月二十六日

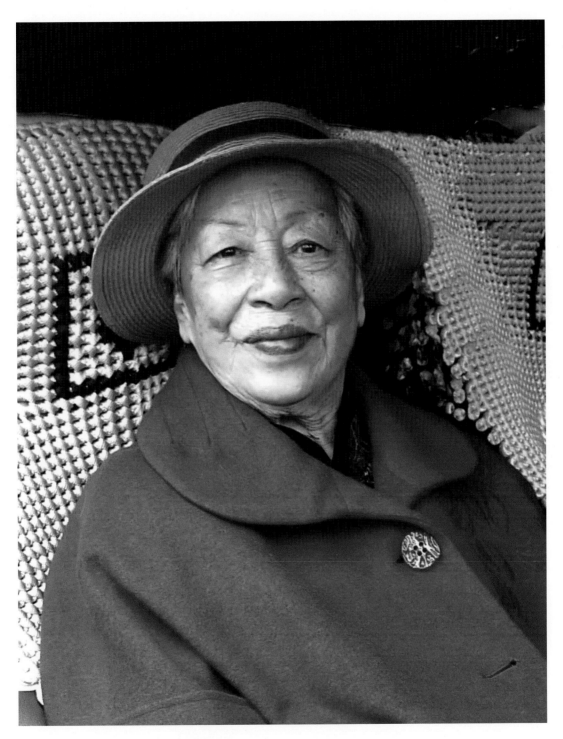

韩惠珍（1925.12.22-　　　）

主　编：韩惠珍

副主编：吴卫国

编　委：

袁　鑫　　赵龙海　　包祖良

刘云吉　　徐　菁　　宣海平

宣佳平　　周　强　　程少丹

序

这是一本宣老的学术论文和专著的汇编,写作时间的跨度长达三十多年,真实地记录了宣老创始软组织外科学的学术历程。我们把这本汇编冠名为《宣蛰人软组织外科治疗学》就是要突出治疗、强调疗效、重视安全。科学正确的医学理论,不仅能够治好病,而且也能保证医疗安全。宣老创造的在软组织外科学理论指导下的三种治疗椎管内外软组织损害性疼痛与相关症状的基本治疗方法,按照高标准的疗效标准评定,可以达到五年以上治愈不复发率92%~95%,至今是零死亡。这就是国内先进水平,也是国际治疗同类疾病的领先水平。因此,宣氏软组织外科学是该领域内世界领先的临床医学前沿。它与2002年开始出版的《宣蛰人软组织外科学》一样,是创新性原著,值得从事软组织外科的工作者认真、反复地阅读。如能结合临床医疗实践学习,必能提高疗效,且推动新的创新。

去年是宣老诞生九十周年,今年才出版这本论文集,虽然迟了一点,但仍然意义深远:一来回顾历史,推动发展;二来纪念故人,发扬精神;三来掌握真缔,走向未来;最后服务大众,利国利民。

因大量论文发表时间较长,其中部分医学术语现已发生变化,如"植物神经"现在称"自主神经"、"蛛网膜下腔"现在称"蛛网膜下隙"等,出于尊重原著的缘故我们没有改动,请读者注意辨别。

吴卫国老先生是宣老早年挚友,对宣蛰人软组织外科学的研究一直很关心和支持,如今吴老已近八旬,还念念不忘软组织外科事业,帮助我搜索整理宣老一生所写文章。做了大量工作,如今这本论文集即将面世了,在此我真诚地向吴老表示衷心的感谢。辽宁省阜新市中医院周强主任医师、上海市长宁区光华医院程少丹副主任医师在论文搜集方面给予帮助,在此一并表示感谢。

韩惠玲

2014年11月

软组织外科学创始人——宣蛰人

编者按：这是宣蛰人写的一篇介绍软组织外科学和个人主要经历的一篇文章，大概成文于 2006 年。其中提出"软组织是人体生命活动必不可少的重要组成部分，却没有专门研究。人们对这些组织的了解至今微乎其微"的观点，体现了一位先知者的睿智。国际上近十几年兴起的对"筋膜"的研究，已经涉及的"研究领域涵盖了筋膜解剖学、筋膜生物力学及生理学，与筋膜相应的分子生物学和细胞学、筋膜病理学及治疗学、替代疗法的筋膜机制等几乎所有现代医学领域"。有人"尝试通过整合对筋膜肌肉的认识建立一个新的学科"。所以软组织外科学是从研究颈肩腰腿痛开始的，同时发现了与内脏疾病相似的症状，它对疼痛医学的研究是个很好的促进，对软组织医学的研究也是一个很好的促进。对此，我们软组织外科工作者应该有较高的自觉性去学习、思考、研究这类基础医学问题。

宣蛰人，著名骨科专家、软组织外科学创始人。生于 1923 年，浙江省余姚县人。上海市静安区中心医院骨科主任医师。1950 年毕业于国立同济大学医学院。曾接受老一辈著名骨科专家屠开元教授的严格而系统的专业训练。

宣蛰人，现任中华医学会上海分会骨科学会理事，中西医结合研究会上海分会软组织疼痛学组组长，上海市腰背痛协作组组长，中国软组织疼痛研究会理事长。曾任上海急症外科医院手术部主任，上海市体育医院运动创伤顾问，市伤骨科研究所脱骱组组长，市第四人民医院骨科顾问，市儿童医院小儿骨科顾问等。

宣蛰人热爱人民、酷爱社会主义医学事业。他以殉道者的精神把全身心献给了骨科和软组织外科事业，为发展我国的医学作出了积极贡献。

打开浩如烟海的中外医学论著，并无"软组织外科"的学名。然而，宣蛰人为开拓软组织外科这块"处女地"，辛勤耕耘了二十几个春秋。他靠着"三股劲"——干劲、钻劲和韧劲在极为困难的条件下，闯出了治疗头、颈、肩、臂、背、腰、骶、臀、腿痛的新路子，创立了软组织外科新学说。为此，病家写诗赋词，赞誉他是"妙手回春胜华佗"；同道称赞他是"顶风开船，独树一帜"。

随着现代医学的发展，人体各器官差不多都作为专科，被分门别类地进行深入地研究，为对症下药战胜疾病打下了坚定的基础。但唯独人体的骨骼肌、筋膜、韧带、关节囊、骨膜、脂肪包括结缔组织等这些被称为软组织的人体生命活动必不可少的重要组成部分，却没有专门研究。人们对这些组织的了解至今微乎其微。至于患病之后这类软组织会出现哪些症状、会不会引起并发症等等，那就研究得更少了。

长期来，由于人们对软组织病痛的发病原因难以查明，其对人类健康的危害颇大，可使人丧失劳动能力以致生活能力。据美国哈佛大学卫生学院估计，美国全年有 7000 万人患有背痛。这些人为治疗背痛所付出的费用以及因不能工作可能造成的经济损失约达 70 亿美元。在我国，也有"五口之家，常有一腰痛"一说。由于躯干和四肢软组织病变引起的疼痛等病症是世界各国人民中常发病、多发病，因此它成为各国医学界努力探索的一个重要课题。

1934 年,自 Mixter 等报告了手术治疗腰椎间盘突出症之后,"骨性说",这种神经根受机械性压迫引起疼痛的理论引起国际上的普遍重视,被置于独尊的地位。但是,在 50 年代末、60 年代初,宣蛰人在总结自己应用腰椎间盘切除术治疗椎间盘突出症病例的近十年临床经验教训过程中,对"骨性说"产生了极大怀疑。他发现按"骨性说"的理论无法解释下列客观现象:(1)人在久坐或久蹲后,坐骨神经受较长时间的压迫和牵扯伸所产生的是下肢麻木、麻刺感,而不是疼痛。(2)肘尖内方的尺神经遭到硬物的撞击所产生的也只是沿尺神经分布区域传射的触电样麻刺感,而不是疼痛。(3)在尸体解剖中,有些死者的椎间盘突出的程度较大,生前却无腰腿痛病史(Fernstronm);非手术疗法完全消除了腰腿痛后,再作椎管脊髓造影,仍有椎间盘突出,与手术前造影对比,其形状与大小不变,有的反而突出程度增重(Huwyler)。(4)按"骨性说"传统诊断标准,有典型的腰椎间盘突出症的主诉症象和客观体征者,其椎间盘不一定有病变,手术中并无椎间盘突出可见,而术后却完全改善了症象(Olivecrona)。(5)无典型的腰椎间盘突出症主诉症象和客观体征者,其椎间盘可以有病变,手术切除椎间盘却解除了症象。

思格斯说:"一个新的事实被观察到了,它使得过去用来说明和它同类的事实的方式不中用了。从这一瞬间起,就需要新的说明方式了——它最初仅仅以有限数量的事实和观察为基础。"宣蛰人通过对百余篇有关文献资料的研究,结合非手术疗法治愈了自己所谓腰椎间盘突出症的亲自体验,他推测这病痛可能主要不是由于骨性组织对神经根的机械性压迫引起的。1962 年,宣蛰人在领导的支持下,为一个左侧严重腰腿痛已三年,丧失了工作能力的青年工人做了自行设计的第一例软组织松解手术——腹内收肌群切痕剥离术,结果取得了出人意外的效果,患者在手术后两周,痊愈出院,重返生产岗位。

自此,他沿着这条途径摸索下去。通过二十多年来对颈、肩、臂、背、腰、骶、臀、腿痛的研究,发现软组织劳损是引起疼痛的重要原因,无菌性炎症是这些软组织疾患的主要病理改变,还发现颈、肩、臂、背、腰、骶、臀、腿等处的软组织病变,会并发头痛、眩晕、胸闷、胸痛、腹胀、腹泻、大小便失禁、痛经等五十余种类似内科、神经科、腹部外科、泌尿外科、妇科、眼耳鼻咽喉科等科疾病中的一些相似症状。有位女患者,先为左上腹痛,后发展为左胸、左肩及全腹痛已一年又九个月,曾先后被诊断为消化道疾患、肠疾患、尿路感染、肾盂肾炎、左后腹膜肿痛或胰腺肿痛,作剖腹探查而未找到病根,经软组织松解术而痊愈。

宣蛰人在总结自己上几次的经验教训的基础上,对软组织松解手术方法进行了二十多次大的改革,制定了一整套不同的手术治疗方案。他为了观察手术的远期疗效,曾十六次冒着盛夏严冬,跋山涉水二十几个省市,随访五百多个患者,其中疗效观察时间最长的有十八年,最短的也有五年。他在用软组织松解手术治疗各种软组织性病痛的大量临床实践中,不断地从感性认识上升到理性认识,从而提出了软组织外科学的新理论。这一理论在临床上以软组织系统病变引起各种征象的疾病为研究对象,以软组织松解等外科手术或非手术方法为治疗手段,简称软组织外科。

宣蛰人根据软组织外科的新理论,攻下了一个又一个疑难顽症病例:

腰椎滑脱症并发腰腿痛的患者被治好了。

文献上没有的病名——"腰腹痛"的患者被治好了。

经腰椎间盘切除手术失败的患者被治好了。

被诊断为所谓各种"综合征"、"官能症"的患者也被治好了。

他使瘫痪的患者重新迈开步子。

他使丧失劳动能力的患者重返工作岗位。

他使痛不欲生的患者重获新生和乐趣!

自 1962 年以来,宣蛰人用他自己独创的大、中、小各种软组织松解手术方法以及压痛点强刺激推拿和压痛点银质针针刺等非手术方法,先后治疗了各种头、项颈、肩关节、肘关节、腕关节、背、腰、骶、臀、髋关节、膝关节、踝关节等部位的疼痛,包括胸痛、腰腹痛、计划生育后遗症等严重病例 10000 多例;其中手术病例的远期疗效达到 85% 以上。

宣蛰人对软组织外科学的建立和发展作出了重要贡献:(1)在发病学上,证明了椎管内外软组织病变所产生的化学性刺激是颈、肩、臂、背、腰、骶、臀、腿痛的主要发病机制;(2)在病理学上,证明了无菌性炎症是软组织病变的主要病理改变,并提出了无菌性炎症学说;(3)在生理学上,证明了正常神经受压只会产生从麻木到麻痹的症象,只有当受到化学性刺激时才会产生疼痛;(4)在诊断学上,证明了软组织病变引起的颈、肩、臂、背、腰、骶、臀、腿痛可分为椎管内、椎管外和椎管内外混合型三种,并有三种新的试验方法加以鉴别;(5)在治疗学上,证明了软组织松解术是行之有效的手术方法;根据手术发掘出来的压痛点分布规律,提高了针刺、推拿、理疗等非手术疗法的疗效;(6)在症象学上,证明了软组织病变还会并发四十余种类似其他十来个专科疾病中的相似症象,所以不同的是:这些症象的消长与软组织病变的消长有关。

二十多年来,宣蛰人共写出《软组织松解术治疗腰腿痛》专著一部、《软组织外科学讲义》一部、《骨折与关节脱位总论》二部、学术论文 38 篇,如《髓内钉的内固定术治疗股骨粗隆间骨折》《股骨粗隆间骨折的手术治疗》《闭合分段折骨术治疗佝偻病后遗膝外翻畸形》《对腰椎间盘突出症传统诊断标准的重新认识》《椎管外软组织松解术治疗腰椎间盘切除术失败病例的临床报告》《椎管外软组织松解术的治疗严重腰腹痛的初步报告》《软组织松解术两病例的再报告——答叶衍庆教授的〈呼吁〉一文》等已在《中华外科杂志》《中华骨科杂志》等专业刊物上发表。

宣蛰人为传道解惑,发展我国医学事业走遍了祖国东西南北。他先后到北京、天津、东北三省、云南、贵州、宁夏、甘肃、湖南、湖北、江西、福建、广东、广西等二十几个省、市、自治区讲学,作学术报告,作手术与非手术治疗示范,帮助兄弟单位解决疑难病例。他对前来学习交流的同道,不论是著名的专家、教授,还是名不见经传的一般医生,都毫不保留地将自己的经验全盘托出。

一个患者的亲属侨胞王复汉,亲眼目睹宣蛰人热情带教的情形之后,特意买了一条绸缎面子,亲自用毛笔蘸着金粉,以工整的楷书写道"宣蛰人主任为培养下一代孜孜不倦的精神,不断的分析,随时的解决……这给我留下了不可磨灭的印象","要是我国十亿人都能像他们一样","何愁四化不成"。他还写道:"这使我看到了中国的希望!"王复汉回香港后,把这一见闻在港报上发表,反响很大。

近几年来,宣蛰人更致力于软组织疼痛研究的中西医结合工作。他的经验和学说,现已在全国二十几个省、市、自治区和南京军区等七大军区及铁路、冶金、煤矿、体育等系统受到学者、教授和许多医务人员的重视,并得到推广。从而,使我国医务界由单纯地研究颈、肩、臂、背、腰、骶、臀、腿痛发展到全面地系统地研究人体软组织疼痛及其发展规律,使我国在这一领域的临床研究中处于世界领先地位。

目 录
Content

上　篇
SHANG PIAN

第一章　概　论

软组织外科学概述

　　软组织外科学(简称软组织外科)是临床医学中的一个新分支。它是以肌肉、筋膜、韧带、关节囊、骨膜、脂肪包括结缔组织等人体生命活动中必不可少的重要组成部分,即软组织系统劳损性病变引起各种症象的疾病为研究对象,以软组织松解等外科手术或非手术方法为治疗手段的一门专科学。

　　软组织外科的出现,是医学实践发展的结果。

　　早在数千年前,我国古代医学典籍《黄帝内经》中就有关于软组织病痛的记载。在《素问篇》中指出,十二经脉和奇经八脉等经络在某些情况下也能引起腰痛。在《灵枢篇》中又指出,十二经筋是十二经循行于体表筋肉之间的一种功能表现。当足太阳之筋病时,小趾支跟肿疼、腘挛,脊反折,项筋急;足少阳之筋病时,小趾次趾支转筋,引膝外转筋,膝不可屈伸,腘筋急,前引髀,后引尻,即上乘肋季胁痛;足太阴之筋病时,足大趾内踝痛,转筋痛,膝内辅骨痛,引肩中背内痛等等。对于经筋病候的治疗,提出了"以痛为腧","治以燔针却刺,以知为数"的见解。祖国医学中所说的经筋就是指肌肉等软组织系统。在古代西方医学中,也有一些这方面的记载。但由于历史条件的限制,古人对软组织病痛的认识还是零星的,分散的,还不可能形成一门比较完整的系统的独立的学问。

　　随着科学技术的发展,医学亦正以迅猛的速度向前发展。特别是近四五十年来,由于这种人体软组织病痛的发病原因难以查明,对人类健康的危害性很大,可以使人们丧失劳动能力以致生活能力,因此它成为各国医学界为之而努力探索的一个世界性课题。借助于现代科学知识和各种检查手段,各国医学界对软组织病痛的研究范围越来越广,内容越来越深,方法也越来越多。对软组织病痛的认识,首先从腰痛或腰腿痛发病机制问题的争论中出现了突破。

　　对腰痛或腰腿痛的发病机制,主要有两种不同的学术见解。一种认为,软组织粘连变性是造成疼痛的原因;另一种认为,骨性变化或骨骼、韧带、腰椎间盘变性与突出压迫神经根是造成腰痛或并发坐骨神经痛的发病机制。前者我们可以简称为"软性说";后者则可简称为"骨性说"。认为软组织粘连变性引起腰痛或腰腿痛的,在 20 世纪 30 年代有 Heyman、Freiberg、Ober、Steindler、Gratz 等;在 40 年代有 Copeman 等;在 50 年代有 Strong 等;在 60 年代初有日本的高山、内海等。认为骨性变化或骨骼、韧带、腰椎间盘变性与突出等压迫神经根而引起疼痛的,在 30 年代有 William、Mixter 等;在 50 年代中期有 Verbiest 等。

对腰痛或腰腿痛的两种不同学说的争论中,前者由于:一、当时对本病的本质没有足够的认识,还未掌握可靠的检查软组织病痛的手段和诊断技术;二、在腰部或臀部广泛的发痛部位中,仅凭一处疼痛比较突出的病变区进行手术,忽视了其他处引起腰痛或腰腿痛程度较轻的发病因素,因此此术后只能减轻症象而不能根治;三、再因这样的简单手术疗法的远期疗效不够理想,复发率很高。故在此后,有关从软组织角度进行腰痛或腰腿痛的治疗报道越来越少,研究逐趋停滞状态,"软性说"接近被放弃了。后者由于:一、借助 X 线摄片和椎管造影等检查手段,在客观上证明了椎间盘突出的存在;二、主要是 1934 年 Mixter 等报道了手术治疗腰椎间盘突出症以后,许多学者在解剖生理、诊断技术与手术操作等方面进行了很多研究,使椎间盘切除术取得一定的近期疗效。于是,"骨性说"这种神经根受机械性压迫引起疼痛的理论引起了国际上的普遍重视,被置于独尊的地位。

然而,科学无禁区,科学无偶象,科学无顶峰。医学实践的发展不断向"骨性说"的神经受压理论提出挑战:椎间盘切除术治疗腰痛或并发坐骨神经痛的手术疗效并非想象中那样满意;有不少病例术后仍有疼痛,再次手术也未发现疼痛原因;即使施行脊柱融合术后,也还是无法解除持续性疼痛。于是,非手术疗法颇有取代手术疗法之势。但非手术疗法的效果也甚为不理想。这样,按近四五十年以来的传统诊断标准,被诊断为腰椎间盘突出症的病例,只有在特殊情况下的少数患者才被施行传统的腰椎间盘切除术。传统的腰椎间盘突出症的理论,在许多实践问题面前显得不够用了、陈旧了。

医学史表明,当历史上一种传统的医学理论在实践中碰到危机的时候,往往孕育着一种新的变革。

20 世纪 60 年代初叶起,随着我国医学界创用软组织松解手术,从治疗腰痛、腰腿痛发以疗颈、肩、臂、背、腰、骶、臀、腿痛的临床实践的不断深入,在下述七个方面有了新的发现,并取得了长足的进步。

一、在发病学上,大量临床事实证明,椎管内、外软组织因急性损伤后遗或慢性劳损形成的病变所产生的化学性刺激是颈、肩、臂、背、腰、骶、臀、腿痛的主要发病机制。

二、在病理学上,光学显微镜和电子显微镜观察下均证明了无菌性炎症是软组织病变的主要病理改变,不论急性损伤后遗或慢性劳损形成等不同的发病机制,它们的病理改变的是完全一致的,因此,对这种病痛的命名我们统称为"软组织劳损"。

三、在生理学上,通过椎管内探查术中应用机械性压迫刺激腰神经根的临床观察,证明了正常神经根受压,与周围神经一样地只会产生从麻木到麻痹的症象;只有当神经受周围组织无菌性炎症的化学性刺激时才会引起疼痛。

四、在诊断学上,通过椎管内和椎管外的软组织松解手术,重新认识了腰椎间盘突出症的传统诊断标准;按解剖分型,由软组织病变引起的颈、肩、臂、背、腰、骶、臀、腿痛可分为椎管内,椎管外和椎管内外混合型三种;创用脊椎侧弯试验、俯卧腰脊柱伸屈位加压试验和胫神经弹拨试验等三种方法,可对上述三种类型的疼痛作出鉴别诊断,辅以肌电图检查和各种不同方式及药物的椎管造影术,显著地提高了诊断正确率。

五、在治疗学上,通过椎管外松解肌肉、筋膜等椎管内松解硬脊膜外和神经根鞘膜外脂肪组织等无菌性炎症病变的软组织, 完全阻断了它们的化学性刺激对神经末梢的传导,以达到无痛。在软组织松解手术揭示的病理本质的启示下和手术发掘出来的压痛点分布规律的指导下,使针刺、推拿、理疗、局封等各种非手术治疗的老办法发挥了新作用,显著提高了疗效。从而,使非手术疗法和手术疗法相辅相成。形成了一套中西医结合的独特的治疗方法。

六、在症象学上,除发现颈、肩、臂、背、腰、骶、臀、腿等处的软组织病变主要是引起疼痛、活动受限等症象外,还会并发头痛、眩晕、吞吐咽不适、口张不大、胸闷、胸痛、腹胀、腹泻、腹痛、尿频、尿急、大小便失禁、痛经、月经不调、行经不畅、生殖器痛、性功能减退等四十余种类似内科、心血管科、胸科、神经科、腹部外科、泌尿外科、妇科、眼耳鼻咽喉科、皮肤科、口腔等科疾病中的一些相似的症象。然而,这些症象只有当:(一)它们的出现均在较长时期的腰骶痛或颈背痛的后期;(二)经有关科室检查,完全排除了他们所属的疾病;(三)病痛部位必具有一系列有规律的压痛点,在其上施行非手术疗法如压痛点强刺激推拿、压痛点针刺、压痛点局封等,均可迅速地发送这些症象以及对严重病例施行针对消除压痛点的软组织松解手术后,可使症象更为明显地发送或完全消失;这样的上述各种症象才能被视为是软组织劳损性病变所引起。

七、在预防学上,依据颈、肩、臂、背、腰、骶、臀、腿痛的病因、病理及推拿原理,按照运动医学的观点,研究整理出一套新型的《练功十八法》,在防治软组织劳损性病变方面取得了良好效果。

综合上述七个方面,可以这样说:这些就是软组织外科学在现时所作的研究的基本内容。由于这方面研究的进展,许多过去被诊断为骨性组织病变引起的颈、肩、臂、背、腰、骶、臀、腿痛被治好了;许多过去被诊断为内、外、妇、泌尿等科中的一些所谓"综合"、"官能症"或"癔症"以及某些难以解决的疾病亦被治好了。这就增强了人类同疾病作斗争的能力。因此,势必进一步引起人们对软组系统的病变所引起的各种症象的疾病的重视。

随着经验的积累,由量的增加到质的飞跃,认识就不断地从感生上升到理性。于是一个新的概念、新理论、新的科学——软组织外科学终于破土而出了。

软组织外科学的出现,对传统的医学理论无疑是个挑战。它免不了会遇到种种阻力,会引起种种误解以至非议。诸如说软组织松解手术是一种拉网式的手术方法;软组织松解手术会不分青红皂白地将正常的组织也破坏等等。这些如果是因为没有实践的知识所造成的,那么只要通过"亲口尝一尝李子的味道",是不难消除这种误解的。如果是因为传统的观念偏见所造成的,那么不妨去读点科学史,学点方法论,也许有助于冲破传统观念的束缚,有助于纠正那些往往会给科学的发展带来悲剧的偏见! 诚然,软组织外科学还处在婴幼期,对它的理论概括和说明未免有粗糙、笼统,以至错误的地方,但稍有一点关于认识发展史常识的人,是不会因此就指责它的。因为科学本身就是要研究人们本来所不知道的东西。人们只有在研究的过程中,对研究对象的认识才能从不知到知,从知的不多到知之渐多,理论的概括也才能由粗糙到精细,由笼统到具体,更接近于事物的本质。一味地以"笼统"、"粗糙"、"不宜"等等来指责,是丝毫无助于科学的进步的。应该说出现争论,出现百家争鸣,这是医学科学发展过程中的一件好事,而不是坏事。

当然,话又得回过头来说,软组织外科学的出现是不是因此全部否定了原有的传统医学理论呢? 并不是。软组织外科学接受了传统医学理论中正确部分,它是从传统医学中脱胎出来、派生出来的,这是它"承上"的一面。软组织外科学纠正了传统医学理论中"阴差阳错"、"张冠李戴"的部分,并在其进程中回答了传统医学所不能解答的各种新问题,进而形成了它自己特有的一套理论和体系,这是它"启后"的一面。因此,可以说软组织外科学是对原有医学理论的一种补充和发展。两者是对立的统一。

还应该说，软组织外科学作为一门新的学科，它还处于萌芽状态，正有待于发育成长。其本身免不了会有许多不成熟、甚至包含错误的东西。但这并不妨碍我们将它向大家作介绍，也不妨碍大家对它作进一步的研究，更不妨碍其本身的发展。因为科学的东西总是有生命力的，而具有生命力的东西，又是需要不断地新陈代谢的。只要我们坚持实事求是的科学态度，软组织外科学中的错误部分是不难予以纠正的。

软组织外科学是现代医学百花园中的一颗新苗，但愿一切有志之士都来为它的苗壮成长而耕耘浇灌。相信它一定会在有识之士的精心培育下，开出鲜艳的花朵，结出丰硕的果实，造福于人类！

本文中仅介绍原发性椎管外软组织劳损性腰痛或腰骶痛及其继发性颈、肩、臂、背、腰、骶、臀、腿痛或臀、腿痛、椎管内病变(与软组织劳损有关连的)引起颈、背、肩、臀痛或腰、骶、臀、腿痛的资料尚在整理中，日后再作补充，特作说明。

对软组织劳损性颈、肩、臂、背、腰、骶、臀、腿痛的认识

颈、肩、臂、背、腰、骶、臀、腿痛是劳动人民的常见病、多发病，它不仅在中国发病很高，而且在各国发病也很高，因此也是一种世界性疾病。

长期以来，由于本病发病原因难以查明，对人类健康危害又很大，可以使人们丧失劳动能力和生活能力，因此，它成为各国医学界为之而努力探索的一个世界性课题。

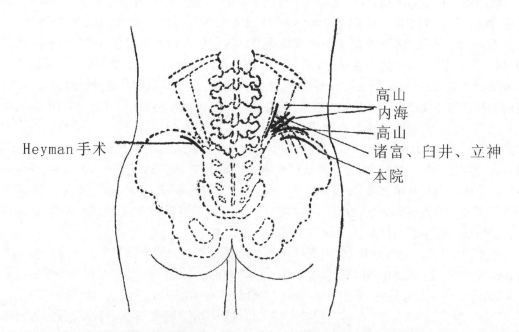

图1 后1/3髂嵴及髂后上棘部软组织切开手术(=Heyman手术)与各种臀上皮神经切断手术的皮肤切口示意图

自30年代起,这一课题吸引了世界医学界有志之士为之而奋斗。有的从软组织角度进行研究;有的从骨组织角度进行研究。这些先驱者的不断探索,为人类研究疼痛积累了宝贵的经验,为我们开展软组织劳损性颈、肩、臂、背、腰、骶、臀、腿痛的研究开辟了道路。

有关颈、肩、臂、背、腰、骶、臀、腿痛的发病机制,目前还未完全清楚。从疼痛生理学的角度来考虑,不外乎神经受刺激而产生疼痛。究竟那一种性质的刺激会引起疼痛?是机械压迫的刺激,还是化学性炎症的刺激?学术上不同观点的争论推动着医学研究的不断发展,使人们的认识不断深化。纵观近半个世纪以来,在腰痛或腰腿痛的研究工作中,主要有这样二种不同的看法:一种认为,椎管外软组织粘连变性是造成疼痛的原因;另一种认为,椎管内骨性变化或骨骼、韧带、变性与突出的椎间盘压迫神经根,是造成腰痛或并发坐骨神经痛的发病机制。

认为软组织粘连变性引起腰痛或腰腿痛者,有下列一些报道:

一、1934年Heyman认为,腰痛或坐骨神经痛的刺激来源于韧带、筋膜、肌肉、腱膜或它们的骨膜附着处中的一种表浅病灶。而把附着于后1/3髂嵴与髂后上棘的软组织剥离或筋膜切开,则可使症象消失(图1)。

但手术指征相当狭窄,只能对局部注射奴夫卡因后症象消失或显著减轻者才适应。所以他在前后七年中所能选择到的病例是稀少的。根据我们的实践所得,这种Heyman手术的近期疗效较好,而远期疗效并不理想。

二、同年,Freiberg等对梨状肌作了解剖学上的研究。其结论指出,梨状肌的痉挛或挛缩为坐骨神经痛产生的重要因素。通过梨状肌切断术可以解除腰痛与坐骨神经痛。但由于手术指征不广,他到1941年为止的七年中仅选择到12病例。因此他认为此手术对腰痛与坐骨神经痛的治疗,决不能当作常规应用。他所发现的梨状肌变异(图2)过去也作为原发性疼痛原因看待,现在看来并非如此。因为先天性软组织畸形与先天性骨骼畸形一样,也不是原发性疼痛原因。但是梨状肌变异的结果造成坐骨神经干与肌肉的接触面增大,当周围组织的无菌性炎症反应出现时,对神经干的化学性刺激增强,引起疼痛也相应地增剧,这种情况是可以理解的。

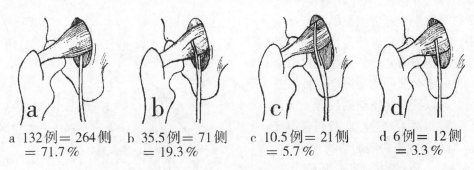

a 132例=264侧 = 71.7%   b 35.5例=71侧 = 19.3%   c 10.5例=21侧 = 5.7%   d 6例=12侧 = 3.3%

图2 本院184例梨装肌变异的分类和百分比:(1)属于常型,(2-4)属畸形

三、1935年Ober指出,坐骨神经痛可由髂胫束及其臀大肌附着处的筋膜有力拉紧而引起。他认为坐骨神经处于臀大肌深层,自梨状肌下方穿出,任何筋膜拉紧,必然会使肌肉压迫坐骨神经。若将髂胫束横形切开,使此拉紧状态解除,则坐骨神经痛亦可治愈(图3)。

我们的实践所得,Ober手术仅能达到暂时性减轻症象,而不能根治。由于手术指征也相当狭窄,仅对Ober试验阳性体征者才适应。故在六年多时间内,他仅选择性地治疗86病

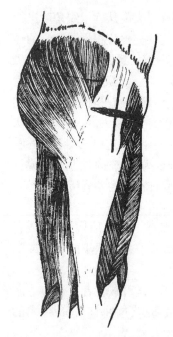

图3 髂胫束横行切开手术
（=Obcr手术）：直粗黑线：皮肤切口；横豁口：髂胫束横行切开

例,疗效属优者只占41%。所以,他在1941年又郑重提出,本手术对慢性腰痛与坐骨神经痛来说,不能作为"万应药"来应用。

四、1938年Steindler等发表了腰痛的鉴别诊断。他应用奴夫卡因在骶三角区的软组织中定出明确的痛点,在腰痛的处理上作出进一步的贡献。同时还在解剖学基础上澄清了坐骨神经痛的反射现象,即局限性疼痛与"放射痛"是有因果相连的关系。通过局限痛区域所发出的"放射痛"决非由于神经根受压所引起。他认为,后部症候群（Posterior Division Syndrome）的许多病例中,那些"放射痛"是一种反射现象,可以通过奴夫卡因在局部痛处的注射而被抑制。自此以后,奴夫卡因就作为协助诊断与治疗之用,但远期疗效不理想。

五、1938年Gratz提出腰痛的临床报告,应用筋膜空气造影术与病理研究的结果,证实筋膜面在肌肉、肌肉群、神经与血管之间也像关节一样,时刻相配地活动,外伤性或炎性损害可以累及这些筋膜面产生肌滑膜炎或筋膜粘连。这种变化被作为疼痛的原因来解释。

六、1935年以来,还有不少切除触痛的脂肪小结节以治疗腰痛的报道。这些小结节被当作骶髂部的脂肪瘤（Reis,1935）、纤维织炎性小结节（Opeman等,1944）、脂肪叶疝形成（Copeman等,1947）来看待。按照我们现在的认识,这些小结节仍是骶髂部皮下组织的无菌性炎症病变的表现。

七、1957年Strong等发表了臀上皮神经症候群,澄清了腰臀区域皮下组织中触痛的脂肪小结节与腰痛或并发反射性腿痛之间的一定关系。他们认为,腰痛的发生与在触痛区域内逐日积累的外伤或因强烈的直接外伤所形成的腰部皮下蜂窝组织的退行性变化有关。这种变化随着纤维性间质由适度至极度的增加而发生。正如创口愈合以后,部分或全部的感觉神经在被累及的组织中可以发生粘连结果一样。于是他们把触痛的臀上皮神经切断而获得良好效果。有关臀上皮神经的切断术（图4、图1）,日本人做过较多研究,1961年高山、内海提供了大量病例与手术方法。我们的临床实践证明,确实有些坐骨神经痛,在当时作为典型的腰椎间盘突出症诊断的严重病例,通过手术达到症象消失,近期疗效比较满意。但多数病例仅能减轻症象而不能根治,远期有效者仅为

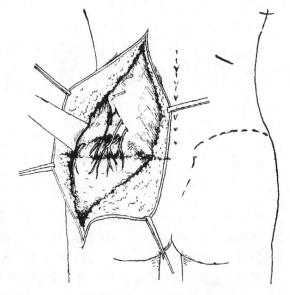

图4 臀上皮神经分布图

少数。

正因为上述这些手术的效果不理想,所以近几年来,在国外有关从软组织角度进行腰痛或腰腿痛治疗的报告非常稀少。这方面的研究工作接近于停滞状态。

认为骨性变化或骨骼、韧带、腰椎间盘变性与突出等压迫神经根而引起疼痛者,有下列一些报道:

一、很久以前,许多学者因腰腿痛的痛区常集中在骶三角区部位的骶髂关节的软组织上,而误诊为骶髂关节劳损(Goldthwait 等,1905)。

二、以后也有人认为,此症与骶髂部的畸形有关。其中主要引起疼痛的畸形为移行性腰骶(Bertolloti Syndrome),即腰椎骶化或骶椎腰化时,其横突与骶骨所形成的假关节可能发生创伤性关节炎;或未骶化侧的运动相对地增多而引起劳损。这两种情况均可发生腰痛或并发坐骨神经痛。此说一度为很多人所赞同,并采用横突切除术。其后由于疗效不显,已不为人们所注意。

三、1933 年 William 指出,大部分坐骨神经痛患者有 L_5 与 S_1 椎体间隙变窄或完全消失。于是便将坐骨神经痛的发生原因,归之于腰骶关节的移动,导致椎间孔的收紧,消失而产生的关节炎性唇状突起。这种解释也并不正确,以后仅被作为椎间盘退化症的一种临床表现来对待。

四、有关将骨性变化作为疼痛可能原因的, 还有:(一) 隐性脊柱裂合并 L_5 棘突肥大;(二)腰骶部关节突畸形;(三)副骶髂关节;(四)椎弓峡不连接或腰椎滑脱;(五)增生性脊柱炎;(六)骶髂关节致密性骨炎;(七)棘突间关节形成等,然而意见并不一致。我们通过腰臀部软组织松解手术的实践,证明这些骨性变化与腰痛或腰腿痛并无关系。

五、1934 年 Mixter 等报道了手术治疗腰椎间盘突出症,引起了国际上普遍重视。许多学者对腰骶部解剖生理作了进一步的研究。临床诊断技术也作了很多改进。手术操作方面则从腰骶部各类手术的广泛开展,发展至自腹后壁进入的前路椎间盘切除术。这种机械性压迫学说,以后被作为近半个世纪以来的正统理论。经典的解释是:突出的髓核直接压迫后纵韧带,牵拉支配后纵韧带上的椎窦神经等感觉神经纤维而引起腰痛;当髓核进一步突出,直接压迫腰神经根,便引起坐骨神经痛,并使受压迫的神经根所支配的肌肉萎缩、反射减弱和感觉减退。但是,通过近半个世纪的临床实践,椎间盘切除术的远期疗效,并非想象中那样满意。尽管近来有人报道了较好的腰椎间盘切除术的远期疗效("优"占 62%~64%或"优"与"良"共占 88.1%),可是他们对手术疗效评定的要求并不高,把"主要症象消失、恢复原工作"或"症象基本消失、恢复原工作",作为最高疗效来评定。而这种疗效评定中的"优"仅与我们软组织松解手术疗效评定标准中的"中"相似。由此可见,这个"优"缺乏可比性和实在性,不能真正反映腰椎间盘切除术的远期疗效如其报道的那样好。

六、1955 年 Verbiest 报道了腰椎管狭窄症。目前认为,由于发育性的椎管比较狭小,中年以后继发腰椎退行变化(包括腰椎间盘突出、骨唇形成、椎板增厚、小关节肥大、黄韧带肥厚、变性或松弛等改变),使椎管容量进一步减小,压迫马尾神经根,也就是机械性压迫学说引起腰腿痛。但是近七年来,我们通过大量的临床实践,证明椎管减压术与椎间盘切除术一样,远期疗效也非想象中那样满意。

由于上述的腰椎间盘切除术与腰椎管减压术的疗效不够理想,使我们对神经根受机械性压迫引起疼痛的学说产生怀疑。我们认为,这一学说无法解释下列的客观现象:

一、在生活现象方面

（一）久坐或久蹲后，坐骨神经受较长时间的压迫和牵伸，所产生的是下肢的麻木、麻刺感，而不是疼痛。

（二）肘尖内方的尺神经遭到硬物的撞击，所产生的也只是沿尺神经分布区域传射的触电样麻刺感，也不是疼痛。

二、在临床实践方面

（一）尸体解剖中，有些死者的椎间盘突出的程度比较大，生前却无腰痛病史（Ferstrom）。

（二）非手术疗法完全消除了腰腿痛后再作椎管脊髓造影，仍有椎间盘突出，与手术前造影对比，其形状与大小不变，有的反而突出程度增重（Huwyler，安徽中医学院附院）。

（三）按传统诊断标准，有典型的腰椎间盘突出症主诉症象和客观体征者，其椎间盘不一定有病变，手术中并无椎间盘突出发现，而术后却完全改善了症象（本院、Olivecrona）。

（四）按传统诊断标准，无典型的腰椎间盘突出症主诉症象和客观体征者，其椎间盘可以有病变，手术切除椎间盘却解除了症象（本院）。

正因为这种神经根受机械性压迫学说不能解释上述的临床现象，使我们对腰椎间盘突出症的传统诊断标准产生怀疑。同时近几年来国际上也出现不同于机械性压迫学说的不少论点，主要的有下列四种：

一、Wall(1974)根据闸门控制学说的推论，认为："腰痛和椎间盘突出引起疼痛的道理至今一无所知。"还提出："经典的解释是椎间盘压迫神经根，引起细的传入纤维兴奋，是一个未经充分研究的结论。这时除神经根外，骨膜、韧带、血管和软组织也都处于病理状态，它们在引起病理性传入冲动方面所起的作用值得研究。"

虽然，Wall 从神经生理学角度对腰腿痛的真正发病机制没有作出正确结论，但其基本观点与我们的临床实践所得的认识是符合的。

二、Rothman(1977)提出："化学性刺激物质是神经根疼痛的一个主要的发病机制；正常神经根受压时不发生疼痛而只是感觉异常；只有炎性神经根受压时才会引起疼痛。"但是他没有提供实验性论据。

此说与我们早在 1972 年公之于众的观点也是完全一致的。

三、Mashall(1977)年提出化学性神经根炎学说："腰椎间盘突出症的发病机制主要是椎间盘变性，纤维环薄弱破裂后，半液状的髓核液中的糖蛋白和 β—蛋白质对神经根有强烈的化学刺激性，同时，大量"H"物质（组胺）的释放；神经根又无神经束膜化学屏障，因而产生化学性神经根炎引起腰痛和坐骨神经痛。"

四、Gertzbein(1977)提出自家免疫学说："椎间盘突出时，髓核组织溃出纤维环和纵韧带，髓核基质中的糖蛋白和 β—蛋白质才会与机制接触，形成抗原，引起自身免疫反应的疼痛，还会发生其他节段的椎间盘变性和疼痛。"

上述化学性神经根炎学说与自家免疫学说的共同点在于：肯定椎间盘突出的前提下，再否定机械性压迫学说中关于引起腰腿痛的论点。两说对疼痛发病机制的认识,均是建立在椎间盘变性后,髓核组织突破纤维环与后纵韧带,从而因这种组织中的化学性物质(化学性神经根炎)或持续性抗原(自家免疫)刺激神经根而引起疼痛,故有人称之为"椎间盘原性疼痛"。

诚然,两说中都指出发病的共同病理基础均属炎症反应,此乃是不容否认的事实。但是,腰腿痛是否由于变性的椎间盘组织而来,恐需深入探讨。

因为:

一、在腰椎间盘手术中发现,纤维环和后纵韧带完全破裂,髓核由破口溃出与椎管形成通道者仅占少数,极大多数椎间盘突出症的纤维环和后纵韧带还未破裂,变性的椎间盘组织仍受这些韧带所包围。不论髓核液抑髓核基质,既无通道进入椎管,怎能激惹神经根的炎症反应?

二、在椎管狭窄症手术中发现,没有椎间盘突出存在,却有神经根周围炎性病变出现。对这些与椎间盘源性无关连的神经根炎的发病机制又将作何解释呢?

这些情况可以说明椎间盘源性疼痛的论据似乎不足,或须只能解释少数后纵韧带破裂的病例;但对多数后纵韧带完整者是难以适用的。

在科学研究的征途上,前人和他人的经验,不论是片面的还是失败的,对我们都有借鉴作用。自1962年起,我们根据自己的体会,开展了颈、肩、臂、背、腰、骶、臀、腿痛的防治工作的研究,进程如下:

一、首先,在椎管外软组织松解手术治疗腰椎间盘手术失败的腰骶臀腿痛病例中所取得的显著疗效的启示下,再在1968.5~1972.6间对133例经外院按照传统标准诊断为腰椎间盘突出症的腰腿痛病例,进行椎管外软组织松解手术,取得了同样满意的疗效。

1969年起,在椎管外软组织松解手术治疗50例经外院按照传统标准诊断为颈椎病的颈背肩臂痛病例中,也取得满意的疗效。

从而,在临床实践与病理检验中明确:

(一)原发性急性损伤后遗或慢性劳损形成的软组织疼痛,也就是肌肉、筋膜、韧带、关节囊、骨膜、脂肪等软组织附着处无菌性炎症的化学性刺激作用于神经末梢,是椎管外软组织劳损性疼痛的原发因素;因疼痛而引起的肌痉挛或肌挛缩,是继发因素。

(二)极大多数典型的腰痛并发坐骨神经痛或颈痛并发臂丛神经痛的发病机制乃是椎管外软组织劳损,也就是腰部、骶部、臀部、大腿根部,包括膝部和踝部等;或颈部、背部、锁骨上窝部、肩部,包括肘部和腕部等软组织无菌性炎症的化学性刺激所引起,并非椎管内神经根受机械性压迫所导致。

(三)椎管外软组织特定部位出现有规律的压痛点,滑动按压时可能引起肢体的传射现象,它们是诊断和治疗的主要依据。

二、以后,对既有椎管外发病因素(软组织劳损)又有椎管内发病因素(腰椎间盘突出症、腰椎管狭窄症、硬脊膜外与神经根鞘膜外炎性脂肪堆积等)而引起典型腰痛并发坐骨神经痛的混合型病例,通过椎管外软组织松解手术过滤出那些不典型的但主诉相当严重的腰骶痛、臀痛或腰腿痛症象,发现这些恰恰是真正的椎管内病变引起的固有症象,通过椎管内软组织松解手术(结合解除机械性压迫手术)消除了症象获得证实。

三、为了弄清神经根受压的真实情况,于1973年起对周围神经(腕部正中神经、肘部尺神经、锁骨上窝部臂丛神经等)与1974年起对腰神经根(28例),在手术中局部未行麻醉下

进行试探性测定,应用机械性压迫刺激,通过患者自己从感觉上区分出"痛"与"麻"的不同反应与传射部位,得出如下的结论:

(一)单纯的机械性压迫刺激正常神经根不可能引起疼痛;它对神经根的刺激所产生的机能障碍只是从麻木到麻痹,依压迫的不同程度而有区别。

(二)神经根鞘膜外脂肪结缔组织因无菌性炎症病变所产生的化学性刺激是引起疼痛的发病原因。

(三)只有在神经根鞘膜外或硬脊膜外存在着无菌性炎症的条件,当机械性压迫的刺激引起麻感的同时,必然也引起疼痛。其疼痛的发病原因仍然是无菌性炎症的化学性刺激,而机械性压迫的刺激仅不过对这种化学因素起到激惹疼痛的作用。

(四)为什么单纯的椎管外腰臀部与大腿根部无菌性炎症病变引起的是典型的坐骨神经痛? 为什么椎管内脂肪结缔组织的无菌性炎症病变引起的是主诉不典型的传射痛,且多局限于腰骶部、臀部或臀腿部与腘窝之间,很少有小腿腓侧典型的坐骨神经痛?但当手术松解以前无齿镊轻轻夹压这些受炎性组织包围的神经根所引出的传射痛又基本上完全符合术前主诉疼痛的部位;而触电样麻刺感倒可沿着下肢后方传射至足底与五趾? 这些客观存在的事实目前无法找出答案。我们初步的看法是,椎管内炎性脂肪结缔组织引起疼痛的传导,有可能与硬脊膜及神经根鞘膜有密切的关系。

(五)上述情况不单适用于椎管内颈、胸、腰或骶神经根,而且同样适用于椎管外周围神经或神经末梢等。

(六)扩大的椎管探查手术(L_4—S_1 或 L_3—S_1 全椎板切除)中常发现健侧虽然较大的椎间盘突出,压着神经根,临床上无半点症象。

从上述的结论所得,用来:

一、解释腰椎间盘突出(不伴有腰臀部软组织劳损者)的四种不同临床现象

(一)无症象——椎间盘突出未引起神经机能障碍与硬脊膜外和神经根鞘膜外脂肪结缔组织的继发性无菌性炎症刺激者。

(二)有麻无痛——椎间盘突出压迫神经根引起神经机能障碍而无硬脊膜外和神经根鞘膜外脂肪结缔组织的继发性无菌性炎症刺激者。

(三)有痛无麻——椎间盘突出压着神经根还未引出神经机能障碍,但有硬脊膜外和神经根鞘膜外脂肪结缔组织的继发性无菌性炎症刺激者。

(四)既麻又痛——椎间盘突出压迫神经根引起神经机能障碍的同时,还具有硬脊膜外与神经根鞘膜外脂肪结缔组织的继发性无菌性炎症刺激者。

上述的解释结合临床看,是符合客观实际的。

二、重新认识腰椎间盘突出症的传统诊断标准

(一)主观症象方面

1、典型的腰痛并发坐骨神经痛;

2、腰肌僵硬与腰部运动障碍。

（二）客观体征方面

1. 脊柱侧弯与腰脊柱后凸；

2. 腰椎棘突旁压痛引出坐骨神经痛增剧；

3. 坐骨神经紧张试验；

（1）直腿抬高与直腿抬高屈踝试验；

（2）坐位紧张试验；

（3）屈颈试验；

（4）仰卧挺腹试验；

（5）颈静脉加压试验；

（6）健肢直腿抬高试验；

4. 股神经紧张试验；

5. 邻近神经根受累后的下肢表现：

（1）感觉障碍；

（2）反射障碍；

（3）肌萎缩与肌力减弱。

上述等等(详见《对腰椎间盘突出症传统诊断标准的重新认识》章内所述)，都是腰腿痛的椎管内发病因素与椎管外发病因素的共有症象与共有体征，决不是腰椎间盘突出症的固有症象与固有体征。因此，过去应用这种诊断标准在确定腰椎简盘突出症的诊断上是难以起到决定性作用的。

为此，自1964年起我们在软组织松解手术治疗椎管外软组织劳损性腰腿痛的认识基础上，致力于椎管内、外病变引起腰腿痛诊断和鉴别诊断的探索，发现三种有助于诊断椎管内病变引起腰腿痛颇为可靠的检查方法——脊柱侧弯试验、俯卧腰脊柱伸屈位加压试验(简称腹部垫枕试验)与胫神经弹拨试验(详见《椎管内、外病变引起腰腿痛三种鉴别方法的探讨》章所述)，这三种试验的阳性体征只能在椎管内病变引起腰腿痛的病例中出现，因此可以精确地与椎管外软组织劳损性腰腿痛作出鉴别诊断。

治疗效果：有关软组织松解手术的疗效是与诊断的正确性以及手术松解的彻底性有密切关系的。假使诊断不正确，如将椎管内发病因素的疼痛误作椎管外发病因素的疼痛来诊断，势必造成手术失败；倘使手术松解不彻底，虽则对软组织病变区所存在的痛点消灭了十有其九，而未消灭的十分之一痛点仍会造成残余痛，日后又需重复手术，这方面我们有许多深刻的教训。我们近十年来应用定型的椎管内、外软组织松解手术治疗严重的软组织劳损性颈、肩、臂、背、腰、骶、臀、腿痛，其远期疗效的优良率达90%，从而使大多数推动劳动能力和生活能力的患者解除了病痛，重新走上工作岗位。

综合我们的实践和认识，可归结为椎管内、外软组织无菌性炎症学说。

椎管内、外软组织无菌性炎症学说：我们认为椎管内病变引起颈、肩、臂、背、腰、骶、臀、腿痛的发病机制与由于硬脊膜外与神经根鞘膜外脂肪结缔组织性损伤后遗或慢性劳损引起的以及某些未知因素引起的原发性无菌性炎症的化学性刺激；或由于长期的机械性压迫，刺激硬脊膜外与神经根鞘膜外脂肪结缔组织产生继发性无菌性炎症化学性刺激有密切关系。因此，结合椎管外软组织无菌性炎症引起颈、肩、臂、背、腰、骶、臀、腿痛发病机制的认识，提出《椎管内、外软组织无菌性炎症学说》作为颈、肩、臂、背、腰、骶、臀、腿痛的发病机理,是可以全面地解释临床现象的。

  展望:我们在研究中发现,这种软组织病变不仅是引起颈、肩、臂、背、腰、骶、臀、腿痛的主要原因,而且还会并发类似内科、心血管科、胸科、神经科、腹部外科、泌尿外科、妇科、眼耳鼻咽喉科、皮肤科、口腔科等疾病中的一些相似症象(详见《椎管外软组织劳损性颈、肩、臂、背、腰、骶、臀、腿痛的病理发展过程》所述)。可见,软组织外科学有深邃的研究内容和广阔的发展前途。特别是当这个领域在医学学科中还是一个处女地,还远未被前人所开掘和认识,至今在医学分科中还找不到它的归属的情况下,软组织外科学的研究不仅显得更为重要,而且显得更为必要!

第二章 病因病理探析

椎管外软组织劳损性颈肩腰腿痛发病机制与病理发展过程的初步认识

上海市静安区中心医院骨外科 宣蛰人 袁 鑫 赵龙海

椎管外软组织劳损是广大工农兵群众的常见病、多发病,是医学界中尚未解决的问题之一。十多年来我们在毛主席无产阶级革命卫生路线指引下,开展了软组织松解术治疗严重腰腿痛和颈肩痛的研究[1][2][3],在一定程度上解除了若干这类病员的病痛。通过实践、认识、再实践、再认识,在总结治疗经验和学习南京部队腰腿痛防治协作组经验的基础上,提出我们对椎管外软组织劳损性颈肩腰腿痛的发病机制与病理发展过程现有的初步认识。

一、椎管外软组织劳损性颈肩腰腿痛的发病机制

椎管外软组织劳损性颈肩腰腿痛(以后简称颈肩腰腿痛)的发病机制(表一)可分为原发因素和继发因素两类:

(一)原发因素:是急性损伤、慢性劳损和未知因素

1.急性损伤:为颈肩腰腿痛的原发因素中的局部因素之一。人体的软组织遭受外力的作用可以引起不同程度的损伤。损伤部位多在肌肉、筋膜、韧带、关节囊、骨膜、脂肪等在骨骼附着处的软组织上或筋膜间的接壤处,其中以肌肉附着处和筋膜附着处比较重要和多见。因为:(1)这些部位的软组织多是牵拉应力的集中区,容易发生损伤,引起创伤性无菌性炎症反应;(2)这些部位的软组织具有丰富的神经末梢,就会受到创伤性无菌性炎症的化学性刺激引起疼痛;(3)这些部位的软组织损伤后由于经常受到持续性牵拉或重复的损伤,使已有的损伤不易痊愈,局部就形成有规律的和具有无菌性炎症病理变化的压痛点。例如:腰部遭受一次较重的捩伤或挫伤等,就使腰部深层肌(腰背筋膜前、后叶,骶棘肌,多裂肌与旋椎肌等)在腰椎、骶骨、第12肋骨和髂脊附着处的软组织受到破坏与出血。通过这些坏死组织的分解,产生创伤性无菌性炎症反应引起疼痛。这种组织损伤和炎症反应在正确的治疗原则处理下多可自行修复,很少会产生后遗疼痛。如果未能彻底治愈,日后有可能发展成为原发性腰痛或腰骶痛。从我们日常所接触的新鲜骨折而言,按照正确复位、确实固定与进行有系统的功能锻炼,多在无后遗疼痛的情况下获得骨折愈合,是众所周知的。可是,人体的软

组织急性损伤后,与骨折一样地出现组织破坏与出血而产生创伤性无菌性炎症反应,也应该按照上述的治疗原则进行处理,才能修复这些损伤的软组织和消除后遗疼痛。但是,人们在习惯上对软组织急性损伤的重要性往往认识不足,在治疗上远非像对新鲜骨折那样重视。多反映于固定方法不够正确或固定时间不够充分,常使损伤部位残留某些创伤性无菌性炎症的病变基础,导致日后的疼痛。而躯干部位的软组织损伤要达到确实固定的治疗目的,其条件远较四肢部位的软组织损伤要麻烦与困难得多。因此常采用姑息治疗,未能彻底修复这些损伤的软组织,日后往往残留后遗疼痛,使腰、腰骶、臀或项颈、肩、背等部位的软组织损伤从急性变慢性,经常突发。所以我们认为急性损伤并非真正的原发因素,而是未能治愈遗留下来的病理改变才会引起原发性腰痛、腰骶痛、臀痛或项颈痛、肩痛、背痛等,包括四肢部位软组织急性损伤后遗的疼痛在内。我们认为,如何彻底治愈软组织的急性损伤,尽可能消除其内在的创伤性无菌性炎症的病变基础,是予防慢性颈肩腰腿痛反复发作的重要措施。

2.慢性劳损:也是颈肩腰腿痛的原发因素中的局部因素之一。现在,我们对慢性劳损的定义是作为机体软组织因长期的过度劳累引起无菌性炎症的一系列病变产生疼痛来认识的。这一名称过去常作为无因可查的软组织疼痛惯用的诊断名称。它与急性软组织损伤的区别在于不具备任何明显的外伤史,也无疼痛、淤血肿胀或功能障碍等软组织损伤症状。人体的软组织特别是肌肉,筋膜等在日常工作或生活中经常受到不能察觉到的牵拉性刺激,如经常弯腰工作常会使腰部深层肌和筋膜等附着处受到刺激一样,容易产生腰部软组织劳损,又如经常低头工作也常会使项颈与肩胛部位岣肌肉和筋膜等附着处受刺激一样,容易产生颈肩背部软组织劳损,均会引起原发性疼痛。早期的这些牵拉性刺激实质上就是一种最为轻微的、临床上不具备症状的损伤因素,日益积累,量变到质变,就使局部软组织逐渐形成无菌性炎症反应、炎性粘连、炎性纤维组织增生、炎性组织变性和挛缩(以后统称无菌性炎症病变),引起不同程度的疼痛。其病理变化与急性损伤后遗的完全一样。发病率也较急性损伤要高得多,为原发性椎管外软组织劳损性腰痛、腰骶痛、臀痛、腰臀痛、臀腿痛,腰臀腿痛或项颈痛、肩痛、背痛、颈背痛、肩背痛、肩骶痛、颈肩背痛、颈肩背臂痛等最为常见的原发因素。这些病变组织受到:(1)上呼吸道感染或其他发热等炎症以及身体过度劳累等内部因素(2)轻度外伤或气候改变、寒冷、潮湿的条件等外界刺激的诱发因素的影响,促使无菌性炎症增剧时,疼痛也就加重,或炎症消退时,疼痛也就减轻或消失。这些也是我们对全身各个部位的软组织劳损之所以容易突发的初步体会。

3.未知因素:有可能是颈肩腰腿痛的原发因素中的全身因素。它会引起与急性损伤或慢性劳损极相类似的软组织无菌性炎症病变,产生疼痛。在作颈肩腰腿痛的诊断以前,基本上已经排除了脊椎、骨盆、骨关节、椎管内、脑中枢、内脏等与内、外、神经、泌尿、骨、妇科等有关的引起类似疼痛的某些有因可查的疾病。至于过去常诊断肌纤维织炎、纤维织炎、肌筋膜炎、皮神经炎等疼痛的病理基础也是这些肌肉筋膜组织本身产生了无菌性炎症病变,或皮神经受周围的炎性结缔组织的化学性刺激的表现。其实质仍是软组织劳损,并非单独的一种疾病。但是人体是统一整体,除上述已明确的局部因素外,还应当充分注意到全身因素也会引起类似表现的可能性。这方面的原发因素我们还未完全认识,如有不少病例普遍有白细胞数与血小板数减少现象以及少数病例有长期低烧现象,应该引起重视和进一步深入探讨和研究。

（二）继发因素：肌痉挛与肌挛缩

人体有生活力的肌肉在正常情况下具有一定的张力现象,称为肌肉紧张力,简称肌紧张。这些在骨骼上附着的肌肉起、止点由于肌紧张而出现一持久性牵拉作用,形成肌肉适度收缩,使人体的整个骨骼在这种肌肉紧张力导致的持续性纵行压迫作用之下保持站立与保持身体的力学平衡。所以肌紧张是有生活力的肌肉的生理现象,并非病理状态。但是,当上述原发因素所造成的肌肉、筋膜、韧带、关节囊、骨膜、脂肪等软组织附着处的疼痛,必将引起所属的或邻近有牵连的肌肉进一步收缩,出现过度的肌紧张,称为肌痉挛。肌痉挛是机体为了减少关节活动,减少对损伤部位的刺激,从而达到减轻疼痛的一种反射性和保护性反应。肌痉挛是早期继发因素的临床表现,除肌肉和筋膜因过度紧张而产生形态上的改变外,不具备肌肉和筋膜本身在组织学上的病理改变。但是较长时期的肌痉挛,其肌肉和筋膜本身因供血不足和新陈代谢障碍有可能出现在组织学上不同程度的病理改变,造成肌挛缩,它是晚期继发因素的临床表现。此两者在治疗上具有不同的意义,以后在介绍《椎管外软组织劳损性颈肩腰腿痛治疗原则与治疗方法的初步认识》时再行叙述。肌痉挛虽为一种保护性反应,但其本身又可破坏身体的协调和力学平衡。当腰部有疼痛性肌痉挛的患者,常使脊柱僵硬、腰椎柱的正常生理曲线消失变直,过度后凸或过度前凸、脊柱侧凸、上肢或下肢的运动范围受限等表现。总之,肌痉挛和肌挛缩所引起的病理改变可以成为肩颈腰腿痛的主要继发因素。

二、椎管外软组织劳损性颈肩腰腿痛的病理发展过程

无论是急性损伤或慢性劳损, 其开始的病变部位不在骨或软骨组织, 而是在肌肉、筋膜、韧带、关节囊、骨膜、脂肪等软组织的骨骼附着处。手术中肉眼所见和病理检验发现:早期这些软组织仅有充血、水肿等一般创伤性无菌性炎症反应,以后形成不同程度的炎性粘连、炎性纤维组织增生,最后形成不同程度的炎性组织变性和挛缩。组织变性是多种多样的,常见的有水肿变性、胶原纤维变性、透明变性、粘液变性、脂肪变性等,同时有些病变组织中还可见到慢性炎症细胞明显增多(这些无菌性炎症病变的病理检验情况,见本院病理科报道⑧)。颈肩腰腿痛的病理发展过程(表一)中最早出现的也是病变部位软组织附着处的无菌性炎症反应,刺激神经末梢引起疼痛。这时神经末梢还是完全正常的,仅不过周围组织出现炎症病变,对神经末梢产生化学性刺激之故。

上述因素引起的疼痛就产生早期继发因素的反射性(保护性)肌痉挛。再因持续性肌痉挛又引起一系列的继发性病理变化:1.由于痉挛肌肉的持续性牵拉,使肌肉起、止点上附着的软组织进一步发生牵拉性劳损,它会加剧上述软组织附着处的病理改变,特别是神经末梢的周围组织所产生的炎症反应逐渐发展成为炎性粘连,炎性纤维组织增生,会进一步加重疼痛。2.在肌痉挛阶段中,肌肉和筋膜仅出现形态的改变,并无本身的组织变性等病理变化。3.病变组织中,小血管受周围组织的炎症反应引起疼痛的影响,发生血管痉挛,再因持续性肌痉挛,使这些血管周围组织的炎症反应也逐渐发展成为炎性粘连、炎性纤维组织增生等病理改变,影响血循环,产生新陈代谢障碍及营养障碍,又会增剧软组织附着处的疼痛。4.持续性肌痉挛还会导致肌肉本身的供血不足产生新陈代谢障碍及营养障碍, 引起新的疼痛。如此,就使本来不很严重的疼痛变为严重的疼痛。5.肌痉挛破坏了身体的动力性平衡,为

了保持重新的平衡商进行调节。一组肌肉的痉挛,必将引起对应肌肉发生与其相适应的变化,以达到补偿原发部位肌痉挛引起的功能障碍和功能失调,例如:一侧腰部的肌痉挛可以引起对侧腰部肌肉的补偿调节;腰背部的肌痉挛可以引起腹部肌肉的补偿调节。这类调节称为对应补偿调节。如果原发部位的肌痉挛经过对应补偿调节,仍然不能保持其正常的功能和平衡,则又将引起其上方或下方的一系列肌肉进行再补偿、再调节、例如:腰部疼痛与肌痉挛持久不愈可以导致臀部或肩背部肌肉的补偿调节。这类调节称为系列补偿调节。对应补偿调节和系列补偿调节所产生的肌痉挛同样可以引起软组织的劳损性反应。所以一侧的腰痛日久可向对侧发展,而单独的腰痛日久也可以向下沿臀、腿发展,或又可以向上沿背、肩、项颈、上肢发展。也就是高位的疼痛日久可以向低位,低位又可以向高位发展,而腰部或腰骶部常作为整个躯干主要的疼痛发展枢纽。所以病程很长的原发性腰痛或腰骶痛患者,往往多数均有头、项颈、肩、背、上肢、臀、下肢等部位的继发性疼痛。6.在各个特定的劳损性病变部位必有有规律的压痛点,滑动按压这些压痛点,可以产生与主诉相符合的局限性疼痛,有些病例当在压痛点上滑动按压时还可引出沿向肢体的传射痛[②],有时并发传射性麻刺感,直至手指或脚趾。这些上肢传射症状以滑动按压有病变的冈下肌、大圆肌或前斜角肌压痛点,下肢传射症状以滑动按压腰骶部的腰部深层肌压痛点或臀部软组织各个压痛点为常见。7.部分严重而病程较长的患者并发所谓植物神经功能紊乱与内脏功能失调的症状(见表二、表四、表五),这些特定的症状分别由特定部位的压痛点所支配,例如:头昏、眩晕、头紧、头胀、枕骨痛、头顶痛、头皮肿胀等症状以及眼花发胀、眼睛不大、视力减退、飞蚊症、眼球痛、眼眶痛等症状,必然为颈椎棘突旁软组织劳损的压痛点所引起;太阳穴痛必然为提肩胛肌劳损的压痛点或锁骨上组织(主要是前斜角肌)劳损窝部软组织(主要是前斜角肌)劳损的压痛点所引起;前额痛必然为颈椎棘突旁软组织劳损的压痛点与提肩胛肌劳损的压痛点或锁骨上窝部软组织劳损的压痛点(或两者一起)所共同引起;耳鸣、重听、耳根痛、耳根拉紧感等耳部症状、牙齿不适、牙龈水肿、牙根痛等牙齿症状以及面神经痛、面颊麻感等面颊症状必然与锁骨上窝部软组织劳损的压痛点所引起;心悸、胸闷、胸痛、呼吸不畅等症状必然与胸椎棘突旁软组织或冈下肌、大、小圆肌劳损的压痛点包括锁骨上窝部软组织劳损的压痛点所引起。这些症状是否真正由于植物神经功能紊乱所引起?目前还无法下结论。有这些所谓植物神经功能紊乱症状者,必须注意鉴别这些症状究竟是软组织劳损的一部分临床表现,还是独立存在的其他器质性疾病。较长时期中我们摸索出一种比较可靠的鉴别方法,对经过体格检查基本上排除了有因可查的其他发痛疾患后,以强刺激推拿手法[③]正确的滑动按压这些特定的压痛点,而使这些局限痛与特定的所谓植物神经功能紊乱症状霍然消失或明显改善者,基本可以肯定这些症状主要由于软组织劳损而来,反之,仍应考虑其他器质性病变。这种试探性治疗在诊断上具有重要的意义。8.因疼痛引起的肌痉挛持久不愈,受到持续性恶性循环的影响,发展成为晚期继发因素的肌挛缩时,则肌肉和筋膜的本身、包括皮下脂肪或血管与神经鞘膜周围的脂肪结缔组织在内等软组织均已发生了不同程度的变性。当肌挛缩的初期阶段,这种软组织变性的程度较轻,有可能通过有效的非手术疗法转化正常,但在肌挛缩的晚期阶段,这种组织变性的程度严重,以现有的非手术疗法难以转化正常,就需手术松解,这种非可逆性组织挛缩的机械性压迫作用影响血管时常会引起肢体的血运障碍,发生肢体远端色泽暗紫、发凉、水肿或变厚和脉搏减弱等表现。在持续的可逆性肌痉挛时,周围神经早期受到炎症的化学性刺激和有些病例后期因肌痉挛的机械性压迫作用的影响时,可先引起肢体的传射痛和有时后期并发麻木、麻刺感。但在肌挛缩时,这种机械性压迫作用较在肌痉挛时更为增加,周围神经受到这种物理性刺激,可产生肢体的较重或严重的神经压迫症状,从部分麻痹直至完全瘫痪。我们曾有不少上肢或下肢如此症状的病例,通过颈肩部或腰臀部软组织松解术均获得恢复。这种椎管外颈肩部或腰臀部周围神经受压与单纯的椎管内神经根受压的区别仅不过在于压迫部位的不同,但临床表现基本上仍可一样。如何对这两种压迫在临床上进行正确的鉴别,目前我们仅对腰腿痛有肤浅的经验[1]。应该先作肌电图测定,必要时通过椎管造影术等检查方能初步明确诊断。但是可以证明,对椎管外肌痉挛或肌挛缩引起肢体麻痹的病例在临床表现中均具有明显的软组织劳损特定的压痛点,以及在症状发展过程中多具有"先痛后麻"的客观规律,这些在诊断上是比较有重要参考价值的。

综上所述,软组织劳损的发生和发展过程中,有二个主要的环节。一个是原发性急性损伤和慢性劳损所引起的软组织疼痛,一个是因疼痛所引起的肌痉挛或肌挛缩。这两个因素可以互为因果,造成恶性循环,加重软组织劳损的病变,最后发展成为严重的软组织劳损。

祖国医学对痛的发病机制,有两句精辟概括,即"痛则不通,不通则痛"。它明确指出"痛"和"不通"的互为因果的关系。软组织劳损的发病机制和治疗效果,基本上和祖国医学的这一理论是十分相似。凡有痛则肌肉必有痉挛,凡有肌痉挛亦必有疼痛。因此亦可概括成"痛则不松、不松则痛"。正因为痛和肌痉挛(不松)成为互为因果的关系,所以软组织劳损的病理发展过程可以概括成"因痛致痉、因痉增痛",其治疗原则也可概括成"去痛致松、以松治痛"。

结合上述的理论基础,从临床角度出发对颈肩腰腿痛的发病机制和病理发展过程进行探讨。我们认为所谓原发性椎管外软组织劳损性腰痛、腰骶痛、腰臀痛、臀腿痛或腰腿痛以及原发性椎管外软组织劳损性项颈痛、肩痛、背痛、颈肩痛、颈背痛、颈肩背痛或颈肩背臂痛,实际上系腰部、腰骶部与髋关节周围的软组织或颈背部与肩关节周围的软组织产生无菌性炎症病变的结果。这种软组织劳损性病理变化的形成,大多数与职业性体位工作中局部软组织(特别是肌肉和筋膜)受长期积累的、不能察觉到的、极为轻微的牵拉性刺激或与具有明显损伤症状的直接创伤有密切关系。以最多见的慢性劳损引起的腰痛或腰骶痛为例,可以发生如下的情况:

(一)一般在经常弯腰工作或长期坐位工作中,由于髋关节处于直角屈曲位常使腰椎柱有一不同程度的前屈位,首先使腰背部的软组织特别是肌肉和筋膜过度伸引,产生腰部深层肌附着处的牵拉性刺激,渐逐发展成为腰部软组织与腰部深层肌附着处的无菌性炎症反应引起疼痛。其次,因长期的软组织过度伸引,日久又会引起局部组织的供血不足而产生新陈代谢障碍和营养障碍,除了导致软组织或肌肉本身产生无菌性炎症病变外,还会增加肌附着处的病理性变化和疼痛。长期轻重不等的反复发作的疼痛,又进一步导致腰部软组织与腰部深层肌附着处的炎性粘连、炎性纤维组织增生、炎性组织变性与挛缩,造成严重的原发性腰痛或腰骶痛症状。其中以腰部和骶部的深层肌最易罹及。根据长期临床观察所得(表二),在腰椎柱与骶骨部位上,有劳损性病变的骶棘肌、多裂肌、旋椎肌等在腰椎棘突、骶中嵴、腰椎椎板、骶骨背面、骶髂关节内缘、腰椎横突、第12肋骨与髂嵴等附着处或所在部位的疼痛持久不愈,日后有可能继发下列的部分或全部症状:1.多数病例常传射至臀部,引起臀痛,逐渐发展成大腿后侧痛、小腿腓侧痛、外踝下方痛和足痛等,形成"反射性坐骨神经痛",产生与坐骨神经受炎症刺激一样的"放射痛"症状。晚期慢性、顽固性病例的下肢,还可出现敏感紊乱、反射紊乱、肌肉萎缩、肌力减弱或麻痹等现象。这些症状以往一向误诊为由于腰骶神经根受机械性压迫所引起,常作为腰椎间盘突出症的传统诊断标准的主要依据之一,现在看来已非完全正确④。因为并发这些症状的许多病例,仅通过腰部软组织松解术、臀部软组织松解术和股内收肌群切痕剥离术也获得了解除。2. 某些病例还可向上传射至背、肩、项颈部位,有时并发头部与胸部的所谓植物神经功能紊乱症状和上肢症状,包括臂痛、手痛、上肢的敏感紊乱、反射紊乱、肌肉萎缩、肌力减弱或麻痹等在内,这些症状与下肢不一样,也非完全属于颈神经根受机械性压迫所引起,对这些症状过去多作为颈椎病来看待,现在看来应该有所改变。因为并发这些症状的不少病例,也仅通过腰部或腰骶部软组织松解术显著减轻或消除了症状。只有某些顽固性病例,颈肩背部由于长期受到腰部传射痛的影响而引起局部软组织继发性无菌性炎症病变(我们称为继发性软组织劳损性颈肩痛),当腰部或腰骶部软组织松解术后仍会后遗残余症状。与单独的原发性椎管外软组织劳损性颈肩痛一样,后期仍需加行颈椎棘突旁(包括胸椎棘突旁)软组织松解术、肩胛骨软组织松解术或锁骨上窝部软组织松解术,方能消除症状。由腰痛向上传射的症状一般可分为:1)背痛(包括背部沉重感、吊紧感、麻木感、冷水浇背感、背挺不起等)还可能沿肋骨方向传射,引起胸部症状,例如:心悸、胸闷、胸痛、呼吸不畅、哮喘等。2)肩痛可能引起肩胛骨活动发响、上肢肌力减弱、不易上举、握拳少力、臂部和手部传射痛、麻木、麻刺感或肌肉萎缩以及手部色泽暗紫、发凉、水肿、脉搏减弱等。3)项颈痛可能引起颈活动时项部发声、活动度受限、咽喉异物感、吞咽不适、舌麻木、舌增粗、暂时性声音嘶哑、口张不大等症状。4)项颈痛还有可能引起头痛、头昏、头紧、眩晕、全身不稳感、乘船感、记忆力减退、恶心呕吐等症状。其中在头痛方面多表现于枕骨痛、头顶痛、头皮肿胀、异样感或麻木感(以上症状多属颈椎棘突旁软组织劳损引起)。太阳穴痛(多属提肩胛肌劳损或锁骨上窝部软组织劳损引起)、前额痛(多属颈椎棘突旁软组织劳损加提肩胛肌劳损或锁骨上窝部软组织劳损引起)等。5)此外项颈痛还会引起(1)耳鸣、重听、耳根痛、耳根拉紧感等耳部症状(多属锁骨上窝部软组织劳损引起);(2)眼花发胀、眼睁不大、视力减退、飞蚊症、眼球痛、眼眶痛等眼部症状(多属颈椎棘突旁软组织劳损引起);(3)面神经痛、面颊麻感等(4)牙齿不适、牙龈水肿、牙根痛等症状(两者均多属锁骨上窝部软组织劳损引起)。3.属于腰部深层肌范畴内的腰背筋膜前叶,在腰椎横突(L_{1-3})附着处与第12肋骨下缘附着处发生无菌性炎症病变以及腰部(L_{1-3})骶棘肌、多裂肌与旋椎肌等劳损时,除引起单纯性腰痛外,还可能传射至上腹部或腹部产生肋弓痛、上腹部腰带样紧束感、腹部不适、腹胀、腹痛、嗳气、嗳酸、呃逆、胃纳不佳、习惯性便秘、慢性腹泻等现象。因腰骶部($L_4 \sim S_2$)骶棘肌、多裂肌与旋椎肌等劳损而引起的疼痛还可能导致下腹部不适、下腹痛、股内收肌群耻骨附着处痛、性功能减退或消失(男性的阳痿、早泄、女性的性欲冷淡等)现象和下腹部软组织或脏器的痉挛,而并发月经失调、行经不畅等妇科病症状。腰部深层肌在骶骨下段的劳损性疼痛,还有可能向会阴和肛门部位传射,引起局部不适、刺痛、麻木、麻刺感或两者间软组织痉挛等症状。4.因长期的全身不适与疼痛,还有可能引起高血压(反射性)或长期低热等症状。任何腹压增加的动作,例如:咳嗽喷嚏等,凡影响到腰部肌肉收缩或痉挛的动作,均会使症状增剧。

(二)在髋关节直角屈曲位上还可引起(表三):1.臀部软组织和臀肌(臀大肌、臀中肌、臀小肌和梨状肌)等过度伸引。1)皮下组织过度伸引,日久有可能使臀上皮神经周围的皮下组织形成无菌性炎症病变,除引起原发性臀痛外,同样可以发生与"放射性坐骨神经痛"相同的"反射性坐骨神经痛"。2)臀肌的过度伸引日久可产生(1)肌附着处无菌性炎症反应外,还会引起局部软组织和肌肉本身的供血不足,产生新陈代谢障碍和营养障碍,导致肌肉本身和其筋膜面的无菌性炎症病变,除引起原发性臀痛外,也可以发生与"放射性坐骨神经痛"相同的"反射性坐骨神经痛"。(2)只有臀下神经、臀上神经与坐骨神经的鞘膜周围的结缔组织所产生的无菌性炎症病变,才有可能引起真正的放射性坐骨神经痛,而这些症状在临床上往往多是不典型的坐骨神经痛。(8)梨状肌下缘的结缔组织伴同横过坐骨神经的血管周围的结缔组织产生无菌性炎症病变,对坐骨神经的化学性刺激和机械性压迫是比较常见的。梨状肌常出现先天性畸形,在无菌性炎症发作时可能会促使症状加重,但畸形本身决非疼痛的主要因素。2.阔筋膜张肌髂前上棘附着处与髂胫束的无菌性炎症病变可能引起髋外方痛。当此病理变化的挛缩涉及或致使股外侧皮神经过度牵拉时,有机会引起髋外前侧或大腿上段外前侧出现局限性感觉麻痹的压迫症状。若将此肌沿附着处剥离放松,则上述症状消失。3.阔筋膜张肌、臀中肌与臀小肌在髂翼外面附着处发生一般性无菌性炎症变化所引起的传射痛,多自臀部至大腿外侧的膝关节水平位上为止,常无小腿麻木及神经功能受累的体征,直腿高举试验可能较高,也无腓骨小头下腓总神经的严重刺激症状。这种传射痛文献中称为"反射性坐骨神经痛"(认为是因脊神经后支或硬脑膜返支分布区域的组织遭受炎症或外伤传入中枢所造成)[⑦]。对并发下肢麻木及神经功能受累者,称为"放射性坐骨神经痛"(认为是腰骶神经根于椎管内或外部遭受刺激所显疼痛)[⑦]。以上两种分类与客观现实不相符合,恐有重新商榷之必要。因为我们发现,对腰痛并发"坐骨神经痛"病例进行腰臀部软组织松解术时,若未行阔筋膜张肌、臀中肌和臀小肌髂翼外面着处剥离术,则术后小腿部的"坐骨神经痛"和麻木虽然消失,但常残留臀部和大腿外侧的症状。若再次行阔筋膜张肌、臀中肌和臀小肌切痕与广泛地沿髂翼外面剥离,则术后可使残留症状消失。通过临床实践证明此痛与上述三肌附着处劳损有关。4.只有在严重病例中,臀中肌与部分臀大肌在坐骨大孔上方与内上方附着处也有无菌性炎症病变时,亦可发生小腿腓侧与"放射性坐骨神经痛"相同的"反射性坐骨神经痛"症状。若将坐骨大孔上方、上缘、内上方与内上缘的软组织沿骨膜下彻底剥离或再将股骨臀粗隆上附着的臀大肌沿股骨完全切开,就可使这种臀部与小腿腓侧的残余症状消失;特别在髋外方(位于股骨大粗隆上方)的髂翼外面臀小肌附着处有严重的劳损性病变时,也可发生小腿腓侧与足部的传射痛,甚至有时还可引起腓总神经麻痹现象,常诊断"自发性腓总神经麻痹",通过该肌附着处软组织松解术可使症状消失,从而更进一步证明此痛或麻痹并非神经根受压所致。5.还有双侧坐骨大孔内上方软组织附着处的无菌性炎症病变的疼痛或双骶尾骨下外缘臀大肌附着处的无菌性炎症病变的疼痛等可集中传射于骶尾部,常诊断"尾骨痛",也可通过双侧臀部软组织松解术松解了坐骨大孔内上方软组织与切开股骨臀粗隆臀大肌外端下部附着处,获得解除。

(三)在髋关节直角屈曲位时,除了腰背部与臀部软组织过度伸引外,同时股内收肌群(股内收长肌、股内收短肌、股内收大肌、股薄肌与耻骨肌)也经常处于前屈和内收位置,阔筋膜张肌处于前屈位置,也就是这些肌肉处于缩短位置(表四)。经年累月地较多时间处于此位置上,与髋外展肌群或伸展肌群的肌力在对比上造成不平衡,并在缩短肌肉的附着处形成牵拉性刺激。这种刺激日久又有可能会渐逐引起肌附着处的无菌性炎症反应,形成大腿根部痛。疼痛反复发作,局部病变软组织又会发展成为炎性粘连、炎性纤维组织增生、炎性组织变性与挛缩。由于股内收肌群在某些程度上的前屈内收挛缩,会导致股骨干相应的前屈内收的结果。不但会直接产生耻骨、股骨干和股骨内上髁附着处因牵拉性刺激所引起的无菌性炎症病变和引起一系列股内收肌群的原发性疼痛症状,还可增加臀部软组织过度伸引。不论股骨干的前屈内收程度如何,均会造成股骨大粗隆附着的梨状肌、臀中肌和臀小肌过度伸引。日久也可能产生肌肉本身的血供不足,导致无菌性炎症病变,增加自臀部传射至小腿腓侧或足部的"坐骨神经痛"(包括"反射性"或"放射性",均有可能)的症状。所以在有些病例中,当单独施行股内收肌群切痕剥离术,间接地放松了这些肌肉后,这种"坐骨神经痛"也可消除或减轻。此外,股内收肌群耻骨附着处的疼痛持久不愈,日后有可能向下沿大腿内侧传射至股骨内上髁、膝内方(常诊断内侧半月板损伤),严重者还可再传射至小腿内侧、内踝下方与前足内侧,以及向上传射至腹股沟部、下腹部或上腹部,造成腹股沟痛,下腹痛、痛经、上腹部不适、腹痛或胃纳不佳等继发症状,多由耻骨上支部软组织劳损所引起。此外还可能引起生殖器痛、女性性交痛、性功能减退或消失(男性的阳萎、早泄,女性的性欲冷淡等)、会阴部不适或麻木、麻刺感、尿意感、尿频、尿急、尿潴留、大小便失禁、肛门痛、骶尾痛等继发症状,多由耻骨下支部软组织劳损所引起。当股内收肌群耻骨附着处疼痛向大腿内侧传射与阔筋膜张肌髂前上棘附着处的疼痛向大腿外侧传射时,此两种疼痛常会集中于膝前下方,引起继发性髌下脂肪垫劳损。而髌下脂肪垫劳损的疼痛又常会向后传射至腘窝,沿腓肠肌直至跟腱与跟骨部位,引起小腿腹酸胀、跟腱痛或跟骨痛(常诊断"跟骨骨刺"),以及向前传射引起沿胫骨前方直至足背与足趾的不适、麻木或疼痛。在腰臀部软组织松解术与股内收肌群切痕剥离术解除了腰腿痛症状后,常会使这些症状益形明显。与原发性髌下脂肪垫劳损一样,经髌下脂肪垫切痕剥离术后,又可使这些症状消失。

(四)在髋关节直角位与腰椎柱前屈位上,腰部软组织的过度伸引,必然产生腹部肌肉相应地缩短(表五)。经年累月地较多时间处于缩短位置上,就有可能无形中形成髂嵴附着的腹外斜肌、腹内斜肌、腹横肌等以及耻骨联合上缘附着的腹直肌与棱锥肌的缩短。与腰部深层肌的肌力在对比上造成不平衡,在缩短的肌附着处形成牵拉性刺激。这种刺激日后又会逐渐产生肌附着处的无菌性炎症反应,引起髂嵴痛和耻骨联合上缘痛。疼痛反复发作可导致局部病变软组织,发展成为炎性粘连、炎性纤维组织增生、炎性组织变性与挛缩。病变持久不愈,又有可能继发下列的部分或全部症状。原发性腹外斜肌、腹内斜肌、腹横肌等髂嵴附着处劳损除引起髂嵴痛外,还有可能引起腰骶痛、腰际侧方痛、胸廓外侧痛、腹壁痛等症状。患者常主诉久坐或弯腰稍久后腰都不能立即挺直和患侧下肢常因突发抽搐而在半夜惊醒。原发性腹直肌与棱锥肌耻骨联合上缘附着处劳损除引起耻骨联合部疼痛外,还常会向上产生下腹痛、腹部或上腹部不适、胃纳不佳等症状;向下产生女性阴蒂和尿道口不适感和男性阴茎根部不适感。这些症状平时不易分清,多被并发的腰部软组织劳损和股内收肌群劳损的较重症状所掩盖,只有在腰部软组织松解术后和股内收肌群切痕剥离术后,使其固有的症状明显突出,再通过髂嵴部软组织松解术或耻骨联合上缘压痛点银质针针刺疗法或耻骨联合上缘软组织松解术,消除或减轻症状获得证实。

参考文献
①上海市静安区中心医院外科:治好严重腰腿痛的启示,自然辩证法杂志,(1):1311,1974。

②上海市静安区中心医院外(骨)科:软组织松解术治疗腰腿痛的初步探讨,医学情况交流,中华医学会上海分会编,(8):28,1975。

③软组织松解术治疗腰腿痛的初步探讨,上海市静安区中心医院外(骨)科编,1975.2。

④上海市静安区中心医院外(骨)科:腰椎椎管内病变引起腰腿痛的初步探讨,医学情况交流,中华医学会上海分会编,(3);4,1976。

⑤"六·二六"简报,第66期,南京军区后勤部卫生部编,1974。

⑥南京部队腰腿痛防治协作组:我们对颈、肩胛、腰腿疼痛综合症的初步认识,人民军医,中国人民解放军总后勤部卫生部人民军医出版社编,(7):59,1975。

⑦董天华:坐骨神经痛的鉴别诊断（文献综述），天津医学杂志骨科附刊9(2):171-175,1965。

⑧归良明等:椎管内,外软组织劳损性颈肩腰腿痛的组织病理学观察,待发表。

⑨宣蛰人等:压痛点强刺激椎拿拿治疗椎管骨外软组织劳损性颈肩腰腿痛,待发表。

⑩宣蛰人等:椎管内、外软组织劳损性腰腿痛的诊断和鉴别诊断的初步认识,待发表。

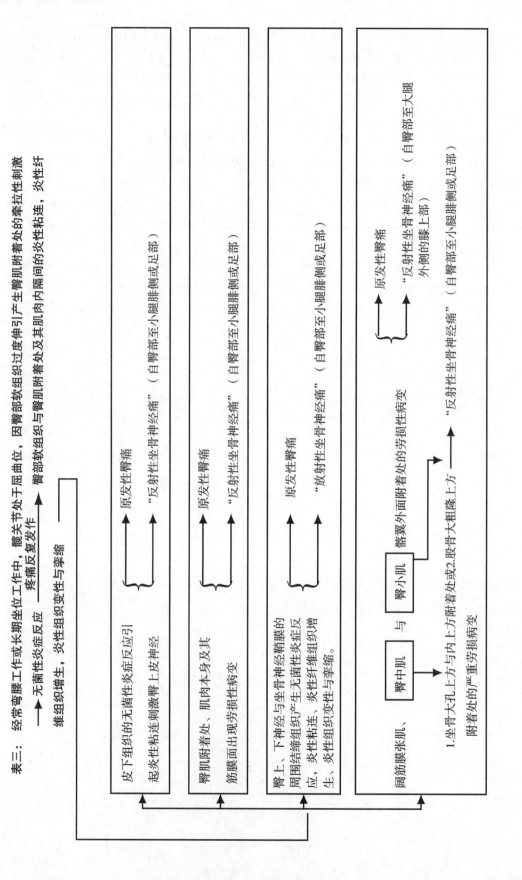

表三： 经常弯腰工作或长期坐位工作中，髋关节处于屈曲位，因臀部软组织过度伸引产生臀肌附着处的牵拉性刺激 → 无菌性炎症反应 → 臀部软组织与臀肌附着处及其肌肉内隔间的炎性粘连、炎性纤维组织增生，炎性组织变性与挛缩（疼痛反复发作）

皮下组织的无菌性炎症反应引起炎性粘连刺激臀上皮神经
→ 原发性臀痛
→ "反射性坐骨神经痛"（自臀部至小腿腓侧或足部）

臀肌附着处、肌肉本身及其筋膜面出现劳损性病变
→ 原发性臀痛
→ "反射性坐骨神经痛"（自臀部至小腿腓侧或足部）

臀上、下神经与坐骨神经鞘膜的周围结缔组织产生无菌性炎症反应、炎性粘连、炎性纤维组织增生、炎性组织变性与挛缩。
→ 原发性臀痛
→ "放射性坐骨神经痛"（自臀部至小腿腓侧或足部）

阔筋膜张肌、臀中肌 与 臀小肌 1.坐骨大孔上方与内上方附着处或2.股骨大粗隆上方髂翼外面附着处的劳损性病变 附着处的严重劳损病变
→ 原发性臀痛
→ "反射性坐骨神经痛"（自臀部至大腿外侧的膝上部）
→ "反射性坐骨神经痛"（自臀部至小腿腓侧或足部）

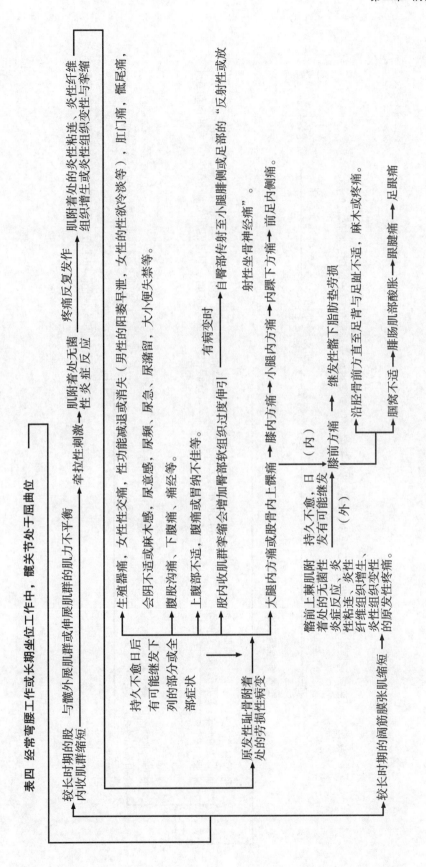

表四　经常弯腰工作或长期坐位工作中、髋关节处于屈曲位

表五

经常弯腰工作或长期坐位工作中，髋关节处于屈曲位与腰椎处于前屈位较长时期的腹部肌肉的

缩短 —— 与腰部深层肌的肌力不平衡

炎性纤维组织增生或炎性组织变性与挛缩

牵拉性刺激 → 肌附着处的无菌性炎症反应 → 疼痛反复发作 → 肌附着处的炎性粘连，

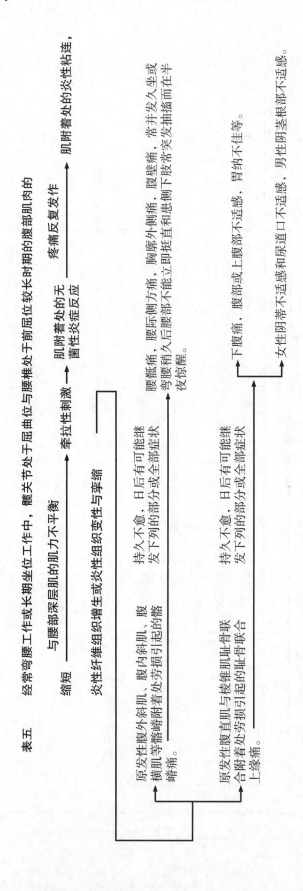

原发性腹外斜肌、腹内斜肌、腹横肌等髂嵴附着处劳损引起的髂嵴痛。

持久不愈，日后有可能继发下列的部分或全部症状

腰骶痛，腰际侧方痛，胸廓外侧痛，腹壁痛，常并发久坐或弯腰稍久后腰部不能立即挺直和患侧下肢突发抽搐而在半夜惊醒。

原发性腹直肌与锥锥肌耻骨联合等附着处劳损引起的耻骨联合上缘痛。

持久不愈，日后有可能继发下列的部分或全部症状

下腹痛，腹部或上腹部不适感，胃纳不佳等。

女性阴蒂不适感和尿道口不适感，男性阴茎根部不适感。

腰椎管内病变引起腰腿痛的初步探讨

腰腿痛系一症候群,病因复杂。根据作者目前的认识,认为大部分典型的腰痛并发坐骨神经痛为腰椎管外软组织损害所引起。其中多数病例可通过不同的有效的非手术疗法获得缓解。对症象严重、久治未愈、多种非手术疗法无效的顽固性病例,通过作者创用的椎管外软组织松解术,证明有满意的疗效。但是,除掉这种常见的典型椎管外软组织损害性腰腿痛以外,还有少数(12 例)症象不典型而主诉严重的,甚至有些曾施行椎管外软组织松解术仍未收效的腰腿痛患者存在。1964-1975 年间,作者对这些病例作了探索和研究,发现病痛由于腰椎管内良性马尾肿瘤(3 例)、神经根囊仲(1 例)、先天性腰椎管狭窄合并黄韧带肥厚(1 例)、腰椎间盘突出症(6 例)、先天性腰椎管狭窄合并腰椎间盘突出症(1 例)等疾患引起。初步体会,其疼痛原因与硬膜外和神经根鞘膜外脂肪因慢性劳损引起的原发性无菌性炎症有密切关系。

一、典型病例

例 1:朱××,女,31 岁。双腰臀痛伴大腿酸痛 1 年多,左侧为甚。1965 年行双臀 I 手术、双臀 II 手术,左臀横纹处坐骨神经与双腘窝外侧腓总神经松解术后,仍残留左大腿后上 1/3 处与双腘窝外侧酸痛难忍。阳性体征:直腿抬高左 45°,右 60°,均有臀下方至腘窝的传导痛,但无腰臀部压痛点;后期出现踝反射消失。外院神经科诊断"神经官能症"。椎管造影见腰 $_4$ 下缘阻塞。1965 年 5 月乙醚麻醉下行椎管探查术,咬除腰 $_1$ 椎板骶 $_1$ 背面后,硬膜即向后隆起,切开此膜见蛛网膜下腔有一圆柱形约 10cm×2.5cm×2cm 的囊肿饱满膨出,囊壁与硬膜及蛛网膜粘连甚紧。切除囊肿后症象消失。病理诊断:神经鞘膜囊肿。

例 2:张××,女,50 岁。左腰腿剧痛 2 年。外院诊断腰椎间盘突出症。1971 年行左腰臀部软组织及左股内收肌群松解术,脊柱侧凸与疼痛等症象消失。但出院后出现左臀下方痛与左腘窝痛难忍,似有水在臀部与大腿后侧间流下窜止的酸痛感,行动困难。阳性体征:脊柱前屈与后伸受限,直腿抬高均 45°,有左臀下方痛,不向下传导。左腓总神经与左臀横纹处坐骨神经轻度压痛,其他均属正常。椎管造影见腰 $_3$ 下缘阻塞。1972 年 7 月硬膜外麻醉下行椎管探查术,腰 $_{1-4}$ 蛛网膜下腔有一长条多结节状的肿瘤,约 4.8cm×1.8cm×1.6cm。左侧硬膜因肿瘤的压迫致内外粘连和变性,剥离时极易损坏。切除肿瘤勉强缝合硬膜仍留一缺损不能缝合,取腰背筋膜修补,术后症象消失。病理诊断:神经鞘膜瘤。

例 3:肖××,男,39 岁。右腰腿痛 5 年,需用两拐支撑行走。本市骨科读片会诊断为腰椎间盘突出症。1973 年 5 月行右腰臀部软组织及股内收肌群松解术,脊柱侧凸明显改善。其他症象全部消失,每天能步行 15Km,无不良反应。但走至第 25 天出现右腰骶部酸胀。阳性体征:脊柱痛侧凸重新出现。右直腿抬高 20° 时腰骶痛加剧。仅在脊柱后伸位上于右腰 $_{4-5}$ 椎板处有中度深压痛,传导至右臀与右大腿后中段;但在微屈位上深压,未引出疼痛。其他压痛点阴性。右跟腱反射阴性。脊柱后伸时有右腰骶痛传导至膝后上方的牵扯吊感,小腿无症象。椎管造影诊断为右腰$_{4-5}$椎间盘突出症。1973年7月在硬膜外麻醉下行椎管探查术，右腰$_5$与骶$_1$神经根各被一约1cm×1cm×1.2cm大小的囊肿所包围，囊肿与硬膜及其周围的炎性脂肪粘连甚紧。切除囊肿，症象消失。病理诊断：纤维性囊壁样组织，呈慢性炎变。

例4：林××，女，49岁。双腰骶部酸痛3年，涉及臀部与大腿后方，有间歇性跛行。阳性体征：脊柱前屈受限，后伸有腰骶痛增剧，传导至大腿后方，且出现脚底麻刺感，但无肛门与阴部症象。直腿抬高各30°有腰骶痛加重。腰臀部无压痛点。椎管造影见腰$_{4-5}$间隙水平处变窄。1974年12月局部麻醉下行椎管探查术，发现腰椎板明显骨质增厚与椎管狭窄，腰$_{4-5}$间隙处黄韧带肥厚，该处硬膜与其上的脂肪压迫痕迹明显。触及硬膜与神经根鞘膜有局限痛传导至臀部。根解粘连的脂肪后再以无齿镊触及硬膜与轻轻夹压神经根，则仅出现触电样麻刺感直至脚趾，不再发生疼痛。椎板减压与粘连组织松解后，术中症象立即缓解。

例5：张××，男，45岁。腰骶部严重酸胀伴小腿外侧中度酸痛2年多，左右腿交替发生。阳性体征：脊柱后伸略受限制。直腿抬高左70°，右50°，均无传导痛。双股内收肌群耻骨附着处压痛，但腰臀部无压痛点。1964年1月行双股内收肌群松解术后出现马尾神经瘫痪，椎管造影见腰$_5$水平处阻塞。1964年3月脊柱麻醉下行椎管探查术，发现腰$_{4-5}$间隙中央偏右处有一髓核脱出。估计第一次手术前脊椎麻醉时因脊柱过度前屈致使原先已经突出的髓核进一步脱出，压伤马尾神经。切除髓核1年后复查，症象稍有改善，但未恢复正常。临床诊断：中央（偏右）型腰椎间盘突出症。

例6：陈××，男，48岁。左腰骶部严重酸胀伴左小腿外侧中度刺痛6年。近4年来症象变为持续而有间歇性加重。阳性体征：腰脊柱痛侧凸，前屈受限，且有左小腿传导痛。左直腿抬高30°时，有左臀拉紧感与小腿外侧痛加重。左股内收肌群耻骨附着处中度压痛，但腰臀部无压痛点。1970年11月乙醚麻醉下行俯卧位脊柱过伸悬吊复位法加石膏背心包扎治疗，症象全消。1971年5月间在弯腰位上工作中，双手拉拔重米袋使劲过猛，症象突发如旧。检查所得与第一次入院时一样。伤后第二天再行相同的治疗方法后出现马尾神经瘫痪。椎管造影见腰$_4$下缘处阻塞。乙醚麻醉下行椎管探查术，发现腰$_{4-5}$间隙处髓核中央偏左完全脱出、压迫硬膜与马尾神经，蛛网膜与马尾粘连，前方的神经束出现少数小血斑。切除髓核症象有改善，1年后复查，未恢复正常。临床诊断：中央（偏左）型腰椎间盘突出症。

例7：朱××，男，20岁。4个月前腰部扭伤，疼痛消失后出现整个右下肢麻木感。2个月前市骨科读片会讨论，疑诊腰椎间盘突出症，但无法解释"只麻不痛"的临床现象。阳性体征：脊柱向左侧凸严重，腰椎中度后凸、前屈与后伸受限。直腿高举各70°，无传导痛。右下肢感觉迟钝。腰臀部无压痛点。2个月后入院再检查，发现右腰$_{4-5}$棘突旁有中度深压痛，不向下传导。右臀上皮神经与臀下神经轻度压痛。右直腿抬高度降低为30°，且有腰骶痛。其他与2个月前一样。椎管造影证明右腰$_{4-5}$椎间盘突出症。1975年1月硬膜外麻醉下行椎管探查术，发现腰$_{4-5}$处硬膜与神经根鞘膜外均有炎性脂肪粘连，一巨大髓核突出紧压右神经根。松解粘连组织与切除髓核后症象消失。

例8：周××，男，41岁。右腰骶痛伴右下肢麻痛9个月，具有典型的腰椎间盘突出症传统诊断标准的全部临床表现。1975年1月行右腰臀部软组织及股内收肌群松解术后，除直腿抬高仅改善30°与脊柱突向病侧未改善外，其他症象均消失。行走时出现间歇性跛行。椎管造影见腰$_{4-5}$间隙处椎管狭窄。市骨科读片会诊断腰椎管狭窄症。术后1个月又逐渐出现右腰骶酸痛。1975年2月局部麻醉下行椎管探查术，发现腰$_{4-5}$间隙一巨大髓核突出压迫右神经根与部分硬膜,未分离其上粘连的脂肪前触及硬膜与神经根鞘膜均出现局限痛,并传导至臀部。牵扯拉或夹压神经根还出现右下肢触电样麻刺感,传导至脚底与足趾。分离粘连的脂肪组织后再触及硬膜或牵拉与夹压神经根,仅出现下肢触电样麻刺感,再无臀部传导痛发生。切除髓核后,症象消失。

例9:蔡××,男,39岁。左小腿外侧酸胀,腰肌僵硬,无痛无麻5月余。走、站或坐时症象加重,平卧时消失。近1月来站立时出现左小腿外侧直至第4趾的蚁爬样麻感,不能坚持1分钟。咳嗽时症象加重,且有左臀至髋外侧难忍的拉紧感。间歇性跛行。外院诊断腰肌劳损。阳性体征:直腿抬高左30°有腘窝酸胀,沿小腿外侧直至第4趾。左腓总神经无压痛,但有传导性麻感。左伸拇肌与胫骨前肌肌力减弱,左小腿外侧与足背外侧感觉迟钝。脊柱伸展位在腰$_{4-5}$椎板处深压时可引出局部酸胀与触电样麻刺感传导至第4趾。微屈位深压时症象不明显。仅左臀外侧压之有酸感,其他压痛点阴性。椎管造影证实左腰$_{4-5}$间隙处髓核突出,其硬质尖端刚顶压神经根上。但后纵韧带未破裂。髓核切除前触及硬膜与神经根鞘膜有酸胀不适感增剧,无疼痛。分离其上粘连的脂肪后牵拉或夹压神经根,仅出现触电样麻刺感传导至足趾。髓核切除后,症象消失。

例10:谭××,男,25岁,1972年年起右大腿后中1/3段痛。半月后感左大腿后中1/3段痛伴左小腿后下1/3段痛,整个左小腿麻木。疼痛固定在大腿后方。有间歇性跛行。阳性体征:腰脊柱轻度向左侧凸与中度后凸。前屈与后伸受阻。直腿抬高左25°时左大腿后中1/3段痛与左足麻刺感增剧。有30°时有右大腿后中1/3段痛增剧,无下肢麻感。但仰卧位右下肢伸直时会引出麻刺感,故经常保持右髋微屈位。除双股内收肌群耻骨附着处明显压痛与髋外侧臀小肌中度压痛外,其他压痛点阴性。行双肌内收肌群松解术无效。椎管造影见腰$_{2-3}$、腰$_{3-4}$、腰$_{4-5}$和腰$_5$—骶$_1$处变窄。1975年4月局部麻醉下行椎管探查术,发现腰$_2$—骶$_1$的椎管狭窄,椎板骨质明显增厚,黄韧带显著肥厚。椎板减压后下肢麻感好转,但左大腿后方痛如旧。经检查又发现左腰$_{4-5}$的髓核突出压迫左神经根与腰$_5$—骶$_1$的髓核正中突出压迫硬膜甚紧。切除髓核后,臀部与大腿后方酸痛缓解。髓核切除前见硬膜与神经根鞘膜周围脂肪粘连,牵拉或夹压时有局限痛传导至大腿后方与麻刺感传导至脚趾。松解粘连的脂肪后再夹压,仅出现下肢触电样麻感刺感。术后症象消失。临床诊断:先天性腰椎管狭窄与多发性腰椎间盘突出症。

二、讨论

1、许多按照传统诊断标准来认识的所谓典型的腰椎间盘突出症所具备的一系列临床表现,像腰痛并发"坐骨神经痛"、脊柱侧凸与腰椎后凸、腰肌僵硬与腰部活动受限、腰椎棘突旁压痛引出"坐骨神经痛"增剧,直腿抬高试验阳性、敏感性紊乱、反射紊乱、肌肉萎缩、肌力减弱,甚至包括某些经椎管造影证实阳性的腰腿痛患者,很多病例通过腰臀部软组织及股内收肌群松解术可使症象完全消失。从而使我们认识到,这种所谓典型的腰椎间盘突出症的临床表现极大多数系腰部与髋关节周围的软组织因无菌性炎症病变的化学性刺激所引起,决非单纯的髓核突出直接压迫神经根所导致。但在临床实践中,发现有少数腰腿痛病例,通过软组织松解术后,原有所谓腰椎间盘突出症的典型症象显著改善,但仍残留某些不典型的腰骶痛、臀痛、大腿后方痛或腘窝痛等(例3、8)。对这些病例,近年来我们作了进一步的探索。通过椎管探查术去除了病因,解除了症象。说明这些软组织松解手术后的残留症象是由于椎管内病变所引起,与腰臀部软组织损害无关。这种由单纯的椎管内各种引起的腰腿痛的临床表现虽互有差异,但也具有相同特点,主要在于:①主观上的感觉与客观上的检查所得极不符合,往往自觉痛严重,但腰臀部压痛点不明。②有不典型的传导痛,多局限于腰骶部或臀部与腘窝之间,很少有小腿外侧典型的疼痛,而直腿抬高试验多为阳性,仅少数病例也可正常。③有神经根压迫症象者,可出现单纯的下肢或小腿至足趾的麻刺感,直腿抬高时症象增剧。④俯卧伸展位给予腰椎棘突旁深压时,可以引出腰骶痛传导至与自觉痛的相同的部位,或引出腰骶部酸胀不适传导至小腿与足趾的触电样麻刺感,而大腿后方常无神经压迫症象出现。⑤多有间歇性跛行,以腰椎间盘突出症或腰椎管狭窄症最为常见。因此我们认为那些按传统诊断标准规定的典型的腰椎间盘突出症所具有的一系列症象几乎全由腰臀部软组织损害所引起,而那些症象不典型的,过去常误诊为腰肌劳损、增生性脊椎炎、神经官能症等腰腿痛,倒是多数由于腰椎管内病变所引起。附表所示,为两者的鉴别诊断。但对这两种椎管内外病变同时并存的混合型腰腿痛病例,椎管外软组织损害性腰腿痛症象比较突出,掩盖了腰椎管内病变所引起的腰腿痛症象,临床上很难分清。我们认为应先作椎管外软组织松解术,然后行椎管探查术,只有把后者的真正的固有症象筛选出来,方能明确诊断,彻底治愈。

2、有关腰腿痛的发病机制,目前尚未完全清楚。从疼痛生理学的观点来考虑,不外乎神经受刺激而产生疼痛。究竟那一种性质的会引起疼痛,是化学性炎症的刺激? 还是单纯的机械性压迫的刺激?大家还在争论。过去一向认为单纯的机械性压迫刺激必然导致疼痛,因此,长期以来肯定了髓核突出、先天性椎管狭窄与黄韧带肥厚、马尾肿瘤等对神经根的压迫刺激被作为疼痛原因。可是临床实践证明,并非完全如此。就腰椎间盘突出症来讲,不少病例在髓核切除后效果并不理想。因此,逐渐对单纯的机械性压迫的刺激产生疼痛的理论发生怀疑。联系日常生活中,久坐后坐骨神经受较长时间压迫所产生的是下肢的麻刺感,而不是疼痛;肘尖内方的尺神经以硬物的撞击所引起的是沿尺神经分布区域传导的触电样麻刺感,也不是疼痛。为什么这些单纯的机械性压迫刺激没有产生疼痛? 引起了我们的注意和深思。为了弄清楚这个问题,我们曾在皮内局部麻醉下行腕横韧带切开术或尺神经转移术时作了一些试探性测定。将未被麻醉的正中神经或尺神经游离后用无齿镊轻轻夹压,发现有些病例仅发生麻刺感传导至所属神经支配的手指,并无疼痛发生;但也有某些触及鞘膜有疼痛出现的病例,夹压神经时可出现既麻又痛的现象。若将此鞘膜外粘连的脂肪彻底剥离后再夹压,则产生麻刺感,而不再发生疼痛。初步提示疼痛是与神经干鞘膜周围脂肪的无菌性炎症的化学性刺激作用于神经末梢有关。以后我们在椎管探查术治疗这些症象不典型的腰腿痛时,对腰椎管内未被麻醉的神经根也作了与上述相同的试探性测定,结果完全相同。进一步明确了这些腰腿痛的发病原因多由于硬膜外或神经根鞘膜外脂肪的无菌性炎症的刺激作用于神经末梢所引起(这种病理变化已在本文之外后期的许多病例的常规病理检验中获得证实)。我们认为单纯的机械性压迫是不可能引起疼痛的,它对神经的刺激所产生的机能障碍是从麻木到麻痹,依压迫的不同程度而有区别。但是当神经根鞘膜周围或硬膜周围存在着无菌性炎症的条件,则机械性压迫的刺激引起麻感的同时,也会引起疼痛。因为单纯的神经根鞘膜外或硬膜外脂肪长期受压也可促使这些组织产生水肿、充血、粘连、纤维组织增生等继发性无菌性炎症的变化。即使机械性压迫很轻,不足以引起神经机能障碍(麻木或麻痹),但由于这些组织有继发性无菌性炎症的存在,刺激硬膜或神经根鞘膜就多会引起不典型的腰腿痛。以这种概念解释腰椎间盘突出症(不伴有腰臀部软组织损害性疼痛者)的不同情况:

附表 单纯的腰椎管内病变引起的腰腿痛与单纯的椎管外软组织损害性腰腿痛的鉴别诊断

		单纯腰椎管内病变引起的腰腿痛	单纯椎管外软组织损害性腰腿痛
自觉症	疼痛	不典型的腰腿痛,多为腰骶部、臀部、大腿后方或腘窝部的酸痛或酸胀。腰骶痛常在腰骶部或骶髂关节处。臀痛常在自腰骶部至髂前上棘后方,有索条状拉紧痛。疼痛可单独发生,或几处痛同时并发。多数病例的自觉痛局限于臀部与腘窝间,少数病例也有小腿后侧或外侧隐痛。多数病例平仰卧时疼痛减轻或消失,仅马尾肿瘤病人平卧时症象增重,只能坐立或站立。	按传统诊断标准来认识的所谓典型的腰椎间盘突出症所具备的腰痛、腰骶痛、臀痛或并发"坐骨神经痛"或不典型的下肢传导痛。
	麻感	有神经根压迫症象者,可出现下肢或小腿麻木感,或小腿部分麻刺感。多数沿小腿腹经足跟、足底至5个足趾;少数沿小腿外侧至前足外侧与部分足趾。多数病例站立时小腿与足趾麻感增剧;平卧时症象减轻。有些病例仰卧位下肢伸直时出现下肢麻刺感。	近半数的严重病例有小腿外侧或前足外侧麻刺感。个别严重病例可出现整个下肢麻痹。仰卧位下肢伸直时麻感不增重。少数病例脊柱后伸时有小腿外侧或前足外侧至足的麻刺感与传导痛同时增剧。麻木产生于疼痛后期,即"先痛而后麻",在诊断上有参考价值。
脊柱侧弯与腰脊后凸		腰椎管狭窄症、马尾肿瘤、中央型腰椎间盘突出症(无偏旁者)的脊柱外观多属正中仅轻度侧凸,但后者常有腰脊柱后凸畸形。中央偏旁的或旁侧的腰椎间盘突出症或神经根囊肿会出现因椎管内马尾神经与神经根的减压作用所引起的保护性脊柱侧凸与腰脊柱后凸。	单侧腰腿痛或双侧症象轻重不等的腰腿痛常出现因软组织损害性疼痛产生腰部深层肌痉挛引起脊柱侧凸,严重病例也常并发腰脊柱后凸。
脊柱活动		马尾肿瘤或腰椎间盘突出症多有腰脊柱前屈较好与后伸受限。	多数病例一般前屈较好,后伸受限,或前屈受限,后伸较好。少数严重病例可出现前屈与后伸同时受限。
直腿抬高试验		腰脊柱高位的脊髓肿瘤的直腿抬高不受影响。腰椎管狭窄与腰椎间盘突出症一般均在10°~45°,个别的腰椎间盘突出症也可达85°,并无小腿症象。有神经根压迫症象者,抬腿时可出现麻感或麻刺感增剧。有硬膜外与神经根鞘膜外脂肪的无菌性炎症者,抬腿时可发生与自觉症象相同部位的疼痛增剧。直腿抬高的高低与压迫神经根的髓核体积,特别与压迫部位有密切关系。腓总神经压痛明显。	多属阳性,约在10°~60°,抬腿时有腰骶痛或臀痛增剧,引出或增加下肢沿坐骨神经途径的传导痛,常以小腿外侧痛最剧,有软组织损害引起腰臀部继发性周围神经压迫症象者,一般可使麻感与疼痛同时增剧。直腿抬高的高低与腰臀部软组织无菌性炎症引起的疼痛有密切关系,腓总神经压痛明显。
反射试验		一部分病例可出现跟反射迟钝或消失。	不少病例可出现跟反射迟钝或消失。
肌肉检查		多属正常。	大腿与小腿肌肉常出现萎缩或松弛。
肌力测定		多属正常。	不少病例可出现伸拇肌力减弱或胫骨前肌肌力减弱。
压痛点		腰臀部压痛点不明显,多属阴性。有神经根鞘膜与硬膜外脂肪无菌性炎症者,当腰脊柱伸展位时可引出椎旁深压痛或传导至与自觉症象的相同部位,但微屈位时深压痛不明显或显著减轻。有神经根压迫症象者,当腰脊柱伸展位椎旁深压时,可引出下肢麻感增剧,而微屈位深压时麻感减轻或阴性。股内收肌群耻骨附着处多有中度压痛。 特点:主诉与压痛点不相符合。	腰部、臀部、肌内收肌群耻骨附着处压痛显著。 特点:主诉与压痛点完全符合。
间歇性跛行		多见于腰椎管狭窄与腰椎间盘突出症。	严重病例不能多行走,重症病例卧床不能翻身,行动困难,但常无间歇性跛行。

（1）单纯的髓核突出压迫神经根未引起神经机能障碍与神经根鞘膜外或硬膜外脂肪无继发性无菌性炎症病变者,临床上不会产生任何症象。

（2）髓核突出压迫神经根引起神经机能障碍而无神经根鞘膜外或硬膜外脂肪的继发性无菌性炎症病变者,视不同的压迫程度而出现下肢的麻木或麻痹(例7的发病早期),其前驱症象多为保护性脊柱侧凸与腰脊柱后凸,而临床上并无不典型的腰腿痛,也无腰臀部压痛点。这种保护性脊柱畸形同因软组织损害性腰腿痛所引起的脊柱侧凸与腰脊柱后凸有区别,前者由马尾神经与神经根的减压作用所引起;后者由椎管外软组织损害性疼痛所继发的腰肌痉挛所形成。

（3）倘使髓核突出压迫神经根无神经机能障碍出现,只要神经根鞘膜外或硬膜外脂肪发生无菌性炎症病变(例8软组织松解术1个月后),多会引起不典型腰腿痛或保护性脊柱畸形,但无下肢麻木或麻痹。

（4）髓核突出压迫神经根引起神经机能障碍外,还有神经根鞘膜外或硬膜外脂肪的继发性无菌性炎症病变者,多会出现不典型的腰腿痛、保护性脊柱畸形和下肢麻木或麻痹。这种神经压迫症象的发病部位又与椎管外软组织损害性腰腿痛晚期可能出现的下肢麻木或麻痹的发病部位又有区别,前者为神经根受压,后者由于腰臀部软组织痉挛或挛缩压迫周围神经干所引起。上述概念也同样适用于马尾肿瘤(例1、2)神经根囊肿(例3)等病种。虽则马尾肿瘤由内向外和其他的腰椎管内病变(腰椎间盘突出症等)由外向内对硬膜或神经根鞘膜和其周围脂肪进行压迫具有方向上的不同,但两者的压迫作用和压迫性质基本一样,其所继发的无菌性炎症的化学性刺激也完全相同。至于先天性腰椎管狭窄与黄韧带肥厚(例4)是否会引起疼痛,还需进一步探讨。我们初步认为这种先天性骨骼变异不会引起疼痛,其真正的疼痛原因仍是硬膜外与神经根鞘膜外脂肪因外伤或劳损等引起的原发性无菌性炎症病变的结果,因为椎管外软组织可因外伤、劳损等而引起原发性无菌性炎症,则在椎管内相同部位的硬膜外与神经根鞘膜外脂肪,也会罹及相同的病变。

3、治疗方面,腰腿痛的非手术疗法的种类很多,有推拿、手法整复、骨盆牵引、全麻下俯卧位脊柱过伸悬吊复位法加石膏背心包扎、石膏腰围、卧硬床加腰部垫枕、针灸、水针、火罐、各种药物的局部封闭,内服中药或外敷药等等。每一种方法在临床上均有一定的疗效。可是长期以来把手法整复、骨盆牵引、俯卧位脊柱过伸悬吊复位法作为腰椎间盘突出症单纯的髓核整复的治疗手段。我们认为这种非手术疗法对腰椎管外软组织损害起到减轻或消除无菌性炎症病变的作用,容易解释。但作为消除椎管内机械性压迫作用,难以理解。我们的看法是:①正常的髓核不会突出,髓核突出主要与椎间盘本身的退行性变有关。从力学观点来看,只有轻度的髓核突出或许有机会整复,而较大突出难以整复。我们在手术中,曾试图把突出的髓核重新整复,均难以达到目的。②即使突出的髓核有可能整复,但整复后的变性髓核随着腰部任何轻微动作又有机会再度突出。所以单纯只考虑整复,而不使髓核整复后在椎间隙内达到稳定与牢固,正如腹股沟斜疝将疝内容物纳回腹腔的处理一样,随着腹压增加的动作,又会使疝内容物随便再度突出,还是未能达到根治的目的。③整复过程中又有机会发生并发症,如例5脊柱麻醉时通过脊柱过度屈曲,迫使原先已经突出的髓核进一步脱出,例6第一次俯卧位脊柱过伸悬吊复位法时由于髓核突出程度较轻,脊柱过伸位达到强迫复位的目的,消除了症象。即使通过3个月石膏背心外固定,也难以使变性髓核稳定牢固,半年后就再度突出。第二关键作用由术时由于髓核突出较大,脊柱过伸时反而进一步强迥髓核挤出。从这两病例的脊柱过屈与过伸的处理,均引起马尾神经瘫痪的教训中,我们体会到真正的腰椎间盘突出症施行手术整复,特别在全身麻醉下行重手法治疗,应该慎重考虑。④假使上述论据属实,则对手术整复治疗腰椎间盘突出症的有效病例在诊断上的正确性,有必要提出怀疑。我们认为手术整复治疗腰腿痛之所以有较好疗效,其真正的治疗作用可能与其他非手术疗法治疗所谓的腰椎间盘突出症一样,是减轻或消除腰椎管外软组织损害的无菌性炎症,并非消除突出髓核对神经根的机械性压迫。相反,对手术整复无效和或反复发作的病例,倒有可能是腰椎管内病变,其中包括腰椎间盘突出症。因为较大的髓核突出宛如嵌顿性疝一样,难以回纳,造成手法整复无效;或轻度髓核突出,即使整复,也要经常突出,造成反复发作。所以,在腰腿痛的防治工作中,如何进一步认识不同疾病的本质,做好诊断和鉴别诊断,在治疗上做到有的放矢,是提高医疗质量的主要关键。

宣蛰人
(原载《医学情况交流》(上海)1976;(3):4-12)

对传统的腰神经根避开突出物压迫牵张代偿体征的重新认识

本文着重介绍多节段全椎板切除术中关于椎间盘突出物压迫腰3、4或5神经根的不同方位与腰脊柱侧凸关系的新发现,有助于对腰神经根避开突出物压迫牵张代偿体征的传统理论作出重新认识。

一、临床资料

(一)一般资料

125病例中单侧痛106例(84.8%),其中左侧59例(47.2%)和右侧47例(37.6%);双侧痛19例(15.2%),其中左重于右14例(11.2%)和右重于左5例(4.0%)。

(二)手术所见

1、106例单侧痛病例不论是突起型、游离型或膨隆型(见图表1的分类),其突出物与受压神经根鞘膜或硬膜之间必有炎性脂肪的粘连,三者结成一体,导致神经根丧失自由滑动的能力。这种客观事物完全证明传统的非手术疗法,如整骨术或推拿疗法等企图利用间接的机械力以松解这种椎管内粘连的炎性脂肪组织,则与任何非手术疗法整复椎间盘突出一样,也是徒劳无功的。更因这样粘连组织的固定作用较强,手术中钝性分离时需用较大的推移力方能松解,所以应用类固醇激素作硬膜外或根袖注射,由于这类药液难以完全进入这个狭窄的环境,也无法全面地渗入病灶区,所以难以达到根治的目的。

另外,手术中还附带地发现11例(8.8%)痛侧旁侧突起型病例合并同节段健侧旁侧(第

图表 1 腰椎间盘突出 125 例的分类型分析

第一组：单侧病例	左	右	左	右	左	左		左	右	左	右		左	右
	无侧凸		健侧凸				痛侧凸							
	前		前		外前	内前	前			外前		内前		
	1	1	1	6	1	2	1	2	7	9	1	2	4	1	9	8	4
	60													

（● ——痛例，○ ——健侧）

第二组：单侧病例	左	右	左						第三组：单侧病例	左	左	左				右	第四组：单侧病例	左	右
	无侧凸		痛侧凸							无侧凸	健侧凸	痛侧凸						痛侧凸	
	上前下前	上前下前	上外前下外前	上前下外前	上内前下外前	上内前下前				左前右前	左前右外前	左前右前	左内前右内前	上外前下外前	上前下前	左前右前		中央前	
	1	1	1	1	1	1				1	1	1	2	1	1	1		1	1
	7									9								2	

第五组：单例病例	左	右	左	右	第六组：单例病例	左	第七组：单例病例	右	左	左	右	左	右	右	第八组：单例病例	右	左	右	右
	健侧凸		痛侧凸			健侧凸		无侧凸	健侧凸	痛侧凸						无侧凸	健侧凸	痛侧凸	
	前		前			上前下外前		内前	内前	外前	内前	前	左上下前右前	左前右前		前	前	前	
	1	2	2	2	5	1		1	1	1	1	1	1	1		1	1	1	1
	12					1		7								8			

第九组：双例病例	左)右	右)左	第十组：双例病例	右)左	左)右	第十一组：双例病例	左)右	右)左	第十二组：双例病例	左)右	第十三组：双例病例	左)右	第十四组：双例病例	左)右	右)左
	重侧凸			无侧凸	重侧凸		重侧凸			轻侧凸		轻侧凸		重侧凸	
	左外前右前	左前右前		上前下前	前		前			前		前		前	
	1	1	1		1	1		1	1	2		1	1	1	6	1	2
	3			3			2			2		1		9	

三组7例)或健侧上下节段旁侧(第三组2例、第七组2例)椎间盘突出压迫神经根以及8例(6.4%)膨隆型痛侧的同节段健侧硬膜和神经根一起受突出物的压迫(第八组8例),有的突出物反而较痛侧更大和压迫神经根的机械性刺激也愈重。正由于健侧神经根鞘膜或硬膜之间没有炎性脂肪存在,神经根的突出物表面仍可自由滑动无碍,因此临床上健侧不产生任何症象。

　　2、19例双侧病例中除7例(第一组3例、第十一组2例、第十二和十三组各1例)涉及中央突起者不作分析外,所剩的旁侧突起型(第九组)3例和膨隆型(第十四组)9例由于同节段左右两侧的突出物与神经根鞘膜之间均有严重的炎性脂肪的粘连存在,故临床上引出双侧症象。

　　上述两点客观事实足可明确疼痛与椎间盘突出物压迫神经根并无丝毫联系,倒与神经根鞘膜外和硬膜外炎性脂肪有因果关系,也就是这种脂肪组织罹得无菌性炎症病变,其化学性刺激作用鞘膜外神经末梢的结果而引起疼痛。所以,用创新的无菌性炎症致痛学说取代传统的机械压迫致痛学说乃是软组织外科学实践发展的必然趋势。

　　(三)腰椎间盘突出受累椎间隙的分类(表1)

表1 125例受累腰椎间隙分析

椎间隙	第一组	第二组	第三组	第四组	第五组	第六组	第七组	第八组	第九组	第十组	第十一组	第十二组	第十三组	第十四组	共计	%
	单侧病例								双侧病例							
腰 3-4	1														1	0.8
腰 4-5	30		4	1	10		3	7	2	2	1		1	8	69	55.2
腰 5-骶 1	29		3		2		2	1	1		1			1	40	32.0
腰 3-4 加腰 5~骶 1										1					1	0.8
腰 4-5 加腰 5~骶 1		7	2										1		14	11.2
小计	60	7	9		12		7	8	3	3	2	1		9	125	100.0

　　125病例中,椎间盘突出累及腰 3-4 椎间隙1例(0.8%)、腰 4-5 椎间隙69例(55.2%)腰 5-骶 1 椎间隙40例(32.0%)、腰 3-4 合并腰 5—骶 1 椎间隙1例(0.8%)和腰 4-5 合并腰 5—骶 1 椎间隙14例(11.2%),共有140个椎间隙,计腰 3-4 受累2例(1.42%)、腰 4-5 受累83例(59.29%)和腰 5—骶 1 受累55例(39.29%)其中腰 3 神经根受累者罕见,腰 4 神经根受累者较腰 5 更为多见。

　　(四)腰椎间盘突出的分类

　　共分为3型、6种和14个组(图表1)。

　　1、单侧痛病倒突起型106例。

　　(1)旁侧突起型76例(60.8%)。①第一组:痛侧一处旁侧突起,单于神经根受累60例(48.0%);②第二组:痛侧上下节段两侧处旁侧突起,同侧上下神经根受累7例(5.6%);③第三组:同节段(6 例)或上下节段(3 例)左右两处旁侧突起,痛侧和健侧神经根均受累 9 例(7.2%)。

(2)中央突起型 15 例(12.0%):①第四组:中央一处或中央上下节段两处突起,硬膜受累 2 例(1.6%);②第五组:中央偏痛侧一处突起,痛侧硬膜受累 12 例(9.6%);③第六组:中央偏痛侧一处突起,硬膜受累合并下节段痛侧一处旁侧突起,单一神经根受累 1 例(0.8%)。

2、单侧痛病例游离型——第七组:痛侧一处后纵韧带旁侧突起破裂,游离物全部逸出,进入椎管腔累及神经根 7 例(5.6%)。

3、单侧痛病例膨隆型——第八组:同节段痛侧神经根和硬膜连健侧硬膜和神经根一起受累 8 例(6.4%)。

4、双侧痛病例突起型 9 例。

(1)旁侧突起型——第九组:同节段左右两处旁侧突起,两侧神经根受累 3 例(2.4%)。

(2)中央突起型 6 例(4.8%):①第十组:中央一处突起(2 例)或中央上下两处突起(1 例),硬膜受累 3 例(2.4%);②第十一组:中央偏重侧一处突起,硬膜受累 2 例(1.6%);③第十二组:中央一处突起硬膜受累合并重侧上节段一处旁侧突起神经根受累 1 例(0.8%)。

5、双侧痛病例游离型——第十三组:中央偏重侧后纵韧带连硬膜一处突起破裂,游离物全部逸出进入椎管腔累及重侧蛛网膜 1 例(0.8%)。

6、双侧痛病例膨隆型——第十四组:同节段硬膜连左右两侧神经根一起受累 9 例(7.2%)。

上述分类证明,125 例退变性椎间盘在同一个腰椎管内可以出现①一处旁侧突起(包括游离型在内);②同节段左右两处旁侧突起;③同侧上下节段或左右两侧上下节段 2 或 3 处旁侧突起;④一处中央(包括中央偏旁侧)突起;⑤上下节段两处中央突起;⑥一处中央突起合并上下节段一处旁侧突起;⑦同节段整个膨隆等不同部位和不同形态的改变,这种腰椎管内存在的复杂的客观事物,启迪作者采用扩大的多节段椎板切除的椎管内软组织松解术治疗腰狭症和腰狭突症,实属客观的需要。

可是,传统的"腰椎间盘突出症"的术式多以"开窗"式椎板切除为主,只有当术中遭遇困难时才考虑半椎板切除的术式。至于单一的全椎板切除术式仅在极少数病例中选择性地应用。现在作者把传统的 3 种椎板切除术式的不足之处作如下分析。

1、单从解除神经组织机械性压迫的治疗原则出发考虑,"开窗"式椎板切除的术式只能适用于单一神经根受累(第一组 60 例和第七组 5 例)的 65 病例(52.0%);半椎板式切除的术式只能适用于单一硬膜受累(第四组 2 例、第五组 12 例和第十一组 2 例)的 16 病例(12.8%);单一全椎板式切除的术式只适用于单一蛛网膜受累、同节段左右两侧神经根受累或硬膜连左右两侧神经根受累(第十三组 1 例、第九组 3 例、第三组 7 例、第八组 8 例和第十四组 9 例)的 28 病例(22.4%),但对上下节段神经根受累以及上下节段硬膜受累或硬膜合并上或下节段神经根受累(第二组 7 例、第三组 2 例、第四组 1 例、第七组两 2 例、第十组 1 例、第十二组 1 例和第六组 1 例)的 15 病例(12.0%),是完全不适用的。

2、再从解除神经组织鞘膜外化学性刺激的治疗原则出发考虑,上述 3 种传统的术式无法消除多节段神经根鞘膜外和硬膜外一片致痛的炎性粘连脂肪以及 1—3 个节段变性增厚黄韧带的一般压迹葫芦形压迹,致椎管内仍保留着许多致痛的病理基础。又因传统理论忽视了椎管外致痛因素的重要性,上述 3 种椎管内手术前或后没有施行同侧腰臀部及大腿根

表2　125病例14个组中每一组别与腰脊柱侧凸的发生率分析

		无侧凸	健(轻)侧凸	痛(重)侧凸	共计	%
单侧病例	第一组	3(2.4%)	12(9.6%)	45(36.0%)	60	48.0
	第二组	1	0	6	7	5.6
	第三组	1	1	7	9	7.2
	第四组	0	0	2	2	1.6
	第五组	0	3	9	12	9.6
	第六组	0	1	0	1	0.8
	第七组	1	1	5	7	5.6
	第八组	1	2	5	8	6.4
	第九组	0	0	3	3	2.4
	第十组	1	0	2	3	2.4
	第十一组	0	0	2	2	1.6
	第十二组	0	1	0	1	0.8
	第十三组	0	1	0	1	0.8
	第十四组	0	0	9	9	7.2
小计		8	22	95	125	100
%		6.4	17.6	76.0		

表3　神经根不同方位受压与腰脊柱侧凸的关系

痛侧一处旁侧突起型			无侧凸	健侧凸	痛侧凸	共计	%	
腰4神经根	前侧受压	左	1	6	7	14	23.33	
		右	1	2	0	3	5.00	48.33
腰5		左	1	1	9	11	18.33	
		右	0	0	1	1	1.67	
共计			3(5.00%)	9(15.00%)	17(28.33%)	29		
腰3	外前侧受压	左	0	1	0	1	1.67	
腰4 神经根		左	0	0	2	2	3.33	11.67
腰5		右	0	0	4	4	6.67	
共计			0	1(1.67%)	6(10.0%)	7		
腰4	内前侧受压	左	0	2	1	3	5.00	
神经根		右	0	0	8	8	13.33	40.00
腰5		左	0	0	9	9	15.00	
		右	0	0	4	4	6.67	
小计			0	2(3.33%)	22(36.67%)	24	40	
			3	12	45	60	100	
%			5.00	20.00	75.00			

图 2 第一组 60 例旁侧痛例一处突起单一神经根鞘膜受累的腰脊柱形态改变归纳的 7 种类型

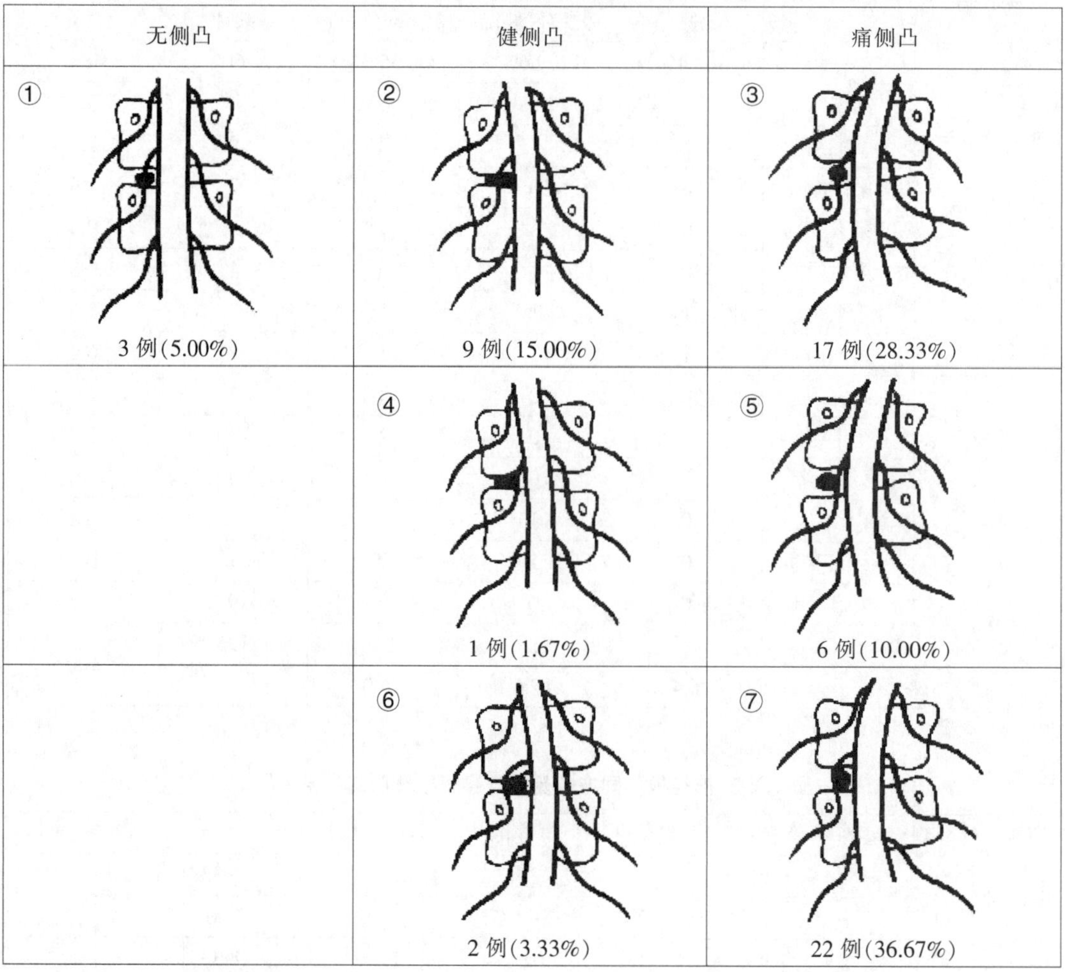

无侧凸	健侧凸	痛侧凸
① 3 例(5.00%)	② 9 例(15.00%)	③ 17 例(28.33%)
	④ 1 例(1.67%)	⑤ 6 例(10.00%)
	⑥ 2 例(3.33%)	⑦ 22 例(36.67%)

部软组织损害的全面治疗,因此术后疗效不理想和远期疗效要比单独扩大的腰椎管内多节段软组织松解术"低于 22.22%的治愈显效率"更要低得多,这也是意料中之事。所以采用扩大的多节段椎板切除的椎管内软组织松解术结合椎管外软组织松解有效的非手术疗法或手术疗法,取代单独解除机械性压迫的上述 3 种传统的椎板切除术式治疗腰狭突症合并腰椎管外软组织损害,也是软组织外科学实践检验的必然结果。

(五)椎间盘突出物压迫腰神经根不同方位与发生不同腰脊柱侧凸的关系

通过本文 125 病例临床结合 X 线片检查的分析,发现腰脊柱的正常形态出现无侧凸 8 例(6.4%)、健(轻)侧凸 22 例(17.6%)和痛(重)侧凸 95 例(76.0%)(表 2)。这 3 种正位腰脊柱不同形态的改变与突出物压迫神经根的不同方位相对照,并无因果联系发现,见表 1 所示。由于第二组至第十四组病例的椎管内存有相当复杂的病理变化,难以进行正确分析。为此作者选择第一组 60 例痛侧一处旁侧突起的单一神经根受累者当作分析对象,所以得出的结论应该说是具有更强的实在性和说服力的,现分析如下。

从表 3 中窥知,第一组病例有①神经根前侧受压者 29 例(48.33%),其中累及腰$_4$神经根 17 例(28.3%)和累及腰$_5$神经根 12 例(20.0%),但这 29 病例中出现腰脊椎无侧凸 3 例

（5.0%）、健侧凸 9 例（15.0%）和痛侧凸 17 例（28.33%）。②神经根外前侧受压者 7 例（11.67%），其中累及腰$_3$神经根 1 例（1.67%）、累及腰$_4$神经根 2 例（3.33%）和累及腰$_5$神经根 4 例（6.67%），这 7 病例中又出现健侧凸 1 例（1.67%）和痛侧凸 6 例（10.0%）。③神经根内前侧受压者 24 例（40.0%），其中累及腰$_4$神经根 11 例（18.33%）和累及腰$_5$神经根 13 例（21.67%），这 24 病例中出现健侧凸 2 例（3.33%）和痛侧凸 22 例（36.67%）。

再将第一组 60 例的正位腰脊柱形态改变归纳为图表 2 所示的 7 种类型，从突出物压迫神经根不同方位引出的腰脊柱侧凸的关系进一步分析中发现：①无侧凸型 3 例（图表 2 ①），术前体验的正确腰脊柱形态均正常和 X 线正位片提示病椎间隙全属平行；手术中又发现突出物压迫神经根必伴有腰椎管狭窄症的所有病理变化，可是这种单侧腰狭突症合并腰椎管外软组织损害的典型病例，临床上却可出现腰脊柱无侧凸。②健侧凸型 12 例（图表 2 ②④⑥）和痛侧凸型 45 例（图表 2 ③⑤⑦）中发现，不论突出物压迫神经根的前侧、外前侧或内前侧的哪一个方位，均有可能出现健侧凸或痛侧凸。从表 2 和图表 2 的分析所知，椎间盘突出物的机械性压迫刺激腰 3、4 或 5 神经根的不同方位，并没有像传统的腰神经避开突出物压迫牵张代偿体征描述那样的腰脊柱侧凸引出的规律性。

二、讨论

传统理论公认，椎间盘突出引起的腰脊柱侧凸因髓核突出物与神经根的关系而异：①若突出物在神经根内侧，患者乃屈向患侧以减轻根性痛；②若突出物在神经根外侧，患者乃屈向健侧，才能缓解不适。这样的体征以往并无专用名词。现在有人把它称为腰神经根避开突出物压迫牵张代偿体征，也有人称为脊柱的坐骨神经性侧凸。但从本文资料分析来看，它只适用于传统诊断标准中腰脊柱的痛侧凸和健侧凸两种类型；由于没有将无侧凸型包括进去，故这一代偿体征的理论已经失却了完整性。其次，它只介绍了神经根的外前侧或内前侧受压引起腰脊柱痛侧凸或健侧凸的传统机理；遗憾的是，对作者证实的临床中最为多见的 48.73%腰神经根前侧受压的机理竟在我国具有权威性医学丛书中只字不提，似乎是这一神经根前侧受压的临床表现在庞大数字的腰椎间盘手术中从未见到过一样，实令人惊讶。由此可知，这一代偿体征缺乏真实性，难以如实地反映客观事物，把他列为腰椎间盘突出症传统诊断标准中的重要依据之一，实乃认识上的误区。因此，对这一传统的代偿体征必须作重新认识。

软组织外科学早就指出：软组织损害性疼痛要按解剖分型，分为椎管内、椎管外和椎管内外混合型 3 种诊断。所以探索第一组 60 位混合型病例所归纳的 7 种腰脊柱侧凸的机理，仍需按此不同诊断进行分析。作者对此的认识是：

1、单独的腰椎管外软组织损害时，单侧骶棘肌等髂嵴和骶骨背面附着处损害性疼痛的反射性肌痉挛可使正常腰脊柱屈向痛侧而形成健侧凸，腰$_{3-4}$、$_{4-5}$和腰$_5$-骶$_1$的椎间隙便向健侧开口。多裂肌等骶骨背面附着处（限于上端的腰$_5$棘突附着的和最易发生腰骶痛的此肌组成部分）损害性疼痛的反射性肌痉挛可使正常腰脊柱屈向痛侧；由于腰$_5$-骶$_1$椎体间关节左右两侧支持韧带的固定作用极强，正位 X 线片上多不会出现椎间隙的健侧开口；但是机体为了维持平衡而进行调节，通过健侧正常骶棘肌的反射性肌痉挛促使腰$_5$以上的脊柱屈向健侧而形成一补偿性痛侧凸，这样就使腰$_{4-5}$和腰$_{3-4}$椎间隙向痛侧开口。所以，腰椎管外浅层和深层两种不同的腰部深层肌附着处损害性疼痛在临床上可以引出不同方向的腰脊柱侧凸,早为临床实践所验证。

2.单独的腰椎管内软组织损害须按有无合并椎间盘突出而作分别探讨。

(1)单独腰狭症由于不伴有椎间盘突出,其痛侧神经根鞘膜外和硬膜外无菌性炎症病变脂肪的化学性刺激是椎管内唯一的致痛因素;由此所继发的变性增厚黄韧带所导致的一般压迹或葫芦形压迹的机械作用虽对正常神经根不可能引起疼痛,但当压迫炎性神经根或硬膜时可激惹更强的化学性刺激,引起更剧烈的疼痛(或合并麻)。机体为了缓解炎性和机械性两种刺激的疼痛,就得通过痛侧正常骶棘肌等的反射性肌痉挛,促使腰脊柱适度地屈向痛侧以适应受累神经根缩短和松弛的需要而形成一较轻的腰脊柱健侧凸和较小的腰椎间隙的健侧开口度。由于痛侧受累神经根和变性增厚黄韧带通过炎性脂肪粘成一体,过度的腰脊柱屈向痛侧,可使椎间隙形成的锐角逼使正常椎间盘和变性韧带进一步鼓起,刺激炎性神经根而加剧疼痛,因而阻止了单独腰狭症出现显著的腰脊柱健侧凸和较大的腰椎间隙的健侧开口度。只有在混合型病例中较多的痛侧原发性骶棘肌等痛的反射性肌痉挛强于同侧椎管内软组织痛的肌痉挛时,则也会出现腰狭症较强的腰脊柱健侧凸;以及较少的痛侧原发性多裂肌等痛的健侧补偿性肌痉挛强于同侧椎管内软组织痛的肌痉挛,则视前者的肌痉挛的强度出现腰椎间隙平行的腰脊柱无侧凸直至腰椎间隙向痛侧开口的腰脊柱痛侧凸。所以混合型病例中合并的腰狭症健(轻)侧凸的发生率(46.0%)就较合并的腰狭突症(14.4%)高出 3 倍以上(表 4)。

表 4 混合型病侧腰脊柱侧凸发生率

腰脊柱	腰椎间隙	腰椎管外软组织损害合并			
		腰狭症		腰狭突症	
		病例数	%	病例数	%
无侧凸	平行	9	18.0	8	6.4
健(轻)侧凸	健(轻)侧开口	23	46.0	18	14.4
痛(重)侧凸	痛(重)侧开口	18	36.0	99	79.2
小计		50	100.0	125	100.0

(2)单独腰狭突症由于突出物的存在,腰脊柱侧凸的机理有异。虽则退变性椎间盘突出的机械性刺激不是致痛因素,但它在腰狭症中的出现必然进一步增加椎管腔的狭窄度,使容积变得更小,就使突出物对炎性神经根的刺激相应地加重,因而惹起更剧烈的疼痛。机体为了减轻这种机械性刺激的需要,就得通过健侧正常骶棘肌等的反射性肌痉挛,促使腰脊柱屈向健侧,形成一腰脊柱痛侧凸(图表 2③⑤⑦)。这种病椎间隙向痛侧开口的结果,既扩大了痛侧椎管腔的容积,又减少了突出物对炎性神经根的机械性刺激,从而缓解了疼痛。表 4 所示,混合型病例中合并腰狭突症的痛(重)侧凸的发生率(79.2%)这所以较合并的腰狭症(36.0%)高出 1 倍以上,机理就在于此。至于神经根的外侧或内侧遭受突出物的压迫后,为了避开这种机械性刺激而出现腰脊柱健侧凸或痛侧凸的传统机理,从无菌性炎症致痛学说分析来看,全属似是而非的和想象代替现实的错误认识。因为单独的腰狭突症的突出物与神经根之间通过炎性脂肪已粘成一体,粘连体的固定作用阻碍了神经根的滑动;任何腰脊柱屈向痛侧或健侧的动作,均无法缓解粘连体中鞘膜外神经末梢无菌性炎症的化学性刺

激,因而难以缓解症象。退一步讲,就算腰脊性侧凸有可能缓解粘连体内的疼痛,但在痛侧凸或健侧凸的体位中又会对粘连体外周的炎性神经根制造成一个新的矛盾。正如图2⑤所示,腰脊柱屈向健侧时会使粘连体上方的炎性神经根牵伸和紧张;以及图表2⑥所示,腰脊柱屈向健侧时又会使粘连体下方的神经根牵伸和紧张。两者均又会引出新的疼痛。所以传统的代偿体征的机理,是经不起推敲的。

(3) 上述单独的原发性腰狭症或腰狭突症只能在还未形成继发性腰椎管外软组织损害的早期病例中出现。但后期病例均属合并原发性或继发性腰椎管外软组织损害的混合型病种。一般说,原发性腰椎管外软组织损害性疼痛较继发的腰椎管内软组织损害性疼痛严重,前者的反射性肌痉挛必然强于后者。由于椎管内、外两种肌痉挛各有强弱之分,均会影响腰脊柱侧凸的机理。现选择骶棘肌等损害结合腰狭症或腰狭突症为例进行分析,有可能全面地解释上述7种腰脊柱侧凸的机理。即在混合型病例中:①痛侧原发性骶棘肌痛的反射性肌痉挛强于同侧继发性腰狭症痛的肌痉挛,则受累腰椎间隙的健侧开口度就会相应增大,临床上腰脊柱健侧凸就越发明显;②痛侧继发性骶棘肌痛的反射性肌痉挛弱于同侧原发性腰狭症痛的肌痉挛,则受累腰椎间隙的健侧开口度无改变,临床上腰脊柱健侧凸如旧;③痛侧原发性多裂肌痛的反射性肌痉挛强于健侧继发性腰狭突症痛的肌痉挛,则视前者肌痉挛的不同强度相应地出现腰$_{3-4}$或腰$_{4-5}$椎间隙的痛侧开口度变小,临床上出现腰脊柱痛侧凸变轻;病椎间隙的痛侧开口度变成平行,临床上出现腰脊柱无侧凸(图表2①);或病椎间隙的痛侧开口转化为向健侧开口,则临床上就出现腰脊柱健侧凸(图表5②④⑥);痛侧多裂肌痛惹起健侧补偿性肌痉挛弱于健侧原发性腰狭突症痛有肌痉挛,则病椎间隙的痛侧开口度也不改变,则临床上腰脊柱痛侧凸如旧(图表2③⑤⑦)。上述的解释第一组60病例7种腰脊柱侧凸的机理,也完全适用于本文全部病例腰脊柱侧凸的机理作用,应该说,是毋容置疑的。综上所述,得出下列结论。

1、传统的腰神经根避开突出物压迫牵张代偿的体征是完全不符合客观实际的,应该摒弃。

2、腰脊柱的痛(重)侧凸或健(轻)侧凸均可在腰椎管内外两类软组织损害中出现,不应该当作传统的腰椎间盘突出症的固有体征。

宣蛰人 韩惠珍

(原载《软组织外科理论与实践》人民军医出版社,1994.115-123)

踝关节周围软组织损害的病理、临床分类和治疗研究(附61例分析)

踝关节疼痛及功能受累是临床上常见的病损之一。作者在随访软组织松解手术治疗腰部或腰臀部软组织损害和髌下脂肪垫损害病例时,发现这些腰腿痛、臀腿痛或膝前下方痛治愈以后,仍有不少病例残留踝痛,且术后症象常更突出。为此促使我们对这种无"因"可查的病损进行研究。由于本病的病因、病理还未明确,作者仍按踝部病变部位的压痛点在皮内麻醉下作手术探查。术中发现未被麻醉的皮下组织无痛或疼痛不重;但当触压、切开病变的韧带、腱鞘、腱周围粘连组织以及跗骨窦脂肪垫和踝后脂肪垫,会引出难以忍受的疼痛。松解手术完毕后触压这些腱鞘或肌腱等,再无疼痛出现。这些疼痛组织的病理检验全属无菌性炎症病理改变。通过多次临床实践,发现无"因"可查的踝痛来源于①内踝后下方胫后肌腱鞘炎;②外踝后下方腓肌腱鞘炎;③跗骨窦脂肪垫损害;④踝前方关节囊附着处损害;⑤踝后(亦称跟骨上)脂肪垫损害。只有全面彻底消灭踝关节周围病变软组织的压痛点,才能解除踝痛。作者把此认识应用于踝部软组织急性损伤后遗痛,也取得相同疗效。所以作者给出组织松解手术治疗 61 例,共 72 个踝,远期疗效满意。现分析如下:

一、临床资料

男 32 例,女 29 例。年龄 13~65 岁,平均 31.66 岁。病程 3-10 年。工人 34 例,农民 7 例,干部 7 例,职员 6 例,医护人员 3 例,教师 1 例,学生 3 例。左侧 23 例,右侧 27 例,双侧 11 例,共 72 个踝。有明确的软组织外伤史者 18 例(18 个踝),其后遗踝痛属原发性踝关节周围软组织损害引起,无外伤史者 43 例(共 54 个踝),其中 19 例为:①髌下脂肪垫松解手术后遗踝痛,计单侧 3 例和双侧 1 例 9 共 5 个踝);②外侧半月板或内外侧半月板——髌下脂肪垫联合手术后遗踝痛,计单侧 2 例(共 2 个踝);③臀部及大腿根部软组织松解手术和髌下脂肪垫松解手术后遗踝痛计单侧 3 例(共 3 个踝);④腰臀部及大腿根部软组织松解手术和髌下脂肪垫松解手术后遗踝痛,计单侧 2 例和双侧 2 例(共 6 个踝);⑤腰椎管狭窄症手术以及双腰部和双髌下脂肪垫松解手术后遗踝痛,计双侧 1 例(共 2 个踝);⑥腰椎间盘突出症手术以及腰臀部及大腿根部软组织松解手术和髌下脂肪垫松解手术后遗踝痛, 计单侧3 例和双侧 1 例(共 5 个踝);⑦腰椎间盘突出症手术以及腰臀部及大腿根部软组织松解术和外侧半月板——髌下脂肪垫联合手术后遗痛计单侧 1 例(1 个踝)。本组病例中,37 例的48 个踝属上述手术的后遗痛,也就是同侧腰、臀或大腿根部软组织、半月板、髌下脂肪垫等病损向下的传导痛,并在踝关节周围形成继发性软组织损害;其余 24 例的 24 个踝痛因无传导痛影响故属原发性踝关节周围软组织损害。

(二)临床表现

无外伤史的踝或外踝的后下方软组织上,或者两侧同时发生。起病缓慢,初为踝后下方不适、酸胀、隐痛或疼痛。站立稍久或步行稍多会增加疼痛。症象逐日增重,常表现为晨起痛,需活动踝部才能走路;夜间痛,常使患者痛醒而起床行走,或抚摸足部露于被褥外或垂于床缘,才能减轻症象。患者爱着尺寸较大的鞋子,可以缓解疼痛,则两者的传导痛可集中于跟底中央,形成跟底痛,因而患者站立或行走时足跟不能踩地,需前足踮起,形成跛行步伐。此跟底痛常误诊为跟骨骨刺。内(外)踝后下方痛的前传导,可引出前足内(外)侧痛或拇(小)趾痛,有的趾痛剧烈,睡觉时连一层被单也不能覆盖,否则疼痛剧烈,哪怕天气最冷,患足也要露于盖被外。外踝后下方痛可沿腓肌向上传导,引出小腿外侧酸痛;内踝后下方痛也可沿胫骨后肌向上传导,引出小腿后方的深层酸痛。有些病例合并踝前方痛,前足背屈时疼痛增重。此痛可向前沿足背传导,引出足背痛或 2-4 趾痛。如果此传导痛与内外踝后下方的向前传导痛结合一起,就会形成前足紧缩感或肿胀感,前足和足趾紫绀、发凉、怕冷、足背动脉博减弱或消失。至于胫后神经受周围变性挛缩软组织的机械性压迫引出足跟、足底和足趾等感觉障碍和功能障碍者为数极少,本文中只有 2 个踝(3.28%),即所谓典型的"跗(跖)管综合征"。有些病例合并踝后方痛,为跟后脂肪垫损害所引起,常会沿跟腱向上传导,引起腓肠肌肌腹不适、酸胀、酸痛或抽搐等症象,有时可影响到腘窝。单独的外踝前方痛多为跗骨窦脂肪垫损害所引起。如果外踝后下方腓肌腱鞘和跗骨窦脂肪垫的疼痛特别严重,日久可使腓肌痉挛,导致跟骨外翻和前足外展、外旋,形成痉挛性平跖足。

（三）外院诊疗情况

9 例有外伤史病例均被诊断为创伤性踝关节炎或陈旧性踝关节扭伤,其中 1 例因合并血管压迫症象被诊断为"栓塞性脉管炎"。17 例无外伤史病例中被诊断为距下关节骨质增生 2 例、腱鞘囊肿 1 例和踝关节结核 1 例;其余 13 例均未明确诊断。这 26 病例曾经针灸、推拿、理疗、氢泼尼松局封、中西药物内服、外敷或薰、洗、小腿石膏外固定等多种非手术疗法未能根治,仍影响工作或生活。最后转来我院。

（四）本院诊疗情况

全部病例通过临床、X 线和实验室等检查排除了其他有因可查的病损后,根据内外踝后下方、跗骨窦、踝前、踝后等软组织损害性压痛点的阳性体征,进行踝关节周围软组织松解手术。多数病例的近期疗效满意,仅 5 例有残留痛。其中 1 例为内踝后下方软组织松解手术后发现外踝痛突出,2 个月后补行外踝后下方手术;2 例为外踝后下方软组织松解手术后发现内踝痛突出,3 个月后补行内踝后下方手术;1 例为内外踝后下方软组织松解手术中未行跗骨窦脂肪垫松解而残留外踝前方痛,3 个月后补行跗骨窦脂肪垫松解手术;1 例行双内外踝后下方软组织松解手术后遗跟底痛,1 年后补行髌下脂肪垫松解手术。上述病例经手术补课后均消除了症象。1988 年 6 月 –12 月间复查了 60 病例,共 71 个踝,计治愈 55 个踝(77.46%),显效 13 个踝(18.31%),有效 2 个踝(7.82%)和无效 1 个踝(1.41%),治愈显效率占 95.77%。在显效组 15 病例中,2 例为内踝后下方软组织松解手术后偶有外踝症象;3 例为外踝后下方手术中未行跗骨窦脂肪垫和踝前方关节囊附着处的松解,后遗外踝前方和踝前方症象。这 13 病例的后遗症象仅在气候改变时或过度劳累后出现酸胀、不适等反应,休息即消失。因症象极轻、毋需处理。有效组 2 例中,1 例为内外踝后下方软组织松解手术后遗外踝前方痛（跗骨窦）和同侧膝盖痛（髌下脂肪垫）;另 1 例为内外踝后下方软组织松解手术后遗外踝前方痛（跗骨窦）和前方痛（踝前方关节囊）,均作压痛点银质针针刺疗法消除症象,获得验证。无效组 1 例为内外踝后下方软组织松解手术后期明确为神经原性疾患,导致手术无效。本组病例无手术并发症,无切口感染。观察时间最长 16 年,最短 3 年,平均观察 8.59 年,远期疗效满意。

（五）疗效评定标准

治愈:疼痛完全消失,功能佳,未复发,无后遗症,从事原工作。显效:疼痛消失,平时无症象,仅在劳累后或气候改变时出现踝部酸胀、乏力等感觉,功能佳,能从事原工作。有效:经常性痛但较长前减轻或疼痛时发时好,功能尚可,能坚持原工作。无效:症象和功能均无改善,与术前相同。

二、手术方法

踝关节周围软组织松解手术由 5 个小手术组成。根据压痛点选行下列的单一手术或全部手术,均在皮内局部麻醉下进行,方法如下:

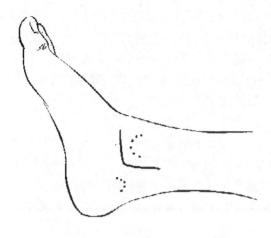

图1 内踝后下方软组织松解术的皮肤切口

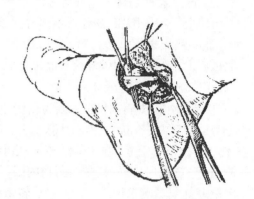

图2 手术中胫骨后肌松解情况

（一）内踝后下方软组织松解手术（图1、图2）

在踝关节直角位上，于内踝后方和下方各1横指交界处作一6cm长的弧形皮肤切口。皮下组织的疼痛不重或无痛，毋需麻醉。适度剥离后，令患踝主动伸屈，在胫骨后肌腱的滑动部位，用止血钳端触压腱鞘和分裂韧带，在其触痛部位切开少许，用弯头止血钳探入，把腱鞘壁挑起，沿其通径向上下将分裂韧带、胫骨后肌腱鞘和内踝后方的部分小腿筋膜完全切开，直至无痛组织出现为止。但要注意胫后神经或胫后动静脉勿使受伤。对趾屈长肌腱、胫后神经及其分支毋需探查，因为它们均非内踝痛的发病因素。再将胫骨后肌腱挑起，钝性游离其周围触痛敏感的和炎性粘连的结缔组织。以后检查内踝缘的压痛点，也将分裂韧带翻起，由下向上沿其内踝附着边缘切开2mm宽，以作松解。当患踝主动活动和创腔内各层软组织上触压再无疼痛引出时，则说明手术松解已经彻底。为了防止肌腱滑脱，常规地把分裂韧带中段的切口边缘缝合2针。最后缝合皮下组织和皮肤。上述的皮内局部麻醉下手术适用于实践经验较少的医师，可提高对本病本质的认识，并避免对病变软组织松解的遗漏，从而保证治疗效果。但对有经验的医师应采用病变软组织及腱鞘内的局部麻醉，可保证患者手术过程中毫无痛苦。

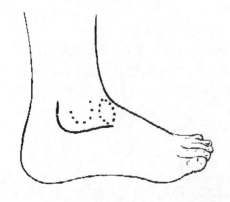

图3 外踝后下方及跗骨窦软组织松解术的皮肤切口

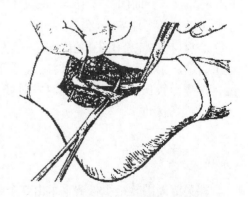

图4 手术中腓骨长、短股松解情况

（二）外踝后下方软组织松解手术（图 3、图 4）

在踝关节直角位上于外踝后于外踝后方和下方各 2 横指交界处作为中点，平行腓肠直轴线通过中点转向前足直轴线方向作 6cm 长的弧形皮肤切口。如需同时施行跗骨窦脂肪垫松解手术者，可把切口向前延长 2cm。适度剥离皮下组织，暴露腓肌上下支持带和腱鞘。也令患踝主动活动，在腓肌总腱鞘的滑动部位，用止血钳端触压腱鞘和支持带，在其触压部位切开少许，也用弯头止血钳探入，把腱鞘壁挑起，沿其通径向上、向下将腓肠长、短肌总腱鞘和腓肌上下支持带完全切开。然后将其中的腓肠长肌腱松解后拉向后方；再切开分腱鞘，将其中的腓肠短肌腱松解后拉向外方。两者均须挑起，钝性游离其周围触痛敏感的和炎性粘连的结缔组织。以后检查外踝缘的压痛点，也将支持带翻起，由下向上沿其外踝附着边缘切开 2mm 宽也作松解。但在操作中要保护腓肠神经勿受损伤。当患踝主动活动和创腔内各层软组织上触压再无疼痛引出时，就可将腓肌上下支持带中段的切口边缘作 2 针缝合，以防止肌腱滑脱。最后缝合皮下组织和皮肤。

（三）跗骨窦脂肪垫松解手术

跗骨窦脂肪垫损害常和外踝后下方软组织损害并存，故可在外踝后下方软组织松解手术中同时进行治疗。即在踝关节跖屈与前足内收位置上分离皮下组织，暴露小腿十字韧带。但要注意操作中勿伤及浅腓神经。当在此小腿十字韧带的外侧部作横行切开，将其下的趾长伸肌拉向内前方，以及趾短伸肌沿跟骨体外上方附着处作部分切痕剥离后拉向外后方，用圆头骨膜剥离器适度推离周围软组织，就暴露跗骨窦，局部麻醉下用刀尖切除其中的整块脂肪垫就暴露距跟旁侧韧带（处于跗骨窦浅壁前方），距跟前侧韧带（处于跗骨窦浅壁后方）和距跟骨间韧带（外于跗骨窦深壁）。这些韧带均应完全切开放松。

（四）踝后脂肪垫松解手术

踝后脂肪垫损害也常与内外踝后下方软组织损害并存。有压痛点者可在内外踝后下方软组织松解手术中从内外侧切口进入，沿关节囊后侧将踝后脂肪垫前壁向下钝性剥离至跟骨，再沿跟骨上侧向后剥离至跟腱附着处。但要保护两侧的神经、血管免受损伤。

（五）踝前方关节囊松解手术

本手术属后期补课手术。即当上述 4 种联合手术后，如后期有踝前方痛突出者，可先用压痛点银质针针刺；无效时考虑本手术。即在踝关节前方中线上作 5~6cm 的皮肤切口，切线中点在踝关节中部。注意勿损伤浅腓神经。切开浅、深筋膜和小腿十字韧带，将胫骨前肌腱牵向内侧；浅腓神经、深腓神经、胫前动静脉及趾长伸肌腱牵向外侧，即暴露关节囊。其上以止血钳端触压找得痛点后，纵行切开关节囊沿附着处的病变软组织作切痕分离，直至疼痛完全消失为止。最后缝合小腿十字韧带以及皮下组织和皮肤。

术后伤口妥衬消毒敷料，作无垫小腿管形石膏包扎。术后 7 天装步行铁蹬起徒手行走，每日不得少于 5km。石膏固定时间一般为 2 周。若系痉挛性平跖足，可施行踝关节周围软组织松解手术，特别当施行跗骨窦软组织松解手术后畸形极易矫正，应在跟骨适度内翻、前足适度外展和外旋的矫正位置上作小腿石膏包扎，但固定时间应延长为 2 个月。

三、典型病例

例 1：王×东，男 21 岁，工人。左内踝痛 4 个月，无外伤史。踝内翻位痛增重，外翻位痛减轻,影响行走。X线片提示左距下关节内侧骨质增生。外院行多种非手术疗法医治无效,来我院诊治。右内踝后下方可触及一骨性隆起,压痛敏感。诊断为左内踝后下方软组织损害。1972年8月29日局麻下行左内踝后下方软组织松解手术,未切除增生骨组织。2周后拆除小腿石膏,症象消失。16年来从事原工作,症象未复发,无后遗症。

例2:白×英,女,49岁,工人。1976年4月间左足底软组织开放性损伤,当地医院清创缝合,未作石膏固定。创口虽一期愈合,但前足形成45度内翻畸形。疼痛严重,不能行走,1个月后由浙江转来我院,先在静脉麻醉下作手法矫正,但后遗左踝痛与前足痛,影响行走。左内外踝后下方软组织、跗骨窦脂肪垫和踝后脂肪垫压痛敏感,诊断为左踝关节周围软组织损害。1977年4月6日局麻下行左踝关节周围软组织松解手术。2周后拆除小腿石膏,症象消失。11年8个月来从事原工作,症象未复发,无后遗症。

例3:沈×初,男,20岁,农民。右踝扭伤后遗痛3年余,伴足跟内缘痛,不能从事农业劳动。左内踝后下方梭形隆起,压痛敏感;外踝后下方与跗骨窦脂肪垫压痛也敏感。左跟骨外翻与前足外展、外旋。诊断为左踝关节周围软组织损害合并痉挛性平跖足。1981年7月1日局麻下当完成左内踝后下方软组织松解手术后,患者拒绝外踝后下方手术。2周后拆除小腿石膏,内踝痛消失,但外踝痛更为严重,患者主动要求再手术。同年9月29日局麻下补行左外踝后下方及跗骨窦松解手术,2月后拆除石膏,症象消失,平跖足畸形纠正。7年半来从事农业劳动和正常人一样,症象未复发,无后遗症。

例4:闵×英,男,65岁,退休职员。双踝痛1年多,无外伤史。不能行走;站立稍久,双踝痛增剧,并向上延及小腿和膝部。外院骨科住院检查,未明确诊断。因血沉稍快,疑为踝关节结核,给予抗痨药物治疗无效,来我院诊治。双踝软组织较肿,内外踝后下方软组织、跗骨窦脂肪垫和踝后脂肪垫压痛敏感,诊断为双踝关节周围软组织损害。1984年9月21日局麻下行双踝关节周围软组织松解术。2周后拆除小腿石膏,症象消失。4年3个月来从事原工作,症象未复发,无后遗症。

四、讨论

(一)发病机制

踝部软组织疼痛主要由急性损伤后遗或慢性劳损引起。其好发部位多是韧带、关节囊、脂肪垫等附着处或腱鞘、肌腱的滑动装置。该处是牵拉应力集中区,易发生损伤或劳损。急性损伤的发生部位与踝关节所处位置有关。如踝内翻位受伤会累及踝外侧软组织,特别是腓骨肌支持带、腓肠长短肌腱及腱鞘、踝后脂肪垫外侧部等;踝外翻位受伤会累及踝内侧软组织,特别是分裂韧带、胫骨后肌腱及腱鞘、踝后脂肪垫内侧部等;踝跖屈内翻位受伤会累及踝外前方软组织,特别是小腿十字韧带外侧段、趾伸短肌及筋膜、跗骨窦脂肪垫及其周围的韧带和筋膜等;踝跖屈位受伤会累及踝前方软组织,特别是关节囊胫骨远端前方附着处等等。由于这些组织损伤后的血肿和坏死组织的分解,使附着处的神经末梢受到创伤性无菌性炎症的化学性刺激而引起疼痛。慢性劳损的发生是无处伤史可联系的,但是踝关节周围的韧带、腱鞘、肌腱、脂肪垫等软组织受到经常性的和过多的牵拉性微量刺激,日积月累在肌附着处形成与急性损伤一样的病理变化。两者均会在局部形成有规律的和具有无菌性炎症病理变化的众多压痛点。它们由点成"线"、由线成"面"、由面成"体",构成密切相关的一个立体致痛区域。其病理变化已经得到光学显微镜和电子显微镜观察结果的证实。

踝关节周围软组织的损伤或劳损引起腱滑动装置的软组织痛,必然累及上方或下方与其相关联的肌群,使之过度紧张而出现反射性(保护性)肌痉挛。如果肌痉挛经久不愈,则会加重腱滑动装置以及肌肉和筋膜本身的血供不良,从而引起新陈代谢障碍和营养障碍,加重疼痛。最后造成这些腱滑动装置处病变软组织和肌肉的挛缩。踝部变性挛缩的软组织所产生的机械性压迫作用于周围神经,例如压迫胫后神经时,可出现足底和5个足趾的感觉障碍和放射性麻刺感,跖趾关节屈曲力减弱和拇展肌萎缩(即"跗管综合征")。作用于血管时,可引出前足和足趾的血运障碍出现紫绀、发凉、水肿及足背动脉搏减弱或消失等现象(常误诊为"周围血管疾病")。还有踝痛可以向高位或低位发展而出现小腿、跟骨、前足、足趾等症象。

（二）诊断和鉴别诊断

已经明确压痛点检查对软组织损害既是疾病的诊断依据,又是治疗依据。所以对原发性踝关节周围软组织损害须作内踝后下方胫骨后肌腱鞘、外踝后下方腓肌总腱鞘、跗骨窦脂肪垫、踝后脂肪垫及踝前方关节囊附着处等压痛点检查。对继发性踝关节周围软组织损害除作上述检查外,还需同时检查同侧腰、臀、大腿根部和受髌下脂肪垫等软损害的压痛点,以决定本病的诊断。在作出诊断以前应与痛风、跖胕脈、周围血管疾病、足与踝类风湿性关节炎等作出鉴别。至于"跗管综合征",实际上是内踝后下方软组织损害范畴内的一种临床表现。因为内踝后下方痛经久不愈,会引起分裂韧带变性和挛缩而压迫胫后神经,出现足底和5个足趾的感觉障碍与功能障碍。这种"卡压"现象纯属内踝后下方软组织损害性疼痛继发因素的产物,把它作为诊断依据,不能阐明病痛的本质。从其治疗方法来看,由于术中仅切开分裂韧带,松解足底内外侧神经,而不松解胫骨后肌腱和腱鞘,以致术后出现残留症象或复发者为数不少。对这种合并胫后神经压迫症象的内踝后下方痛,我们只处理胫骨后肌腱和腱鞘不处理趾长屈肌腱、胫后神经和胫后动静脉以及拇长屈肌腱,却使踝痛和足底、足趾感觉麻痹完全消失,功能恢复正常。因此,把"跗管综合征"作为独立的疾病是不符合客观实际的。

（三）治疗原则

1、对急性踝关节周围软组织损害应与骨折治疗原则一样来处理。我院一律采用正确复位、石膏外固定和装置步行铁蹬进行功能锻炼,多不会出现后遗症象。

2、对慢性轻症病例可在踝部压痛点上施行各种有效的非手术疗法,例如压痛点强刺激推拿,对神经末梢与其周围炎性组织之间起到间接的松解作用,从而阻断了疼痛的传导,达到无痛。

3、对推拿无效的重症病例可采用密集型压痛点银质针针刺疗法。利用针刺和热疗(艾绒燃烧)相结合的治疗作用,直接对病变软组织起影响,常会收到立竿见影的满意疗效。

4、只有当银质针等任何非手术疗法难以治愈时,可施行踝关节周围软组织松解手术。手术指征:①病情严重,影响工作和生活,多种非手术疗法无效或仅有暂时性缓解者,可考虑本手术。②但对上述病例必须是无手术禁忌症和对手术治疗有迫切要求者。

宣蛰人

（原载《全国中西医结合软组织疼痛学术会议论文汇编》(上海),1989;55-60）

头、颈、背、肩部软组织损害与耳鼻咽喉功能障碍

自 60 年代以来,宣蛰人等在开展腰臀部软组织松解术治疗腰腿痛时,发现不少病例术前伴有的"颈椎病"症象,术后也随同消失;部分病例的"颈椎病"症状减轻不久又加剧,但在头颈背部压痛点上施行强刺激推拿治疗后,症象又立即缓解。经过 20 多年实践,已创立了一套软组织松解手术治疗与"混合型颈椎病(除外脊髓型)"症象相同的头、颈、背、肩部软组织损害 94 例,疗效显著。

一、临床资料

(一)一般资料

男 51 例,女 43 例,平均年龄 41.2 岁。病程 1~5 年 38 例,6~10 年 31 例,11~15 年 11 例,16~20 年 9 例,21~25 年 5 例,有头、颈、背、肩部直接外伤史者 15 例。

(二)临床表现

1、与耳鼻咽喉有关的症象:耳鸣 52 例(55.32%),眩晕 51 例(54.26%)。其中伴恶心、呕吐 34 例, 听力减退 47 例 (50.00%), 全聋 3 例 (3.19%), 耳痛、耳根痛或接紧感 21 例(22.34%),咽喉干燥感 28 例(29.79%),吞咽障碍麦收异物感 26 例(27.66%),咽喉痛 10 例(10.64%),暂时性嘶哑 2 例(92.13%)。

2、其他症象:头痛(68)、头昏(70)、视物模糊(51)、眼睁不大(39)、飞蚊症(32)、眼胀(18)、畏光(10),部分病例有继发性高血压、胸闷、失眠、多梦和食欲减退等症象。

(三)外院诊治情况

外院转诊的 66 例中,诊断为颈椎病 35 例,颈椎骨质增生 11 例,紧张性头痛 2 例,美尼尔综合症 3 例,脑震荡后遗症 3 例,神经官能症 3 例,更年期综合症 2 例,冠心病 2 例,以及颈 $_4$ 前脱位畸形愈合、先天性颈 $_{4-5}$ 椎体融合、先天性颈 $_{2-3}$ 棘突融合、左眼睑重症肌无力、感觉神经性耳聋各 1 例。无 1 例诊断为头、颈、背、肩部软组织损害。

本组病例症象均极为严重,已丧失劳动或生活自理能力,有 7 例曾 1-3 次自杀未遂;均曾经非手术治疗无效转来我院。

(四)我院诊治情况

1、检查与诊断:在作出本病诊断之前,先排除能引起类似症象的它科疾病。本病主要压痛点有:枕外隆凸、乳突、颈椎棘突、颈椎横突尖、胸骨颈切迹、肩峰内缘、肩胛骨啄突、胸椎棘突的软组织附着处、项伸肌群颈椎和后关节附着处、胸锁乳突肌的胸骨与锁骨附着处、提肩胛肌、冈上肌、冈下肌、大圆肌、小圆肌的肩胛骨附着处以及背伸肌群的胸椎和后关节附着处等。

常规正侧位双斜位 X 线摄片检查。94 例中除 3 例正常外,均表现有不同程度的多种颈椎病变。如在颈背部及锁骨上窝作系统的压痛点强刺激推拿能使症象立即消失者,不论颈

椎退行性变何等严重,仍确诊为软组织损害;症象无改善者,则考虑其他因素。

2、典型病例:

例1:女,41岁。腰痛7年,近8个月来继发头、颈、背、肩、臂部疼痛和扳紧感,右手五指尖麻木、握力减退,全头痛、头昏、头紧、耳鸣、耳痛、眼睁不大、视物模糊、胸闷、心悸、呼吸不畅、常眩晕伴恶心呕吐,长期卧床不起。外院诊断为美尼尔病。1973年11月间行腰部双侧软组织松解术,当切开腰背筋膜后叶时,患者顿觉躯干上部症象消失,头脑清醒,眩晕消失,耳聪眼亮,握拳有力。随访13年未复发。

例2:男,49岁。双侧腰腿痛,行走不稳5年,逐渐发现双侧头、颈、背、肩、臂痛和吊紧感,前额痛、头昏、眩晕、耳鸣、听力减退、视物模糊、视力减退、飞蚊症、咽喉干痛,右侧牙根痛(拔牙3颗无效)、胸闷、心悸、呼吸不畅。外院诊断为颈椎肥大。1974年10月行双侧腰部软组织松解术与股内收肌群切痕剥离术后,腰腿痛消失,但躯干上部症状仅有暂时性改善。1980年4月行双侧颈肩部和锁骨上窝部软组织松解术,躯干上部症象消失。6年来未复发。

例3:男,41岁。全头痛、头昏、眩晕、视力减退、视物模糊、眼胀、口腔不适、舌苔厚黑、口腔慢性溃疡、舌麻木增厚、说话不清楚、咽喉痛、吞咽障碍和咽喉异特感、左耳痛、耳鸣、颈项两侧麻痛与扳紧感、胸背痛、心悸、呼吸不畅、下肢无力、走路不稳,身体飘荡感,并有失眠。1978年8月行双侧颈背肩部与锁骨上窝软组织松解术,全麻刚醒,即感舌麻与舌增厚感消失,说话清楚。术后躯干上部症象同时消失,能走长路干重活。7年余未复发。

二、讨论

(一)发病机制

软组织损害的发病机制已有报道。软组织疼痛引起的肌痉挛可破坏人体的动力平衡,机体为保持平衡而进行调节。一组肌内的痉挛必将引起对应肌肉发生与其相适应的变化,以补偿肌痉挛引起的功能障碍和功能失调。有人称这类调节为"对应补偿调节"。如经过对应补偿调节,仍不能保持正常功能和平衡,则又将引起其上方或下方的一系列肌肉进行补偿而再调节(系列补偿调节)。这两类补偿调节所产生的肌痉挛或肌过度牵拉性刺激又会在附着处继发一系列无菌性炎症,并通过本体反射引起一系列耳鼻咽喉科症象及相应部位疼痛。

(二)鉴别诊断

本组94例躯干上部症象全属"颈型、椎动脉型、神经根型和交感型颈椎病"的典型临床表现。不少病例压颈试验或上肢牵拉试验阳性;除3例X线片无骨性改变,其余例均有不同程度的"颈椎病"的典型X线表现。按"颈椎病"的诊断标准均可诊断为"颈椎病"。但只做椎管外软组织松解手术,即取得92.55%的远期治愈,疗效显著。说明躯干上部症象与颈椎病无关。

(三)治疗原则

可概括为"去痛致松、以松治痛"。即彻底消除压痛点上无菌性炎症的病变基础。对早期病例,在压痛点上施行非手术疗法可消除症象;如晚期肌肉及其附着处形成挛缩和变性,可行软组织松解术。

宣蛰人 黄嘉裳

(原载《临床耳鼻咽喉科杂志》(汉口)1987;3:164-165)

椎管探查术中应用机械性压迫
刺激腰神经根的临床观察

腰腿痛的发病机制目前还未清楚。从疼痛生理学的观点考虑,不外乎神经受刺激而惹起疼痛。究竟哪一种性质的刺激会惹起疼痛,机械性压迫的刺激? 还是化学性炎症刺激,对此仍在不断探索中。长期以来,基于疼痛属于神经所主司 因而压迫神经必然惹起疼痛的概念,以及局麻下进行腰椎间盘手术中触及被炎性脂肪粘连、包围的神经根惹起疼痛的临床表现, 就肯定椎间盘突出单纯的机械性压迫刺激神经根当作经典的疼痛发病机制来解释。尽管这种机械压迫学说目前在国内外医学领域中仍占统治地位,但是它无法解释不少腰腿痛的临床现象。例如,联系到日常生活方面:久坐或久蹲后坐骨神经受较长时间的牵伸或压迫所产生的是下肢的放射性麻刺感,不是疼痛;又如,肘尖内方的尺神经遭到硬物的撞击所产生的是沿尺神经分布区域放射的麻刺感,也不是疼痛。在临床实践方面:尸体解剖中有些死者的椎间盘突出的程度较大,但生前却无腰腿痛病史;还有些腰椎间盘突出症病例通过推拿或整骨手法等非手术疗法完全解除疼痛后再作椎管脊髓造影复查,发现仍有椎间盘突出,且形状与大小不变,有的反而突出程度增加;更有些典型的腰椎间盘突出症病例在椎管探查术中并无椎间盘神经根机械性压迫的腰椎间盘切除术的治疗效果并不完全理想。不少病例没有因果关系,因此对腰腿痛的发病机制还需重新探讨。

1962 年起,我们开展了软组织损害性疼痛的临床研究。首先,在应用椎管外软组织松解术治疗腰椎间盘手术失败的病例中取得显著疗效的启示下,再在 1968–1972 年间对 133 例经外院按照传统标准诊断为严重的腰椎间盘突出症的腰腿痛病例,进行了椎管外软组织松解术,也同样取得满意疗效。从而说明了多数典型的腰痛并发坐骨神经痛的发病机制与椎管外软组织损害有密切关系,也就是腰部、臀部和大腿根部等软组织无菌性炎症的化学性刺激所引起,并非突出的椎间盘压迫神经根所导致;以及并发下肢的神经压迫症象(从麻木到麻痹),也多由于腰臀部病变软组织(特别是肌肉、筋膜等)因疼痛(原发因素)若起痉挛或挛缩(继发因素),产生机械性压迫、刺激周围神经支所引起,也非全属突发的椎间盘压迫神经根所导致。其次,我们对既有椎管内发病因素(腰椎间盘突出症、腰椎管狭窄症等)又有椎管外发病因素(腰臀部软组织损害等)而引起典型的腰痛并发坐骨神经痛的混合型病例,通过椎管外软组织松解术筛选出那些不典型的但主诉相当严重的腰腿痛,乃是椎管内病变的常见症象。通过从椎管内松解炎性软组织为主结合解除机械性压迫的探查术,消除了残余痛获得证实。例如:

例 1:男,41 岁。右腰骶痛伴右下肢麻,痛 9 个月,有典型的腰椎间盘突出症传统诊断标准的全部症象。1975 年 1 月间行右腰臀部软组织松解术及右股内收肌群松解术后,除直腿抬高试验由 10° 增高至 30°、脊柱侧弯未改善与间歇性跛行外,其他症象均消失。1 个月后又出现中度腰骶痛,但无腿部症象。1975 年 2 月间局麻下行腰椎管探查术,见一巨大突出的椎间盘压迫右腰神经根与部分硬膜。松解其上粘连的脂肪组织前,轻轻触夹神经根与硬膜,即引出局限痛传导至右臀部和右下肢麻刺感传导至足底与五趾。彻底松解粘连组织后轻夹神经根或轻触硬膜,仅引出下肢传导性麻刺感,再无局限痛和臀部传导痛。最后切除椎间盘组织。7 年 8 个月后复查;症象消失,长期从事强体力劳动,未复发,无后遗症。因椎管内外发病因素彻底解除,使疗效突出。

这种临床实践不但揭示了对腰腿痛中占统治地位的腰椎间盘突出症的传统诊断标准提出了完全不同的看法;还进一步明确了椎管内病变惹起的疼痛原因和椎管外软组织损害一样,也是无菌性炎症的化学刺激。

为了进一步弄清楚神经受压的真实情况,作者曾于 1973 年起在局麻手术中附带地对未被麻醉的 1 例正中神经、3 例尺神经和 4 例臂丛进行了机械性压迫的试探性测定;再于 1974 年起对 28 例腰神经根作了同样的测定。测定结果证明,周围神经支与腰神经根的临床观察所得完全一致。现将椎管探查术中附带地进行腰神经根松解前后直接轻触或轻夹对比的临床观察介绍如下:

一、临床资料

1、病例选择:1974–1978 年间,作者应用椎管探查术治疗 125 例严重的腰椎间盘突出症和腰椎管狭窄症,这些病例术前均经椎管造影证实为阳性体征者,其中选择了 28 例的神经根进行试探性测定。在早期对 4 例采用局麻而椎管内未行麻醉的病例中和后期对 24 例采用持续硬膜外麻醉但椎管内感觉完全正常的病例中,均得出正确的反应。

2、测定方法:28 病例在手术中视粘连范围施行相应的腰 $_4$—骶 $_1$ 或腰 $_3$—骶 $_1$ 全推板切除的椎管探查术,以达到充分暴露手术野,便于彻底消除以无菌性炎症的化学性刺激因素为主,结合解除机械性压迫刺激因素的目的,也就是比较广泛地松解两侧 2—3 对神经根鞘膜外与硬膜外便性粘连组织,以阻断其他化学性刺激对神经末梢的传导。在单侧腰腿痛病例中就可清楚地作出松解前后试探性测定的两侧对比。

(1)在松解病侧慢性炎性粘连的神经根或硬膜前,先以无齿镊轻触这些病变组织可引出局限痛;再轻夹神经根可引出既痛又麻的现象。局限痛所传导的部位多与患者术前肢体主诉痛的部位相符合,常在腰骶部、臀部或臀下方与腘窝之间,不是传统的坐骨神经痛典型的放射途径。但麻刺感则沿下肢后方传导至足底与五趾;松解后再轻夹神经根或轻触硬膜,均引出只麻不痛的现象。例如:

例 2:女,49 岁。双腰骶痛传导至双臀和大腿后方 4 年,伴间歇性跛行。1974 年 12 月间局麻下行腰椎管探查术,见腰 $_{4-5}$ 间的黄韧带增厚,致该处病变脂肪和硬膜均呈明显压迹,诊断为腰椎管狭窄症。松解前轻触两侧腰 $_4$ 神经根鞘膜外与硬膜外脂肪组织,均引出局限痛传导至臀部;而麻刺感放射至足底与五趾。彻底松解这些脂肪组织后再轻夹腰 $_4$ 神经根,仅引出传导性麻刺感,不再发生疼痛。7 年 5 个月后复查,症象消失,恢复原工作,未复发。

(2)病侧急性或严急性无菌性炎症病变者,神经根鞘膜外与硬膜外脂肪组织呈充血与水肿等变化,很难自鞘膜表面完全剥净,其上会残留微量的炎性组织,它与其中的神经末梢保持着正常关系,机械性压迫刺激时仍会惹起疼痛。故在松解后再触夹,也会引起疼痛的现象。所不同者,疼痛程度较松解前测定时有所减轻。例如:

例 3:女,35 岁。1974 年起右腰腿痛,有典型的腰椎间盘突出症传统诊断标准的全部症象,长期失去劳动能力和生活能力。1977 年 9 月间行右腰臀部软组织松解术结合右股内收肌群松解术后,腰臀痛消失,右下肢痛明显好转。同年再行右髌下脂肪垫松解术与右内、外踝下方软组织松解术后,下肢残余痛消失。右直腿抬高试验由20°增至90°,每天20千米行走锻炼,无不良反应。但症象完全消失半年后渐感右腰骶痛,直腿抬高试验至90°时出现右臀下方痛,右小腿无痛但有外侧"吊筋感",逐渐发展到不能多走路。1978年5月时间持续硬膜外麻醉下行腰椎管探查术,见右腰₅神经根周围及其部分硬膜外的脂肪组织呈水肿。松解前轻触时局限痛传导至臀下方和小腿外侧不适感;但麻刺感沿下肢后方传导至足底与五趾。因神经根周围呈亚急性炎症的水肿组织无法完全剥净,仍残留微量的化学性炎症刺激物质在神经根鞘膜与硬膜的表面,故松解后再触、夹仍有程度较轻的局限痛与传导痛引出。以后再将病侧的右腰₄与骶₁神经根以及健侧的左腰₄—骶₁神经根松解前后轻夹作对照,这5支神经根因无病理性水肿故均引出只麻不痛的传导现象。虽然右腰₄神经根外方还有0.3cm×0.3cm×0.2cm的椎间盘隆起(未压着神经根),但切开取出少量变性的椎盘组织时也无疼痛引出。4年半后复查,症象消失,从事原工作,未复发,无后遗症。因椎管内外发病因素均彻底解除,故疗效突出。

(3)对病侧受机械性压迫而周围继发脂肪炎症的单一神经根或硬膜,其试探性测定的反应是强烈的;但对其上、下两支未受压迫的邻近神经根(包括硬膜在内)周围组织也会继发程度较轻的炎症变化,形成不同程度的病理性粘连,松解时同样会引出相应的疼痛。例如:

例4:男,41岁。1971年因右腰腿痛在外院诊断腰椎间盘突出症,行硬膜外氢可的松注射治疗等使症象消失。5年后症象复发,伴右下肢麻刺感,影响生活能力半年,经3次相同治疗均无效。1977年11月间持续硬膜外麻醉下先行腰椎管探查术,见一巨大突出的椎间盘压迫痛,轻夹神经根时疼痛传导至大腿后方中1/3段,而麻刺感传导至足底与五趾;松解后再夹仅引出只麻不痛的传导现象。右腰₄神经根前方的椎间盘即将破裂,切开后纵韧带取出变性组织重3g。4年后复查:症象明显缓解,长期从事一般工作未曾休息,残留轻度腰腿痛常小发作,系腰臀部软组织损害引起,症象严重时仍需行软组织松解术。

如果对这种仅有病理性粘连而无机械压迫的邻近神经根与硬膜不作手术松解,则日后可能成为开窗式腰椎间盘切除术残余痛的原因之一,我们在不少再手术的病例中有此体验。

(4)本组28病例中,对健侧正常的神经根或硬膜探查时,因无明显的病理性粘连,故均无疼痛发生;轻触或轻夹时仅引出只麻不痛的现象。

(5)应该在手术前向患者解释清楚试探性测定的不同反应的表现和做好充分的思想准备,才能在测定中获得协作和分辨清楚"痛"与"麻"的不同感觉和其传导部位。

(6)有触痛的神经根鞘膜外与硬膜外病理性粘连组织一律送病理检验,均证实为无菌性炎症病变。

3、结论:从28例椎管探查术中应用机械性压迫刺激腰神经根的临床观察,再通过患者自己从感觉上鉴别"痛"与"麻"的不同反应与传导部位,得出如下结论:

(1)单纯的机械性压迫刺激正常神经根不可能惹起疼痛;它对神经根的刺激所产生的机能障碍只是从传导性麻刺感到麻痹,依压迫的不同程度而有区别。

(2)神经根鞘膜外和硬膜外脂肪组织因无菌性炎症病变所产生的化学刺激是疼痛的发生原因。

（3）只有在神经根鞘膜外或硬膜外存在着无菌性炎症的条件,当机械性压迫的刺激惹起麻刺感的同时,必然也惹起疼痛,因为机械性压迫作用时也同样地刺激了神经根外或硬膜外的炎性脂肪组织。

（4）为什么单纯的椎管外腰臀部与大腿根部软组织的无菌性炎症病变多可引起典型的坐骨神经放射痛？为什么椎管内脂肪组织的无菌性炎症病变多可引起主诉不典型的放射痛,且多局限于腰骶部、臀部或臀下方与腘窝之间,很少有腿外侧典型的坐骨神经所引出的传导痛又是基本符合术前主诉疼痛的部位;而麻刺感倒可沿下肢后方传导至足底与五趾？这些客观事实,原因目前还不清楚。但作者认为,椎管内炎性脂肪组织引起疼痛的传导可能与神经根鞘膜或硬膜的神经末梢受到这性刺激有关;但传导性麻刺感纯系神经根组织本身受机械性压迫的刺激反应。

（5）上述情况完全适用于椎管内颈、胸、腰、骶等神经根,而且适用于椎管外周围神经支。因此作者推测也同样适用于神经末梢。

（6）扩大的椎管探查术中常发现健侧虽有突出较大的椎间盘压着神经根,但临床上却无丝毫症象。进一步说明这种机械性压迫对神经根还未引起机能障碍以及神经根鞘膜外脂肪组织不存在继发性无菌性炎症病变时,临床上不会产生任何症象。例如:

例 5:男,24 岁。左腰、臀与大腿酸痛 2 年,近 1 年来出现下肢无力、麻刺感与肌萎缩。1976 年 5 月间持续硬膜外麻醉下行腰椎管探查术,见两侧突出的椎间盘分别压迫左、右腰₅神经根,遂各作切除手术。但在无症象的右侧,其椎间盘突出特远较有症象的左侧大得多,因无病理性粘连,故轻夹神经根均引出只麻不痛的压迫现象。但在有症象的左侧,当左腰₅神经根松解前轻夹时即引出剧烈的局限痛传导至臀部与大腿外侧,而麻刺感传导致地足底和五趾;彻底松解后再轻夹,仅引出只麻不痛的传导现象。5 年半后复查,症象消失,从事原工作,未复发,无后遗症。因无腰臀部软组织损害,纯系椎管内病变,故疗效突出。

二、讨论

无菌性炎症的化学性刺激惹起疼痛的解释不是新概念。医学教科书中的外伤性腱鞘炎、外伤性滑膜炎、外伤性滑囊炎、肱骨内外上髁炎、慢性神经根炎等,均属于这个发病机制。所不同者仅在于炎症的刺激是作用于神经根、周围神经支,还是神经末梢而已。

已经明确,单纯的机械性压迫刺激神经根而引起腰痛或腰腿痛的学说无法解释前述的不少临床现象以及腰椎间盘切除术的疗效并不完全理想,因此逐渐使人们对这一学说的正确性产生怀疑。还因腰椎间盘手术中发现,受压的神经根周围组织均有局限性炎症变化和这些组织经病理检查均证明炎症病变,因此化学性炎症的刺激惹起疼痛的概念又被人们所逐渐注意。以后,临床上通过硬膜外注射氢可的松治疗,常会传导解除急性腰腿痛,这个因果关系不断促使人们再度重视这一学说的研究。

化学性炎症学说在 20 世纪 70 年代中有较多的报道。1974 年 Wall 根据闸门控制学说的推论,认为"腰痛和椎间盘突出引起疼痛的道理至今一无所知";还指出"经典的解释是椎间盘压迫神经根,引起细的传入纤维兴奋,是一个未经充分研究的结论。这时除神经根外,骨膜、韧带、血管和软组织也都处于病理状态,它们在引起病理性传入冲动方面所起的作用值得研究"等,1977 年 Rothman 叙述:"化学性刺激物质是神经根痛的一个主要的发生机制;

正常神经根受压时不发生疼痛而只是感觉异常,只有炎性神经根受压时才会引起疼痛。"上述两位学者的见解与我们 1972 年公之于众的临床研究的认识是基本一致的。现在本文报道这一临床观察,通过本组 28 病例的试探性测定,分清楚神经根受机械性压迫刺激与化学性炎症刺激的不同反应,得出的 6 点结论是比较正确和可靠的。这种神经受不同刺激引起的不同反应或许有助于疼痛的发病机制的认识,故此特作报道。

椎管内炎症反应的来源也是一个亟需研讨的问题。1977 年 Mashall 报道了化学性神经根炎学说与同年 Gerzbein 报道了自家免疫学说。两者的共同点均肯定了椎间盘突出的客观存在的前提下,再否定单纯的机械性压迫引起腰腿痛的概念。疼痛的发病机制也均建立在椎间盘变性后髓核组织突破终结环与后纵韧带,进入椎管惹起炎症反应刺激神经根的基础上,故有人称之为椎间盘原性疼痛。对这个命名笔者是持保留态度的。因为,腰椎间盘手术中发现,纤维环与后纵韧带完全破裂,髓核由破口溃出与椎管腔形成通路者仅占少数;极大多数椎间盘突出症的纤维环还未完全破裂与后纵韧带多属完整,变性的椎间盘组织仍受这种韧带所包围,不论核液(化学性神经根炎)或髓核基质(自家免疫),既然均无通路进入椎管腔,怎能惹起神经根的炎症反应? 另外,椎管狭窄症手术中发现,没有椎间盘突出存在,却有与其完全相同的神经根周围的炎性脂肪出现,对这种与椎间盘原性疼痛无关连的神经根周围组织炎的发生机制,又将作何解释呢? 笔者认为椎间盘原性疼痛的概念只能解释少数后纵韧带破裂的病例;对多数后纵韧带完整者难以适用。笔者初步的认识是,椎管内病变引起的发病机制与由于神经极鞘膜外与硬膜外脂肪组织的急性损伤后遗或慢性劳损引起的以及某些未知因素引起的原发性无菌性炎症的化学性刺激;或由于长期的机械性压迫,刺激神经根鞘膜外与硬膜外脂肪纣为虐产生继发性无菌性炎症的化学性刺激有密切关系。

鉴于腰部、臀部和大腿根部软组织损害同样会引起腰椎间盘突出症传统诊断标准的全部症象和体征,所以单纯的从椎管内发病因素来来研究腰腿痛看来难以满足临床的需要。为此建议要重视椎管外发病因素的研究,如对周围神经支,更要着重对神经末梢受周围炎性软组织的化学性刺激的研究,也列为疼痛的重点研究课题之一,对提高椎管内外软组织损害性疼痛的诊疗质量是有帮助的。

宣蛰人

(原载《中华医学会骨科学会脊柱疾患及骨科基础理论专题这术会议论文》(摘要)汇编(贵阳)1982;27–28,以及全文刊载于颈腰痛杂志(安徽合肥)1988;6–10)

第三章　临床症状与检查

椎管外软组织劳损性压痛点的介绍及其检查

　　在软组织劳损性疼痛的特定部位,不论颈肩部、腰骶臀部或四肢关节各部等,必有敏感的压痛点。压痛点的大小不一,可以从一很小的痛点,直至较大的痛区,视与肌(或其他软组织)附着处无菌性炎症病变范围的大小而定。一般由痛点散发出来的疼痛传射至它的周围软组织,形成一疼痛反应区,该区仅有主诉痛,但无压痛存在。这些压痛点是有规律的,大多数与患者主诉的疼痛部位完全符合;少数与患者主诉疼痛不一定在一个部位。检查者必须根据患者的主诉疼痛部位与在躯干或肢体主动活动时所引出的发痛部位,也就是在这种疼痛反应区上结合解剖学的认识进行分析,属于哪一些肌肉、筋膜、韧带、关节囊、骨膜、脂肪等部位或附着处,可能形成该区的压痛点。无论是颈背肩臂痛或腰骶臀腿痛,多不是单独由一个压痛点所引起,而常是由不少具有规律的一群压痛点的组合,形成这一症候群,故需要有一整体概念全面地了解这些压痛点。

　　检查压痛点时,视检查需要而采取俯卧位、仰卧位、坐位或立位。先令患者放松全身肌肉后,就在上述软组织附着处或神经支上仔细摸得压痛点。表浅的软组织病变区,如颈椎棘突、胸椎棘突、肩胛骨、肱骨内、外上髁、腰椎棘突、第 12 肋骨下缘、髂嵴、髂胫束、臀上皮神经、髂后上棘、臀下神经、耻骨支、髌骨下缘、内、外踝下方等压痛点;深部软组织,如腰椎横突、腰部深层肌椎板附着处或所在部位、臀中肌、臀小肌、臀上神经、坐骨神经梨状肌下出口处等的压痛点, 则需深压方能发现。检查者拇指末节微屈,将示指的远侧指间关节桡侧,抵紧拇指末节近侧掌面,用指尖深压这些痛点(图 1),如此可以防止拇指过度伸展,避免屈拇肌腱与指间关节囊的过度牵拉或刺激,而引起屈拇肌腱腱鞘炎或指间关节软组织劳损等。

　　检查压痛点的关键在于"准"。所谓"准",就是要正确的选准压痛点,更要正确的压准压痛点。对筋膜或肌肉来讲,拇指必须沿着它们

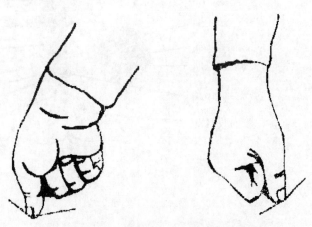

图 1　压痛点检查时拇指末端滑动按压的姿势

的牵拉方向,尽可能垂直地针对其病变的附着处骨面上滑动按压;对筋膜接壤处拇指必须在压痛点上滑动按压,对神经所在部位拇指必须在其压痛点上横过神经支滑动按压;在肌挛缩的初期应该同时进行肌腹的检查,拇指必须横过肌腹沿压痛部位滑动按压。所谓滑动按压,就是利用拇指末端,符合指骨顶端的某一点、在压痛点上压紧,并作小幅度的快速的滑动摩擦;而不是以整个拇指末端的掌面进行操作。在"准"的基础上进行滑动按压,就使疼痛反应特别明显突出。滑动按压时毋需用太大的气力,只需一般适度的力量就可引出剧痛反应。患者常觉得检查者拇指有几十斤重的压力施加于压痛点上,难以忍受。这主要说明患者的软组织劳损性病变的程度严重与检查者的手法"准"所起的作用,并非用力过大所致。假使手法不"准",即使施力最大,也难以找到真正的压痛点。一般来讲,常需连续数月时间的专心实践,才能初步认识和初步掌握压痛点的一系列规律和操作技术。正因为压痛点是

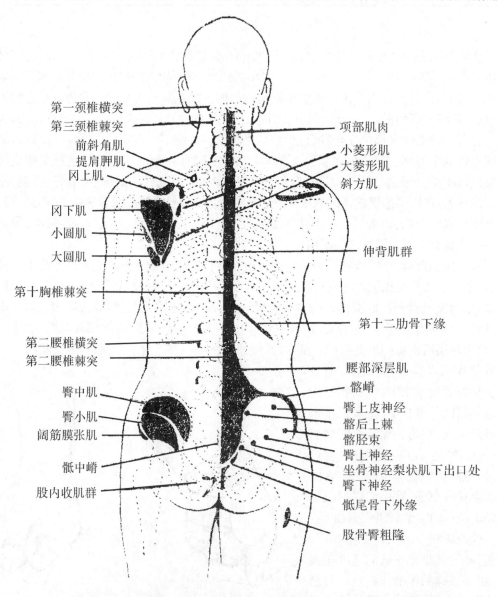

图2 软组织劳损性颈、肩、臂、背、腰、骶、臀、腿痛的躯干部发(压)痛点图示

软组织劳损的诊断和治疗的重要环节,所以初学者必须端正思想,重视这种基本功,不怕繁琐与劳累,在实践中坚持不懈地刻苦锻炼,努力学习软组织劳损的诊断技术,过硬地掌握压痛点的检查方法,十分重要。

当在压痛点上滑动按压引出疼痛时,患者立即反映出闪电样反应,称为剧痛反应。例如:身体跳跃向侧方躲避检查、保护性肌痉挛增剧、皱眉、挤眼、面部抽搐、脸色苍白、满面痛容、双手反应性拦挡以抵制检查的操作等等。哪怕天气最冷,也会因压痛严重立即痛出全身冷汗。假使按压不准,即使在疼痛反应区范围内进行重压,也无法引出这些反应。说明颈、肩、臂、背、腰、骶、臀、腿痛在临床检查中是具有可靠的客观依据,可作为正确的诊断标准,不可能为患者所伪装或捏造的。此外,在压痛点上进行各种非手术疗法或手术疗法,是椎管外软组织劳损性疼痛的治疗关键所在,见《治疗方法》章内叙述。

下面介绍的是我们在软组织松解手术中所发掘出来的全身常见的压痛点(图2):

一、背、肩、项颈、颈背、颈肩、颈背肩、颈背肩臂痛的压痛点:发病因素分为两种。因急性损伤后遗或慢性劳损引起项颈、背、肩、臂部软组织发生无菌性炎症反应、炎性粘连、炎性纤维组织增生、炎性组织变性和挛缩(以后简称无菌性炎症病变)引起疼痛者,称为原发性颈背肩臂痛。因腰骶部软组织劳损的传射痛持久不愈,在项颈、背、肩、臂部形成继发性无菌性炎症病变引起疼痛者,称为继发性颈背肩臂痛。两者在治疗上有所不同,检查时应该加以鉴别。

(一)颈椎棘突压痛点:该处主要是斜方肌中上部附着处(起自枕外粗隆、枕骨上项线沿项韧带直至 T_{12} 的棘上韧带附着)、还有小菱形肌(C_{6-7} 项韧带)、上后锯肌(C_6—T_2 棘突)、头夹肌(C_{2-5} 棘突)、半棘肌(C_2—T_6 棘突)、棘间肌等附着于上。当这些颈椎棘突软组织附着处和颈部肌肉在颈椎椎板所在部位出现无菌性炎症病变时,则会产生项颈痛或不适感,有可能引起项活动发声、颈活动受限、咽喉异物感、吞咽不适、舌麻木、舌增粗、说话不清楚、口张不大等症象;枕骨痛、头顶痛、头皮肿胀、异样感或麻木感等症象;以及眼花发胀、眼睁不大、视力减退以至完全失明、眼球后刺痛、眼眶痛、飞蚊症等症象。检查方法(图3):以左侧为例,检查者站于患者左方,以左手按住患者前额或下颌,使颈脊柱保持适度前凸位置。再以右手拇指按住左颈椎棘突端侧方组织附着处(不是在棘突正中)自 C_{2-7} 逐一的顺次滑动按压,可查得压痛点。多以 C_{2-5} 棘突压痛最为敏感。有些病例颈脊柱活动时可在棘突部摸得"咯吱"声感觉,为项部结缔组织变性所致。

(二)项部肌肉压痛点:上述的颈椎棘突附着的伸肌群,因劳损性疼痛持久未愈,常继发所属肌肉本身的无菌性炎症病变,引起项部不适、酸胀、疼痛、上背部吊紧感等症象。少数重症的单侧病变或两侧病变轻重不等的病例,还会引起痉挛性斜颈,有的头部固定不动,有的不停地摇动。发病机制除项部肌肉的变性

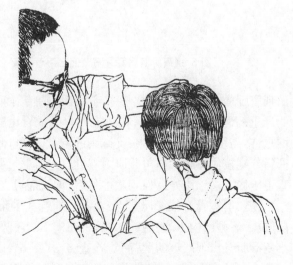

图3 颈椎棘突压痛点检查

57

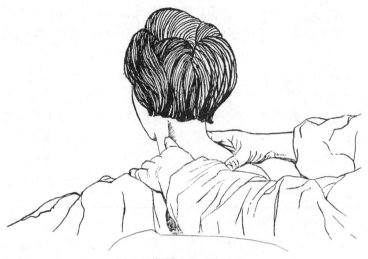

图4 颈椎横突压痛点检查

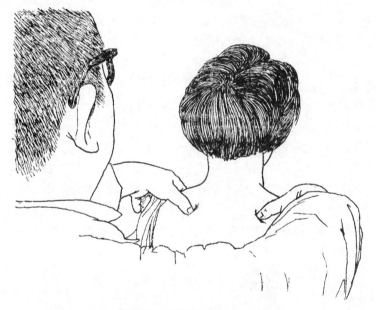

图5 提肩胛肌肩胛骨附着处压痛点检查

挛缩常是痉挛性斜颈的主要发病原因之一。检查方法:在上述检查颈椎棘突压痛点的位置上,检查者的拇指稍向外移,位于颈椎棘突与颈椎横突之间的部位,按住项部伸肌群的肌腹作滑动按压,可查得压痛点。

(三)颈椎横突压痛点:C₁₋₄横突尖为提肩胛肌上端附着处,无菌性炎症病变时可出现颈旁侧痛。C₅₋₇横突尖为前、中后斜角肌上端附着处,无菌性炎症病变时可引起颈旁下方痛。这两种疼痛的不同发痛部位在临床检查中应作鉴别。检查方法(图4):可用两示指分别按在颈旁两侧所属的横突尖上,逐一顺次滑动按压,若出现无菌性炎症病变时,可查得压痛点。

(四)提肩胛肌肩胛骨附着处压痛点:此肌下端附着于肩胛骨内角,位于肩胛冈上方的脊柱缘上。无菌性炎症病变时,出现肩胛痛。向上多伴有枕骨旁与太阳穴的传射痛。单侧病例的太阳穴痛欲称"偏头痛"。双侧严重病例除上述症象外,在坐位上看书或看电影,往往难以坚持10分钟,否则症象就会增重,常需用双手托住下颌,支撑头部重量,方能减轻症象。检查方法(图5):检查者用双手拇指分别按住肩胛骨内角此肌附着处,由内向外滑动按压。若该处有无菌性炎症病变时,可查得压痛点。于该处行强刺激推拿后,偏头痛可立即消失。

(五)肩胛骨脊柱缘压痛点:小菱形肌与大菱形肌均附着于肩胛骨脊柱缘。前者在上中段(位于肩胛冈内方的脊柱缘);后者在中下段。两者附着处发生无菌性炎症病变时,特别是小菱形肌会出现严重的上背痛。检查方法(图6):以右侧为例,检查者站立患者左方,以右手按住患者的右肩外方,在左手放置在同侧肩关节上,将肩胛骨固定制动;右拇指按住脊柱缘

部位与第 2-5 指按住腋缘部位。若大、小菱形肌
附着处发生无菌性炎症病变时，拇指沿脊柱缘
滑动按压，可查得压痛点。

（六）冈上肌肩胛骨附着处压痛点：冈上肌
附着于冈上窝。无菌性炎症病变时，可出现肩胛
不适或酸痛。肩关节自主性外展至 90 度时，也
会增重症象。检查方法（图 7）：以右侧为例，检查
者站于患者右方，用右拇指按在患者有右冈上
窝，垂直此肌附着处的骨面作滑动按压，可查得
压痛点。

（七）斜方肌肩胛骨附着处压痛点：此肌附
着于肩胛冈上缘，由内向外，直至肩峰内缘与锁
骨外段上缘。无菌性炎症病变时，发生肩胛不适
与酸痛，颈后外上方痛，有时发生颈活动受限、
肩外方痛、上举动作受影响和携物乏力等。单侧

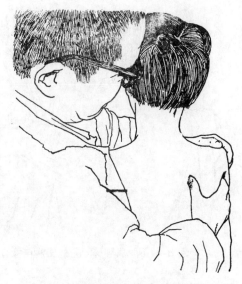

图 6 肩胛骨脊柱缘压痛点检查

斜方肌过度痉挛或挛缩时，会使颈脊柱屈向病肩与头部向病侧外旋。患者常需用同侧手掌
托住面颊，维持平衡；个别极为严重的病例当挛缩的斜方肌导致颈脊柱向病侧极度屈曲与
极度外旋时，可迫使下颌与病侧冈上部位相接触（这一位置是正常人所不能达到的）。当检
查者将头颈部位置强行矫正松手后，头颈部又会立即回复到原来的畸形位置。手术松解证
明，斜方肌的严重无菌性炎症病变也是痉挛性斜颈的发病因素之一。检查方法：在上述压痛
点检查位置上，检查者拇指移向肩胛冈上缘，自内向外作滑动按压、可查得压痛点。但其肩
峰内缘（包括锁骨上段上缘）附着处往往压痛为最敏感。

（八）冈下肌肩胛骨附着处压痛点：此肌附着于冈下窝的大部分骨面。上方附着于肩胛
冈下缘，内方附着于肩胛脊柱级的外缘，外方紧靠小圆肌附着处，下外方界于大圆肌附着
处。无菌性炎症病变时，出现肩胛不适与酸痛，常伴有肩胛骨活动发响。严重病例因之肩外

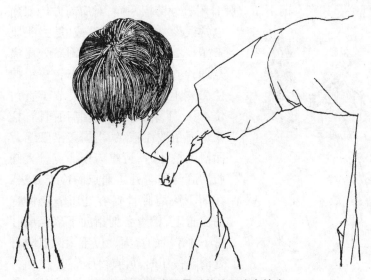

图 7 冈上肌肩胛骨附着处压痛点检查

展功能受限，不易上举，
日久形成"冻结肩"。冈下
窝的疼痛常传射至肩后
方；相当多病例的肩后方
痛不定期会向肩前方传
射，引出肩胛骨喙突部或
肱二头肌长头处的疼痛，
局部形成敏感的压痛点，
常误诊为"肩胛骨缘突
炎"或"肱二头肌腱鞘
炎"，即使针对此两处压
痛点进行彻底的软组织
松解手术，也不能减轻患
者丝毫病痛；若针对冈下

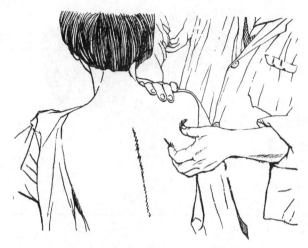

图8 冈下肌肩胛骨附着处压痛点检查

肌肩胛骨附着处压痛点进行治疗,就可使肩前方传射痛立即消失。冈下窝的疼痛还可传射至上臂,引起上臂痛(多为上臂后上方痛)、上臂麻木,麻刺感或肌萎缩;有时继续传射至肘内、外方,在肱骨内、外上髁部形成压痛点,我们诊断为继发性肱骨内上髁和肱骨外上髁软组织劳损。严重病例常并发前臂、手腕和手指的传射痛,麻木、麻刺感、肌力减弱、肌萎缩、手部色泽暗紫、发凉、脉搏减弱等臂丛神经刺激症象,并常会在桡骨茎突、尺骨小头或手指处形成压痛点。冈下窝痛与胸脊柱背伸肌群痛一样,均会向前胸传射,引起心发悸、胸闷、胸痛、呼吸不畅、哮喘等症象,常诊断为"肋软骨炎"或"冠心病"。检查方法(图8):以右侧为例,检查者站于患者右方,右手按住肩上部制动;左手的第2—5指扣住肩胛骨脊柱缘和拇指按在冈下窝部,当拇指针对冈下肌附着处作滑动按压,可查得压痛点。但冈下肌附着处较大,故压痛点面积也较广,应作全部附着处检查,一般多以冈下窝中央部压痛最剧。按压时常会引出上肢传射性痛麻感增重或前胸传射症象增重,压痛点强刺激推拿后又可使这些传射症象明显好转。

(九)小圆肌和大圆肌肩胛骨附着处压痛点:小圆肌起于肩胛骨腋缘上2/3段的背面,位于冈下肌附着处上段的外侧。大圆肌起于肩胛骨腋缘下1/3段的背面,位于冈下肌附着处下段的外下方,大圆肌下段附着处占据肩胛骨下角背面的1/2。无菌性炎症病变时,两者均会出现肩前方传射痛、上臂直至手指的传射痛和肩胛骨外方的胸壁痛,特别当大圆肌肩胛骨附着处劳损时,常会出现上肢直至手指的麻木、麻刺感,包括麻痹在内,发生原因主要与大圆肌上端附着于肱骨小结节嵴,它的传射影响和对上肢神经牵拉性刺激影响是有联系的,常诊断"轻椎病"的"脊神经根型"。其次与冈下肌肩胛骨附着处劳损一样,对肩前方传射痛

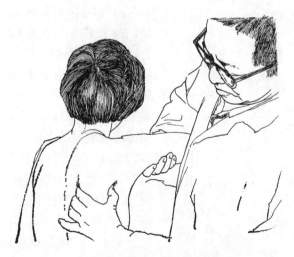

图9 小园肌肩胛骨附着处压痛点检查

也常误诊"肩胛缘突炎"或"肱二头肌腱鞘炎"。小圆肌肩胛骨附着处压痛点的检查方法(图9):检查者一手握住患侧上臂近段保持肩关节于直角位;另一手第2—5指按住肩胛骨脊柱缘与拇指按住腋缘,当拇指沿腋缘背面滑动按压时,可查得压痛点。大圆肌肩胛骨附着处压痛点的检查方法:在冈下肌肩胛骨附着处压痛点检查的位置上,检查者拇指向下移至肩胛骨下1/3段的背面,位于大圆肌附着处滑动按压时,可查得压痛点。

(十)肩胛啄突压痛点:该处上方

为啄肩韧带与啄锁韧带附着处;下方为啄肱肌、肱二头肌短头和胸小肌附着处。原发性劳损引起疼痛者临床上极为少见,极大多数是冈下肌和大、小圆肌等劳损的肩前方传射痛。压痛点可在啄突处查得。一般可先在肩胛部作冈下肌与大、小圆肌的压痛点检查,若按压时因局部压痛引出肩前方传射痛增重,并在两者压痛点上作强刺激推拿后使肩前方痛显著好转者,则应作为冈下肌与大、小圆肌肩胛骨附着处劳损的传射痛来看待;若推拿后肩前方痛未减轻,才可诊断原发性肩胛骨啄突软组织劳损。

(十一)胸锁乳突肌下端压痛点:此肌上端起于颞骨的乳突部。下端分两头,胸骨头附着于胸骨柄上前方,锁骨头附着于锁骨内段上缘。它是锁骨上窝部软组织的组成部分之一,也会发生无菌性炎症病变。当锁骨上窝部软组织劳损时,必伴有此肌附着处的劳损性病变。倘使锁骨上窝部软组织松解手术中未把此肌切开,术后常会引起胸锁关节疼痛突出。严重病变者,还可引出乳突部疼痛并发颞骨部疼痛。极其严重病例还会引出前胸症象,如胸痛、胸闷、呼吸不畅等,以及沿腹壁直至大腿前方、小腿内方或拇趾的抽搐或吊紧不适感等症象。检查方法:检查者站在患者背后,两手拇指分别按住两侧胸骨柄上前方,作滑动按压;以后再按住锁骨内段上缘,作滑动按压,均可查得压痛点。

(十二)前斜角肌压痛点:此肌也是锁骨上窝部软组织的组成部分之一,附着于第1肋骨的斜角肌结节上。锁骨下动脉在附着处的后方,由前向后横行通过。膈神经在其前方,由后上方向前下方斜行通过。臂丛神经在其后方,由前上方向后下方斜行通过。因此,无菌性炎症病变时,除有颈根外前方不适与疼痛外,还会引起上肢的血管和神经等症象。一般这种颈根痛可:1、向前传射,引起胸锁关节痛;与颈椎棘突软组织劳损一样,也常会发生吞咽不适,咽喉异物感等症象;2、向上传射至耳根,出现耳鸣、重听、耳根痛、耳根拉紧感;传射至面颊出现面颊痛、面颊麻感、内眼角痛、鼻翼痛或牙齿不适、牙龈水肿、牙根痛等,常诊断面神经痛或三叉神经痛;再向上传射,与提肩胛肌肩肋骨附着处劳损一样,引起前胸症象(包括胸大肌在锁骨下缘、胸骨与第1-6肋软骨附着处的疼痛和压痛);严重病例还可沿同侧腹壁直至大腿前方传射;4、向侧方传射,沿上臂、前臂直至手指,与冈下肌肩胛骨附着处劳损一样,引起真正的臂丛神经刺激症象和血运障碍症象,如传射痛、麻刺感、肌力减弱、肌萎缩、手部色泽暗紫、发凉、水肿、脉搏减弱等。检查方法(图10):检查者用拇指在锁骨上窝符合第1肋骨的斜角肌结节上,作滑动按压,可查得压痛点。

(十三)胸椎棘突压痛点:位于胸椎各棘突的侧面,为斜方肌、大菱形肌(T_{1-4}棘突)、上后锯肌、半棘肌、多裂肌(C_2—L_5棘突)、旋椎肌(C_2—S的棘突根或椎弓)等附着处。软组织劳损性病变时,主要出现背痛、背部沉重感、吊紧感、麻木感、冷水浇背感、背挺不起等症象。每一棘突痛与棘突旁背伸肌群劳损的疼痛常会沿所属肋骨向前胸传射,在其肋软骨处形成

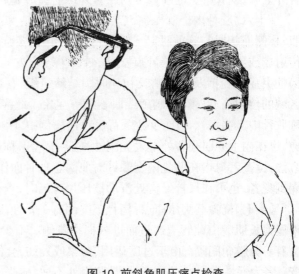

图10　前斜角肌压痛点检查

敏感的压痛点,常误诊为"肋软骨炎",久治无效。以最多见的左 T_5 棘突痛,可向前胸部胸骨体外方第 5 肋软骨处传射,形成敏感的压痛点,常诊断为"冠心痛"的"心区痛"。但当检查者一手拇指按压左前胸 T_5 肋软骨压痛点引出疼痛后固定不动,并保持压力不变;再用另一手拇指在背部按压敏感的左 T_5 棘突压痛点,就可使前胸部肋软骨压痛立即消失。若停止背部 T_5 棘突的按压,则肋软骨的压痛又立即重现。通过左 T_5 棘突软组织松解手术可间接地消除肋软骨压痛,进一步证明背部和前胸部两处的疼痛具有十分明确的因果关系。检查方法:检查者用拇指自 T_{1-12} 的每一棘突端均需顺次逐一检查,由棘突端旁侧向前向内方向进行滑动按压,以查得压痛点。

(十四)胸脊柱背伸肌群压痛点:胸脊柱棘突旁背伸肌群劳损,会出现背痛、背部沉重感、吊紧感、麻木感、冷水浇背感、背挺不起等症象。疼痛也会向前胸传射,形成心悸、胸闷、胸痛、呼吸不畅、哮喘等症象,与冈下肌、胸椎棘突软组织以及锁骨上窝部软组织等劳损一样,会引起"冠心病"症象。此四处软组织劳损常一起发生,所以"冠心病"症象更为典型,有些病例也会出现心电图检查的阳性体征。这些病例在临床上误诊"冠心病"者,为数不少,实际上并非真正的冠心病。因为我们对这些病例进行了颈背肩部与锁骨上窝部压痛点强刺激推拿或软组织松解手术,而使症象完全消失者,为数甚多,但对真正的冠心病是无补于事的。又若此肌群变性挛缩时,还会引起项部不适、吊紧感或枕骨痛等症象。检查方法:检查者用拇指沿椎板逐一深压,横行滑动按压时可查得压痛点。一般在 $T_{5-6,8-9}$ 或 T_{11-12} 椎板处压痛最为敏感。

(十五)肱骨外上髁压痛点:为伸肌群(桡侧伸腕长肌、桡侧伸腕短肌、伸指总肌、尺侧伸腕肌与肘后肌)上端附着处。因急性损伤后遗或慢性劳损引起无菌性炎症病变时,可引起肘外方痛与沿伸肌群的传射痛或不适感,称为原发性肱骨外上髁软组织劳损(旧称肱骨外上髁炎)。但在不少颈背肩痛病例,因冈下肌或前斜角肌劳损的传射痛持久不愈,也在外上髁肌附着处继发无菌性炎症病变者,称为继发性肱骨外上髁软组织劳损,诊疗上应有所区别。这种伸肌群上端附着处劳损性病变,多伴有桡骨小头的环韧带与肱骨外缘肘骨外缘肘关节囊屈侧附着处的无菌性炎症病变,应作常规的压痛点检查。检查方法:检查者拇指分别在肱骨外上髁、桡骨小头的环韧带与肱骨外缘肘关节囊屈侧附着处滑动按压,可查得压痛点。

(十六)肱骨内上髁压痛点与尺神经压痛点:为屈肌群(屈指浅肌、屈指深肌、尺侧屈腕肌、桡侧屈腕肌与旋前肌)上端附着处。无菌性炎症病变时,可引起肘内方痛与沿屈肌群的传射痛或不适感。尺神经刚位于肱骨内上髁下方的尺神经沟内通过,当屈肌群附着处的无菌性炎症病变罹及神经鞘膜和其周围结缔组织、并刺激尺神经时,会引起沿神经支的支配区域的传射痛、麻木、麻刺感或肌萎缩等症象。此症称为原发性肱骨内上髁软组织劳损(又称肱骨内上髁炎)。但在少数颈背肩臂痛病例中,因冈下肌或前斜角肌劳损的传射痛持久不愈,也在内上髁肌附着处继发无菌性炎症病变者,称为继发性肱骨内上髁软组织劳损。检查方法:检查者拇指在肱骨内上髁针对肌附着处骨面作滑动按压,可查得压痛点。并发尺神经周围炎者,也可在尺神经沟处滑动按压尺神经时,查得压痛点。

(十七)桡骨茎突压痛点:桡骨茎突部有一骨性浅沟,与腱鞘组成一管道。伸拇短肌腱和外展拇长肌腱由此管道通过而进入拇指背侧。不少病例除这一总腱鞘外,在两肌腱之间还会有一分腱鞘间隔。由于过度运用、劳累或外伤,会使腱鞘与肌腱的滑膜发生无菌性炎症病变,多为慢性进行性,先出现桡骨茎突处不适、酸胀或酸痛,后发展为严重疼痛,可传射至手部,还会传射至肘部或肩部。拇指运动少力。严重病例受压部位的肌腱会出现局限性狭窄,当外展或内收拇指时在桡骨茎突处可触及摩擦感或弹响音。倘将患侧内收的拇指置于腕关节轻度掌屈和桡屈位置的掌心中,再由另四指将其紧握,然后检查者用力将患者紧握的拳头向尺侧作被动屈曲,则患者立即惊叫,桡骨茎突处剧痛(即 Eichott-finkelstein 氏征阳性)。检查方法:检查者一手握住患肢前臂中段;另一手握住患腕下方的掌骨部,而拇指按住桡骨茎突,可摸得一坚硬与软骨或骨骼相似的黄豆状大小的肿块,为腱鞘增厚所致。滑动按压时,可引出桡骨茎突压痛点。

(十八)尺骨小头背侧压痛点:该处为深筋膜与部分背侧腕韧带所在部位,这些组织的过度劳累会产生无菌性炎症病变,腕关节活动时会引出尺骨小头部痛。检查方法:检查者一手握住患肢前臂中段;另一手握住患腕下方的掌骨部,而拇指按住尺骨小头背侧,滑动按压时可查得压痛点。

(十九)尺骨茎突压痛点:该处系腕关节囊附着处,其外侧有腕尺侧付韧带加强固定。若此关节囊附着处因外伤后遗或慢性劳损形成无菌性炎症病变时, 就会出现腕关节尺侧痛。腕部不能向尺侧倾倒,否则会增重症象。被动尺屈时更会引出剧痛,常误诊为三角关节盘破裂。检查方法:检查者用拇指尖嵌插在三角骨与尺骨茎突之间的软组织间隙,滑动按压尺骨茎突的顶端,可查得压痛点。

(二十)腕横韧带压痛点:腕横韧带十分坚强,起自桡侧的大多角骨结节与舟状骨结节;上去于尺侧的钩骨与豌豆骨此韧带与腕骨组成一腕管,把屈肌腱与正中神经约束在一管道之内。若因过度运用、劳累或外伤,会使此韧带发生无菌性炎症病变引起疼痛;变性挛缩时还会压迫屈肌腱,影响腕部功能。这种机械作用又会压迫正中神经在所属手部区域产生麻木、麻刺感。检查方法:检查者用拇指在大、小鱼际之间的腕横韧带处滑动按压,可查得压痛点。

(二十一)屈指肌腱鞘压痛点:每一掌骨颈的掌侧,均有一浅沟,与腱鞘组成一管道。第 1 掌骨头部的屈拇长肌腱与其他第 2-5 掌骨头部的屈指浅、深肌腱分别由所属管道通过。由于过度运用、劳累或外伤,会使腱鞘与肌腱的滑膜发生无菌性炎症病变,即为狭窄性腱鞘炎。早期患指常伸屈少力,动作时局部有酸胀不适感,继而发展为疼痛。患指运动受限制,往往早晨起床时症象较重,热水洗脸后运作就有显著改进;下午较上午要灵活一点。屡次发作的顽固性病例会逐渐形成弹响指,即患指伸屈运动受限制,常需要用另一手帮助搬运,才能伸屈,并发生弹响。这是腱鞘受长期的无菌性炎症的刺激,出现变性和挛缩,使局部肌腱也受压变窄之故。好发于拇指,第 2-4 指也不少见。检查方法:检查者一手握住患指,用拇指在掌骨颈掌侧滑动按压,可查得压痛点。除引出敏感的压痛外,并可摸得黄豆状在大小的肿块,位于皮下,质硬与软骨相似,为变性腱鞘增厚所致。

二、腰、腰骶、骶尾痛的压痛点:为颈、肩、臂、背、腰、骶、臀痛中常见的发病枢纽。疼痛向上传射,引起背痛、肩痛、项颈痛、颈背痛、颈肩痛、颈背肩痛或颈背肩臂痛;向下传射,引起臀痛、髋痛、臀腿痛(包括传统的腰椎间盘突出症诊断标准中典型的放射性坐骨神经痛在内);向前传射,引起腹痛。此外还可并发一系列所谓植物神经功能紊乱、内脏功能失调或泌尿生殖系统功能紊乱等症象。

(一)腰椎横突压痛点:腰背筋膜前叶附着于 L_{1-5} 横突尖上。当此附着处发生无菌性炎症病变时,会引起腰痛。有些病例并发肋弓痛、上腹部腰带样紧束感、腹部不适、腹胀、腹痛、嗳气、嗳酸、呃逆、胃纳不佳、消化不良、习惯性便秘或慢性腹泻(常诊断过敏性结肠炎)等。双侧 L_{1-2} 横突痛者,可向上传射,汇集于 T_{11} 或 T_{12} 棘突部,形成棘突痛与压痛点。检查者双拇指分别按压两侧 L_2 横突尖引出疼痛时再按压 T_{11} 或 T_{12} 棘突,则此棘突压痛点就会完全消失;但当停止两侧 L_2 横突尖的按压,则此棘突痛又会重现,说明两者间也有因果关系。有些并发腹痛病例的腰痛严重,腹痛较轻;有些病例腹痛严重,腰痛并不突出,往往主诉仅有腹痛,但在检查时方明确腰部有敏感的压痛点存在。这些病例常因疼痛导致肠痉挛形成腹部包块,易误诊为腹部疾患或腹部肿瘤等。检查方法:双侧腰痛患者可采取俯卧位,单侧腰痛者也可采取侧卧位,并发腹痛病例可采取腰伸屈站立位或侧卧位,进行检查。检查者两拇指分别按放在两侧腰际,紧靠第 12 肋骨下缘,位于 L_2 横突部位,向内上方按压这一横突尖作滑动按压,可以查得靠第 12 肋骨下缘,位于 L_2 横突部位,向内上方按压这一横突尖作滑动按压,可以查得压痛点(图 11);以后再在腰际两旁两拇指分别按放在 L_3 与 L_4 横突部位,向内方向顺次滑动按压这两个横突尖,可以查得压痛点(图 12)。至于 L_5 横突尖,为髂腰韧带附着处,是不易发生无菌性炎症的。我们在腰部软组织松解手术中,早已放弃了 L_5 横突尖的处理,并无髂腰韧带的后遗痛发生。

(二)第 12 肋骨下缘压痛点:此处为下后锯肌,腰髂肋肌以及腰背筋膜前叶等附着处。无菌性炎症病变时,会产生腰痛。还可沿肋骨向上腹部传射,形成肋弓痛。与腰椎横突压痛点完全一样,也可能引起与前述相同的一系列腹部症象。检查方法(图 13):患者俯卧,在检查 L_2 横突压痛点的位置上,检查者拇指稍向上移,针对第 12 肋下缘,作滑动按压,可查得压痛点。

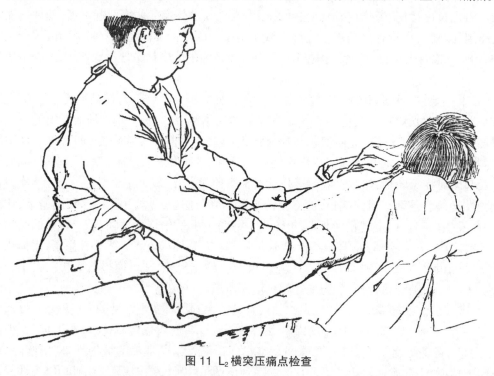

图 11 L_2 横突压痛点检查

(三)腰椎棘突与骶中嵴压痛点:主要是腰背筋膜(L_1—$S_末$)附着处。按无菌性炎症病变的所在部位,引起腰痛、腰骶痛或骶尾痛。单独发病者少见,多与腰部深层肌劳损同时发生。检查方法(图 14):患者俯卧,检查者用拇指自 T_{12}—$S_末$ 沿每一棘突端与骶中嵴的旁侧,向前,

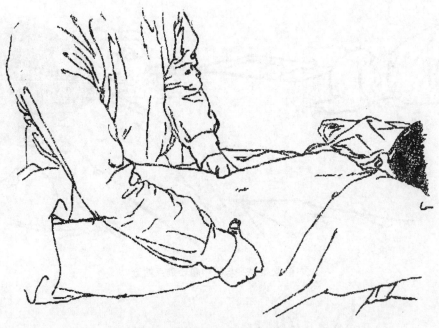

图 12 L₃ 与 L₄ 横突压痛点检查

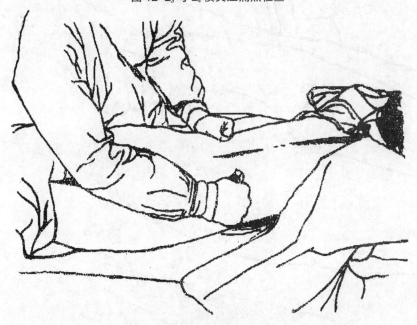

图 13 第 12 肋骨下缘压痛点检查

向内方向滑动按压。有病变者,可查得压痛点。一般以 L_4 棘突—S_1 骶中嵴 的压痛点最多见。棘突端正中多无压痛。棘间韧带有时也有压痛,多属两旁棘突或骶中嵴附着的腰背筋膜后叶劳损引起传射痛的影响,并非棘间韧带病变引出。因为我们在腰部软组织松解手术中常规地不处理棘间韧带,并无后遗症象发生。

　　(四)骶棘肌下外端附着处压痛点:骶棘肌和腰背筋膜后叶的下外端附着处,起自髂嵴的腰三角区内方,沿髂后上棘内缘与骶髂关节内缘,直至骶骨末端。无菌性炎症病变时,就

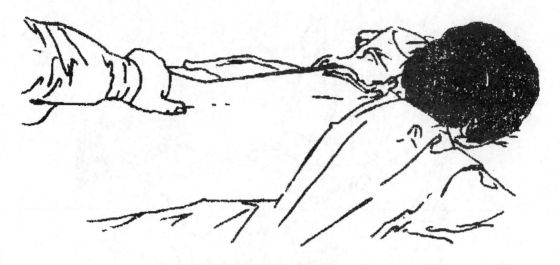

图 14 腰椎棘突与骶中嵴压痛点检查

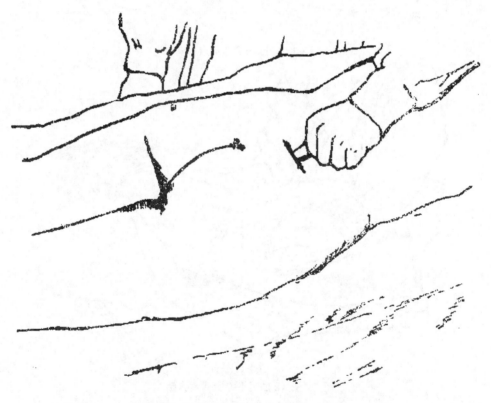

图 15 骶棘肌下外端附着处压痛点检查

出现腰痛、腰骶痛或并发放射性坐骨神经痛、下肢传射性麻木、麻刺感、麻痹等。检查方法（图 15）：患者俯卧，检查者拇指沿髂嵴的腰三角区开始，向内至髂后上棘内缘，再向下至骶髂关节内缘，针对此肌附着处，作滑动按压，可查得压痛点。一般以髂后上棘内缘的髂嵴压痛最剧烈和最常见。

（五）髂嵴压痛点：该处为腹外斜肌，腹内斜肌、腹横肌、腰方肌、背阔肌与缝匠肌的附着处。其中腹内斜肌附着处劳损是引起腰痛或腰骶痛的主要病因之一。腹内斜肌起于腹股沟韧带外半部、髂嵴中间线前 2/3 处及腰背筋膜。无菌性炎症病变时会出现疼痛。但它的固有症象在腰腿痛中不易分清,因其他部位的压痛点症象较重而被掩盖掉。我们对此肌附着处劳损的固有症象的认识,是从软组织松解手术中过滤出来的,不少病例腰臀部软组织松解手术中,不松解这些髂嵴部肌附着处,就会显示出腰际侧方痛、腰骶痛或腹壁痛,以及患侧下肢常会突然抽搐,夜间可以突然惊醒。检查方法:患者俯卧,检查者以拇指沿着整个髂嵴针对肌附着处作滑动按压,可查得压痛点。除在髂嵴部查得压痛点外,还可在胸廓外下方的肋骨缘查得压痛点,该处也是病变的腹内斜肌上端附着处之一。至于腰肌侧方的压痛点或腰骶部的酸痛,常误诊为腰椎横突痛或腰骶痛,因而手术松解未彻底,实际上仍是腹内斜肌劳损的固有症象的临床表现。

(六)腰椎椎板与骶骨背面压痛点:为骶棘肌、多裂肌、旋椎肌等在脊柱上的主要所在部位或附着处。无菌性炎症病变时,就成为腰痛、腰骶痛、腰臀痛或腰腿痛(包括典型的放射性坐骨神经痛)的主要发痛点之一。L_4—S_2 的腰部学会层肌劳损性疼痛有可能向前传射,引起下腹部不适、下腹痛、股肉收肌群耳骨附着处痛、男女性性功能减退或消失、月经不调、行经不畅等症象。在骶骨下段的腰部深层肌劳损时,疼痛也可能向前传射,引起肛门或会阴不适、刺痛、麻木、麻刺感或两者间的软组织痉挛等症象。L_{1-3} 腰部深层肌劳损性疼痛有可能引起肋弓痛、上腹部腰带样紧束感、腹部不适、腹胀、腹痛、嗳气、嗳酸、呃逆、胃纳不佳、消化不良、习惯性便秘、慢性腹泻等症象。一般 L_4—S_2 腰部深屋肌所在部位与附着处属软组织劳损性病变的好发部位,临床上软其上、下两处多见;但也有少数 L_1—S_3 腰部深层肌严重劳损病例,即使施行定型的腰部或腰臀部软组织松解手术,进行了整个 L_1—S_* 腰部深层肌的游离,可是由于该处肌腹已有继发性无菌性炎症的病变,又会造成上腰痛,误诊为腰部横突或第 12 肋骨下缘的软组织松解不够彻底的残余痛者,为数不少。但通过该处腰部深层肌横行切断手术,又可完全解除残余痛症象。检查方法(图 16):患者俯卧、检查者以拇指自 T_{11} 椎板—

S_* 背面的每一节上,顺次逐一深压腰部深层肌,可查得压痛点。因病变范围较广,故压痛面积也较大。常以 L_4 椎板—S_1 背面的后方压痛最剧,与骶棘肌下外端附着处压痛点一样,常会引出放射性坐骨神经痛症象增重。

三、臀、髋、膝、臀腿痛的压痛点:发病因素与项颈、背、肩痛一样,也分为原发性与继发性两种。

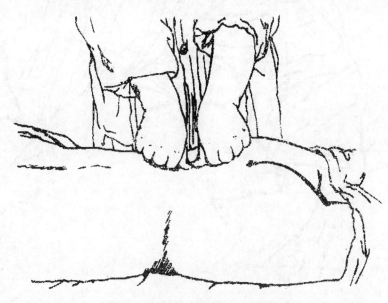

图 16 腰椎板与骶骨背面压痛点检查

(一)髂胫束压痛点:这个压痛点的部位不在髂胫束的中间部位,而是位于髂胫束、臀大肌与臀中肌的筋膜三者交界处。无菌性炎症病变时,会出现臀痛或髋外侧痛。在腰臀痛或腰腿痛病例中皮下脂肪组织少者,检查时该处常可摸到一腱性索条。弹响髋就是因此索条的变性与挛缩,引起股骨大粗隆在髂胫束深层面下滑动时不合适,发生弹响。检查方法(图17):患者俯卧,检查者先用两手第2-4指分别按住两髂前上棘处,将两拇指分别按在髂前上棘后方臀部约一横掌处加以浅压,可查得压痛点。

(二)臀上皮神经压痛点:第1、2与3腰神经后支的外侧皮支由上内方向下外方穿过骶棘肌,位于髂嵴内侧段上方的腰背筋膜后叶处穿出,分布于臀部皮下脂肪组织内。此二支皮神经总称为臀上皮神经。当神经支受到周围软组织的无菌性炎症病变的刺激,会发生臀痛、腰痛或放射性坐骨神经痛。这些症象也可以不切断神经支,而只松解其周围病变的脂肪结缔组织获得解除,从而证实它的发痛因素在于病变的脂肪结缔组织,不在于神经支的本身。只有慢性病例的臀上皮神经支长期受周围病变脂肪组织的无菌性炎症的化学刺激,也可出现神经本身的继发性病理改变。检查方法(图18):患者俯卧,在检查髂胫束压痛点的位置上,检查者将拇指移向臀中肌部位,于髂嵴下2-3横指处,即臀上皮神经的外支、中支与内支分布区域,由外向内分别作表浅的滑动按压,可查得压痛点。内支分布区域靠近臀后线偏外部位,其压痛点应与髂后上棘附着臀大肌压痛点有所鉴别。

(三)髂后上棘压痛点:臀大肌附着于髂后上棘外缘的臀后线处。连同髂后上棘附着的腱性组织,一并发生无菌性炎症病变时,可出现腰臀痛。检查方法(图19):患者俯卧,检查者以拇指在髂后上棘部位作表浅的滑动按压,可出现两种不同的情况:若系臀大肌附着处病变,即在髂后上棘的臀后线处出现压痛点;若系臀上皮神经内支受周围的炎性组织的刺激,

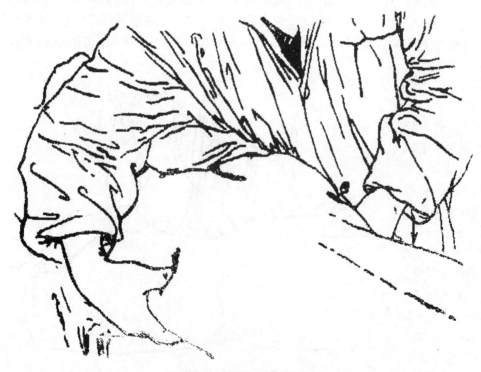

图17 髂胫束压痛点检查

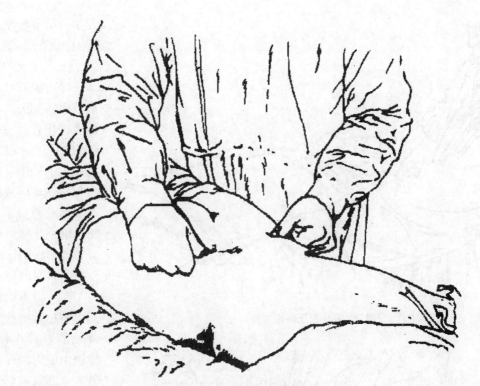

图 18 臀上皮神经压痛点检查

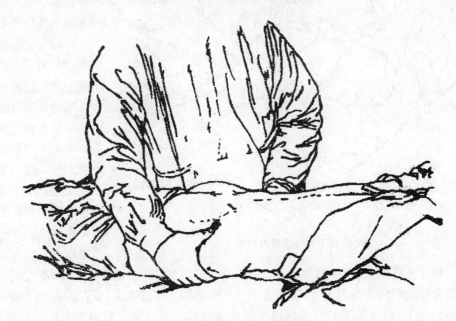

图 19 髂后上棘压痛点检查

则压痛点就在靠近臀后线偏外部位这一神经支上。一般来说,髂后上棘压痛点比其他臀部压痛点较少出现。

(四)阔筋膜张肌压痛点:阔筋膜张肌附着于髂前上棘外缘与外方。无菌性炎症病变时,会引起髋外侧痛,久坐站起时常使症象突出;与股内收肌群耻骨附着处劳损一样,患肢不能

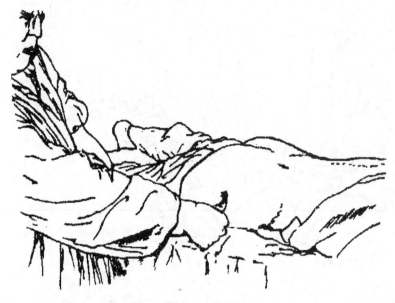

图 20 臀小肌压痛点检查

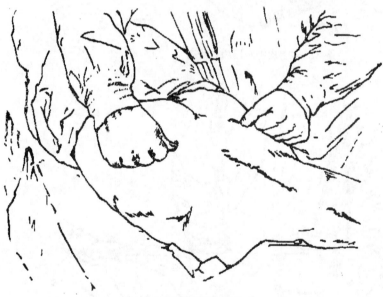

图 21 臀下神经压痛点检查

作坐位剪脚趾甲的动作。检查方法：患者俯卧于硬板床上，检查者一手将患肢极度外展或患者侧卧，患髋向上，检查者一手将伸直的患肢抬起，保持髋关节处于极度外展位置，均应放松所有肌肉；另一手的拇指在髂前上棘外缘与外方作表浅的滑动按压，可查得压痛点。

（五）臀小肌压痛点：臀小肌附着于髋外侧的髂翼外面，位于臀中肌附着处的下外方、阔筋膜张肌附着处的后方与股直肌髋臼上部附着处的上方。检查方法：患者俯卧（图 20）或侧卧，在检查阔筋膜张甩压痛点的髋关节外展体位上，检查者用另一手拇指在齐股骨大粗隆的上方，向内下方向作深层的滑动按压，若该肌附着处无菌性炎症病变时，可查得压痛点。

（六）臀中肌压痛点：臀中肌附着于髂翼外面的内上方，位于髂嵴的下方、臀大肌附着处的外方及臀小肌的内方与内上方，下角齐坐骨大孔边缘。检查方法：也在检查阔筋膜张肌压痛点的侧卧位上，检查者用另一手拇指在髋外侧的髂嵴下方臀中肌附着处滑动按压，若有无菌性炎症病变时，可查得压痛点。至于臀中肌内方与内下方的压痛点，应在俯卧位上作检查，方能明确，见《坐骨神经梨状肌下出口处压痛点》所述。

上述三肌附着处的无菌性炎症病变可引起臀痛、髋外侧痛、大腿外方痛、放射性坐骨神经痛或下肢麻木、麻痹等症象，是臀腿痛的主要发病因素之一。一般阔筋膜张肌与臀小肌附着处劳损产生髋外方痛，多传射至大腿外方的膝上部为止。仅在严重的劳损病例中，也可传射至小腿腓侧与足部,引起放射性坐骨神经痛与腓总神经麻痹现象。该处作奴夫卡因局部封闭后,可立即消除疼痛和腓总神经恢复正常;但当局封作用消失后,这些症象又可立即重现。至于臀中肌附着处劳损引起的臀痛也可传射至大腿外方,但在坐骨大孔上缘、上方、内上缘、内上方附着处劳损时,多传射至小腿腓侧与足部,引起放射性坐骨神经痛。双侧坐骨大孔内上方臀中肌附着处劳损

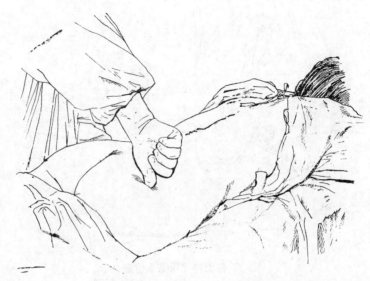

图22 坐骨神经梨状肌下出口处压痛点检查

时,其传射痛可汇集于骶尾部、引起骶尾痛。

(七)臀下神经压痛点:在骶髂关节外缘,位于髂后下棘下方,为臀下神经进入臀大肌处。若此神经支的周围组织发生无菌性炎症病变时,会发生臀痛或并发不典型的坐骨神经痛。双侧臀下神经的传射痛也可汇集于骶尾部,引起骶尾痛。检查方法(图21):检查者用拇指向内、向前方向、横过神经支作表浅的滑动按压,可触及疼痛的细索状物,即为臀下神经的压痛点。

(八)坐骨神经梨状肌下出口处压痛点:位于臀中部坐骨大孔部位,为坐骨神经梨状肌下方出口处。当神经支的周围组织发生无菌性炎症病变时,会产生臀痛或并发不典型的坐骨神经痛,这是由神经支而来的放射痛。检查方法(图22):患者俯卧、检查者以拇指深压臀部坐骨神经部位,横过神经支作滑动按压,可查得压痛点。一般在找到此压痛点后,再找臀中肌坐骨大孔上缘、上方、内上缘、内上方等附着处的压痛点,比较容易定位,滑动按压这些部位又均会分别引出剧痛。

(九)臀上神经压痛点:位于坐骨神经梨状肌下口处的外上方,也就是约在髂胫束压痛点与坐骨神经梨状肌下出口处压痛点的连接线中点。若神经支的周围组织发生无菌性炎症病变时,则也会产生臀痛或并发不典型的坐骨神经痛。检查方法(图23):患者俯卧,检查者拇指深压臀上神经部位,横过神经支滑动按压,可查得压痛点。

(十)骶尾骨下缘与股骨臀粗隆压痛点:此两处为臀大肌下部的起、止点。其上端骶尾骨下外缘附着处劳损和下端股骨臀粗隆附着处劳损常同时发生,除引起骶尾痛与大腿后上方痛外,还会引起臀痛或并发不典型的坐骨神经痛。检查方法:患者俯卧,检查者以拇指分别针对骶尾骨下外缘与股骨臀粗隆的肌附着处骨面,作滑动按压,可查得各别的压痛点。我们对这两个压痛点的固有症象的认识,也是在臀部或腰臀部软组织松解手术与股内收肌群切痕剥离手术后过滤出来的,并通过对此两肌附着处的手术补课缓解了残余痛获得证实。

(十一)股内收肌群耻骨附着处压痛点:耻骨肌附着于耻骨上支;股内收长肌附着于耻

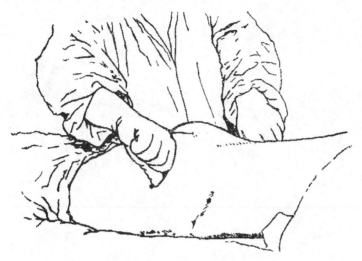

图23 臀上神经压痛点检查

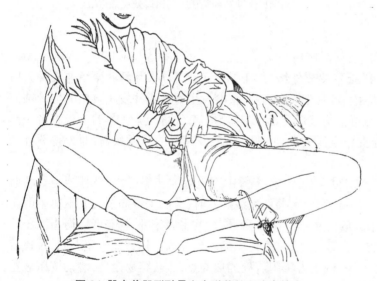

图24 股内收肌群耻骨上支附着处压痛点检查

骨结节下方与耻骨联合处；股薄肌、股内收短肌与股内收大肌附着于耻骨下支。无菌性炎症病变时，会产生1、大腿根部痛、腹股沟痛、下腹痛、痛经等；2、男女生殖器痛、性功能减退或消失（男性阳萎、早泄；女性的性欲冷淡等）、性交痛（女性）、肛门痛、骶尾痛、会阴不适或麻木、麻刺感、尿意感、尿频、尿急、尿潴留、大小便失禁等。3、上腹部不适、腹痛、胃纳不佳、消化不良等；4、臀痛或并发放射性坐骨神经痛；5、沿大腿内方、膝内方、小腿内方、内踝或前足内方的传射痛或麻木感。膝内方的常误诊内侧半月板破裂或其他病变。鉴别方法滑动按压股骨内上髁股内收肌群附着处，引出敏感压痛而使膝内方疼痛或压痛消失者，则此痛为股内收肌群劳损所引起；对膝内方痛无改变者，应考虑膝关节内侧病变等。

急性耻骨上支肌附着处劳损者，患髋常呈轻度前屈位、致大腿不能伸直，但直腿抬高试验一般较高。耻骨下支肌附着处劳损者，多有直腿抬高试验，但髋膝完全伸直。屈膝屈髋分腿试验因肌痉挛或肌挛缩多呈阳性。检查方法：患者仰卧，两下肢的髋关节屈曲，两足底对紧，自动将两下肢相对地外展，也就是在屈膝屈髋分腿试验（见《症象和检查》项内所述）的位置上进行检查。检查者两拇指分别先在两侧耻骨上支与耻骨结节肌附着处作滑动按压（图24），以后在两侧耻骨下支肌附着处作滑动按压（图25），最后在股骨内上髁肌附着处作滑动按压，可一一查得压痛点。

（十二）腹直肌与菱锥肌耻骨联合附着处压痛点：此两肌附着于耻骨联合与耻骨结节的上缘，与腹白线平行。菱锥肌为一小三角形的肌肉，位于腹直肌附着处的前方，且被腹直肌筋膜所包围。腹直肌末端腱的纤维与腹白线纤维在耻骨联合前方交叉，形成一细的悬吊韧

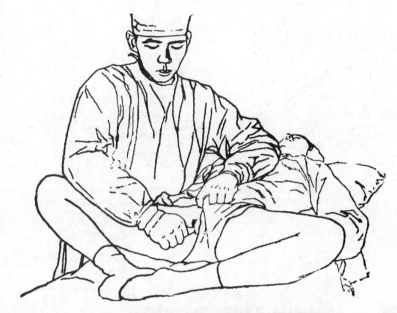

带、与阴茎根部或阴蒂相联系。在解剖学上男性的韧带命名为阴茎悬韧带;女性的还未命名,我们暂称为阴蒂悬韧带。当此两肌耻骨联合附着处发生无菌性炎症病变时,除引起耻骨联合部疼痛外,还常会向上产生下腹痛、腹部或上腹部不适、胃纳不佳、消化不良等症象;向下产生女性阴蒂和尿道口疼痛或不适感和男性阴茎根部疼痛或不适感。腹直肌与菱锥肌耻骨联合附着

图25 股内收肌群耻骨下支附着处压痛点检查

处的无菌性炎症病变,常与腹肌髂嵴着处劳损或股肉收肌群耻骨附着处劳损同时并存。两者的固有症象不易分清,多被并发腰部软组织劳损和股内收肌群劳损的较重症象所掩盖。只有当上述软组织劳损通过不同的软组织松解手术,特别是股内收肌群切痕剥离手术手,方能使其固有症象明显突出。检查方法患者俯卧,检查者用拇指针对两侧耻骨联合与耻骨结节上缘骨面滑动按压,可查得压痛点。

(十三)髂前下棘压痛点:为股直肌上端附着处之一(另一端附着于髋臼上部)。无菌性炎症病变时,发生髋前方痛,可传射至膝盖上方。但其固有症象常被腰臀部软组织劳损、股内收肌群耻骨附着处劳损与髌下脂肪垫劳损(因为这一劳损也并发膝盖上方痛)的症象所掩盖,很难分清。只有在上述三处劳损通过软组织松解手术以后,方能把固有症象过滤出来。患者术后常主诉髋前方酸痛、膝盖上方痛(已排除了髌下脂肪垫劳损的传射痛)与髋部不能完全下蹲、否则会引起髋前方症象增重。发病率较低,一般仅在严重的腰腿痛病例中遇到。检查方法:检查者用拇指在髂前上棘下方一横指处作深层滑动按压,可查得压痛点。银质针针刺治疗时,可在髂前下棘附着更明确地探得压痛点。

(十四)髌下脂肪垫压痛点:髌下脂肪垫附着于髌骨下端的后方与髌骨的下 1/2 段边缘。无菌性炎症病变时,可引出膝盖下方痛。当检查中向下推移髌骨时,常发现髌骨上方软组织也会出现压痛。但当施行髌下脂肪垫切痕剥离手术后,此压痛不再发生。这种膝盖痛的发痛点不易察知,患者只知痛在膝前下方,直至检查中方明确发痛部位。少数病例的膝盖痛并不突出,仅表现有腘窝痛或小腿腹、跟腱与跟骨底部的疼痛。过去常诊断半月板破裂、髌骨软骨软化症、创伤性膝关节滑膜炎、肥大性膝关节炎等,实际上这类病变的真正发痛因属髌下、脂肪垫劳损,已为临床实践所完全证实。此痛可向前下方传射,引起沿胫骨前方直至足背与足趾的不适、疼痛或麻木、麻刺感,常出现于第2-4趾的背侧。但多数病例的膝盖痛向后传射,引起腘窝不适或酸痛、小腿腹酸痛、跟腱痛、跟骨痛(常诊断"跟骨滑囊炎"或"跟骨

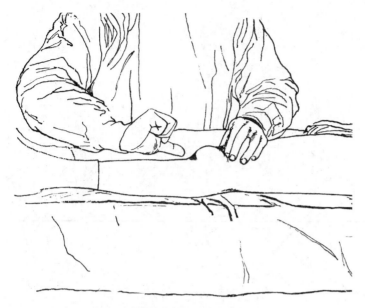

图 26 髌下肪脂垫压痛点检查之一

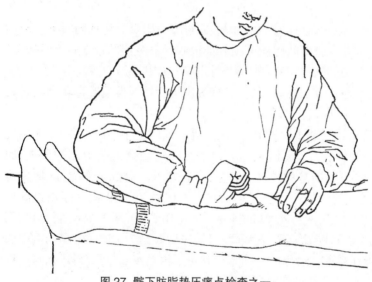

图 27 髌下肪脂垫压痛点检查之一

骨刺")。发病原因与肱骨内,外上髁软组织劳损一样,也分原发性与继发性髌下脂肪垫劳损两种。前者为脂肪垫本身因急性损伤后遗或慢性劳损引起原发性无菌性炎症病变所致;后者为髌外方阔筋膜张肌与臀小肌的劳损以及大腿根部股内收肌群劳损的疼痛向外下、内下两侧方向传射,汇集于膝前下方的髌下脂肪垫上,引起继发性无菌性炎症病变之故。检查方法:检查者一手的第 1-2 指按压住髌骨上缘,推向下方,使髌骨尖向前突出和另一手的拇指掌侧向上(图 26);指尖针对髌骨下端的后方骨面与髌骨的下 1/2 段边缘,由后向前与由下向上作滑动按压(图 27),可查得压痛点。

(十五)内踝下方压痛点:胫后肌腱连同腱鞘在内踝沟中通过,其外则被分裂韧带所包围。若此韧带与腱鞘因急性损伤后遗或慢性劳损引起无菌性炎症病变时,可发生内踝下方痛,称为原发性内踝下方软组织劳损。若因股内收肌群附着处劳损的传射痛持久不愈、继发内踝下方软组织劳损。疼痛可向足跟内侧传射,引起跟骨内侧痛。再向前传射,引起前足内侧痛、麻木、麻刺感、影响行走。检查方法:检查者在内踝下缘用拇指尖沿内踝沟嵌压,可发现疼痛;滑动按压时可引出剧痛。

(十六)胫后肌舟骨粗隆附着处压痛点:胫后肌附着于舟骨粗隆部,若该处出现无菌性炎症病变时,会发生疼痛,影响行走或站立。过去对本病的发病机制认识不足,有些病例常因 X 线片上出现了"副舟骨畸形",误认为疼痛由畸形引起。其实并非如此,因为有些病例的骨骼完全正常,也发生这种疼痛;其次,对这种合并"副舟骨畸形"者,我们仅通过舟骨粗隆部软组织松解手术,不切除副舟骨也完全解除了症象,从而明确了骨骼畸形并非发痛原因。但此痛多是原发性,并非股内收肌群劳损传射痛的继发性病变。检查方法:检查者用拇指尖压准舟骨粗隆肌附着处骨面,滑动按压时可查出压痛点。

(十七)外踝下方压痛点:腓骨长、短肌连同总腱鞘在腓骨外踝下方通过,其外侧被腓骨肌上、下支持带所乌黑。若此支持带与总腱鞘因急性损伤后遗或慢性劳损引起无菌性炎症病变时,可发生外踝下方痛,称为原发性外踝下方软组织劳损。若因软组织劳损的传射痛持久不愈,继发外踝下方软组织劳损病变者,称为继发性外踝下方软组织劳损。疼痛可向足跟外侧传射,引起跟骨外侧痛。此外,还可继续向前足外侧、足背、足底与第2-5趾,引起疼痛、麻木、麻刺感、影响行走。检查方法:检查者在外踝下方用拇指尖在外踝下缘压准这些支持带与总腱鞘,滑动按压时可查得压痛点。

若内踝下方与外踝下方劳损性疼痛向下传射,可汇集于跟骨底部,会引起跟骨痛。与髌下脂肪垫劳损的传射痛一样,常诊断"跟骨滑囊炎"或"跟骨骨刺"。此外,这种重症病例常并发踝前方痛,为上踝关节前侧关节囊附着处的无菌性炎症病变所引起。当内、外踝下方软组织松解手术后,可使症象益形突出。检查者可用拇指在上踝关节前方滑动按压,查得压痛点。

(十八)跗骨窦压痛点:在踝关节外下前方的跗骨窦中有一脂肪垫,附着于窦四周的骨骼与韧带上。无菌性炎症病变时,会出现踝外下前方痛,影响行走。重症病例常并发外踝下方软组织劳损,逐渐发展成为痉挛性平足跖足。检查方法:检查者拇指针对跗骨窦作滑动按压,可查得压痛点。

(十九)跟腱鞘压痛点:跟腱附着于跟骨的跟结节,外面被腱鞘所包围。由于过度运用、劳累或外伤会引起无菌性炎症病变,形成踝后方痛,影响行走与踝关节伸屈动作,常在跟结节部并发跟腱皮下滑囊炎。检查方法:检查者拇指沿跟腱直至跟结节部作滑动按压,可查得压痛点。

椎管外软组织劳损性颈、肩、臂、背、腰、骶、臀、腿痛的症象与检查

一、症象:患者主诉腰痛或腰骶痛,疼痛多集中在腰部或腰骶部,也就是腰部深层肌(包括腰背筋膜在内)在 L_1—S_* 的棘突或骶中嵴、腰椎椎板或骶骨背面以及在髂嵴与骶髂关节内缘的所在部位或附着处。绝大多数病例牵涉到臀部或髋部,有些沿大腿后外方传射至膝外方。很多病例可在沿小腿腓侧传射至踝前外方、足背、足底或足趾,有不同程度的疼痛、灼痛、枣痛或麻木、麻刺感、感觉消失直至麻痹(常出现于足趾或踝关节,多见于拇趾)。少数不典型病例的腰臀痛可直接跳越至踝部、前足或脚趾,有的还会出现踝上方脚镯样痛,而下肢中段并无症象出现。少数严重病例也会出现患肢不完全性或完全性瘫痪。股四头肌与小腿

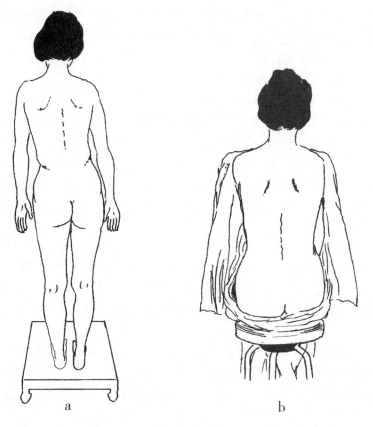

图1 脊柱侧凸畸形：a、直立时畸形增重；b、坐位时畸形消失或减轻

肌肉常会出现萎缩或松弛。很多腰腿痛急性发作病例，常伴有脊柱侧凸畸形（图1a)与步态跛行。

发病多属慢性，患者自觉无明显原因可查。一部份病例有轻重不等的外伤史如腰扭伤、挫伤或或伤等可联系。但有些如弯腰拾物或搀扶倒地的小孩时，当手还未触及而腰骶部突然发出响声感，引起疼痛不能动弹者，我们只作为腰痛或腰腿痛的诱发因素来看待，认为决非真正外伤。因为任何腰骶部慢性劳损或腰部外伤后没有正确的治疗，日后肯定会后遗腰痛或腰骶痛的无菌性炎症的病理基础。正当这些病例多有自己不易察知的低热或低于正常体温的病毒性感染之故，因此即使一般性弯腰动作也很易激惹病变组织的化学性刺激而使症象突发。我们观察到，通过体温测定与血化验证明，这些病例多有病毒性感染的临床表现。腰痛或腰腿痛的病程演变一般较久，常时发时好，反复发作，使症象由轻而重，由间歇到持续，以后变为持续而有间歇性加重。疼痛的范围和性质可因病程的长短与突发次数的多少而有改变。常先有腰痛或腰骶痛，经长期或多次突发而变为传射性坐骨神经痛。一般这些症象也是在发热（多见于上呼吸道感染）等炎症因素下而使症象加剧。急性期及症象较重的患者多不能久坐、站立或久走，行走时常需用拐支撑或用手托住腰部。重症者甚至连上床动作也十分困难。常卧床不起，不能仰卧，不能翻身，故多采取髋、膝足卷曲向健侧的卧位。许多患者不能做弯腰工作，症象严重者连扫地等轻便劳动也无法完成。特别严重的慢性病例，当做洗手等轻度弯腰动作或低头刷牙等简单动作时，也会因原发性腰痛或其继发性软组织劳损性颈背痛增重而突然猝倒，主要是病变的背伸肌群受牵拉性刺激所致。几乎所有慢性腰痛病例主诉不能久坐，坐位中臀部常需不停地改换位置。且久坐后无法站起，需用手支撑膝盖或桌椅等方能站立。慢性严重病例，也会因久坐而导致症象急性发作。不少病例的疼痛常在午夜加剧，痛出虚汗，疼痛如此。较重病例多会因咳嗽、喷嚏、大便等引起肌紧张的动作而增加腰骶部或臀部疼痛，包括下肢传导痛增重在内。有些男、女患者，因严重的慢性腰骶痛导致性功能减退或消失（如有些男性的阳萎、早泄、女性的性欲冷淡等），无法房事。个别男病例因严重的慢性腰骶痛还会出现生殖器与肛门间的软组织拉紧感。有些病例还会因长期严重的腰痛而引起高血压、心悸、失眠或长期低热等症象。多数病例在日常行动中常会出现髋关节内交锁现象,可通过腿部伸屈活动后自行解除,这时,常感髋关节面滑动的弹响。还有少数病例伴有因髂胫束挛缩而引起的弹响,俗称弹响髋。需通过髂胫束横行切开术可获得解除。

此外,软组织劳损性腰痛或腰骶痛持久不愈,向下可继发臀痛、髋下脂肪垫痛、内、外踝下方痛、脚趾痛以及下肢传射症象,即所谓腰椎间盘突出症的典型的坐骨神经放射痛、敏感性紊乱、反射紊乱、肌萎缩、肌力减弱或麻痹等现象;向上可继发背、胸、项颈、肩、肘、腕、手指等疼痛以及上肢传射症象,也就是典型的臂丛神经放射痛、敏感性紊乱、反射紊乱、肌萎缩、肌力减弱或麻痹等现象,包括前庭症象等在内,这种症象即所谓颈椎病中"椎动脉型(颈——脑综合症)"、"脊神经根型(颈——臂综合症)"或"椎动脉——神经根型(颈—脑—臂综合症)"的全部症象;以及向前可继发腹痛、大腿根部痛、生殖器痛等以及消化系统、泌尿生殖系统等症象,这些过去常诊断为"植物神经功能紊乱"、"神经官能症"或"癔症"。上述的一系列症象虽然可以由身体各部位的原发性软组织劳损所引起,但因腰部或骶部软组织劳损所继发的传射症象者为数也实在不少。我们有很多病例通过腰部、臀部或腰臀部软组织松解手术与股内收肌群切痕剥离手术就完全解除或显著减轻了这些继发症象。只有少数病例术后还残留继发症象者,后期按痛部位与需要,补行颈、锁骨上窝、背、肩、上肢部软组织松解手术或髋下脂肪垫切痕剥离手术,内、外踝下方软组织松解手术等等,也解除了这些继发症象,从而提高了我们的认识。由于这些继发症象已在《病理发展过程》项内叙述,此处就不作重复。

二、检查:体格检查方面,除一般全身检查以外,着重于局部检查;其次是X线检查与化验检查。对有椎管内病变引起腰腿痛可疑病例,应作椎管造影与肌电图等检查。局部检查中,在软组织劳损性疼痛的特定部位进行压痛点检查是诊断和治疗的关键所在,十分重要,因此我们已作另章专述,此处不作介绍。

(一)腰痛或腰腿痛的检查:

1、局部检查:检查项目应按下列排列顺序依次进行。

1)立位:患者在立正姿势下,暴露躯干和臀部,从后方观察其外形是否正常。多数腰痛或腰腿痛患者的腰脊柱生理性前凸减少或消失变直,甚至变为后凸畸形,且多在腰骶部,以多裂肌、旋椎肌与腰背筋膜前叶为主的严重劳损或腰椎椎管内病变为多见。少数病例的腰脊柱形成过度前凸畸形,身体无法挺直,以腰背筋膜后叶与骶棘肌为主的严重劳损为多见。并发坐骨神经痛者多有脊柱侧凸畸形,若单独的臀部软组织劳损时,腰脊劳损为多见。并发坐骨神经痛者多有脊柱侧凸畸形,若单独的臀部软组织劳损时,腰脊柱可以凸向病侧(图1a);若因单侧骶棘肌为主的劳损,则腰脊柱可以屈向病侧;少数病例因双侧腰部深肌劳损交替发作,又可以出现交替性脊柱侧凸畸形。单侧病例的脊柱侧凸比较明显,容易识别;双侧病例则比较困难,但在两侧肌痉挛的程度轻重不等时,因有比较性也可察得。以后进行:

(1)直腿弯腰和伸腰试验:在双膝关节伸直与双足跟并拢的直立位上,令患者弯腰。若因浅层的腰部深层肌痉挛时,则会引出腰骶部剧痛,致脊柱前屈受限与勉强弯腰后因肌痉挛而形成腰部僵硬变平(图2b);不像正常人弯腰后形成后凸弧形(图2a)。弯腰时手指与地面有距离,其大小与病变的严重程度有关;相反,当脊柱后伸时并无症象出现。若系深层的

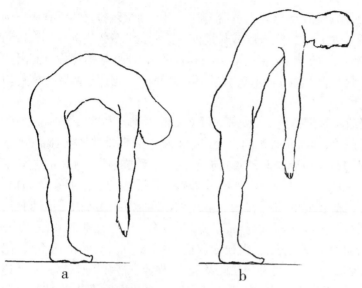

图 2 直腿弯腰试验
a、正常者:手指可触地,无腰肌僵硬;
b、腰痛者:常出现腰部僵硬变平,手指与地面有距离

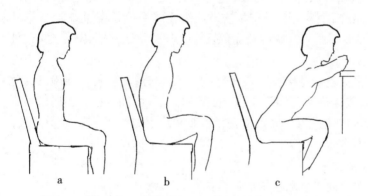

图 3 a、过伸坐位;b、微屈坐位;c、双臂支撑桌面的过伸坐位

腰部深层肌痉挛时,则会引出腰骶部剧痛,阻碍脊柱后伸时并无症象出现。若系地面有距离,其大小与病变的严重程度有关;相反当脊柱后伸时并无症象出现。若系深层的腰部深层肌痉挛时,则会引出腰骶部剧痛,阻碍脊柱后伸动作;但前屈时腰骶痛可改善。若腰部深层肌的深、浅层均有劳损性病变时,则在浅层病变较重者出现脊柱前屈可改善。若腰部深层肌的深、浅层均有劳损性病变时,则在浅层病变较重者出现脊柱前屈较后伸更为困难,疼痛也较后伸严重得多;若深层病变较重者,则脊柱后伸较前屈困难得多;疼痛也较前屈严重。随着弯腰或伸腰动作出现腰骶部剧痛时,还会引出下肢传射痛或传射性麻刺感。这种情况在单独的臀部软组织劳损时同样可以发生。检查中必须注意,当弯腰或伸腰引出剧痛时就令患者用一个手指尖指准腰部、骶部或臀部发痛部位与指出沿下股传射症象的不同途径和部位,便于在下一步进行压痛点检查中暴露主要的发痛病变的所在处,这是十分必要的。

(2)脊柱侧弯试验:患者站立位上进行脊柱侧弯试验,以鉴别有无腰椎椎管内病变的可能性。检查方法见《椎管内、外病变引起腰腿痛三种鉴别方法的探讨》项内所述。

2)坐位:坐位中,原有的脊柱侧凸畸形常可自行消失或减轻(图1b)。对慢性腰痛或腰骶痛而言,在过伸坐位(图3a)时疼痛增剧,不易持久。微屈坐位(图3b)时疼痛减轻。若在过伸坐位中以双臂支撑桌面(图3c),反而可更觉舒服。这三种姿势的更换与疼痛的改变,在慢性腰骶痛病例的诊断上有参考价值。

3)仰卧位:应在有厚垫的硬板床上检查。首先进行下肢的肌力、如跷拇肌力等测定与皮

肤感测定等,以后进行:

（1）直腿抬高试验（图4）：患者仰卧,检查者有使其双膝完全伸直并拢。先作自主性直腿抬高试验；后作被动性直腿抬高试验,以鉴别有坐骨神经刺激症象出现。被动抬高时,检查者一手托住踝下方；另一手按住膝盖,保持患肢抬高时全完伸直,不可屈曲,以免影响本试验的正确性。一般来说,单纯的腰臀痛病例抬腿较高,仅较小程度受限。有坐骨神

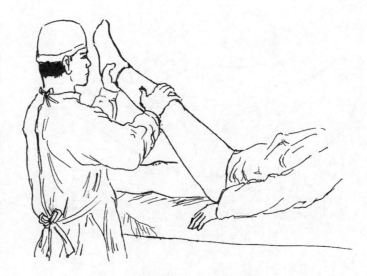

图4 直腿抬高试验与腓总神经按压试验

经痛者,一般抬腿不高,且有不同程度的传射痛。当抬至一定程度时,常会引出腰臀部某处疼痛。这时检查者一手抬腿,保持原有高度；另一手插入腰臀下,以查明发痛点究竟从何而来,是腰骶部的腰部深层肌,髂嵴部的髂后上棘内缘、臀上皮神经、坐骨神经梨状肌下出口处,还是附着于髂翼外面部的阔筋膜张肌与臀中、小肌等,均可清楚地鉴别出来。仅髋外侧的阔筋膜张肌与臀小肌劳损所产生的传射痛,多沿大腿外侧至膝部为止,不易引起腓总神经压痛与小腿腓侧传射痛。所以,检查这种疼痛来源,对诊断是有很大帮助的。有些病例因单纯的股内收肌群耻骨下支附着处发生急性无菌性炎症病变时,影响直腿抬高,有时仅为10°~15°。它的发痛点可以不在腰臀部,而在大腿根部近坐骨结节的耻骨下支出现,沿大腿后内方传射,可在患肢被动抬高至发痛时在耻骨下支查得发痛点。这种传射痛应严格地与坐骨神经痛相区别。相反单纯的耻骨上支附着处劳损急性发作时,患髋多呈半屈位,大腿因而不能伸直,但直腿抬高试验常不受影响。若直腿抬高时仅发现腘窝部酸胀、吊紧感,多为并发膝下脂肪垫劳损的后方传射痛的影响,并非真正的坐骨神经痛。可立即在髌骨下端脂肪垫附着处作强刺激压痛点推拿,当减轻了髌骨下端的压痛以后,再作直腿抬高试验时就会使腘窝症象显著好转,获得证实。

（2）腓总神经按压试验（图4）：直腿抬高的同时,检查者拇指按住腓骨小头下的腓总神经,滑动按压,若出现压痛、沿小腿腓侧的传射痛、酸胀或麻木等现象,即使直腿抬高试验达110°,也应作为坐骨神经刺激症象来诊断。临床实践证明：这种阳性体征多是椎管外腰部或臀部软组织劳损的特异性体征之一,与椎管内神经根受机械性压迫的刺激或无菌性炎症的化学性刺激似无关系。

（3）髌下脂肪垫压痛点检查。

（4）膝腱反射的测定。

（5）屈膝屈髋分腿试验（图5）：患者仰卧,使两下肢的髋、膝关节屈曲,两足底对紧。令病员自动将两下肢相对地外展,让两外踝接触床面。如无股内收肌群挛缩者自行分开,其大腿外侧可接触或靠近床面,常与床面形成15°–20°角。若耻骨附着处的软组织无菌性炎症

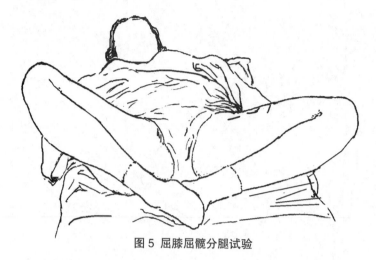

图 5 屈膝屈髋分腿试验

病变造成股内收肌群挛缩时,大腿不易完全分开。有些挛缩严重病例的大腿与床面可形成 45°–50° 角。患者立即自觉腹股沟部不适感。当在此位置上将两膝分别下压,稍加被动分开时,可产生髋关节面滑动的弹响音、腹股沟痛与股内收肌群的肌腹痛。同时还可惹起髋外侧痛与骶髂部痛。这些疼痛均属肌性因素,并非骨性病变引起。

(6)股内收肌群耻骨附着处压痛点检查:也在屈膝屈髋分腿试验的位置上进行。

(7)腹直肌与菱锥肌耻骨联合上缘压痛点检查。

(8)髂前下棘压痛点检查。

(9)内踝下方压痛点检查。

(10)外踝下方压痛点检查。

4)侧卧位:患者侧卧,患侧向天,两下肢伸直,以检查臀部压痛点。

(1)阔筋膜张肌压痛点检查。

(2)臀小肌压痛点检查。

(3)臀中肌外上侧部压痛点检查。

5)俯卧位:患者俯卧,两下肢伸直,按次进行腰部与臀部压痛点检查。先进行腰部压痛点检查:

(1)第 12 肋骨下缘压痛点检查。

(2)腰椎横突压痛点检查。

(3)腰椎棘突与骶中嵴压痛点检查。

(4)髂嵴压痛点检查。

(5)腰椎椎板与骶骨背面压痛点检查。

(6)俯卧腰脊柱伸屈位加压试验:见《椎管内、外病变引起腰腿痛三种鉴别方法的探讨》。

以后进行下列的臀部压痛点检查:

(1)髂胫束压痛点检查。

(2)臀上皮神经压痛点检查。

(3)髂后上棘压痛点检查。

(4)臀下神经压痛点检查。

(5)坐骨神经梨状肌下出口处压痛点检查。

(6)臀上神经压痛点检查。

(7)臀中肌内侧部与内下侧部压痛点检查。

（8）骶尾骨下外缘压痛点检查。

（9）股骨臀粗隆压痛点检查。

（10）跟腱反射测定。

（11）胫神经弹拨试验：见《椎管内、外病变引起腰腿痛三种鉴别方法的探讨》

2、腰痛或腰腿痛的常规 X 线摄片检查：由于腰痛为一症候群，治疗前必须排除可能查获的病因。所以必须先摄腰脊柱加骨盆的正、侧位 X 线片，以排除骨性疾患与部分泌尿系统疾患。摄片范围：上起第 12 胸椎、下至耻骨联合，包括骶骨尾骨与两髋关节在内，焦点放在第 4 腰椎处，在清洁灌肠后进行。一般除见到正常骨骼的腰脊柱生理性前凸有不同方向的改变或腰脊柱有不同程度的侧凸，对腰痛或腰腿痛有诊断参考价值以外，其他骨性改变（见《诊断与鉴别诊断》项内所述）也均非致痛原因。

3、化验检查：对严重的腰痛或腰腿痛患者，常规地作血常规、血小板计数、红细胞沉降率、粘蛋白抗"O"、肝、肾功能与尿常规等检查，以排除风湿、类风湿等其他疾患。必须指出软组织劳损性腰痛或腰腿痛中有不少病例，常出现白细胞计数与血小板计数显著减少，原因不详。

（二）继发性（或原发性）颈背肩臂痛的检查：

1、局部检查：检查项目也按下列顺序依次进行。患者采取坐位，对不能坚持坐位检查压痛点者，也可采取卧位检查。先作肩部与上肢的关节活动范围、肌力、腱反射、皮肤感觉等测定，因为这些部位常发较重的或严重的传射痛或臂丛神经压迫症象，现出麻木、麻刺感或麻痹；有的桡神经完全麻痹；有的手指伸屈无力、并指少力或拇指与其他指的对抗作用消失等不同情况；有的手指遇风即痛，即使夏季大热天，也需长年戴手套保护等。

对所谓的颈椎病分类中"椎动脉型"、"脊神经根型"或"椎动脉——神经根型"所具有的部份或全部临床现象，实际上乃是椎管外颈背肩部和锁骨上窝部软组织劳损所引起，我们有许多病例通过软组织松解手术解除了症象获得证实，远期疗效十分满意。因此，我们对这种类型的发展机理与诊断命名很早就提出了完全不同看法，在我科中对这三种类型要废除"颈椎病"的诊断命名而代之以椎管外颈肩背部和锁骨上窝部软组织劳损，主要因为"颈椎病"的含义太广泛，难以确认发病原因；同时通过手术证实其发病机制与客观现实完全不相符合。我们认为在"颈椎病"的分类中，只有"脊髓型"的临床现象可以由椎管内病变引起。对这类病例，我们通过后路椎管探查手术发现，其中有一部份确为椎间隙后缘的增生骨片门槛样压迫脊髓与神经根，移除了这种机械性障碍物，就解除了上、下肢的神经压迫症象，且这种手术操作比较简单，是有针对性和安全可靠的；另一部份病例却是下颈脊柱段或上胸脊柱段的脊髓肿瘤，摘除这些新生物后，也均恢复了健康。这些肿瘤病例住院前已经本市或外地不少骨科同道确诊为"骨源性颈椎病"进行多种非手术疗法无效，有的已施行了颈椎前路扩大性减压手术因诊断错误而遭遇失败。所以，我们认为即使在"脊髓型"的病例中，它的发病原因也是多种的，决不是单一的由于"骨源性压迫"所导致。因此我们对所谓颈椎病的分类中"脊髓型"的诊断名称改为脊髓压迫症，是比较妥当的。

在临床上我们对所谓颈椎病的分类中"椎动脉型"、"脊神经根型"或"椎动脉–神经根型"病例，也就是完全排除了下肢的脊髓高位压迫症象的"颈椎病"病例，进行下列的检查：

1）坐位姿势下暴露患者的头颈肩背部，从后方观察其外开明是否正常。多数病例的颈脊柱生理性前凸弧形有变化，急性发作病例常出现后凸畸形。单侧病例可以出现颈脊柱侧凸畸形,有的还可向病侧旋转;少数严重病例且会出现痉挛性斜颈,有的固定不动,有的不停地转头部。

2)颈部活动范围的测定:患者端坐,检查者站在后面,作颈部前屈、后伸、左右侧屈、左右旋转的运动范围检查。先作自主性、后作被动性活动,有无颈部活动障碍,疼痛或臂部传射症象增重。通常,重症病例均有颈部活动障碍。在单侧病例中,颈部屈向病侧或旋向病侧比较容易,症象也减轻;若屈向健侧或旋向健侧,则比较困难,常出现运动障碍,症象反会增重。当将患侧肩部向下压,头转向健侧时,由于椎管外病变软组织过度牵拉,也可加剧局部疼痛或传射痛。

3)头颈下压试验:患者端坐,颈部挺直,检查者用单手或双手置于患者头顶部,逐渐加力下压,可使局部疼痛或上肢传射症象增加或头昏加重。因为项颈之所以能够挺直并保持头颅稳定不倒,全由颈背部肌肉群生理性肌紧张的相对的牵拉作用,维持了平衡。正常情况下头颈下压试验时促使这些肌肉进一步收缩,不会引起任何症象;倘使肌肉出现无菌性炎症病变,当它进一步收缩惹起牵拉性刺激时,就会增加局部疼痛或上肢传射症象。

4)头颈牵引试验:在上述试验下检查者一手托住患者下颌部;另一手托其枕部,嘱患者颈肌放松。检查者双手同时用力向上牵引,在慢性病例通过牵引改善了项颈部病变软组织的痉挛程度,可使原有的颈痛或上肢传射症象减轻。但在症象严重的急性病例,这种牵引作用反会增加肌附着处无菌性炎症病变的刺激,使症象反而增重。

5)血管试验(Adson 氏试验):患者端坐凳上,两手置于膝部,先比较两侧桡动脉搏动力量,以后使患者尽力抬头作深吸气,并将头转向病侧,再比较两侧脉搏(或血压),倘使患侧脉搏减弱(或血压降低),则说明头部转向病侧时锁骨上窝部变性挛缩的前斜角肌拉紧,压迫血管所致。

6)牵拉神经试验(Lase'gue 氏试验):令患者尽量作颈部前屈,检查者一手放于头部病侧,作旋向健侧动作;另一手握住患肢腕部,呈反方向牵拉,如有患肢传射痛或传射性麻刺感增重,说明因过度牵拉加重了锁骨上窝部病变软组织的无菌性炎症化学刺激与机械性压迫,作用于臂丛神经的结果。

上述两种试验的阳性体征过去多作为"前斜角肌症候群"或"颈肋综合症"来考虑。现在我们认为所谓"前斜角肌症候群"实际上仍是锁骨上窝部软组织劳损,并非独立的诊断名称。至手颈肋是一先天性畸形,并非这些症象的原发因素,而真正的病因又是颈肋周围软组织的无菌性炎症病变,因为我们对"颈肋综合症"病例不切除颈肋,仅施行锁骨上窝部软组织松解手术,也解除了症象。

7)颈椎棘突压痛点检查。

8)颈椎棘突旁肌肉压痛点检查。

9)颈椎横突压痛点检查。

10)提肩胛肌肩胛骨附着处压痛点检查。

11)肩胛骨脊柱缘压痛点检查。

12)冈上肌肩胛骨附着处压痛点检查。

13)斜方肌肩胛骨附着处压痛点检查。

14)冈下肌肩胛骨附着处压痛点检查。

15)大圆肌肩胛骨附着处压痛点检查。

16）小圆肌肩胛骨附着处压痛点检查。

17）肩胛骨啄突压痛点检查。

18）胸锁乳突肌压痛点检查。

19）前斜角肌压痛点检查。

20）胸椎棘突压痛点检查。

21）胸脊柱背伸肌群压痛点检查。若有肘部或腕部疼痛者再进行：

22）肱骨外上髁压痛点检查。

23）肱骨内上髁压痛点检查。

24）桡骨茎突压痛点检查。

25）尺骨小头背侧压痛点检查。

26）尺骨茎突压痛点检查。

27）腕横韧带压痛点检查。

2、颈脊柱X线摄片检查；常规地先作正、侧位X线摄片，需要时不定期可以加摄左、右斜位片或张口正位片。对有椎管内占位性病变可疑者，应作椎管造影检查。摄片目的除了排除骨折、脱位、结核、骨肿瘤等病变外，还在于发现椎管内有无压迫脊髓与神经根等骨性变化的存在。可以在正位片上主要观察有无颈脊柱侧凸畸形或先天性变异有无椎体骨质增生等情况。在侧位片上观察有无颈脊柱生理性前凸弧度的改变，多数病例的前凸弧度减少、消失变直，甚至变为后凸畸形，其屈角多在 C_5 处，这种情况多属肌性因素引起。此外还可观察有无椎体骨质增生和椎间隙变狭等表现，均多见于 C_{5-6}、C_{6-7} 的椎间隙后缘。斜位片上观察有无椎间孔变小。张口正位片上观察有无齿状突偏移等。有关棘突偏歪、项韧带钙化、椎间隙前缘骨质增生、先天性变异如椎体融合畸形等，均不属发病因素，已为临床所证实。至于剩留的椎管内退行性骨性改变尽管在正常人身上经常遇到并证明并无任何影响，但对颈背肩臂痛并发臂丛神经麻刺感病例来讲，还是无法完全排除压迫脊髓和神经根的可能性。我们在长期临床实践中认识到：1）没有并发下肢高位脊髓压迫症象者；2）颈部活动范围测定未引出上肢传射症象或加重者；3）在颈背肩部特定部位压痛点进行试探性诊断的强刺激推拿而使头、项颈、背、肩上肢的症象立即明显好转者，对这些病例即使椎管内骨性变化最大，想象中对脊髓和神经根压可能性最大，也应该诊断椎管外软组织劳损。因为通过椎管外颈肩背部软组织松解手术，多可缓解症象，实践证明是符合客观事物本质的因果关系的。上述三点我院已作为常规应用，正确性极高，可以推荐为颈椎椎管内、外病变引起头、颈、背、肩、臂痛鉴别诊断的客观依据。

第四章 诊断与鉴别诊断

椎管外软组织损害性疼痛诊断概述

通过全身和局部检查以及 X 线摄片和化验检查，在排除其他有关学科疾病的基础上，主要根据以下几点进行椎管外软组织损害的诊断。

（一）详细而正确的病史

正确可靠的病史在诊断上的价值，已不需赘述。椎管外软组织损害性头、颈、背、肩、臂、腰、骶、臀、腿痛患者多属发病时间较久而病情复杂，因此必须详细询问病史。对发病原因、病程、症象、病情演变、外院诊疗情况等，均要询问清楚，并写好详细记录。

1、发病原因方面：着重有无外伤史和工作性质、劳动强度等方面的询问。

2、要查清这次疼痛发作有无诱发因素（如过度劳累、轻度外伤、发热，特别是病毒性感染等），还是急性外伤后遗所致。何时起病，是初发还是复发？如属复发，则更应查明首次发作的时间，曾发作过几次，每次发作的症象变化，当时诊疗情况，是否治愈，有无残留症象等。

3、症象方面：要包括头颅、五官、口腔、背胸、肩胛、上肢、腰腹、骶尾、臀髋、大腿根部、下肢、全身关节、泌尿生殖系统等各个部位的疼痛以及麻木、麻刺、麻痹或冷、痒等症象，特别对上下肢传导症象的走向、途径，从何处开始到何处为止或局限于哪个部位的询问；有无植物性神经功能紊乱或内脏功能失调等症象的询问；女性还涉及结婚史、生育史、月经史和有无痛经、月经紊乱、生殖器痛、性交痛和性欲冷淡等以及男性涉及生殖器痛和性功能障碍等的询问。

4、病情演变方面是否属时发时好，多次反复发作而逐渐演变为时轻时重，最后发展为持续性痛而有间歇性加重的发展过程？是否由一处的疼痛经久未愈，逐渐发展为多处的疼痛或全身性疼痛？有无因咳嗽或大便等腹压增加而加剧疼痛及其程度？有无握拳少力、举手无脉、持物落地、间歇性跛行、大小便功能障碍等临床表现。

5、以往诊疗史方面：着重诊疗医院的名称和诊疗医师的姓名以及特种辅助检查的名称（如脑血流图、椎动脉造影肌电图、椎管造影、CT 扫描、核磁共振成像等）、最后诊断、治疗方法和治疗效果等情况的询问。

弄清楚上述五点的病史要点，对帮助作出本病的正确诊断具有重要的参考价值。

（二）压痛点检查

有关椎管外软组织疼痛特定部位的压痛点，必须按顺序逐一进行检查，以确定疼痛的部位、性质和范围。压痛点是明确软组织疼痛诊断的主要有力依据,也是决定非手术疗法或手术疗法的治疗部位和范围的客观依据。一般来讲,软组织疼痛在区分出原发部位和继发部位的疼痛和排除了椎管内病变以后,根据敏感的压痛点就可作出椎管外软组织损害的诊断。为此,对压痛点必须认真细致地、不厌其烦地和无遗漏地进行检查。

(三)原发部位和继发部位疼痛的区分

在椎管外软组织损害的病理发展过程中,已经明确了一处的疼痛经久未愈日后可以发展为全身性疼痛。因此在作出椎管外软组织损害性疼痛的诊断以前,必须先区分出原发部位的疼痛和继发部位的疼痛。这种全身性软组织损害性疼痛的发展过程,虽然比较复杂,但仍可从①病史②发病部位的先后③躯干上下部症象的轻重来确定两类不同性质的发痛部位。只有在这样的正确诊断的主导下,先进行原发部位疼痛的治疗;视结果再考虑继发部位疼痛的治疗,才是有的放矢。临床实践证明,不少病例的原发部位的病因治愈后,继发部位的症象往往也随着完全消失或显著减轻。所以在软组织损害性疼痛的诊断中,区分出原发部位和继发部位的疼痛十分重要,可以避免治疗上的盲目性或主次倒置。

(四)椎管内、外病变的区分

软组织外科学明确指出:软组织损害性疼痛应按解剖分型,可分为椎管内、椎管外和椎管内外混合型三种类型的诊断。三者的疼痛均由机体的软组织(也就是椎管外骨骼肌、筋膜、韧带等附着处以及椎管内退变性骨赘或髓核与神经根鞘膜和硬膜之间的脂肪组织)无菌性炎症病变的化学性刺激,作用于神经末梢所引起。单纯的机械性压迫作用于正常神经根只会引起麻木、麻刺或麻痹,所以传统的神经根受压致痛的理论因不符合客观实际被抛弃。所谓的腰椎间盘突出症或颈椎病(除外脊髓型)所有传统的诊断标准,实际上均属椎管内、外软组织损害性病变共有的症象和体征,决非腰椎间盘突出症或颈椎病所固有。以往采用这种"阴错阳差"的诊断标准当作腰椎间盘突出症或颈椎病的治疗依据,就导致治疗效果的不理想或完全无效。因此,对腰椎间盘突出症或颈椎病的传统诊断标准须作重新认识,这是刻不容缓的要事。这方面作者于1981年《中华医学杂志》(第61卷第二期第114页)"对腰椎间盘突出症传统诊断标准的重新认识"中作了报道;现在又通过10年时间不断的临床实践,更加深了这个认识的正确性和必要性。但是必须指出,单纯性腰椎管内病变(腰椎间盘突出症、腰椎管狭窄症等)累及神经根者,会出现主诉严重的腰骶痛或臀痛或臀腿痛与腘窝之间的传导痛,有时合并小腿后侧或后外侧吊筋感、酸麻痛或向足底、足趾传导的麻刺感,即所谓不典型的下肢传导痛(现称"干性痛"或"丛性痛"),只有少数仍残留沿大腿后侧和小腿外侧典型的坐骨神经放射痛(现称"根性痛"),只有少数仍残腿后侧和小腿外侧典型的坐骨神经放射痛(现称"根性痛");而单纯性腰部、臀部或腰臀部(合并大腿根部)软组织损害的疼痛均局限于病变区,它不但会并发不典型下肢传导痛,还会并发典型坐骨神经放射痛,这种放射痛的发生率远超过腰椎管内病变。半个多世纪以来,在下肢传导痛的分类中有"放射性坐骨神经痛"、"反射性坐骨神经痛"和"牵涉痛"3种。但三者之间的关系始终模糊不清,因此对明确腰腿痛诊断方面的帮助不大。现在有人用"根性痛"、"干性痛"和"丛性痛"来取代上述的三种分类,其优点仅在于简化和压缩了旧的名词,由于没有丝毫的质变,与旧名词一样,仍无助于诊断标准的创新。因此,如何在临床实践中不断探索本病的诊断标准,来进一步提高医疗质量,实属当务之急。作者认为:

1、在区分腰椎管内外病变时,采用脊柱侧弯试验、俯卧腰脊柱伸屈位加压试验(简称

"胸部腹部垫枕试验")和胫神经弹拨试验(三者简称为腰脊柱"三种试验"检查),由于三者的共同阳性体征属腰椎管内软组织损害性变病(神经根受累者)的特异性体征,故在鉴别诊断上具有决定性作用。我们对腰腿痛新的诊断标准叙述如下:

(1)凡发现腰椎间盘突出症传统诊断标准伴有典型坐骨神经放射痛(包括不典型下肢传导痛在内),腓总神经按压试验阳性,腰部、臀部或腰臀部及大腿根部出现一系列有规律的敏感压痛点,而"三种试验"检查阴性者,就可明确单纯性腰部、臀部或腰臀部软组织损害的诊断。这类病例临床中最为多见。所述的典型坐骨神经放射痛、腓总神经按压试验阳性和规律性压痛点均是椎管外软组织损害性腰腿痛多见的或固有的症象和体征。

(2)具备上述的症象、体征但"三种试验"检查阳性者,则应该诊断为椎管内外混合型软组织损害性腰腿痛。这类腰椎间盘突出症(或腰椎管狭窄症)和腰臀部软组织的混合体,在腰椎管内病变中占有很高的发病率,但在腰腿痛总发病率中远远低于单纯性椎管外软组织损害性腰腿痛。

(3)临床检查中仅有腰骶痛(有的涉及臀部)或并发不典型下肢传导痛(包括少数典型坐骨神经放射痛在内),腓总神经按压试验阴性,除腰骶部深压痛敏感外,腰臀的其他部位的压痛点并不敏感,但腰脊柱"三种试验"检查阳性者,应该诊断为单纯腰椎间盘突出症(或腰椎管狭窄症)。这种病例临床中极为少见。

对腰椎间盘突出症下肢固有的传导痛或放射痛,临床上很难分清。只能在混合型病例中先施行腰臀部及大腿根部的软组织松解术消除了椎管外软组织病变的下肢传导痛或放射痛,才能把这种椎管内病变的固有症象筛选出来而认识其本质。这些客观事物过去从未被人们所认识。

20多年来我们应用上述的新标准诊断椎管内、椎管外和椎管内外混合型软组织损害性腰腿痛,在临床检查中常有决定性意义。

2、在区分颈椎管内外病变时,可采用颈脊柱"六种活动范围的功能测定结合压痛点强刺激推拿的试探性检查"。

(1)在头颈背肩部一系列有规律的压痛点上施行强刺激推拿,而使椎动脉型、神经根型、交感神经型或混合型等4类颈椎病的症象和体征完全消失或显著改善者,就可明确为椎管外软组织损害性头颈背肩背痛,而完全排除颈椎病传统标准的诊断。这种推拿疗法是我们门诊中最常用的首选的治疗手段,对急性发作或病变较轻的病例常具有立竿见影的疗效;对顽固性病例采用压痛点银质针针刺疗法以及对多种非手术疗法无效而症象严重的病例采用颈背肩部结合锁骨上窝的软组织松解术多有意想不到的满意疗效。在1986年全国中西医结合软组织疼痛学术会议《论文汇编》的软组织松解术治疗"混合型颈椎病症象相同的头颈背应用研究部软组织损害"94例中,取得治愈65例(69.15%)、显效22例(23.40%)、有效4例(4.26%)、有效2例(2.13%)、无无效病例。前者的平均观察时间为10.88年,后者为9.68年,远期疗效满意。两文中的无效病例的病因和有效病例的残留症象,通过病例分析均非颈椎管内退变性骨赘所引起。所以从上述各种疗法的治疗效果来看,所治的四类颈椎病多是头颈背肩部及锁骨上窝软组织损害的疼痛。

(2)压痛点强刺激推拿后对这四类颈椎病的症象和体征未改善者,在椎动脉型病例中要多考虑脑动脉硬化症等内科疾病;在神经根型病例中应多考虑侧索硬化症、胸廓出口综合征等疾病。前文3例混合型无效病例的最后诊断就是这三种疾病。鉴于颈椎退变性骨赘致痛的发病率极低，我们在研究头颈背肩臂痛20余年的临床中还未遇到1例因颈椎退变性骨赘致痛需行颈椎减压手术的病例(除外脊髓型)。因此,对单纯性颈椎管内病变或颈椎管内外混合型病变缺乏应有的认识,故在本文中不敢主观臆断,妄下诊断标准的结论。

（3）对椎动脉造影和脑血流图检查诊断椎动脉型颈椎病的评价:上述两种检查方法是现今被公认为明确本病最为可靠的诊断手段。但作者对此有不同的看法:

对椎动脉造影讲,只有双侧椎动脉受累导提示——基底动脉供血紊乱,才会引起眩晕等颅脑症象。单侧椎动脉受压或阻塞,只要对侧血管正常,颅后窝会形成足够的侧支循环,是不会引起症象的。我们认为必须获得左右两侧血管致病的客观依据后,方能成立椎动脉型颈椎病的诊断,这是科学的。目前在椎动脉造影方面,由于经股动脉或其分支逆行插管的操作复杂和成功率不高, 故偏爱经椎动脉或锁骨下动脉直接穿刺法或通过肱动脉逆行插管,特别是后者被有些人列为椎动脉减压手术前的常规检查。但是这两种造影检查只能显示单侧的椎动脉,不能显示对侧的椎动脉。即使单侧椎动脉出现受压、阻塞的客观依据,由于不明确对侧血管有无致病情况,仍不能确立本病的诊断。所以这种单侧椎动脉造影的术前常规检查无助于提高诊疗质量,是多余的。

对脑血流图检查讲,眩晕患者脑血流图检查只能提示基底动脉有无供血紊乱的数据,但它不能决定这种供血紊乱是骨性因素或肌性因素致病的诊断。我们曾对40例既有椎动脉型颈椎病相同的临床表现,又有典型的颈椎骨性退变,按传统标准确认为颈椎病和推拿治疗必然无效的病例, 压痛点强刺激推拿却完全解除其症象。推拿后脑血流图复查有67.50%异常脑血流图恢复正常,25.00%改善和7.50%紊乱如旧。其次,我们还抽查了10年前软组织松解手术治愈颅脑症象的15病例作对照,他们术后长期正常工作无症象复发史,而脑血流图检查结果仍有60%病例提示——基底动脉供血紊乱。由此可知:①不处理颈椎退变性骨赘仅作头颈背肩部压痛点强刺激推拿可以治愈眩晕病,说明这种颅脑症象与骨赘增生无关,其真正的病因属于头颈背肩部软组织损害。②颅脑症象的消失并不等于脑血流图变化恢复正常,两者间无必然的因果关系(详见上述"论文汇编"的"对椎动脉型颈椎病发病机制和诊断标准的临床研究")。

（五）结论

决定椎管内外病变性疼痛的诊断,仍应以临床检查为主。本文推荐的腰脊柱"三种试验"检查和颈脊柱"六种活动范围测定结合压痛点强刺激推拿试探性检查"足可确立腰骶臀腿痛和头颈背肩臂痛的临床诊断。只有在临床检查正确区分出椎管内或椎管外不同病变的基础上,为进一步明确椎管内病变的性质和部位,可考虑再作椎管造影、CT扫描或核磁共振成像等辅助检查。对无手术指征的病例多不作这类检查。我们只对椎管内手术病例作为术前常规检查,其目的为了进一步明确诊断依据以及了解病变的性质和部位,便于作出手术规划。对腰腿痛患者,我们首先的是椎管造影。这种检查的优点在于①其明确椎管内病变的性质和部位的精确性和实用性不低于其他的辅助检查;②费用低廉,病家可以承受经济负担,适用于目前我国国情;③凡有骨科的医疗单位均可进行这种检查,方便患者。如果忽视甚至放弃有效的临床检查,完全依赖上述的特殊辅助检查所得的阳性结果作为椎管内病变诊断和治疗的依据,这是极不可靠和难以信赖的。因为在辅助检查中,即使象核磁共振成像最为先进的仪器也只能提示椎管内退变性骨赘或突出髓核的存在与否;根本无法提示椎管内退变组织的机械性压迫有无惹起神经组织的机能障碍,以及在退变性骨赘或髓核与神经根、硬膜之间的脂肪组织有无因无菌性炎症的化学性刺激而惹起疼痛。倘使我们单凭这些辅助检查的阳性结果作为椎管内病变而进行椎管内手术的话，则会出现三种不同的后果：①对单纯性椎管内病变，术后的疗效应该是满意的，但这完全是"碰运气"的偶然性，而不是治疗的必然性。②对无症象的退变性骨赘或髓核突出而合并椎管外软组织损害者，手术无助于椎管外病变性疼痛的减轻，就导致治疗的失败。③对椎管内外混合型病变，由于椎管内手术无法治愈椎管外的发病因素，故临床上最多只能减轻症象而不能根治，后期又会突发或加重。这些就是腰椎间盘切除术或腰椎管狭窄松解术的近期疗效不理想和远期疗效很差的重要原因。作者认为，这些椎管内手术失败或疗效差的原因不应该全归咎于手术本身，要负主要责任的却是本病上的混淆不清。如果正确地针对椎管内、椎管外或椎管内外混合型3种不同的病因进行有的放矢的治疗，必然会提高本病的医疗质量，这方面必须引起我们应有的重视。

宣蛰人　韩惠珍　宣佳平

（原载《全国中西医结合软组织疼痛学术会议论文汇编》(北京)1990;7-11）

椎管外软组织损害性腰痛或腰腿痛的鉴别诊断

腰痛或腰腿痛系一症侯群，牵涉到内科、神经内科、神经外科、骨科、腹部外科、泌尿外科，女性患者还涉及妇科等疾病，应该细致地作出鉴别诊断。有疑问者，还得请有关的专科医师进行会诊。只有完全排除了有关专科的疾病以后，方能考虑椎管外软组织损害性腰痛或腰腿痛。

长期以来，由于人们对椎管外软组织损害性腰痛或腰腿痛的本质没有完全认识，因此在临床上造成许多不同的诊断名称，十分混乱。为了提高腰痛或腰腿痛的诊疗质量，在做出本病的鉴别诊断之前，尽可能地对这些诊断名称进行探讨，去伪存真，达成比较统一的认识，是十分必要的。

一、作者对目前流行的腰痛或腰腿痛许多诊断名称的不同看法

1、以症象作为诊断的"坐骨神经痛"在腰椎管内外软组织损害问世以后，在临床上没有诊断价值，应该摒弃。

2、腰$_3$横突综合症、棘上韧带劳损、棘间韧带劳损、腰背筋膜劳损、腰背筋膜纤维织炎、凝闪腰、髂腰韧带劳损、臀肌筋膜炎、臀肌纤维织炎、臀上皮神经症候群、髂胫束劳损、梨状肌症候群、臀部脂肪小结节、髌腱末端病等等，是惯用的诊断名称。它们除掉发病部位不同或发病软组织不同外，这些病痛的病因、病理、临床表现以及治疗原则和治疗方法又基本完全一致，因此均可归属于腰臀部及大腿根部软组织损害的范畴之内，不应该作为独立的疾病来看待。而且这些不同部位或没软组织的损害性病变作为诊断名称的病例，绝大多数伴有比较广泛的腰部、臀部及大腿根部软组织损害性病变，通过腰臀部和大腿根部有系统的

和全面的压痛点检查,是完全可以明确认断,其差异仅在这些软组织的症象、体征和无菌性炎症病变程度较轻,没有被检查者所认识而已。正因为以前介绍的许多惯用的诊断名称的病例中,其不同部位或不同软组织的局部损害性症象和体征比较显著突出;就在这些单一的发痛部位或发痛软组织上进行局限性非手术疗法治疗或简单的手术疗法治疗,多可不同程度地缓解症象收到比较满意的近期疗效,因此有人就把这些发痛的不同部位或不同软组织作为诊断名称来考虑,可是它们所并发的腰部、臀部和大腿根部软组织损害的症象和体征较轻,易被人们所疏忽,特别以往对压痛点在椎管外软组织损害性腰痛或腰腿痛诊断上的重要性认识不足,临床上又缺乏这种有效的检查手段,而常把其他部位软组织的病痛遗漏,是造成治疗无效、残余痛或后期症象复发的主要原因,过去文献上所报道的治疗腰痛或腰腿痛的 Heyman 手术 Oher 手术、梨状肌切断手术、臀上皮神经切断手术以及我们早期施行的股内收肌群松解(旧称切痕剥离)手术或腰椎横突尖松解(旧称切痕剥离)手术等之所以远期疗效不够满意,原因不在于此。对上述手术后疗效差的病例,我们再通过定型的腰臀部软组织及肌内收肌群松解手术等,由于松解范围的扩大,基本上符合彻底消除腰臀部和大腿根部等所有压痛点的要求,又收到非常理想的治疗效果,从而进一步提高了我们的认识。

　　3、过去均认为先天性骨骼畸形会引起疼痛,因此把移行性腰骶(腰椎骶化或骶椎腰化)、隐性脊柱裂合并腰₅棘突肥大、腰骶部关节突畸形、副骶髂关节、棘突间关节形成、腰椎棘突偏歪等等作为腰痛或腰腿痛的原发因素来考虑,现在看来并非如此。我们认为:①先天性畸形是生而固有的畸形,它与多数正常人骨骼相比较确属异常;便对其本人来讲,这种骨骼畸形还是从胚胎逐渐生长发育而来,并非后天形成,是否属于疼痛的原发因素,恐需进一步探讨。②有此畸形者,当在青壮年身体活动能力最强旺时期多无疼痛症象;相反,畸形常在中年时期因腰痛或腰腿痛作临床检查与 X 线摄片中附带地发现。假使这些畸形确是疼痛原发因素的话,那么为什么青壮年时期多没有出现疼痛的因果关系呢? ③对具有上述先天性骨骼畸形的椎管外软组织损害性腰痛或腰腿痛的病例,我们不治疗骨骼畸形仅针对局部所有压痛点施行不同的定型的软组织松解手术,也可以消除疼痛,说明这些先天性骨骼畸形与疼痛并无关系。④以先天性髋关节脱位的治疗为例,可以说明问题。如身体站立时,当离开髋臼正常解剖组成的股骨头,处于髂骨部并向上滑动之际,会产生臀小肌机能不全,就会继发臀小股包括整个臀部和大腿根部,还涉及腰部等软组织损害,引起疼痛。成人先天性髋关节脱位的常规治疗是股骨粗隆间叉状截骨手术,其目的在于重建股骨对骨盆的力学支点,以及企求缓解疼痛。不少病例通过近截骨段的内收与远截骨段的外展使髋臀部病变较轻的软组织得到间接地放松,消除了症象,达到"以松治痛"的目的。但术后仍有不少病例后遗臀痛、大腿根部痛、腰痛或腰腿痛,有些病例甚至症象没有丝毫改善,这在临床上也经常遇到。我们对这些残余痛病例根据腰部、臀部和大腿根部的压痛点分布区域施行不同的定型的软组织松解手术,术后却使疼痛消失。说明这种改正力这关系的矫形手术仍无法彻底消除继发性无菌性炎症的软组织疼痛。以后我们对有些软组织损害性压痛点敏感的病例,在股骨粗隆间叉状截骨手术前先行不同的定型的软组织松解手术,尽管这种先天性髋关节脱位依然存在不变,而疼痛却明显缓解。如此又得出先天性畸形不是疼痛原发因素的另一个重要例证。

　　4、对后天性骨骼畸形如腰椎压缩性骨折畸形愈合、陈旧性腰椎横突撕裂骨折、椎弓峡不连接或腰椎滑脱、腰 $_5$—骶 $_1$ 椎体间隙变窄、腰骶椎后关节紊乱、腰椎体前上角骨不连接（多认为髓核边缘性脱出所致）、许莫氏结节、扁平髋、股骨头缺血性坏死（包括肌骨颈骨折三刃钉内固定术后遗者在内）、股骨颈骨折不愈合等，以及发生原因不明的骶髂关节致密性骨炎、产后耻骨联合分离症等，在传统理论上公认为腰痛或腰腿痛因果相连的发痛原因。现在，临床实践证明，这种后天性骨骼畸形包括髌骨软化症、髌股关节软骨软化症和股骨髁软化骨软化症、股骨髁骨折畸形愈合、踝关节脱位骨折畸形愈合、跟骨骨折畸形愈合、第二跖骨缺血性坏死、大骨节病等等在内，与先天性骨骼畸形一样，也不是疼痛的原发因素。因为我们对上述病例不处理骨骼畸形，仅根据软组织损害性压痛点分布区域施行不同的定型的软组织松解手术，出人意外地完全消除或显著减轻了疼痛。以 I 度或 II 度腰椎滑脱来讲，临床上发现有这种骨骼畸形存在而无症象出现者，大有人在，为什么未引起疼痛，应该发人深思！其次，我们对某些病例不处理腰椎滑脱畸形，仅通过针对软组织损害的非手术疗法（密集型压痛点银质针针刺等）也完全消除了疼痛。为什么有些病例长期没有疼痛复发，应正视这个问题。这些事例可以说明有这种骨性紊乱者，并非人人会引起疼痛。此外，我们还对 I 度或 II 度腰椎滑脱者不处理骨骼畸形，仅根据腰臀部和大腿根部敏感的压痛点施行不同的定型的软组织松解手术，不但同栏可使腰痛或腰腿痛消失，而且下肢麻木、麻痹也一并消除，长期恢复原工作未复发，远期疗效良好。再以跟骨骨折畸形愈合为例，不论骨骼畸形程度何等严重，但根据压痛点施行踝部软组织松解手术，也消除了疼痛。这种腰椎滑脱与跟骨骨折的畸形包括其他后天性骨骼畸形在内，从生物力学观来看是一个十分重要和想象中必然会后遗疼痛的发病因素，可是临床上通过软组织松解术确实消除了疼痛。这也是通过长期观察和大量实践检查的客观事物，无法否定。因此又明确了上述的后天性骨骼畸形也是不会引起疼痛的论据。

至于它们的疼痛发病因素仍在其周围损害性病变的软组织。如在骨折病例中，外伤时周围软组织也同时受到破坏和出血，这种坏死组织的分解所产生的创伤性无菌性炎症病变，是引起疼痛的原发因素；其他病例（无外伤史者）的疼痛仅可能是周围软组织因慢性劳损惹起无菌性炎症病变的原发因素，这样的考虑似乎比较合适。

5，把全身骨骼的骨质增生或肥大性改变作为疼痛的发病因素来认识是不正确的。这种骨性表现纯属骨骼的生理性退行性变化，也就是骨骼的"老化"现象，决不能当作病理性变化来看待。因此，把它作为疼痛的发病因素，是不符合客观事实。我们在临床上遇到不少的 X 线片上具有这种严重的骨性表现者，可是自觉生平以来无半点腰痛或腰腿痛的感觉；其次，对 X 线片上具有严重骨性表现的许多腰痛或腰腿痛，有些具被外院诊断"增生性脊柱炎"或"肥大性脊椎炎"的，我们只施行定型的腰部或臀部等软组织松解手术，却同样地解除了疼痛。这些客观事实，完全可以说明骨质增生或肥大性改变与原发性疼痛无因果关系。当然对椎管内骨质增生者，我们并不完全排除硬膜外与神经根鞘膜外脂肪因机械性压迫引起继发性无菌性炎症病变导致疼痛的可能性，以及这种机械性刺激若起脊髓神经、马尾神经或神经根的压迫症象（麻木、麻痹或下肢完全瘫痪）的可能性。但是，只要腰椎管内病变的三种检查方法——脊柱侧弯试验、俯卧腰脊柱伸屈位加压试验和胫神经弹拨试验均阴性，即使腰 $_{4-5}$、腰 $_5$—骶 $_1$ 椎体后缘的骨质增生最为严重，我们从未把它当作疼痛与麻木、麻痹的发病因素来考虑。为什么有严重的椎管内骨质增生者多无上述的神经刺激症象？原因是骨质增生的形成过程十分缓慢，渐增的慢性机械性刺激对正常神经组织不会引起压迫症象；

这与小儿胸脊柱结核病治愈成长后造成严重的驼背畸形一样,神经组织的生长发育已完全适应于狭窄椎管的环境,故无症象出现。临床实践证明上述情况不但适用于颈脊柱与胸脊柱,而且同样适用于骨盆与四肢各个关节,它们的骨质增生或肥大性改变也均不是疼痛的原发因素。以髋关节骨关节病伴有腰臀腿痛的不少病例,我们根据压痛点分布区域施行定型的臀部或腰臀部软组织及股内收肌群松解手术,可使疼痛完全消失。但对其因骨性变化引起的髋关节功能障碍,仍需后期通过不同的骨性矫形手术以重建肢体功能。再如外院施行人工股骨头置换术后遗疼痛严重的髋关节骨关节病病例,以及我们先施行骨性矫形手术后仍有残余痛的这种病例,再施行定型的臀部或腰臀部软组织及股内收肌群松解手术,又可完全消除这种疼痛。如此,又进一步证明髋关节骨关节病的退行性骨性变化不会引起疼痛;疼痛来源于腰臀部和大腿根部的软组织损害。

6、虽则腰骶椎后关节滑膜嵌顿与骶髂关节半脱位也作为腰痛或腰腿痛的发病因素来认识,并以其病理变化作为诊断名称。但是这些诊断是否正确,有待进一步探讨。因为罹此症状,在治疗上均施行非手术疗法可获得缓解,从未有人试用过手术治疗,因此它们真正的病理变化仍然是个谜。我们认为,很可能由于疼痛部位刚位于腰骶椎后关节或骶髂关节处,也就是腰骶部软组织损害的好发部位;再因过去对这两处软组织损害会引起腰痛或腰腿痛的重要性认识不足,因而误诊此症。因为我们对这两种典型病例,均不作任何手法整复,一促使嵌顿的滑膜或半脱位的骶髂关节的复位,仅在髂后上棘内缘与腰骶椎后关节或骶髂关节的软组织中作压痛点银质针针刺疗法,多可收到立竿见影的治疗效果。从而明确这两种病痛仍是腰骶部软组织损害,恐非腰骶椎后关节滑膜嵌顿与骶髂关节半脱位。

7、神经官能症或癔症可以引起腰腿痛并发下肢瘫痪或腰腹痛者,是客观存在的事物。此症均是功能性病变,不属于器质性病变,发作时往往与精神状态有联系。通过暗示疗法有一定效果。但是要作出这种功能性病变的诊断之前,首先必须完全排除有关的器质性病变,方能诊断神经官能症或癔症。而今有不少医师忽视腰臀部软组织损害性压痛点的存在,也没有经过暗示疗法的证实,单凭临床检查中发现疼痛与麻木的分布情况同神经解剖不符合的结果,而做出神经官能症或癔症的诊断,恐怕是不够慎重的。因为这种诊断标准我们在软组织损害性腰痛或腰腿痛中经常发现,而且对不少被诊断为神经官能症或癔症引起腰腿痛或并发下肢瘫痪的病例,通过针对软组织损害性压痛点分布区域进行定型的腰臀部软组织及股内收肌群松解手术,也消除了症象。更由于对某些软组织损害性腰腿痛病例,经外院误诊腹部肿肌瘤作剖腹探查阴性,术后诊断为神经官能症或癔症者,我们施行了上述软组织松解手术,也消除了症象。因此,这种腰腹痛的消除不能说成是第二次软组织松解手术暗示疗法的结果,否则难以解释第一次剖腹探查为什么不能达到暗示疗法成功的道理。我们的认识是,这种软组织松解术不可能治愈真正的功能性病变,是众所周知的常识。为什么现在这些手术恰恰能有效地治愈过去诊断为神经官能症或癔症引起的腰腿痛并发下肢瘫痪或腰腹痛的病例? 归根结底主要是诊断上出现了阴错阳差和张冠李戴的问题。由于临床上有不少腰腿痛病例因长期受严重病痛的折磨常会继发某种神经官能症或所谓的植物性神经功能紊乱症象,有可能造成诊断上的错觉;再因以往对软组织损害性压痛点没有很好认识和掌握,疏忽了诊断这种器质性病变的重要的客观依据,就把软组织损害性腰腿痛并发下肢瘫痪或腰腹痛错误地当作神经官能症或癔症来诊断,是可以理解的。为此我们建议有关医师在作出神经官能症和癔症引起腰腿痛并发下肢瘫痪或腰腹痛的诊断以前,最好常规地进行有系统的软组织损害性压痛点的检查，把这种器质性病变的可能因素也考虑进去，对提高诊断质量是有帮助的。否则，对这种软组织损害的病例轻率地作出神经官能症或癔症似是而非的诊断，给患者带上"难治之症"的帽子，造成患者很大的精神负担和身体痛苦，应该避免。

二、软组织损害性腰痛或腰腿痛应该与下列疾病作出鉴别诊断

1、腰椎结核或骶髂关节结核：发病比较慢性，为持续性腰痛，有的也可以并发坐骨神经痛。下午有低热，夜间出盗汗，可能有肺结核，常并发腹部、腰骶部或髋部冷性脓疡。红细胞沉降率加速。腰椎 X 线常规摄片显示病变的骨骼出现骨质疏松、关节间隙变或骨质破坏，有时可出现死骨形或腰椎结核无瘘管形成者在 X 线片上多可见到椎旁脓疡的阴影。

2、强直性脊椎炎：过去认为是类风湿性关节炎的一种类型，但近年来有人认为它是有别于类风湿的另一种慢性骨关节病，但病因不详。慢性发病，病程发展缓慢，多见于青年男性患者，好侵犯脊柱与骶髂等微动关节。病变活动期时，血红蛋白减少，红细胞沉降率加速，而血清类风湿因子反应常罕见阳性，这是与类风湿性关节炎外围型的不同点，但目前认识还未一致。腰痛范围广泛，与软组织损害性腰腿痛一样具有明显的压痛点。腰椎 X 线常规摄片显示双骶髂关节常受侵犯，多在骶髂关节下 2/3 处起病。早期表现关节边缘模糊，以髂骨边关节软骨下骨质破坏。以后破坏区边缘出现骨质增生硬化，最后形成骨性强直。病变有明显向上蔓延倾向，常累及腰椎和胸椎，累及颈椎者较少见，脊椎后关节模糊以至消失，关节周围软组织钙化，椎间隙可见线条样致密阴影相连，脊椎显示显著的骨质疏松，脊柱呈"竹节"样骨性连接，以致活动功能完全丧失。

3、腰椎化脓性骨髓炎：起病急剧，如有外伤，则症象常出现于伤后 24~48 小时。病变部位处于腰部深层，故不易发现红、肿，但局部疼痛和功能障碍等主诉和体征极为明显，还伴有高热、寒战、血液白细胞增多等全身中毒性症象。腰椎 X 线常规摄片所示，起病 2 周之内，腰椎骨骼无异常发现；一般 2 周后可显示病变处骨质疏松、多数分散的不规则虫蚀样小破坏区、骨小梁消失、密度减低、边缘模糊不清死骨形成等骨髓炎表现。

4、脊椎柱骨质疏松症：多发生于停经后的老年妇女。慢性病例，有广泛性腰痛。X 线常规摄片显示整个脊柱的骨质疏松，骨小梁减少；典型病例的椎体中间凹陷并呈鱼尾状。

5、泌尿系统结石：肾结石或输尿管结石引起梗阻或继发感染时可发生同侧腰痛。疼痛性质多属钝痛或隐痛；结石移动引起梗阻，则出现肾绞痛、患者呻吟、面色苍白，出汗，呈虚脱状态，疼痛从腰部开始，沿输尿下放射，可至股部、睾丸或阴唇，属阵发性，一般持续数分钟至数十分钟，也可长达数小时，常伴有恶心、呕吐现象。血尿是本病的第二个重要病象，故对尿常规检查血尿阳性。体征者，应请泌尿外科医师会诊。此外，腰椎 X 线常规摄片中还可显示肾结石、输尿管结石包括膀胱结石在内的阴影来明确诊断。

6、转移性癌肿：本病侵犯腰椎或骨盆的骨骼引起骨质破坏者，通过腰椎 X 线常规摄片检查是容易识别的。但对早期转移性癌肿 X 线片上还未显示出骨性改变或转移性癌肿不在骨骼而在腹内脏器者，诊断十分困难，这种病例均常合并软组织损害性压痛点，故与软组织损害性腰痛或腰腿痛很难鉴别。在最早的 10 年(1962-1972)中我们曾遇到 5 例作为软组织损害性腰痛或腰腿痛进行软组织松解手术，直至后期才明确转移性癌肿的诊断。它与软组织损害性腰痛或腰腿痛的唯一区别，就是有难以忍受的疼痛，患者日夜不能入眠。有 1 病例腰部剧痛 4 个月，每晚长期下蹲。2 例为外院病例，因有腰痛，作者参诊时怀疑转移性癌肿，但经其他专科医院会

诊作多种检查均属阴性而被排除,故在软组织松解手术前也未明确诊断。

7、马尾肿瘤:发病缓慢,为进行性疼痛。夜间卧床则疼痛加剧,起床活动后症象可以减轻,因之有许多病例常通宵行走,这也是可供参考的诊断要点之一。多数病例合并软组织损害性压痛点,因此与椎管外软组织损害性腰痛或腰腿痛难以鉴别。还有我们的临床实践证明,高位的脊髓肿瘤会引发双下肢皮肤感觉减退及双下肢肌力变弱,均呈进行性加重,于是行走时形成两脚如踏棉絮状一样的少力和感觉迟钝,但无下肢麻木及麻痹感出现。此外还会并发大小便功能紊乱、膝腱与跟腱反射消失或减弱、踝阵挛阳性等。可是马尾肿瘤多无上述的神经压迫症象,更易误诊为单纯的椎管外软组织损害性腰痛或腰腿痛。我们早期曾遇到 3 例软组织松解手术无效被专科医院明确为神官能症的病例。最后均经椎管造影证手术切除肿瘤获得治愈,就是例证。但是可以明确,通过椎管外软组织松解手术筛选出来的马尾肿瘤的固有症象也不是典型的坐骨神经放射痛,而是不典型的腰腿痛,如疼痛多变,忽轻忽重,痛轻时谈笑风生,忽而疼痛增重就嚎啕大哭,甚至跪地求治;有的站立少痛,平卧剧痛;有的快走无痛,慢走生痛等等。椎管造影显示在正侧位 X 线片上均有杯口样阻塞阴影。腰椎穿刺检查发现脑脊液的蛋白增高。此两者是马尾肿瘤最为有效的诊查手段和可靠的阳性体征,对本病可疑病例均应该作这两种常规检查,不可遗漏。马尾肿瘤病例同样会出现腰脊柱"三种试验"检查的阳性体征,故在椎管内外病变引起腰痛或腰腿痛的鉴别诊断中可起决定性的作用。

8、腰椎间盘突出症与腰椎管狭窄症:作者早已提出椎管内神经根或椎管外神经干受不同性质刺激的临床表现如下:

(1)单纯的机械性压迫刺激正常神经根(干)不可能引起疼痛,它对神经根(干)的刺激所产生神经机能障碍只是从麻木到麻痹,依压迫的不同程度而有区别。但是神经组织对渐增的机械性压迫有很强的抗压作用,故而不易引出压迫症象。

(2)神经根(干)鞘膜外脂肪罹得无菌性炎症病变所产生的化学性刺激作用于神经末梢,才是疼痛的发生原因。

(3)只有在神经根(干)鞘膜外脂肪存在着无菌性炎症病变时,即使这种渐增的慢性机械性压迫也必然引起疼痛或麻痹,其疼痛的发生原因仍是无菌性炎症病变的化学性刺激,而机械性压迫的刺激仅不过对这种化学因素起到激惹疼痛的作用。因此,不论腰椎间盘突出症或腰椎管狭窄症的发病原因,也完全一样。现在,由于腰椎间盘突出症的传统诊断标准来认识的主观症象和客观体征是椎管内发病因素与椎管外发病因素的腰腿痛共有症象和共有体征,因此在确定腰椎间盘突出症的诊断上难以作为主要依据,这一结论作者已早作报道。所以腰椎间盘突出症包括腰椎管狭窄症与椎管外软组织损害性腰痛或腰腿痛的鉴别诊断须作重新探讨。在临床检查中,作者提出了腰脊柱"三种试验"检查的阳性体征是腰椎管内病变神经根受累者的特异性体征,是鉴别腰椎管内外病变主要的和颇为可靠的方法;椎管造影、肌电图、CT 扫描或核磁共振成像仅能作为诊断参考的辅助检查手段。至于间歇性跛行,不但在腰椎管狭窄症或腰椎间盘突出中均可出现,而且也会出现于椎管外软组织损害性腰腿痛,因此不可能作为腰椎管内外病变的鉴别诊断所用。

宣蛰人

(原载《颈肩腰腿痛防治通讯》(安徽合肥)1982;2:1-7)

腰椎管内外病变引起腰腿痛 3 种鉴别方法的探讨——介绍腰脊柱"三种试验"检查

腰腿痛的诊断和鉴别诊断比较复杂。自 1974 年起的 5 年中,作者在软组织松解手术治疗椎管外软组织损害性腰腿痛的认识基础上,致力于腰椎管内外病变引起腰腿痛诊断和鉴别诊断的探索,发现 3 种可靠的检查方法——脊柱侧弯试验、俯卧腰脊柱伸屈位加压试验(简称胸部腹部垫枕试验)与胫神经弹拨试验。这种腰脊柱"三种试验"检查的共同阳性体征只能在腰椎管内病变刺激神经根引起腰腿痛的病例中出现,常见的为腰椎间盘突出症、腰椎管狭窄症、硬膜外与神经根鞘膜外炎性脂肪增殖或马尾肿瘤等,因此可以精确地与椎管外软组织损害性腰腿痛作出鉴别诊断。

一、脊柱侧弯试验

1、检查方法:

(1)患者站立,双上肢伸直、放松、下垂于身旁。双下肢伸直,足跟并拢(图 1),在不增重腰腿痛的情况下,令患者躯干保持一适度后仰的体位,就使腰脊柱有一适度前凸或有一前凸倾向。

(2)检查者站立在患者后方,面向患者背部。一手按在患者健肩的外上方,另一手放在病侧骨盆的髋外方。

(3)在此位置上,检查者将放在病侧髋外方的一手按住骨盆制动;另一手把健肩推向病侧,将患者的整个脊柱连同头部渐渐弯向病侧(图 2)。脊柱侧弯时要以检查者的推动为主,勿令患者主动侧弯腰部,以免因病侧椎管外腰骶部软组织损害时某些病变的深层肌主动收缩引起肌附着处的牵拉性刺激出现假阳性体征的疼痛。还要患者保持双膝伸直和双足跟不得离开地面,以避免足跟提起致同侧骨盆上升,影响试验的正确性。

(4)当脊柱向病侧变到极度时,询问患者有无病侧腰骶痛或并发下肢传导痛的出现或加剧? 有无下肢麻刺感出现? 要患者用示指端指明腰骶痛的正确部位,以便判断病变在腰 $_3$ —骶 $_1$ 的哪一个椎板间隙处。

(5)以后检查者调换双手位置,帮助患者把脊柱逐渐弯向健侧到极度时(图 3)再询问病侧腰部有无症象出现? 本试验反复检查 2 次。

2、临床意义:脊柱侧弯试验可出现下列几种不同的临床表现。

(1)脊柱向病侧弯到极度时,患者主诉病侧腰骶部,也就是腰 $_{3-4}$、腰 $_{4-5}$ 或腰 $_5$ —骶 $_1$ 的椎板间隙处,出现深层痛或并发臀部或下肢传导痛和有些病例并发下肢麻刺感者,则为本试验的阳性体征,此时可以判断有腰椎管内发病因素的可能性;病侧侧弯试验阴性者,则这种可能性不大,但须通过俯卧腰脊柱伸屈位加压试验与胫神经弹拨试验方能明确诊断。

(2)脊柱向健侧弯到极度时,可使原先因病侧脊柱侧弯试验引出的病侧腰骶部深层痛与下肢症象完全消失。凡在此动作中由于病侧腰肌过度牵伸出现病侧腰际疼痛者,可判断为病侧椎管外腰部软组织有损害性病变的可能性,应进一步作腰臀部软组织损害性压痛点检查来明确诊断,因为压痛点是椎管外软组织损害的重要诊断依据。若健侧脊柱侧弯试验无病侧腰痛出现者,则上述的可能性不大或因其病变较轻而未引出症象,但也需作压痛点检查加以证实。

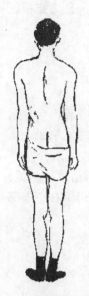

图1 右腰 $_5$~骶 $_1$ 椎间盘突出症病例在脊柱侧弯试验检查前的直立姿势。本病例的腰脊椎呈明显的右凸与后凸

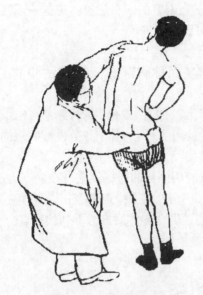

图2 病侧脊柱侧弯试验时,本病例主诉原有右腰骶痛明显增剧,传射至右臀部;右下肢麻刺感传射至足跟。患者示指所示为右腰骶部深层痛加剧的部位

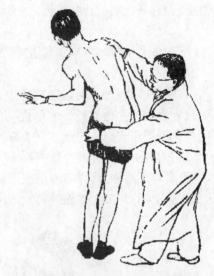

图3 健侧脊柱侧弯试验时,患者顿觉原有在病侧脊柱侧弯试验中引出的右腰骶部深层痛与右下肢麻刺感消失。本病例因无并发右椎管外软组织劳损,故在健侧脊柱侧弯试验时无病侧腰部软组织牵拉痛引出。病侧脊柱侧弯试验引出病例腰骶部深层痛增剧结合健侧脊柱侧弯试验使这种病侧腰骶部深层痛消失者,为脊柱侧弯试验的阳性体征

（3）病侧脊柱侧弯试验既引出病侧腰骶部深层痛与健侧脊柱侧弯试验又引出病侧腰痛者,则可判断为既有腰椎管内病变引起的又有腰椎管外病变引起的腰腿痛。

（4）也有些病例当向病侧弯到极度时仅有病侧臀部或下肢的传导痛而无病侧腰骶部深层痛的情况,考虑到这些疼痛既可能由于单独的原发性臀部软组织损害所引起,但也不能完全排除腰椎管内病变引起的传导痛,故需根据俯卧腰脊柱伸屈位加压试验与胫神经弹拨试验来帮助明确诊断。若后两种试验均阳性,则应把这种臀痛或下肢传导当作腰椎管内病变引起的传导痛来看待;若后两种试验均阴性,则应把它们作为原发性臀部软组织损害的传导痛来看待。

3、原理:由于腰神经根鞘膜外与硬膜外具有无菌性炎症病变产生化学性刺激的脂肪是腰椎管内病变引起腰腿痛的物质基础,也只有椎管内存在着这种炎性物质的条件下,才能使任何导致椎管的内径变窄,容量减少,促使椎管内病变组织(突出的椎间盘、增厚的黄韧带等)的机械性压迫进一步刺激这种炎性脂肪,引起真正的因椎管内发病因素而导致的疼痛。因为脊柱在这样的伸展位上进行病侧侧弯试验时,其腰骶段脊柱的病侧部分随之相互

接近,两个邻近脊柱的上下关节突也相对地缩叠,造成黄韧带相应地鼓起,这些骨骼的或韧带的机械性压迫,作用于神经根或硬膜时,首先会刺激周围的炎性脂肪引起疼痛。腰椎管内外病变引起腰腿痛的混合型病例通过脊柱向病侧侧弯以后,就彻底放松了病侧椎管外痉挛或挛缩的所有腰部肌肉和筋膜等软组织,以及完全排除它们的牵拉性刺激,使之无痛。在此特殊位置上就暴露出腰 $_3$—骶 $_1$ 椎管内发病因素的固有症象。把这一阳性体征作为腰椎管内病变引起腰腿痛的诊断依据之一,是可以信赖的。

二、俯卧腰脊柱伸屈位加压试验(简称胸部腹部垫枕试验)

1、检查方法:患者俯卧于硬床上,双上肢伸直、放松,置于身旁。先令患者放松全身肌肉,检查者在其主诉腰骶痛的部位,也就是病侧腰 $_3$—骶 $_1$ 各节椎板间隙的腰部深层肌上探压,找得深层压痛点。先做如下检查。

(1)俯卧腰脊柱伸展位压痛测定(图4)用伸直的拇指尖垂直在痛点上进行适度的深压,询问患者有无疼痛、传导痛或下肢麻刺感出现?以后检查者停止深压,但拇指仍留在压痛部位的皮肤上不得移动,以保持再次按压的正确性。然后进行下列检查。

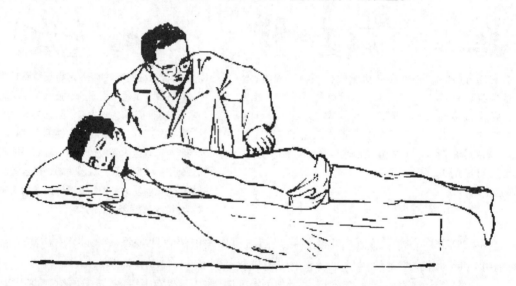

图4 右俯卧腰脊柱伸展位压痛测定情况:检查者在患者右腰 $_3$~骶 $_1$ 椎板间隙的腰部深层肌部位以拇指尖探压,找到敏感的深层压痛点

(2)俯卧腰脊柱超伸展位压痛测定(图5)把一只压紧后直径至少30cm高的长圆枕垫在患者前胸部,使腰脊柱出现超伸展。检查者用未曾移开皮肤的拇指再在原压痛点上以相同的压力进行深压,询问患者有无疼痛、传导痛或下肢麻刺感出现?与前述的测定比较,有无疼痛程度的加剧、减轻或无改变?再停止深压,拇指仍不移开压痛部位。最后进行如下测定。

(3)俯卧腰脊柱过度前屈位压痛测定(图6)把长圆枕向下移动置于腹部,刚位于脐眼偏下处,使腰脊柱形成一过度前屈的位置。检查者再用拇指尖深压原来的痛点,询问患者有无疼痛、传导痛和下肢麻刺感出现?与前两次测定比较,有无疼痛的加剧、减轻或无改变?本试验重复检查2次。

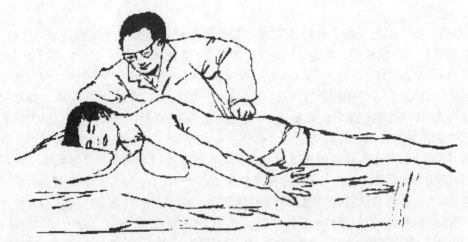

图 5 右俯卧腰脊柱超伸展位压痛测定情况：把一只压紧约 30cm 高的软枕垫在患者的前胸部,使腰脊柱呈超伸展位。检查者用拇指在原压痛点上以相同压力进行深压,本病例引出腰骶部深层痛明显增剧,传射至右臀部;右下肢麻刺感传至足跟(患者脸部表情紧张)

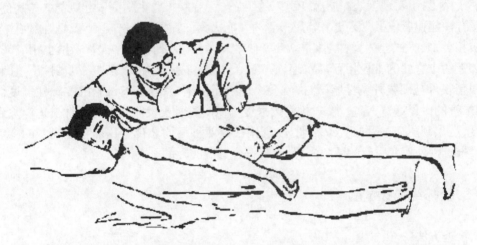

图 6 右俯卧腰脊柱过度前屈位压痛测定情况:把此枕向下移动置于腹部(位于脐眼偏下处),使腰脊柱呈过度前屈位。检查者用拇指压原压痛点上以相同压力进行深压,本病例引出原有右腰骶部深层痛与右下肢麻刺感消失(患者脸部表情轻松)。本试验结合上述两种测定所得,明确为俯卧腰脊柱伸屈位加压试验的阳性体征

2、临床意义:通过俯卧腰脊柱伸屈位加压试验的 3 种结果比较,可以识别出下列几种不同临床表现。

(1)俯卧腰脊柱伸展位上压迫腰$_3$—骶$_1$腰部深层肌的某一部位出现明显压痛时,由于椎管内发病因素与椎管外发病因素均有可能引起这种剧痛,故在鉴别诊断上无多大意义。

(2)俯卧腰脊柱超伸展位上与俯卧腰脊柱伸展位上的压痛比较,不论椎管内发病因素或椎管外发病因素, 在俯卧腰脊柱超伸展位上远较在俯卧腰脊柱伸展位上更易引出剧痛,其发病机制见下述"原理"项内所述,因此在鉴别诊断上也无价值可言。先作俯卧腰脊柱伸展位压痛测定,其目的在于发现压痛点后进一步作俯卧腰脊柱超伸展位与俯卧腰脊柱过度前屈位的测定。若在俯卧腰脊柱伸展位上并无压痛出现,则可以免予进行本试验其他两种

不同体位的测定。

（3）俯卧腰脊柱过度的前屈位压痛测定与俯卧腰脊柱超伸展位压痛测定的比较：①若在俯卧腰脊柱过度前屈位上测定，使原有在俯卧腰脊柱超伸展位上引出的深压痛、传导痛或下肢麻刺感完全消失或接近安全消失的病例，则前者可判断为腰椎管内发病因素阳性体征的可能性；而后者即使残留轻度压痛，但考虑到椎管内病变为时过久，可继发腰部深层肌的轻度损害，也应作为腰椎管内病变为主的腰腿痛。②若原有疼痛等症象仅适度减轻，则应考虑腰椎管内外病变引起腰腿痛混合型病例的可能性，既因椎管内发病因素又因椎管外发病因素导致疼痛，可进行脊柱侧弯试验与胫神经弹拨试验以及腰臀部软组织损害性压痛点检查，帮助明确最后诊断。③若原有疼痛等症象无改变，基本上排除了腰椎管内发病因素存在的可能性，可考虑为椎管外软组织损害性腰腿痛。但仍需进行臀部软组织损害性压痛点检查以及脊柱侧弯试验与胫神经弹拨试验，帮助作出最后诊断。

由于①与②均属俯卧腰脊柱伸屈位加压试验的阳性体征，所以在脊柱侧弯试验以外又找到腰椎管内病变引起腰腿痛的另一个诊断依据。

3、原理：本试验由于前胸部垫枕致腰脊柱处于超伸展位，腰部深层肌因之在缩短位置上彻底放松，易于发现该处深层病变组织的压痛点。在腰椎管内病变引起腰腿痛的病例中，俯卧腰脊柱超伸展位上测定更易暴露椎管内发病因素的症象。与脊柱侧弯试验阳性体征的原理极相类似，本试验的脊柱超伸展后，就使椎管内径进一步狭窄，椎管容量也相应减少；再因邻近两个脊柱的椎板相互紧靠，上下关节突相互缩叠，致使黄韧带的机械性压迫，刺激神经根鞘膜外与硬膜外炎性脂肪时，就会出现压痛加剧。相反，本试验的腰脊柱过度前屈后，因椎管的内径增宽，容量增多，椎管内病变组织对这种炎性脂肪的机械性压迫消除到最小程度，就出现压痛显著减轻或不明显，利用在这两种不同体位上压痛程度改变的特点来鉴别腰椎管内外病变引起的腰腿痛，是比较符合客观实际的。

三、胫神经弹拨试验

1、检查方法：

（1）患者俯卧于硬床上，放松全身肌肉。

（2）检查者一手提起患侧踝部，使膝关节屈成直角位。腘窝部软组织因之完全松弛；另一手的示指尖在股骨远端的腘窝中间偏内外先找到胫神经干，在其上作轻巧的横行弹拨（图7），询问患者有无局部不适、疼痛以及小腿后侧传导性麻刺感等出现？以后再在健侧腘窝作相同的对比检查，因为健侧正常神经干弹拨时不会引出任何症象的。本试验也重复检查2次。相同的对比检查，因为健侧正常神经干弹拨时不会引出任何症象。本试验也重复检查2次。

2、临床意义：弹拨胫神经干时，凡出现任何局部不适、疼痛或其他刺激症象者，即使程度最轻，均属本试验的阳性体征。弹拨时手法要轻巧，切勿重按神经干；更忌按压腘窝部关节囊（通过髌下脂肪垫松解手术消除这种传导痛获得证实），所以重按时有可能引出假阳性体征。

3、原理：本试验在腰椎管内外病变引起腰腿痛的诊断和鉴别诊断中虽较上述两种试验具有较高的正确性，凡有椎管内发病因素刺激下腰部神经根者，在极大多数病例中有胫神经弹拨试验的阳性体征出现。但是也要与脊柱侧弯试验和俯卧腰脊柱伸屈位加压试验的阳性体征结合起来。若后两种试验完全阴性而光有胫神经弹拨试验阳性的话,恐应考虑病变的臀肌刺激坐骨神经干所致的可能性。为什么胫神经弹拨试验阳性者极大多数属于腰椎管内发病因素,而腓总神经弹拨试验阳性者极大多数属于椎管外发病因素的机理?目前我们还未完全认识。

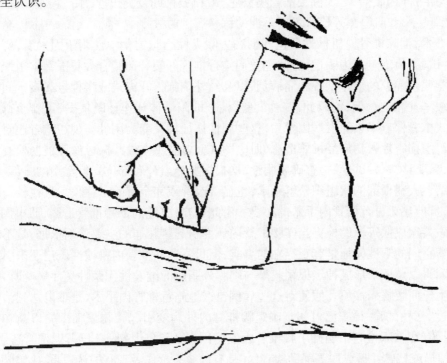

图 7 右胫神经弹拨试验的检查情况,检查者左手提起患侧踝部、使右膝关节屈成直角位,腘窝部软组织因之完全放松;右示指端在股骨远端的腘窝中间找得胫神经,作轻巧的横行弹拨,本病例引出胫神经的敏感触痛(但在健侧作对比检查并无症象发生),证明右胫神经弹拨试验阳性体征

四、讨论

临床实践证明,极大多数腰椎管内病变刺激神经根引起的腰腿痛,不论是单纯的或混合型病例,必具备上述的腰脊柱"三种试验"检查共同的阳性体征。通过手术解除了椎管内发病因素以后,又可使全部体征变为阴性。但是经验告诉我们,对胫神经弹拨试验阳性结合脊柱侧弯试验阳性者,或胫神经弹拨试验阳性结合俯卧腰脊柱伸屈位加压试验阳性者,作为腰椎管内病变引起腰腿痛的诊断,经手术验证并无偏差出现。故而临床上有时仅凭腰骶部与腘窝部这种上下结合的两种阳性体征,已可明确为腰椎管内病变的诊断。对只有腰骶部脊柱侧弯试验与俯卧腰脊柱伸屈位加压试验均阳性而胫神经弹拨试验阴性者(临床上还未曾遇见过),以及"三种试验"中仅有 1 种试验阳性者(临床上也极少见到),均不能作为腰椎管内病变的诊断依据。其次,腰脊柱"三种试验"检查阳性体征的出现与神经根鞘膜外和硬膜外脂肪无菌性炎症病变的发作有密切关系,即当炎症增剧时体征就显著,炎症消退时体征也会减轻或消失。所以临床上常见到不少病例,经卧床休息或其他非手术疗法消除症

象后而使全部阳性体征变为阴性。虽则腰脊柱"三种试验"检查的操作比较简单,但要达到正确的检查、运用和判断来获得正确的诊断与鉴别诊断,并非容易,初学者还需要较长时间的临床实践,方能掌握。

1975 年起,我院把这"三种试验"检查在腰腿痛病例的诊断和鉴别诊断中作为常规应用。在早期 5 年内收治了 45 例腰椎管狭窄症、70 例腰椎间盘突出症,术前检查明确"三种试验"、椎管造影和肌电图等检查均属阳性的每一病例通过腰$_4$—骶$_1$或腰$_5$—骶$_1$全椎板式椎管探查术,消除椎管内机械性压迫和彻底去除炎性脂肪的化学性刺激因素后,所有病例的"三种试验"检查全变为阴性;有些经我们施行椎管外腰臀部结合大腿根部软组织松解手术后仍有残余症象的混合型腰腿痛病例,以及经外院施行开窗式或半椎板式腰椎间盘切除手术未缓解症象的病例,均以此"三种试验"检查的阳性体征作诊断依据,重新施行上述的全椎板式椎管探查术去除发病因素后,这些阳性体征均又变为阴性。现在笔者还对少数椎管外软组织损害性腰腿痛经椎管造影、肌电图、CT 扫描或核磁共振成像等辅助检查均阳性的病例,只要这"三种试验"检查确属阴性,均根据压痛点分布部位先行定型的腰部、臀部或腰臀部结合大腿根部的软组织松解手术,也显著改善或完全解除了症象。且在较长时期的观察下,目前还无再行椎管内手术的必要。由此可知,单纯的依赖椎管造影、肌电图、CT 扫描或核磁共振成像等辅助检查当作腰椎管内病变引起腰腿痛的主要诊断依据,是不够全面的。尽管它们的阳性体征是客观存在的事实,但只要这些椎管内机械性压迫还未引起神经根机能障碍以及还未形成神经根鞘膜外与硬膜外脂肪的继发性无菌性炎症病变时,临床上不会产生任何腰腿痛症象。假使对这些病例错误地施行椎管内手术,是难以达到治疗的目的。通过"三种试验"检查已可初步确定腰椎管内外病变引起腰腿痛临床的诊断和鉴别诊断。也只有在临床检查中明确了腰椎管内发病因素的诊断基础上,再考虑椎管造影、肌电图、CT 扫描或核磁共振成像等辅助检查,才是有的放矢。作者现有的认识是,决定腰腿痛的诊断依据仍然是以临床检查为主,腰椎管造影、肌电图、CT 扫描或核磁共振成像等辅助检查只能起到辅助诊断与明确病变的性质和部位的作用。任何主次倒置的思考在诊断上常会造成盲目性错误而影响治疗效果。过去由于对腰腿痛的本质认识不够,因此在诊断和鉴别诊断中缺少行之有效的检查方法。以腰椎间盘突出症为例,它的诊断标准中所有传统的自觉症象与阳性体征,以现有的椎管内外软组织无菌性炎症的化学性刺激引起疼痛的概念作重新的认识,均属腰椎管内外发病因素的共有症象与共有体征,因此在确定腰椎间盘突出症的诊断上是难以作为主要依据的。笔者的临床实践证明,本文介绍的腰脊柱"三种试验"检查所得的全部阳性体征确是腰椎管内病变刺激神经根引起腰腿痛的特异性体征,诊断正确性极高,可以推荐为本病的诊断标准的客观依据。

宣蛰人

（原载《上海市一九七九年度颈肩腰腿痛防治经验交流会论文汇编》1980;30-34)

腰椎间盘突出症传统诊断标准的重新认识

我院自 1962 年起对腰腿痛疾患进行研究，认为多数患者的发病是由腰椎管外软组织损害所致，其自觉症象和阳性体征与椎管内病变(常见的除腰椎间盘突出症以外，还有椎管狭窄症，硬膜外与神经根鞘膜外炎性脂肪增殖及马尾肿瘤等)的临床症象及体征相同。以后，通过对椎管内病变的研究，进而发现，单纯机械性压迫产生的神经刺激按压迫的程度表现为麻木至麻痹，只有当神经周围组织存在无菌性炎症病变时，才会在麻感的同时出现疼痛。以腰椎间盘突出症为例，也仅在突出物长期压迫神经根及硬膜周围的脂肪组织，产生水肿、充血、粘连及纤维组织增生等继发性无菌性炎症时，才会引起疼痛。所以，我们认为对传统的腰椎间盘突出症的诊断标准须作重新认识，分析讨论如下：

一、自觉症象方面

(一)腰痛并发坐骨神经痛

这一典型症象随病程的进展，可有以下几种表现。

1、早期腰骶部疼痛：我们认为腰₅—骶₁椎间部位的深层肌及其附着处在外伤后遗或慢性劳损情况下，最易发生无菌性炎症病变，其临床表现亦为早期腰骶痛时发时好，逐渐发展为时轻时重，最后变为持续性疼痛。我们对许多病例采取单纯压痛点银针针刺疗法多可消除或显著减轻症象，可见这些早期腰骶痛多半属于椎管外软组织损害性病变所引起，不一定是椎间盘突出症所致。此外，不少老年人并无因椎间盘生理性退变而发生腰骶部疼痛史的事实，也不符合传统的椎间盘纤维环破裂前出现腰骶疼痛症象的看法。

2、咳嗽、喷嚏时下肢放射痛加重：我们认为腰椎间盘突出症的患者发生此临床症象的机理为静脉回流障碍引起椎管内静脉暂时怒张，同时脑脊液压力升高，刺激了硬膜外及神经根鞘膜外无菌性炎症病变的脂肪所致，并非如传统观点认为是对神经根单纯机械性压迫的结果。在单纯椎管外腰臀部软组织损害的患者，由于咳嗽、喷嚏等动作引起腹压突然增加，腹肌过度紧张，使腰骶部病变软组织受到突然性牵扯拉刺激以及病变腰肌的突然紧张，导致典型的腰痛并发坐骨神经放射痛加剧者十分多见。具有这一临床症象的患者往往同时存在椎管内外病变，属混合型腰腿痛。

综上所述，具有这一典型症象的患者多为椎管外腰臀部软组织损害，只有部分症象不典型但严重的患者才为椎管内病变。前者的发病因素是椎管外软组织无菌性炎症病变，后者是椎管内硬膜外与神经根鞘膜外脂肪的无菌性炎症病变。两者的自觉症象均由化学性刺激引起，并非椎间盘突出对神经根单纯的机械性压迫刺激所致。在少数单纯腰椎间盘突出症病例中，同时存在椎管外软组织无菌性炎症病变，也可产生典型的腰痛并发坐骨神经痛症象。

(二)腰肌僵硬与腰部运动障碍

按照传统的认识，由于后突的椎间盘与椎管内组织对神经根的压迫或摩擦增加而引起疼痛,腰部肌肉出现保护性肌痉挛,造成腰肌僵硬与腰部运动障碍。而临床事实揭示,当突出症象并非局限于腰椎间盘突出症一种疾病;在单纯的硬膜外与神经根鞘膜外炎性脂肪增殖病变时,即使没有机械性压迫存在,也会产生这种症象;特别是椎管外腰骶部软组织损害的保护性肌痉挛,同样会造成腰肌僵硬与腰部运动障碍。

二、阳性体征方面

(一)脊柱侧凸弯与腰脊柱后凸

腰椎间盘突出症确可发生腰脊柱侧凸与腰脊柱后凸,但是腰部或臀部软组织严重损害同样可以产生如上的体征。例如在腰部深层肌中以少数单侧的骶棘肌为主的损害可使腰部深层肌损害交替性发作时又可出现交替性脊柱侧凸;甚至单侧臀部软组织严重损害同样可以引起腰脊柱突向病侧。又如在腰部深层肌中以腰背筋膜后叶与骶棘肌为主的严重损害常会造成腰脊柱过度前凸,一般多是前屈受限,且有疼痛增重,但后伸时多使症象减轻;以多裂肌、旋椎肌与腰背筋膜前叶为主的严重损害,视病变的轻重而出现腰脊柱生理前凸减少、消失或变为后凸,一般多是后伸受阻,且会引起疼痛增重,但前屈时多使症象减轻。我们有大量病例通过椎管外腰臀部软组织松解术使这些体征变为阴性。

(二)腰椎棘突旁压痛引出坐骨神经痛增剧

以往认为,这一阳性体征对腰椎间盘突出症的诊断和定位具有重要意义。然而,我们看到在单纯的椎管外腰臀部软组织损害病例中,包括混合型病例在内,按压腰 $_4$—骶 $_1$ 部位的腰部深层肌压痛点,亦可出现这一阳性体征。过去认为这一体征的产生机理是通过力的传导作用对神经根的压迫或刺激加剧所致。我们认为,椎管内病变时产生此阳性体征的机理,是由于这一试验使腰脊柱在后伸位上形成病变部位椎间孔的上下关节突相互接近,造成椎管内径变小,使其附着的黄韧带缩短增厚,在此部位加压,使其对神经根鞘膜外与硬膜外炎性脂肪造成压迫,增强炎性脂肪组织的化学性刺激,从而引起腰痛并发坐骨神经放射痛增剧。

(三)坐骨神经紧张试验

就以下常用的几种进行分析。

1、直腿抬高试验与直腿抬高屈踝试验:以往认为此 2 种试验阳性是腰椎间盘突出症的必备体征,在诊断上有极高的实用价值。我们在临床上常遇到不少这 2 种试验阴性、直腿抬高达 90° 的腰腿痛病例,经手术证明恰是腰椎间盘突出症者,从而证明此 2 种试验阳性并非腰椎间盘突出症必备的体征。实际上,这 2 种试验仅对椎管外软组织损害或混合型病例可引出典型的坐骨神经放射痛增剧,对单纯的椎管内病变的病例,引出的只是不典型的放射痛加剧。此外,单独臀上皮神经周围组织损害,股内收肌群耻骨下支附着处损害、腰背筋膜髂嵴附着处损害等急性发作时也均会出现典型的坐骨神经放射痛和直腿抬高不超过 10-30° 的阳性体征,通过局部软组织松解术后,因症象消失即可使患肢直腿抬高至 90°,为数极多。

2、坐位紧张试验:我们发现,在突出的椎间盘与受压的神经根之间形成脂肪的继发性无菌性炎症粘连时,这一体征确有较高的阳性率出现。但是,椎管外腰臀部和大腿根部软组织损害的病例,其中直腿抬高试验阳性者,作此试验也同样阳性,若强迫膝关节伸直,就会造成患侧腰臀部病变软组织紧张,引起坐骨神经放射痛增剧。

3、屈颈试验：此试验在腰椎间盘突出症的阳性率并不高。有不少病例手术前屈颈试验阴性者，术中却发现有椎间盘突出压迫神经根。反之，临床上多见有椎管外腰$_4$—骶$_1$部位软组织无菌性炎症严重的患者，由于极度屈颈的动作使整个背伸肌群紧张，引起腰骶部病变的骶棘肌、多裂肌、旋椎肌和腰背筋膜等附着处的牵拉性刺激增加，而产生或加剧腰痛并发坐骨神经放射痛。

4、仰卧挺腹试验：我们认为腰椎间盘突出症如果不存在局部无菌性炎症病变，在进行此项试验时，突出的椎间盘压迫神经根只能产生放射性麻刺感而不是疼痛。反之，无论是腰椎间盘突出症患者或其他椎管内病变（包括没有明显的机械性压迫存在）引起腰腿痛的病例中，只有椎管内存在无菌性炎症时，此项试验才可阳性。此外，在椎管外病变病例中，由于腰骶部和臀部的肌附着处存在无菌性炎症的病变，挺腹时，腰部深层肌、臀肌与腿部后方肌肉强烈收缩均可刺激这些软组织，引起腰痛和典型的坐骨神经放射痛加剧。由此可见，该阳性体征还可出现于混合型病例中。

5、颈静脉加压试验：我们认为此试验引起阳性体征的机理与咳嗽、喷嚏时引起坐骨神经放射痛加剧的机理相似，其诊断意义亦与后者相同。由于这一试验的阳性率较低，且老年和高血压患者可能发生并发症而被列为禁忌，故临床上使用不多。

6、健肢直腿抬高试验：我们的临床实践证明，这种阳性体征在腰椎间盘突出的病例中较少见，或只有不典型的放射痛；而椎管外病变的腰腿痛病例中，由于健肢抬高时健侧腰肌的紧张涉及患侧的腰部深层肌，故在严重的急性发作时，往往会引起典型的坐骨神经放射痛加剧。混合型病例亦可阳性。

（四）肌神经紧张试验（包括俯卧伸髋、俯卧伸腰试验）

临床上，此项阳性体征极为少见。但在股内收肌群耻骨上支附着处损害急性发作时，可以引出与股神经完全相同的放射痛，因此这一试验也不具有特异性。

（五）邻近神经根受累后的下肢表现。

具体又可分为：

1、感觉障碍：传统认为，感觉障碍常作为腰椎间盘突出症的诊断及其定位的参考。我们认为，皮区的痛觉过敏是神经受炎症的化学性刺激的反应；皮区的感觉减退或消失是神经受严重的机械性压迫刺激的结果。神经根或神经干受到上述不同刺激后，就会在所属皮区产生不同的感觉障碍。例如腰椎间盘突出症，突出物对神经根的机械性压迫可以在所支配下肢皮区出现相应的感觉减退或消失；但坐骨神经干受腰臀部病变软组织的痉挛或挛缩的压迫时，如果受压部位的神经纤维是上部腰神经根的延长和继续，亦可在所支配的皮区出现相同的感觉减退或消失。而临床所见的坐骨神经痛与小腿外侧的痛觉过敏，多数为椎管外发病因素所致。

2、反射障碍：我们的临床观察证实，无论神经根受突出的椎间盘的压迫或神经干受腰臀部病变软组织的痉挛或挛缩的压迫，当受压过久或压力无穷大时均会引起神经的变性反应而形成膝腱或跟腱的反射障碍。

3、肌萎缩与肌力减弱：过去认为，这一体征虽因在不少其他影响功能的疾患中均可出现，在诊断上意义不大，但跷拇肌力减弱仍被视为诊断腰椎间盘突出症的参考依据之一。而我们认为，无论神经根或神经干，压迫过久时均会因神经机能障碍而产生肌萎缩与肌力减弱。因此，这一体征包括跷拇肌力减弱在内，也只是两者的共有体征。

综上所述,我们通过多年对腰腿痛研究的临床实践认为,作为腰椎间盘突出症的传统诊断标准的症象与体征,均为椎管内软组织损害性与椎管外软组织损害性腰腿痛患者所共有,并非腰椎间盘突出症的特异性诊断依据。

宣蛰人

(原载《中华医学杂志》 1981;2:114-116)

"椎动脉型颈椎病"发病机制
和诊断标准的临床研究

"椎动脉型颈椎病"会引起头痛、头昏、眩晕、耳鸣及重听等颅脑症象。主要病因是椎动脉受颈椎间孔内退变性骨赘的压迫,导致脑供血不全。常规的诊断标准是典型的临床表现和 X 线表现。手术切除骨赘,解除受累血管的机械因素是本病的根治手段。但是,临床中经常遇到外院诊断"椎动脉型颈椎病",有的已被建议前路减压手术的病例,我们在体检时发现其患侧头颈背肩部软组织的压痛点极为敏感,行强刺激推拿多可快速消除或显著缓解症象;仅对少数多次复发的顽固性"椎动脉–神经根型颈椎病"需行椎管外软组织松解术,则更可收到满意的远期疗效,这使我们产生了一些新的认识。为了进一步研讨本病的发病机制和诊断标准,作者于 1985 年 3 月 ~1986 年 3 月间在我院有关科室的协作下,进行了比较系统的临床研究,现报道如下。

一、临床资料

(一)病例选择

由骨科、电生理室和放射科各派专人主持这一科研门诊。先由电生理室医师选择脑血流图的额乳导联(颈动脉系统)和枕乳导联(椎动脉系统)的检查以及转颈试验检查,所提示椎——基底动脉供血不全、障碍或兼有不全和障碍(以下简称椎–基底动脉供血紊乱)的"颈椎病"可疑病例转给骨科,作为研究对象。

(二)研究方法

骨科医师无选择性接受转来患者的诊疗任务。详细询问病史和做好记录后,不作体检就转给放射科医师摄颈脊柱正侧和双斜位 X 线片。以后由骨科医师作下列临床检查:①对"颈椎病"可疑病例,不论有无下肢的神经刺激症象,常规地作踝阵挛检查,以排除早期的高位脊髓压迫症。②在患者端坐位上作颈脊柱"六种活动功能测定",即被动性颈脊柱过度的前屈、后伸、左右侧屈和左右旋转。如果上述测定中无颅脑、颈项或臂手等症象增重,说明椎间孔内既无椎动脉受累的供血紊乱,也无颈神经根受累的机能障碍存在,基本上可以排除"椎动脉型或神经根型颈椎病"。因为真正的椎动脉压迫症或颈神经根压迫症在上述的颈脊柱全面活动中,必有一个方向的被动动作迫使受累的椎动脉或神经根过度拉长或延伸而增重症象。③对上述测定引出颅脑、颈项或臂手等症象增重者,为了排除头颈背肩部软组织损害引起相同症象的可能性,就得在其特定部位进行压痛点检查和施行强刺激推拿以作鉴别;推拿后颅脑、颈项和手臂等症象均消失,则从治疗效果推论,应该诊断为椎管外软组织损害性头颈背肩臂痛。鉴于压痛点是椎管外软组织损害的必备体征,所以对检查无压痛点发现或有压痛点而推拿无效的病例,就得考虑其他疾病包括"颈椎病"在内的诊断。④推拿完毕立即作第二次脑血流图和 X 线侧位片复查,以进一步观察脑血流图检查和颈脊柱曲度的变化。⑤推拿后隔 1 小时再作第三次脑血流图检查,再次对比观察椎 – 基底动脉供血的变化。⑥最后由 3 方医师汇集有关资料共同审评,统一意见后秉各科的侧重面进行总结。本文讨论着重椎 – 基底动脉供血紊乱和颈脊柱骨性退变的 X 线表现在 "椎动脉型颈椎病"发病机制和诊断标准方面的研究。

(三)病例分析

男 45 例,女 1 例。年龄 29-74 岁,平均 51.32 岁。病程 7 天 –20 年。

(四)临床表现

76 病例中,34 例有椎动脉型颈椎病 的典型临床表现;42 例有"椎动脉 – 神经根型颈椎病"的典型临床表现。

(五)X 线表现

全部病例均有不同程度的颈脊柱曲度改变,以及颈 $_{3-7}$ 椎间孔内涉及椎动脉或神经根可能受压的骨性退变,见表 1 的分型。这些骨性退变结合临床表现,按传统诊断标准就可确诊"椎动脉或椎动脉——神经根型颈椎病"。

表 1 76 例颈 $_{3-7}$ 椎间孔内的 X 线表现分型

X 线 表 现	例数
无骨性退变	35 例
椎间孔变小	10 例
颈椎关节骨赘	2 例
后关节骨赘	1 例
椎间孔变小及颈椎关节骨赘	17 例
椎间孔变小,钩椎关节骨赘及后关节骨赘	1 例
椎间孔变小及椎间隙变窄	1 例
椎间孔变小,椎间隙变窄及钩椎关节骨赘	7 例
椎间孔变小,椎间隙变窄,钩椎关节骨赘及颈 4 轻滑	1 例
椎间孔变小,椎间隙变窄,钩椎关节骨赘及后关节骨赘	1 例

(六)脑血流图检查

76 病例中,提示椎 – 基底动脉的供血不全 9 例(11.84%)、供血障碍 36 例(47.37%)和供血不全兼有障碍 31 例(40.76%)。如果将其中的颈 3–7 的椎间孔内有骨性退变的 41 病例结合异常脑血流图变化和典型临床表现来看,更可确诊为"椎动脉型或椎动脉 – 神经根型颈椎病"。

（七）压痛点和强刺激推拿

本组病例的头颈背肩部压痛点分布如下：

1、枕颈部压痛点：①枕外隆凸的肌附着处，②枕骨上项线和项平面的肌附着处，③颞骨乳突的肌附着处（上述 3 处附着的是斜方肌、胸锁乳突肌、头夹肌、半棘肌和头最长肌），④颈椎棘突的肌附着处（斜方肌、小菱形肌、上后锯肌、头夹肌、头半棘肌和棘间肌），⑤颈椎横突的肌附着处（提肩胛肌以及前、中、后斜角肌），⑥项筋膜和项伸肌群，⑦颈椎后关节的肌附着处（多裂肌和旋椎肌），⑧胸骨颈切肌的软组织附着处，⑨胸锁乳突肌胸骨和锁骨附着处，⑩前斜角肌第 I 肋骨附着处。诊疗要点：推拿①—③，颅脑症象可立即消失或缓解；推拿④—⑩，颈部症象可立即消失，肩臂手症象部分缓解；推拿⑩，还可使锁骨上窝痛或枕后痛、太阳穴痛消失。

2、肩胛骨压痛点：⑪提肩胛肌脊柱缘附着处，⑫小菱形肌脊柱缘附着处，⑬大菱形肌脊柱缘附着处，⑭冈上肌冈上窝附着处，⑮斜方肌肩胛冈、肩峰和锁骨附着处，⑯冈下肌冈下窝附着处，⑰大圆肌肩胛骨下方背面附着处，⑱小圆肌肩胛骨外上方背面附着处，㉒喙突的软组织附着处（喙肩韧带、喙锁韧带、喙肱肌、肱二头肌短头和胸小肌）。诊疗要点：推拿⑪，可使上背痛和肩痛减轻，枕后痛、太阳穴痛消失。推拿⑫—⑮，可使背痛减轻，肩痛消失。推拿⑯—⑱，可使肩胛痛、前胸痛、肩前方痛、上肢直至手指的传导痛和麻感消失。推拿⑲—㉒，可使肩胛痛、肩周痛、上臂痛消失。

3、背部压痛点：㉓胸椎棘突的肌附着处（斜方肌、大菱形肌、上后锯肌、头夹肌、项夹肌、多裂肌和旋椎肌），㉔背筋膜和背伸肌群，㉕胸椎后关节的肌附着处（多裂肌和旋椎肌）。诊疗要点：推拿㉓—㉕，可使背和前胸症象消失。

全部病例按上列压痛点进行系统的完全彻底的一次性强刺激推拿治疗，不作其他辅助疗法，故可从推拿效果来决定本病的正确诊断。

（八）治疗效果

75 病例（98.68%）的颅脑和臂手症象完全消失或接近完全消失，均属显效；仅 1 例（1.32%）无效。对显效病例嘱其到邻近医院继续推拿，以巩固疗效。

对 1 例推拿无效病例的分析：66 岁男性，14 个月前视网膜剥离手术后出现持续头昏，并有 1 次眩晕发作史。X 线提示左颈 $_{3-6}$ 椎间孔变小及颈 $_{5-6}$ 钩椎关节骨赘，但右侧颈椎间孔无骨性退变发现。脑血流图检查有转颈试验弱阳性，椎 - 基底动脉供血不全和障碍以及低平波提示退变发现。脑血流图检查有转颈试验弱阳性，椎 - 基底动脉供血不全和障碍以及低平波提示脑供血不全。按照传统概念，由于右侧椎间孔无骨性退变，故在未作右侧椎动脉造影完全排除血管的发育异常或病变（如动脉内粥样硬化样壁斑等）以前，是难以确诊"颈椎病"的。基于侧椎动脉受压或阻塞，颅后窝会形成足够的侧支循环，不会引起颅脑症象，所以，本病例仍请有关专科进一步检查，待完全排除其所属疾病，再作椎动脉造影术获得右侧血管致病的客观依据以后，方能成立"椎动脉型颈椎病"的诊断。

（九）X 线复查

76 病例中，推拿后 X 线侧位片提示颈脊柱曲度不同程度改善者 45 例（59.21%），说明颈脊柱生理弧度的变化多与肌性因素有因果关系。

（十）脑血流图检查

76 病例中,治疗后脑血流图变化的数据见表 2。从表中可见,压痛点强刺激推拿对本组半数以上病例的椎 – 基底动脉供血紊乱有快速的治疗作用。再以表 2 第 2 组 35 例(46.05%)分析,由于无颈椎骨性退变存在,其脑血流图变化异常的病因只能考虑双侧椎动脉发育异常或血管性疾病;但是推拿使颅脑症象快速消除,这就促使作者不得不排除上述血管的内在性发病因素。但是在表 2 第 3 组的 40 例(52.63%)中,既有"椎动脉型颈椎病"相同的临床表现,又有典型的颈脊柱骨性退变,对这些按传统标准确诊为"颈椎病"和推拿治疗必然无效的病例,压痛点强刺激推拿却能消除症象,这又促使作者重新认识退变性骨赘并非引起颅脑症象的血管外在性发病因素。更要引起注意的是,虽则强刺激推拿可使68.41%病例的异常脑血流图变化恢复正常,但所剩 31.59%病例仅有部分改善或仍紊乱如旧,其机理需认真研讨,此外,作者还无选择性抽查了 10 年前软组织松解术治愈严重颅脑症象的 15 例"颈椎病"作对照,他们长期正常劳动无症象复发史,而脑血流图检查的结果仍有 60%病例提示椎 – 基底动脉供血紊乱。由此可知,颅脑症象的消失并不等于异常脑血流图变化恢复正常,两者间无必然的因果联系。

表 2 治疗脑血流图变化结合治疗效果和颈 $_{4-7}$ 椎间孔

分组	X 线表现及脑血流图变化	效果	例数	点 76 例的%	占有效例数的%
第 1 组	有骨性退变,推拿后症象未改善和椎–基底动脉供血紊乱	无效	1 例	1.32%	1.33%
第 2 组	无骨性退变,推拿后症象消失和椎–基底动肪供血紊乱	恢复正常	25 例	32.89%	33.34%
		改善	6 例	7.90%	8.00%
		如旧	4 例	5.26%	5.33%
第 3 组	有骨性退变,推拿后症象消失和椎–基底动脉供血紊乱	恢复正常	27 例	35.52%	36.00%
		改善	10 例	13.16%	13.33%
		如旧	3 例	3.95%	4.00%

二、讨论

(一)发病机制

目前国内外应用非手术疗法治疗颈椎间孔内退变性骨赘压迫椎动脉或合并压迫神经根,形成的"椎动脉型或椎动脉 – 神经根型颈椎病"的方法颇多,常用的有颈椎牵引、颈围固定、传统推拿(按摩)、整骨疗法等、各种理疗、药液局封(硬膜外或局部)、中西药物(内服或外敷)、传统针灸、挑灸、激光穴位照射、提筋、刮痧等疗法以及医疗体育和练功十八法等等。虽则远期疗效多不够理想,但许多病例的满意或比较满意的近期疗效早被临床实践所肯定。可是骨赘系骨骼的生理性退变,也就是骨骼的老化表现而不是病变,本身就不会引起疼痛;再因正常神经组织受机械性压迫至多引起麻木或麻痹,所以椎间孔内退变性骨赘压迫正常神经根也不会产生疼痛;何况骨赘的形成过程十分缓慢,而神经组织对渐增的慢性机械性压迫有强大的抗压作用,也不易引起麻木或麻痹。还有,颈椎间孔内骨赘压迫椎动脉形成血管变窄或折曲,在椎动脉造影中常有发现。由于其中的血流仍可畅通运行而并非堵塞不通,多不会引起颅脑症象。即使一侧椎动脉完全堵塞,按传统概念也不会发生症象,其机理已见上述。另外,作者临床中经常遇见外院行颈椎前路侧前方减压术的不少颈椎病病例术后颅脑症象并无减轻而到处求医,可见彻底去除颈椎间孔内退变性骨赘也难以治愈"椎动脉型颈椎病"。如今,传统概念把椎间孔内的生理性退变当作引起"椎动脉型或椎动脉－神经根型颈椎病"的发病因素,乃是对本病发病机制认识上的一大阴错阳差。众所周知,非手术疗法无法消除椎间孔内压迫椎动脉或合并压迫神经根的骨赘,因此根本不可能治愈由此而引起的颅脑症象,包括合并的颈背肩臂手症象在内;其次,非手术疗法的治疗范围仅涉及椎管外而未进入椎管内,所以只能说,这全是针对椎管外软组织损害起治疗作用。现在,传统概念把它当作针对椎间孔内骨赘起治疗作用,这又是对本病治疗机理认识上的另一大阴错阳差。那么,为什么当今国内外许多同道在本病发病机制上会出现如此巨大的谬误呢? 究其原因不外乎下列 3 点:①对椎管内外无菌性炎症致痛学说缺乏认识,只能墨守成规地按传统的椎管内机械性压迫致痛学说的老概念诊治本病, 无法解决发病机制与治疗原理之间的矛盾。②思想上受传统概念长时期的熏陶和束缚而难以解放;或明知学术观点有误而不敢勇于推陈出新。③基于非手术疗法也有相当的近期效果以及施治者对客观事物缺乏科学分析,就把治疗椎管外软组织损害的效果张冠李戴地全部归功于治疗椎间孔内骨赘,这样就更巩固了传统的错误学说长期不衰。这种非客观性认识严重地影响了这类常见、多发病诊疗质量的提高,这是不言而喻的。为此作者从事这一临床研究,其目的旨在探讨一次性压痛点强刺激推拿显效病例的治疗原理,来检验本病传统发病机制空间是真理还是谬误作出去伪存真的结论,应该说这是完全符合科学论证的。

研究结果证明,①75 例(98.68%)具有典型的临床表现和椎－基底动脉供血紊乱者以及其中 40 例(52.68%)椎间孔内确有退变性骨赘的 X 线表现者,仅通过一次性椎管外软组织损害性压痛点的强刺激推拿治疗,而使全部病例的颅脑症象或合并臂手症象完全消失或接近完全消失;其治疗范围又未涉及椎管内血管或神经的内在性或外在性发病因素,因此这一非手术疗法临床研究成功的突破性效果,可以再次证明,"椎动脉型或椎动脉－神经根型颈椎病"传统的机械性压迫致痛的发病机制完全是非科学性的。②虽则应用脑血流图检查以判断椎－基底动脉供血变化现阶段仍是一普遍依赖的辅助诊断手段, 但从 75 例显效者治疗前后的对照中发现, 压痛点强刺激推拿能使椎－基底动脉供血紊乱恢复正常 52 例(69.34%),部分改善 6 例(21.33%)和紊乱如旧 7 例(9.33%)。从而明确了压痛点推拿只能对本病 2/3 以上异常脑血流图变化起到恢复正常的作用, 而对剩余 1/3 以下的异常脑血流图变化根本没有或仅有部分改善的作用;再从抽查 10 年前软组织松解术的治愈严重颅脑症象从未复发的 15 例"颈椎病"的脑血流图检查的结果来看,仍有 60%病例椎－基底动脉供血紊乱的存在。这两点客观事实足可证明,脑血流图检查所提示的椎－基底动脉供血紊乱并非是本病颅脑症象真正的发病因素。正因为传统的机械性压迫致痛学说的谬误,脑血流图检查缺乏辅助诊断的可靠性以及压痛点推拿确有卓越疗效,故而作者对本病真正的发病机制归属于无菌性炎症致痛学说, 也就是按照软组织外科学关于系列补偿调节新理论,即头痛、眩晕、耳鸣、重听等颅脑症象和臂手麻痛等症象有可能属于椎管外头颈背肩部或腰骶臀部软组织损害向上的传导症象,所以压痛点推拿带来了"上病下治"的卓越疗效。于是,作者把本病的诊断重新命名为椎管外软组织损害性头颈背肩臂痛,这是符合客观实际的。

（二）诊断标准

头颈背肩臂痛患者临床上多见,且病因复杂。必须首先排除其他学科可能引起相同症象的疾病 ,再根据特定部位一系列规律性敏感压痛点的阳性体征,才能作出头颈背肩部软组织损害性病变的诊断。尽管这种椎管外发病因素的病例临床中占极大多数,但也无法完全排除椎管内软组织无菌性炎症病变致痛发病因素的存在。这与软组织损害性腰骶臀腿痛完全一样,本病也要按解剖分型,分为椎管内、椎管外和椎管内外混合型 3 种诊断。采用本文介绍的颈脊柱"六种活动功能测定结合压痛点强刺激推拿检查",对上述 3 型可以作出精确的鉴别,有助于对本病作出有的放矢的治疗。

综上所述,作者以压痛点强刺激推拿显效病例的治疗原理检验本病传统的发病机制,得出如下结论:

1、传统的机械性压迫致痛学说全属阴错阳差,应该以椎管内外无菌性炎症致痛学说取代。

2、传统的针对椎间孔内骨性退变治疗本病的原理属张冠李戴,应该以针对椎管内外软组织损害的治疗原理取代。

3、"椎动脉型颈椎病"的诊断名称是错误的,对本组显效病例应该用椎管外软组织损害性头颈背肩臂痛取代;无效病例要考虑其他学科的疾病包括颈椎管内软组织损害的可能性。

4、传统的典型临床表现结合典型 X 线表现的诊断标准不适用于"椎动脉型颈椎病"和颈椎管内外软组织损害,应该摒弃。

5、软组织损害性头颈背肩臂痛也要按解剖分型,分为椎管内、椎管外和椎管内外混合型 3 种诊断;采用作者创用的颈脊柱"六种活动功能测定结合压痛点强刺激推拿检查",对上述 3 型可以作出精确的鉴别。

宣蛰人

(原载《全国中西医结合软组织疼痛学术会议论文汇编》(湖北 襄樊)1992;7-12)

"神经根型颈椎病"诊断标准
的重新认识

对"颈椎病"的认识是近几十年的事情。国内在 70 年代才开展手术疗法。虽则目前国内外不少学者公认"颈椎病"的发病机制是颈椎退变骨赘压迫脊髓、神经根和血管而引起一系列症象和体征,但仍有许多问题处于争论中,如"颈椎病"的命名、发病机制、分型、诊断标准及治疗方法等方面出现很多分歧,无法求得统一认识。

60 年代初叶起,作者在开展腰臀部及大腿根部软组织松解术治疗腰腿痛中,发现不少伴有"椎动脉 – 神经根 – 交感神经型颈椎病"(除外脊髓型)症象者,当软组织松解术解除腰腿痛后,其"颈椎病"症象术中也顿感消失。部分患者的"颈椎病"症象减轻不久又增剧,当在头颈背肩部压痛点上行强刺激推拿治疗后,"颈椎病"症象仍会立即消失;对少数多次发作的严重的原发性或继发性"颈椎病"病例根据压痛点分布颈肩背部软组织松解术,又多可治愈。在这一认识基础上,作者开展了软组织松解术治疗"神经根型颈椎病"和"混合型颈椎病",症象相同的头颈背肩部软组织损害共 120 例,取得 90% 以上的远期疗效。实践证明,椎管外软组织无菌性炎症病变的化学性刺激乃是惹起头颈背肩手痛的重要发病因素。过去对这类头颈背肩部软组织损害的病因、病理认识不足。因此,就把它的"颈椎病"等同起来而混为一谈,严重地影响了治疗效果。所以作者认为对"颈椎病"的诊断标准须作重新认识。现就"神经根型颈椎病"分析讨论如下。

一、自觉症象方面

(一)颈背肩痛并发臂丛神经痛

这一典型症象随着病程的进展可以有下列几种临床表现:

1、早期颈背肩痛:作者认为颈背肩部和锁骨上窝的软组织特别是肌肉及其附着处在外伤后遗或慢性劳损的情况下,最易罹及无菌性炎症病变,其临床表现亦为早期颈背肩痛。作者对这种病例采用压痛点强刺激推拿疗法多可消除症象。可见这些早期颈背肩痛多半属于椎管外软组织损害或少数椎管内软组织损害所引起,决不是"颈型颈椎病"由于椎间盘变性后髓核直接压迫后纵韧带,牵拉支配后纵韧带上的窦椎神经等感觉神经纤维所致;也不是与颈椎失稳、后关节错缝、椎间隙某一节段不正常,后凸或轻度滑椎等有关联。

2、后期出现沿颈脊神经节段走行方向的烧灼样或刀割样疼痛:我们认为颈背肩部软组织损害经久不愈,会出现上肢痛。这种传导痛的发病部位以冈上肌和大、小圆肌等肩胛骨附着处为最多见;因锁骨上窝的臂丛神经受累致痛者仅为少数。多数病例在肩胛骨该肌附着处行软组织松解术,则近远期疗效更为显著。说明上肢传导痛不一定是椎间盘退变或颈椎关节增生的骨赘压迫颈神经根所致。

3、腹压增加的动作可使上肢放射痛增重:我们认为"颈椎病"的患者发生此临床症象的机理为静脉回流障碍引起椎管内静脉暂时性怒张,同时脑脊液压力升高,刺激了颈神经根鞘膜外无菌性炎症的脂肪所引起,并非如传统观点认为是对神经根单纯机械性压迫的结果。因为我们在椎管内病变的研究中发现,单纯机械性压迫刺激正常神经根所产生的表现是麻木至麻痹,按压迫的程度有差异;只有当神经根的周围组织存在无菌性炎症病变时,才会在麻感的同时出现疼痛。以"颈椎病"为例也仅在突出物长期压迫颈神经根及硬膜周围的脂肪,产生水肿、充血、粘连、纤维组织增生等继发无菌性炎症病变时,才会引起疼痛。但是这一症象的大多数属椎管外软组织损害或极少数属椎管内软组织损害,而不是"颈椎病"所引起,因此咳嗽、喷嚏等引起腹压突然增高和腹肌过度紧张的结果,必然涉及颈背肩部病变组织受到突然的牵拉性刺激以及病变肌肉突然紧张,导致典型的颈背肩痛并发上肢传导痛加剧者十分多见。作者认为,虽则颈椎管内软组织损害十分罕见,但我们要正视这一问题,在临床检查中不要疏忽椎管内外混合型软组织损害性颈背肩臂手痛的客观存在。

综上所述,这种自觉症象属椎管外病变或椎管内病变所共有。前者的发病因素是颈背肩部软组织的无菌性炎症病变;后者是硬膜外与神经根鞘膜外脂肪的无菌性炎症病变。两者的化学刺激引起了上述的自觉症象。

(二)颈部僵硬:
作者认为颈背肩部软组织损害性疼痛所惹起的保护性肌痉挛或挛缩同样会产生颈部僵硬,影响其主动活动。所以,这一临床症象只能是椎管内外软组织损害的结果,而不是"颈椎病"所引起。

二、阳性体征方面

(一)颈脊柱后凸与功能障碍

传统概念认为"颈椎病"可发生颈脊柱后凸和功能障碍,其目的在于减轻神经根的压迫和紧张。但是,单纯颈背肩部软组织损害同样可产生如上的体征。例如在颈项肌群中,少数以项筋膜与项伸肌浅层为主的严重损害会造成颈脊柱过度前凸,一般都是前屈受限,且有疼痛增重,但后伸时多使症象减轻;多数以项伸肌深层及其肌附着处为主的严重损害,视病变的轻重而出现颈脊柱生理前凸减少、消失或变为后凸,一般多是后伸受限,且多会引起疼痛增重,但前屈时多使症象减轻。其次,颈脊柱左右侧屈或左右旋转时,可因不同病变肌肉的牵拉性刺激而引起病侧颈背肩部软组织性疼痛和功能障碍增重。因此,这一体征只能是椎管内外软组织损害的共有体征,而非"颈椎病"的固有体征。

(二)压痛点

全身软组织损害的特定部位必有规律性压痛点。颈背肩部软组织损害的压痛点在枕外隆凸、枕骨上项线和项平面、颞骨乳突、颈椎棘突、颈椎横突、颈椎后关节和胸骨颈切迹的软组织附着处;胸锁乳突肌胸骨和锁骨附着处;前斜角肌第一肋骨附着处;斜方肌肩胛骨上缘→肩峰内缘→锁骨外 1/3 段附着处;提肩胛肌、小菱形肌、大菱形肌、冈上肌、冈下肌、大圆肌、小圆肌、三角肌后 1/3 部、肱三头肌长头和肩胛下肌的肩胛骨附着处;胸小肌、肱二头肌短头和喙肱肌肩胛骨喙突附着处;胸椎棘突、胸椎板和胸椎后关节的软组织附着处等。这些压痛点乃是颈背肩部软组织损害诊断和治疗的关键所在。其上施行强刺激推拿,通过拇指尖在压痛点上滑动按压,对神经末梢与其周围炎性组织之间起到间接的松解,从而阻断疼痛的传导促使肌痉挛随之放松,起到立竿见影的消除疼痛的作用,即所谓软组织损害"去痛致松、以松治痛"的治疗原则。如果是颈肩背部因"颈椎病"的相应病变通过交感神经及颈神经痛支的反射痛所继发软组织损害性压痛点,而不是椎管外原发性软组织损害性压痛点,则强刺激推拿无法消除椎管内神经根的机械性压迫刺激或由此而继发的神经根周围组织的无菌性炎症刺激,治疗必然无效。作者认为不论是椎管外病变或椎管内病变,单凭压痛点的存在而不结合推拿疗效的验证,就作出颈椎管内外软组织损害包括"颈椎病"的诊断,是不够妥当的,因为压痛点是两者共有的体征。

(三)臂丛神经牵拉试验

患者颈部前屈,术者一手置于头部病侧,作旋向健侧动作;另一手握住患肢腕部,两手作反方向牵拉时出现患侧颈背肩痛、上肢传导痛或触电样麻刺感增重。这一体征同样多可出现于椎管外软组织损害的患者,这是由于过度牵拉加重了颈肩部和锁骨上窝病变组织臂丛周围病变脂肪的化学性炎症刺激或机械性压迫刺激的结果。所以这一体征只能是椎管内外软组织损害所引起,并非是"颈椎病"的受压神经根过分紧张所致。

(四)头颈下压(或椎间孔压缩)试验

患者端坐,颈部挺直,术者一手置于顶部,另一手握拳,在其手背上轻轻叩击时;或术者也可用双手在其头顶上逐渐加力下压时,均可使"颈椎病"引出颈背肩部软组织损害的局限痛与上肢传导痛或触电样麻刺感增重。这一体征同样是更多地出现于椎管外软组织损害。因为颈项所以能够挺直并保持头颅稳定不倒,全赖颈背肩部肌肉群的生理性肌紧张左右前后方向相对地牵拉,维持了平衡。正常情况下头颈下压试验促使颈肌进一步收缩时,不会引起任何症象;如果某一肌群(或肌肉)的附着处出现无菌性炎症病变时,当它进一步收缩惹起牵拉性刺激时,即可增加局限痛和上肢传导症象。所以这一体征,只能是椎管内外软组织损害所引起,不是"颈椎病"的椎间孔变小,促使骨赘进一步压迫受累神经根所致。

（五）肩部下压试验

患者端坐,令其头部偏向健侧。如有颈背肩部和锁骨上窝病变软组织以及臂丛神经周围病变脂肪的无菌性炎症时,为了减轻牵拉性刺激的疼痛,患肩也会相应提高。此时术者握住患腕沿纵轴方向牵引,由于椎管外病变软组织的牵拉性刺激增加,上肢传导痛和麻刺感也相应加重。所以这一体征,只能是椎管内外软组织损害所引起,不是"颈椎病"受累神经根过分紧张所致。

（六）邻近神经根受累后的上肢表现

具体又可分为:

1、感觉障碍:传统认为,感觉障碍常作为"颈椎病"的诊断及其定位的参考。但是,作者认为,皮区的感觉过敏是神经受炎症的化学性刺激的反应;皮区的感觉减退或消失是神经受严重机械性压迫刺激的结果。神经根或神经干受到上述不同的刺激后,均会在所属皮区产生不同的感觉障碍。就算"颈椎病"的突出物对神经根的机械性压迫可以在所支配的上肢皮区出现相应的感觉减退或消失,但臂丛神经干受颈肩部和锁骨上窝病变软组织的痉挛或挛缩的压迫时,如果受压部位的神经纤维是上部颈神经根的延长和继续,则也可在所支配的皮区出现相同的感觉减退或消失。而临床所见的上肢传导痛,极大多数为椎管外发病因素所致。

2、反射障碍:作者的临床实践证实,无论神经根受"颈椎病"的骨赘压迫或神经干受到肩部和锁骨上窝病变软组织的痉挛或挛缩的压迫,当受压过久或压力过大时均会引起神经的变性反应而形成肱二头肌腱及肱三头肌腱的反射障碍。

3、肌萎缩与肌力减弱:过去认为,这一体征因不在其他的影响功能的疾患中均可出现,在诊断上意义不大,所以只能视为诊断"颈椎病"的参考依据之一。但是,作者认为,无论神经根或神经干,压迫过久时均会因神经机能障碍而产生肌萎缩与肌力减弱。因此这一体征也是两者共有的体征。

综上所述,作者通过20多年对头颈背肩臂手痛研究的临床实践认为,作为"神经根型颈椎病"的诊断标准的症象和体征,均为少数椎管内软组织损害与极大多数椎管外软组织损害的颈背肩臂手痛患者所共有,决不是"神经根型颈椎病"的特异性诊断依据。

宣蛰人 赵龙海 包祖良 陆国贤
（原载《全国中西医结合软组织疼痛学术会议论文汇编》(上海)1986;46—49）

头颈背肩部软组织损害鉴别诊断标准
的临床研究的探讨

头颈背肩部软组织损害除可引起局部疼痛、麻木、僵硬、活动功能受限外,还会并发头颅、面颊、眼、耳、咽喉、口腔、胸腔、上肢等诸种临床表现,应该与内科、外科、骨科、神经科、眼科、耳鼻咽喉科或口腔等科疾病作出鉴别诊断。有疑问者,还得请专科医师会诊。只有完全排除有关专科的疾病以后,方能考虑头颈肩部软组织损害的诊断。

过去由于人们对软组织损害的认识不足,因此在临床上造成许多不同的诊断名称。为了提高头颈背肩臂手痛的诊断质量,尽可能对不同的诊断名称进行研讨,求得比较统一的认识,是十分必要的。下列三方面是我们对头颈背肩部软组织损害鉴别诊断的认识。

一、软组织病痛方面

1、临床实践证实,以症象作为诊断的"颈枕神经痛"、"三叉神经痛"、"膈神经痛"、"肋间神经痛"或"臂神经痛"的发病机制仍属颈椎棘突旁、锁骨上窝、胸椎棘突旁或头颈背肩部软组织无菌性炎症病变所引起,在压痛点上行强刺激推拿或软组织松解手术多可治愈。所以,用这些名称来描述病痛的症象是需要的,但不应作为诊断名称来看待。

2、目前流行的颈部扭伤、颈部肌肉肌腱损伤、凝闪颈、颈肩肌筋膜炎、颈肩纤维组织炎、颈动脉炎、肩胛舌骨肌综合征、三角肌下滑囊炎、肩关节周围炎或冻结肩、肩胛上神经卡压综合征、冈上肌腱炎、肱二头肌长头腱鞘炎、肘部尺管综合征、肱骨髁上棘突综合征、尺骨鹰嘴滑囊炎、旋前圆肌综合征、骨间前神经卡压综合征、腕管综合征、腕部尺管综合征、掌筋膜挛缩、桡骨茎突或屈指肌腱狭窄性腱鞘炎等是惯用的诊断名称。它们除发病部位不同或发病组织不同以外,这些病痛的病因、病理、临床表现以及治疗原则和治疗方法又基本完全一致,因此均属头颈背肩臂手等软组织损害范畴之内的疾病。

3、"落枕"亦称急性颈僵直, 其发病机制多认为睡觉中因颈项长时间处于不正姿势引起,也有人认为此症属"颈型颈椎病"。可是临床中发现①"落枕"发作前多有轻重不等的头颈背肩痛病史,说明局部早有软组织损害的病理基础存在;②"落枕"发作时多有偏低或偏高于正常的体温以及血实验室检验常提示白细胞数与血小板数减少等现象,说明本症与病毒感染多有关联;③头颈背肩部必有敏感的压痛点,其上行强刺激推拿可使症象立即缓解。根据这3点理由推论:"落枕"仍是软组织损害的一种临床表现;其病因系头颈背肩部软组织的无菌性炎症病变受病毒感染的刺激而使症象突发,颈项的睡觉姿势不正最多起诱发作用,不应该当作发病机制看待。

4、前胸痛、心前区痛、胸闷、心悸、心慌、呼吸不畅等症象多可由软组织损害所引起,其发病部位常在胸椎棘突、胸椎背伸肌群或冈下肌和大、小圆肌肩胛骨附着处以及胸锁乳突肌胸骨和锁骨附着处。在这些压痛点上行强刺激推拿,可使胸部症象立即消失。有不少诊断"冠心病"的患者,其中有些病例的心电图检查也阳性,通过背肩部压痛点强刺激推拿,常会收到立竿见影的治疗效果,说明"冠心病"的心前区痛仍是背肩部软组织损害的临床表现。但是真正的冠心病必然会出现典型的心前区痛和心电图阳性。对这种真性冠心病如何与假性冠心病作出鉴别,仍取决于压痛点强刺激推拿的疗效。前者推拿治疗无效;后者可以消除症象。

5、有关更年期综合征引起头颈背胸肩臂腰腿痛以及植物性神经功能紊乱和胃肠功能失调等诸种症象者,检查其头颈背肩部和腰臀部均有敏感的压痛点,其上施行强刺激推拿、银质针针刺或软组织松解术,可使症象消失,由此可知,这种综合征的症象也属软组织损害的临床表现。我们对其发病机制的推论:多数中年妇女在绝经期前出现的内分泌紊乱会激惹机体软组织无菌性炎症病变的化学性刺激,就引起上述症象;在绝经期后由于内分泌趋于正常而又使症象减轻或消失。这正与耻骨内收肌群附着处损害的女性痛经一样,当月经来前2-3天,局部病变组织也受内分泌紊乱的影响产生疼痛;但当月经来临时疼痛又自行消失。我们对严重痛经病例早期采用股内收肌群松解术消除了发病因素;现在应用耻骨部压痛点上行银质针针刺也可使症象消失。从而提高了内分泌紊乱激惹软组织损害性疼痛的认识。

二、精神神经系统病痛方面

1、脑震荡后遗症也称脑震荡后神经官能症,如头痛、眩晕、怕音、失眠、疲乏、记忆力和理解力差等症象是临床上难以解决的问题。临床实践证明,这些病例均有敏感的头颈背肩部软组织损害性压痛点,其上施行强刺激推拿多可使症象消失。由此推论:凡脑组织受震的同时必伴有轻重不等的头颈背肩部软组织损伤。过去对这种外伤的治疗只重视前者而忽略了后者,以致脑震荡治愈后仍残留软组织损害的诸种症象,造成所谓的脑震荡后遗症。所以压痛点强刺激推拿治疗本症实际上仍是软组织损害性病变的对因治疗。

2、神经官能症或癔症是功能性病变。它们可以引起与头颈背肩部软组织损害极相类似的诸种症象。但是临床中发现,许多诊断本症病例的头颈背肩部均敏感的压痛点,其上行强刺激推拿或软组织松解术又可使症象消失。由此可知,这种所谓的神经官能症或癔症,实际上仍是头颈背肩部软组织损害的误诊。我们认为,过去由于对软组织损害的本质没有认识,单凭临床检查的诊断依据,现在看来是不够用了。为此建议有关医师在作出本症的诊断以前,先要完全排除有关的器质性病变,并常规地进行系统的压痛点检查,以排除最多见的软组织损害性病痛。其次,既然暗示疗法对本症的治疗有一定效果,理应在诊断前先予试用。如果暗示疗法无效,则应多考虑其他的器质性病变。

三、骨与关节病痛方面

1、过去认为先天性骨骼畸形会引起疼痛,因此把颈肋、第7颈椎横突过长、第1或第2胸肋畸形、环枕融合、颈椎发育不全、颈椎融合畸形、颈椎隐裂等作为头颈背肩臂痛的原发因素来考虑。现在看来并非如此。因为:①先天性畸形是生而固有的畸形,它与多数人的正常骨骼相比较确属异常;但对其本身来讲,这种骨骼畸形是从胚胎逐渐生长发育而来,是否属于疼痛的原发因素,恐需进一步研讨。②有此畸形者,当在青壮年身体活动力最强旺时期多无症象;相反,畸形多在中年时期因头颈背肩痛作X线检查中附带地发现。如果这些畸形确是疼痛的原发因素,则青壮年时期为什么多无症象呢? ③对有上述畸形的头颈背肩部软组织损害病例,我们不治疗骨骼畸形,仅针对局部所有压痛点施行强刺激推拿或软组织松解术,也可消除疼痛,说明这种先天性骨骼畸形与疼痛并无联系。④以胸廓出口综合征为例,其发病机制过去认为系胸廓出口不同部位的颈肋、第 1 或第 2 胸肋畸形或第 7 颈椎横突过长等骨架变异压迫臂丛及锁骨下动、静脉引起相应的症象。1979 年 Roos 报告 946 病例的 1150 次手术中,当去除第一肋后再检查,发现 9 种纤维肌肉束带变异直接接触臂丛和锁骨下血管,造成与骨架相似的剪刀力作用是第一肋切除术无效或症象复发的主要原因。因此他提出了腋下切除第 1 或第 2 肋完全松解骨架与软结构对神经血管的机械性压迫的理论依据。我们认为:①这种从单纯解除骨架发展到结合纤维肌肉束带治疗本病的认识,在诊疗上是一大进步。但归根结底,本病的真正发病原因仍是颈脊柱外方直至第 2 肋之间各层软组织的无菌性炎症病变,而胸廓出口处骨架与软结构等变异并非疼痛的原发因素。②对病变严重的顽固性病例采用腋下手术切除第 1 或第 2 肋(或包括颈肋)的治疗机理仍属彻底放松该处所有的挛缩变性软组织,以缓解对臂丛和血管的化学性刺激与机械性压迫,达到"以松治痛"的目的。③这种腋下松解手术的疗效虽较单纯的前斜角肌切断术好得多,但也不一定完全解除所有症象。因为头颈背肩部软组织特别是冈下肌和大小圆肌肩胛骨附着处损害多是引起上肢传导痛、麻刺感与活动功能受碍的重要发病因素。如果不结合头颈背肩部软组织病变的治疗,是难以达到根治的目的。

2、对后天性骨骼畸形如同颈椎间隙退变性狭窄、后关节错位、轻度滑椎、颈脊柱后凸、椎体硬化、项韧带钙化、颈椎压缩骨折畸形愈合、胸锁关节退变性半脱位、肩锁关节陈旧性脱位等过去公认是疼痛的原发因素。现在临床实践证明也非如此。因为:①临床中常遇到有此畸形者不一定有相应症象发生。②对伴有上述畸形的头颈背肩臂手痛者通过压痛点强刺激推拿或软组织松解术可以消除症象。以颈椎轻度滑椎而论,多数病例通过上述疗法完全消除疼痛后可使此畸形消失。所以轻度滑椎并非真正的半脱位,多是颈椎外周肌痉挛或肌挛缩的牵拉作用不对称所以导致的颈脊柱变形。

3、全身骨骼的骨质增生纯属生理性退变,也是骨骼的"老化"现象,不应该当作疼痛的原发因素来看待,颈脊柱也不例外。因为临床中经常遇到:①颈椎管内骨赘明显而生平从无半点头颈背肩臂手痛者,为数极多。②X 线片提示骨赘的不少头颈背肩臂手痛病例,外院诊断颈型、椎动脉型、神经根型或交感神经型等颈椎病,有的已被建议前路减压手术者,通过痛点强刺激推拿或软组织松解术可立即缓解症象。为此必须指出,"颈椎病"这个诊断是阴错阳差的。因为作者在 40 多年的医疗实践中还未遇到过 1 例真正的"椎动脉型或交感神经型颈椎病"需行颈椎减压手术者。对这些外院诊断的"颈椎病"我们针对头颈背肩部软组织损害进行治疗,可以治愈。为什么 X 线片显示严重的颈椎管内骨赘而临床多无神经刺激症象呢? 我们认为,脊髓组织和神经根组织对慢性摩擦和慢性外压的耐受力较强, 又因骨赘形成的过程十分缓慢,迟缓而渐增的机械性压迫,特别是钝性的压迫刺激于脊髓或神经根,多不易引起机能障碍,这就使颈椎骨退变性骨赘极少引起压迫症象。至于"脊髓型颈椎病",我们在近 20 年中仅遇到 2 例,均行后路减压手术。术中发现两者均是椎间隙增生的骨性薄片锐性横形压迫脊髓。移除骨片后解除了上下肢感觉障碍、脚踩棉花征和踝阵挛变为阴性。所以锐性骨片压迫较钝性鸟嘴样骨性突起容易引起脊髓或神经根的机能障碍。但是这个诊断名称极不恰当,故而作者提出颈脊柱高位脊髓压迫症的诊断取代"脊髓型颈椎病"比较符合客观实际。

4、颈椎后关节滑膜嵌顿的诊断,恐需进一步研讨。因为罹此症者均用非手术疗法获得缓解,从未有人在手术治疗中证实其病理变化。临床中,对急性外伤所致的所谓滑膜嵌顿,我们仅用压痛点银质针针刺或压痛点强刺激推拿而不作手法整复或颈椎牵引,可使症象立即解除,说明这些症象是由于颈部软组织损害所致,并非是真正的滑膜嵌顿所引起。如果由于颈椎间盘变性的椎间隙狭窄引起后关节错位导致的滑膜嵌顿,一般是病程较久的,受累的骨膜早呈组织变性或瘢痕化。从病理学角度分析,正和四肢关节陈旧性脱位的情况相同,难以用手法或颈椎牵引达到整复的目的。所以,对上述非手术疗法显效病例的诊断,仍属颈部软组织损害。

5、头痛、头昏、眩晕、猝倒、耳聋、听力减退等的病因非常复杂,其发病机制仍需探讨。临床上以内耳的膜迷路积水为主要组织病理学特征的美尼尔病或因椎动脉狭窄通过血管或神经途径影响耳蜗——前庭系统的"颈椎病"是常见的诊断名称。可是前者,笔者于1974年间与本市5个医院协作进行美尼尔病的临床研究中,62位慢性病例的头颈背肩部均有敏感的压痛点,其上行强刺激推拿后症象均立即消失;另有4例均有偏高或偏低于正常的体温出现以及血实验室检验的白细胞数和血小板数显著减少。所以症象的急性发作与软组织无菌性炎症病变受病毒感染的激惹有关。治疗效果证明,上述的急慢性病例均非真正的美尼尔病。此外,我们于1985年间与电生理室和放射科协作,凡脑血流图证实椎——基底动脉供血不足或障碍多数有颈$_{4-7}$间因骨赘增生导致颈椎间孔变小的X线表现的76病例,无选择性地根据头颈背肩部压痛点行强刺激推拿,所治75例的头颈背胸肩臂手症象均立即消失;仅1例因视网膜剥离继发头昏眩晕者无效。证明这些显效病例也不是真正的"椎动脉型颈椎病"。我们认为,压痛点强刺激推拿不能治愈内耳疾患,也不能消除椎动脉周围的骨性障碍,所以对治疗显效者的诊断,仍是头颈背肩部软组织损害。但对治疗无效病例应请有关专科会诊,特别对严重头痛病例,要警惕颅内肿瘤的可能性。

6、头颈背肩部软组织损害应该与颈椎结核、颈椎风湿病、强直性脊柱炎、后纵韧带骨化症、脊髓痨、椎管内肿瘤、脊髓空洞症、进行性肌萎缩症、Pancoast综合征等通过病史、体检、各种实验室检查和X线片包括椎管造影等检查而作出鉴别,诊断上多不困难,故不赘述。

7、头颈背肩部软组织损害应该与颈椎管内软组织损害作鉴别。尽管后者罕见,仍要引起应有的重视。与腰椎管内外软组织损害相同,上述的颈椎管内外软组织损害的临床表现也基本一样。作者在长期实践中探索出脊柱"六种活动功能测定结合压痛点强刺激推拿检查"的鉴别方法:①对颈椎管内软组织损害可疑病例不论有无下肢症象,常规地进行踝阵挛检查,以排除早期的高位脊髓压迫症。②坐位中作6种颈部活动范围测定。如果在被动的颈椎过度的前屈、后伸、左右侧屈和左右旋转时均无颈项症象引出或也无头颈背肩臂手症象增重者,基本上已可排除颈椎管内软组织损害的诊断。③如果上述动作引出颈项痛或头颈背肩臂手症象增重者,可在头颈背肩部特定部位的压痛点上进行试探性诊断的强刺激推拿,如果推拿后症象显著缓解或消失,即使颈椎管内骨赘何等严重,仍应诊断为头颈背肩部软组织损害。只有在推拿治疗无效时才可考虑颈椎管内病变的诊断,其中包括颈椎管内软组织损害的可能性在内。此法的正确性极高,可以推荐为颈椎管内外病变引起头颈背肩臂手痛鉴别诊断的客观依据。

宣蛰人 赵龙海 包祖良 姚德明

(原载《全国中西医结合软组织疼痛学术会议论文汇编》(上海)1986;49-52)

第五章 治疗原则与方法

椎管外软组织劳损性颈、肩、臂、 背、腰、骶、臀、腿痛的治疗原则

颈、肩、臂、背、腰、骶、臀、腿痛包括四肢各个部位的疼痛在内的治疗原则,不论采用非手术疗法,或者采用手术疗法,均离不开针对软组织劳损的发病机制与病理发展过程中出现的两个主要环节而进行各种不同的治疗。即:

一、消除原发因素的肌肉、筋膜、韧带、关节囊、骨膜、脂肪等在骨骼附着处或筋膜间接壤处,以及血管、营养管、神经、神经末梢等受周围组织的无菌性炎症病变的化学性刺激所造成的压痛点。

二、解除由这些压痛点上的局部疼痛所造成早期继发因素的肌痉挛或晚期继发因素的肌挛缩。

一般来说,肌附着处的无菌性炎症反应是引起局部疼痛的主要原因,肌痉挛或肌挛缩纯属这种局部疼痛的继发现象,这两者之间互为因果,就是因肌附着处局部疼痛引起肌痉挛;再因肌痉挛的牵拉性刺激更加重了肌附着处局部疼痛形成恶性循环。这种恶性循环长期发展下去,不仅会造成肌附着处软组织的严重变性,还可使肌肉与筋膜本身产生性质的改变,形成通过有效的非手术疗法可逆性的轻度组织变性的初期肌挛缩、与通过现有的非手术疗法非可逆性的严重组织变性的晚期肌挛缩。此肌挛缩已成为引起局部疼痛的又一个重要原因,在治疗时不可能单独地通过肌附着处压痛点的消除而使肌肉或筋膜的收紧完全放松,在治疗上常会增添不少的麻烦与困难。根据上述的认识在治疗时原则上主张针对"痛则不松"、"不松则痛"和"因痛增痉"、"因痉增痛"的发病机制与病理发展过程,而进行"去痛致松"和"以松治痛"的对因治疗。我们认为:

一、对初发的急性期症象严重的病例,由于肌附着处软组织的病变程度较轻,还多属急性无菌性炎症反应或炎性粘连为主的过程,虽则也同时出现了早期继发因素的肌痉挛,但肌肉和筋膜仅有形态上的改变,其本身还未产生组织变性等性质的改变,所以只需在肌附着处压痛点上加以任何适当的非手术疗法,如强刺激推拿、针刺、局封等,即可收到比较满意的疗效。因为缓解了肌附着处局部疼痛,必然会使过度紧张的正常肌肉和筋膜也随着得到松弛,毋需同时进行针对肌肉和筋膜的过度紧张的治疗。

二、如病程拖延过久进入慢性期,较长时期的肌痉挛逐渐发展成为晚期继发因素的肌挛缩。当肌挛缩的初期阶段,肌肉和筋膜本身或多或少地已经出现某些轻度的组织变性。这时只应用对单纯的肌附着处压痛点上有效的非手术疗法就不足以解除肌肉和筋膜本身的

病理改变,往往仅能达到减轻症象的目的,或症象缓解后常易复发而不能根治。所以必须同时进行对肌肉和筋膜本身的治疗。例如:以强刺激推拿而言,就是肌附着处压痛点结合肌腹同时进行推拿,即所谓"点与面相结合"的治疗;以银针针刺而言,也就是肌附着处压痛点与肌腹同时进行针刺的治疗,有可能把肌附着处较轻的变性组织以及肌肉和筋膜本身的轻度变性组织恢复正常,缓解临床症象。但疗程就要延长得多,如治疗不够彻底,残留某些无菌性炎症的病变基础,日后又常会屡次突发。

三、少数症象极为严重的顽固性病例,由于肌附着处压痛点上的软组织变性极为严重,肌肉与筋膜本身因长期的肌痉挛变为在非手术疗法上形成非可逆性的肌挛缩,称为肌挛缩的后期阶段。这种肌附着处变性软组织与肌挛缩在目前条件下还无有效的非手术疗法可以完全改变它们的病理变化,为了达到"去痛致松"和"以松治痛"的目的,一般就需要软组织松解手术,既能彻底松解肌附着处压痛点的变性软组织,又能彻底放松挛缩变性的肌肉与筋膜,有效地完成这一治疗任务。

以上述的治疗原则对照我们常用的颈、肩、臂、背、腰、骶、臀、腿痛非手术疗法的各种措施,基本上是完全符合的。特别是对软组织劳损的发病机制和病理发展过程有了新的认识以后,治疗上做到有的放矢。事实证明,在压痛点上下功夫,不论推拿、针刺、局封、超声波、音频或其他形式的各种理疗等等,均可普遍地显著提高非手术疗法的疗效,使过去疗效不大显著的老办法发挥了新作用。

椎管外软组织劳损性颈、肩、臂、背、腰、骶、臀、腿痛的治疗方法

颈、肩、臂、背、腰、骶、臀、腿痛的治疗方法甚多,下述介绍的是我院常用的几种治疗方法,仅供参考。

一、非手术疗法

(一)脊椎柱过伸拉卧硬板床休息法:对门诊中急性发作的许多因腰部深层肌劳损所引起的腰痛、腰骶痛、腰臀痛或腰腿痛病例均有较好的治疗作用。方法如下:令病员仰卧于有床垫的硬板床上,位于躯干的 1/2 处也就是 L_1 部位,以一枕将腰部垫高,使肩背部与臀部各有一凌空的趋势,符合脊椎柱的超伸展要求。头部可以适当垫高,肩背部与臀部禁止垫物。腰部垫入的枕头高度开始应该低一点,勿使引起因腹壁过度伸引而产生的腹部与腰际两旁的酸胀或疼痛等严重症象。枕头逐步垫高,要求在三天内达到枕芯压紧的高度为 10~12 厘米,等于 $1^1/2$ 拳的高度。病员在此位置上开始卧时顿觉疼痛显著减轻者,说明基本上符合临床诊断。若症象未减或反而增剧不能坚持者,说明疼痛非腰部深层肌劳损引起,应另作考虑。患者绝对静卧于此位置上做到尽可能少的转动身体,最后做到饮食或大、小便均在床上

进行。缺少如此护理条件者,也应该做到仅在大便时暂性起床。这种治疗方法简便、痛苦少,可在家庭中进行,易为病员所接受。其治疗原则是在这一特定位置上可使病变的腰部深层肌在缩短的情况下完全松弛,避免因肌肉牵拉而产生肌附着处压痛点上的机械性刺激和由此而产生的肌痉挛,为机体自行消除无菌性炎症反应创造有利的条件。一般通过 1~2 周的绝对卧床休息,可使症象消失或显著好转。不过应该诚恳地向病员详细说明这种治疗方法是积极地调动机体的内在因素的有效措施,并非单纯的硬板床与枕头就可以治好腰痛或腰腿痛。为此要求病员服从治疗,积极做好配合工作。实践证明,临床上有大量病例不用药、不用针、不用推拿等任何治疗,仅通过卧硬板床与腰部垫枕的办法收到缓解或显著减轻病痛的效果。

(二)脊椎柱屈曲位卧硬板床休息法:对椎管外急性股内收肌群与阔筋膜张肌劳损(包括腰椎管内病变在内)引起的腰臀痛或臀腿痛有较好的治疗作用。凡是遇到脊椎柱过伸位卧硬板床休息法无效者,则应立即试用此法。令病员卧于有床垫的硬板床上,上半身用靠背架架起作半卧坐姿势,患肢妥放于勃朗氏架上最好作一持久的皮肤牵引。在这样位置上,可使上述两肌完全松弛,避免因肌肉牵拉而产生的肌附着处压痛点上的机械性刺激和由此而产生的肌痉挛,也为机体自行消除无菌性炎症反应创造一有利条件,一般通过 1~2 周的绝对卧床休息,可使腰腿痛症象消失或显著好转。对腰椎椎管内病变来讲,脊椎柱前屈可使椎管内径变宽,容量增多,会减少椎管内组织(突出的椎间盘、增厚的黄韧带等)对硬脊膜外与神经根鞘膜外炎性脂肪结缔组织的机械性压迫刺激,使症象改善。

(三)压痛点强刺激推拿:对急性颈、肩、臂、背、腰、骶、臀、腿痛早期痛例具有显著的疗效。要使这种推拿疗法取得满意的治疗效果,必须注意下述的两个要点:

1、正确认识颈、肩、臂、背、腰、骶、臀、腿痛的压痛点:掌握好颈、肩、臂、背、腰、骶、臀、腿痛的检查方法与诊断技术,认识这种疾病的一系列具有规律的压痛点,与正由此而引出的传射症象或并发所谓植物神经功能紊乱症象,是软组织劳损性疼痛取得正确诊断与预期疗效的可靠保证。手术疗法是如此,压痛点强刺激推拿疗法更不例外。

2、正确掌握压痛点强刺激推拿的技术操作:按照《椎管外软组织劳损性压痛点的认识和检查》项内所述的要点,检查颈、肩、臂、背、腰、骶、臀、腿痛特定部位的压痛点。

选准压痛点以后,就在其上作连续性滑动按压。开始时因炎症严重而有剧痛,应以轻手法滑动按压。随着压痛程度通过推拿的进行而逐渐减轻,再不断地加重滑动按压的手法,做到"由轻到重",尽可能减少患者的痛苦。操作中进行滑动按压的拇指需有间歇性放松,使局部受压的软组织恢复血循环,以避免发生皮肤损伤的可能性。这种推拿操作我们称为压痛点强刺激推拿治疗。在每一压痛点上如此进行推拿,经约半分钟后患者顿觉症象(包括主诉的局限痛、传射症象与所谓植物神经功能紊乱症象在内)显著减轻者,基本上多半可以明确为软组织劳损的诊断。无症象好转或反而增重者,恐非软组织范畴内的疾患。通过短暂的治疗减轻了症象就会增强患者的信心,愿意接受推拿手法并做好配合工作。就在有效的基础上继续进行压痛点强刺激推拿治疗,直至颈、肩、臂、背、腰、骶、臀、腿痛所有的压痛点彻底得到治疗,患者感觉症象明显改善和消失时,才停止操作。两次推拿的间隔时间为 3~4 天,因为强刺激推拿后压痛点上的软组织受到这种比较强烈的机械性按摩的刺激,必然形成或多或少的损伤。患者往往自觉原有症象好转,而有局部软组织不适感出现,需 2~3 天方能复原。我们在门诊中对许多软组织劳损的慢性轻症或中症以及急性初发的重症患者,采用压痛点强刺激推拿治疗,常有立竿见影的效果。

体会:我们对椎管外软组织劳损性颈、肩、臂、背、腰、骶、臀、腿痛的发病机制的认识,是建立于"痛则不松","不松则痛"的基础上的。当急性损伤后遗或慢性劳损引起的肌肉、筋膜、韧带、关节囊、骨膜、脂肪等软组织附着处所产生的无菌性炎症反应,刺激神经末梢会发生疼痛。特别在肌附着处的疼痛会继发反射性或保护性肌痉挛。由于肌痉挛(不松)又会对肌附着处病变组织产生牵拉性刺激而增加疼痛。如此持续性恶性循环的影响,按照"因痛增痉"、"因痉增痛"的病理发展过程的规律,就使病痛持久不愈,病程逐渐由急性发展为慢性,肌附着处的病理变化由炎症反应逐渐发展为炎性粘连、炎性纤维组织增生、炎性组织变性与挛缩,肌肉与筋膜本身由仅有形态上改变的肌痉挛逐渐变为具有性质改变的肌挛缩,因此临床症象也就随之不断增重。我们采用压痛点强刺激推拿治疗的设想,也是从这种发病机制来考虑的。希望通过在压痛点上滑动按压,减轻或消除肌附着处的无菌性炎症反应和炎性粘连,缓解肌附着处的疼痛放松痉挛肌肉后,起到"去痛致松"、"以松治痛"的治疗作用。此外,我们曾对某些软组织松解手术病例,术前几天在个别部位的压痛点上进行强刺激推拿缓解了局部症象以后,手术中发现那些曾经滑动按压过的肌附着处均有局限性血肿形成。初步体会,这种压痛点强刺激推拿之所以有效,可能由于附着处病变软组织受到比较强烈的机械性按摩的刺激,起到神经末梢及其周围具有无菌性炎症反应和炎性粘连的病变软组织的间接松解作用包括神经末梢的某些破坏作用在内,血肿形成也就是这种机械性按摩刺激的结果。由此推测,强刺激推拿和软组织松解手术的治疗作用基本上有类似之处,其差别仅在于松解程度上的不同。

压痛点强刺激推拿在现阶段不失为颈、肩、臂、背、腰、骶、臀、腿痛的有效治疗方法之一。操作简易,不用药、不用针,在任何困难条件下能为病员缓解病痛。可以肯定这种推拿对绝大多数轻症或中症病例起到比较满意的治疗作用。对急性初发的重症病例(软组织病变仅属无菌性炎症反应或炎性粘连)更为有效,往往一次推拿可使症象霍然消失,其中有些病例观察 10 年以上还未曾复发过。但也有不少病例的疗效不够理想,治疗后常后遗或多少的残余症象,且容易经常突发。但也有不少病例的疗效不够理想,治疗后常后遗或多或少的残余症象,且容易经常突发。还有少数病例的疗效不显,可以说连暂时性疗效都没有。为什么出现这些差距? 我们认为对此还应当在中西医结合的实践基础上提高认识,针对压痛点推拿不足之处,深入探讨,进一步提高非手术疗效的医疗质量,使这种推拿疗法更好地为劳动人民解除病痛。有关压痛点强刺激推拿治疗的疗效,按照我们的初步认识多与软组织劳损的诊断、治疗方法、发病部位的情况以及软组织劳损的病变程度有密切关系。

1、在诊断方面。由于椎管外软组织劳损仅不过是所有颈、肩、臂、背、腰、骶、臀、腿痛的发病因素之一,诊断与鉴别诊断比较复杂。不少病例的症象常与椎管内病变引起的疼痛相混淆。假使把这种椎管内硬脊膜外或神经根鞘膜外的脂肪结缔组织的无菌性炎症病变所引起的疼痛,错误地当作椎管外软组织劳损来看待,必然会导致压痛点强刺激推拿治疗的失败。

2、在治疗方法方面。正因为软组织劳损一系列的压痛点是颈、肩、臂、背、腰、骶、臀、腿痛治疗的关键所在,倘使对压痛点的认识不够全面与对其疼痛的原发或继发关系了解得不够充分,均会影响压痛点强刺激推拿的治疗效果。因为在发病部位的许多压痛点中,只要对某一个压痛点的疏忽与遗漏,或者推拿不够彻底,常会后遗或多或少的残余痛。

3、在发病部位方面。凡是肌肉较薄之处，压痛点容易查得，可以进行彻底的浅压与滑动按压，就能使疗效显著突出；对某些深部压痛点，由于其上覆盖的肌肉较厚，会影响推拿操作的彻底进行，治疗上较前者就困难得多，必须进行比较有力的深压与滑动按压，方能达到治疗目的。还有某些压痛点，如腰部深层肌下外端附着于髂后上棘内上缘骨面上，很难直接滑动按压着，常会影响疗效。所以颈肩背部软组织劳损的推拿疗效常较腰骶臀部软组织劳损容易迅速奏效，原因就在于此。

4、在病变程度方面。软组织劳损的病变程度与压痛点强刺激推拿的治疗效果具有因果关系。既然劳损性疼痛是由于软组织附着处的无菌性炎症病变所引起，那么不论哪一种治疗方法，其主要的治疗目的就在于消除这种内在的病变因素。实践证明，压痛点强刺激推拿对软组织劳损性疼痛急性初发的严重病例有比较满意的近期和远期疗效。由于当时的局部病变仅属于无菌性炎症反应和炎性粘连阶段，所以通过单独的肌附着处压痛点上滑动按压，也就是单纯的机械性按摩的强刺激对神经末梢及其周围具有无菌性炎症反应和炎性粘连的病变软组织所产生的间接松解作用和神经末梢的破坏作用，是以消除该处的软组织劳损的早期病理变化和阻断疼痛的传导。解除了附着处的原发因素引起的疼痛，必然会使无组织变性的、仅有形态上改变的肌肉和筋膜的痉挛自然地放松，有效地完成治疗任务。假使病程拖延过久，进入慢性期，肌附着处与肌肉筋膜本身均已出现了轻度的组织变性和挛缩，此时光靠在肌附着处进行压痛点强刺激推拿不足以缓解所有症象，尚需同时加行肌腹部的推拿治疗，方能奏效。滑动按压在治疗上可以起到消炎止痛、改善血循环、促进新陈代谢和改善营养情况的作用，有可能把肌附着处软组织轻度变性以及肌肉和筋膜本身的轻度变性，可逆性地向正常方向转化，从而缓解了临床症象。由于推拿治疗对这种内在的病变因素仅起到间接的松解作用，所以对这类病例的疗程就得比前者要增长得多。更由于不能彻底地把这些变性组织完全转化为正常组织，多少会残留某些无菌性炎症的病理变化，日后又常会屡次突发。这种情况在慢性的轻症或重症病例中常会遇到。假使某些少数症象极为严重的慢性顽固病例，肌附着的软组织变性极为严重，其肌肉和筋膜本身因长期的肌痉挛出现严重的组织变性，变为在非手术疗法上形成了非可逆性肌挛缩，也就是肌挛缩的后期阶段，在目前条件下还无有效的非手术疗法可以完全改变它们的病理变化。选择这些病例作为治疗对象，就常会造成压痛点强刺激推拿治疗的效果不显著或失败。所以如何努力改进压痛点强刺激推拿治疗上留下来的某些不足之处，以提高颈、肩、臂、背、腰、骶、臀、腿痛的医疗质量，有待我们在中西医结合的基础上进一步深入探讨。

（四）压痛点银质针针刺疗法：银质针针刺疗法是祖国医学宝库中的宝贵财富之一。是椎管外软组织劳损性颈、肩、臂、背、腰、骶、臀、腿痛的一项重要的有效治疗方法，由于腰臀部软组织肥厚，对其深层压痛点进行针刺需选用较长的银质针，故在习惯上也称"长银针"。要使这种针刺疗法取得满意的治疗效果，也必须注意下述的两个要点：

1、正确认识颈、肩、臂、背、腰、骶、臀、腿痛的压痛点，与压痛点强刺激椎拿疗法一样，掌握好颈、肩、臂、背、腰、骶、臀、腿痛的检查方法与诊断技术，认识这种疾病的一系列具有规律的压痛点与由此而引出的传射症象或并发所谓植物神经功能紊乱症象，是劳损性疼痛取得正确诊断与本疗法取得预期疗效的可靠保证。压痛点的介绍同《椎管外软组织劳损性颈、肩、臂、背、腰、骶、臀、腿痛的认识和检查》项内所述。

2、正确掌握压痛点银质针针刺的技术操作：银质针系白银制成，其成分与银元一样。针身较粗,直径 0.8~1.0 毫米。长短不一,常用的针身长度分 7.5 厘米、9.5 厘米、10.5 厘米、14.5 厘米和 16.5 厘米五种,视病变部位的软组织厚度、选择适当长度的银质针。银柄长度除针身 7.5 厘米者为 3.5 厘米外,其余均为 6.5 厘米。银质针应作高压消毒,针刺要在无菌操作下进行,步骤如下:

1)针刺前先在软组织劳损性疼痛的特定部位正确的选择压痛点。

2)在这一压痛点的邻近部位避开血管、神经或脏器等所在处的皮肤上选择入进针点,用 1% 奴夫卡因作皮内注射,形成一直经 2 厘米左右的皮丘,以免银质针刺入与艾火三壮时产生皮肤疼痛与灼痛。

3)从这一进针点针对原先选准的压痛点用银质针刺一直刺至有病变的痛点。当银质针刺到正常的皮下组织、肌肉、筋膜及其附着处等软组织时,常无疼痛出现;只有当这些软组织发生无菌性炎症病变时,才会发生疼痛。病变越重,则疼痛越剧,与压痛点强刺激推拿疗法或局封注射一样,说明针刺操作已达到准的要求,收效就较好;反之,就不易收到预期的效果。所以操作人员如何进一步熟悉解剖和熟练操作,才是银质针针刺疗法的有效保证。银质针由浅而深地刺入,按疼痛的出现以判断哪一层组织也同时罹及无菌性炎症病变,对进一步明确诊断有较大帮助。

4)压痛点的大小不一,可以从一很小的痛点直至较大的痛区,视与肌(或其他软组织)附着处无菌性炎症病变范围的大小而定。所以对每一个较大痛区视需要选择上、下、左、右几个进针点,分别按不同方向用银质针对同一压痛点针刺,方能比较彻底地完成治疗任务。

5)在每一银质针针柄端各用艾火三壮,艾球直径不超过 3 厘米,过大者因燃烧时间增长,会灼伤皮肤。银质针垂直刺入者,针身不会压迫针眼周围的皮肤;若斜行刺入者,针身一面必然会接近、接触或压迫皮丘,艾火壮时容易引起局部皮肤灼伤。可用挤干的盐水棉球嵌入针身与被压迫的皮肤之间,把针身垫高,保护针眼处皮肤免受灼伤。银质针刺准痛点后以及艾火壮时,不再有其他症象发生,故病员对这种热能的传导毋需顾虑。只有当局麻的皮丘过小,艾火三壮时麻醉作用常会过早地逐渐消失,患者感觉局部疼痛或灼痛增重时,可用小块 75% 酒精棉球紧裹针眼处的针身,利用酒精对热能快速的散发作用以减轻症象。

6)拔除银质针的动作要快,拔除后在每一针眼处用 75% 酒精棉球压紧,外用胶布条固定三天,以免细菌进入针眼发生感染。对髋下脂肪垫压痛点或内、外踝下方压痛点针刺时,该处皮肤抵抗力较差,容易灼伤发生局部皮肤坏死,一般视情况用艾炷 1~2 壮就可。凡有皮肤灼伤与创口感染者作换药处理,待创口痊愈后再行针刺。

7)一处痛点的针刺间隔时间为一周;多处痛点作交替针刺者不受时间限制。

8)本疗法对颈椎、胸椎或腰骶椎的椎板部、腰部、臀部、股内收肌群附着处、髋下脂肪垫、内、外踝下方、肱骨内、外上髁、腕部等软组织劳损有明显疗效,且不易引起合并症。但对背、肩等其他部位作针刺疗法时应特别慎重与小心,切勿刺伤胸膜引起气胸等合并症。

体 会

1、针对压痛点进行银质针针刺治疗颈、肩、臂、背、腰、骶、臀、腿痛与四肢各个部位的软组织劳损,多数病例可以取得非常满意的疗效。它与其他针刺疗法有不同的特点。即:1)银质针较粗,对深层软组织病变部位选用较长的银质针,容易正确地刺准病变部位。针身质地较软,不会被肌肉的过度收缩所折断。2)银质针传导热能远较一般金属针要快得多。根据中国科学院生理研究所的动物试验测定:艾火三壮后测得留在体外的针柄温度大于100℃、体内针身为55℃与针尖40℃。这些热能的传导直接深入到痛点的病变部位,起到更好的促进血循环和消除或改善无菌性炎症病变的作用。3)银质针具有一般针刺完全相同的治疗作用,这种针刺作用与热疗作用相结合,直接对病变组织起影响,因此疗效快,效果明显。它的不足之处是针身较粗,有些深部针刺的针身也较长,初诊病员不无产生恐惧心理。所以要对病员做好细致的思想工作,打破顾虑,大胆接受治疗。我们在临床实践中往往看到,一旦病员通过第一次治疗消除了过去的恐惧心理后,很多病员自觉主动地要求接受银质针治疗。

2、我们采用压痛点银质针针刺疗法的设想与压痛点强刺激推拿疗法一样,仍是建立于颈、肩、臂、背、腰、骶、臀、腿痛的发病机制(痛则不松、不松则痛)和病理发展过程(因痛增痉、因痉增痛)的基础上,希望通过银质针针刺治疗把40~55℃的热能直接传导到疼痛的病变部位,消除或减轻肌附着处的无菌性炎症病变后促使肌痉挛自然消失,达到无痛或减轻症象,也就是起到"去痛致松、以松治痛"的治疗作用。对急性初发的重症病例软组织病变仅属无菌性炎症反应或炎性粘连者,往往一次针刺后症象就显著好转,常使用背扶来院或担架抬来的患者治疗后多可轻松满意地走出医院。正因银质针疗法具有针刺与热疗相结合的作用,同时针对压痛点针刺时多需通过所属肌群才能达到其附着处的痛点,假使这些肌腹和筋膜本身已具有肌痉缩初期的病理变化,需要正确的、多次的和较长时间的针刺,还有可能把轻度变性和挛缩的软组织转化正常,即对压痛点与肌腹的病变迟到"点与面相结合"的治疗作用。只有对肌挛缩晚期阶段的病例,由于肌肉和筋膜本身以及附着处均形成了非手术疗法非可逆性的变性和挛缩,进行本疗法难以把病变软组织转化正常,也就是银质针针刺疗法无效时,才需采用软组织松解手术来缓解症象。实践证明,近几年来我们采用了这一中西医结合的治疗措施,使不少原先预定应该进行手术治疗的顽固性病例也显著地减轻了症象,从而进一步严格了手术指征。正因为这种疗法的操作简易,收效较快,有必要介绍推广。

(五)药物治疗:颈、肩、臂、背、腰、骶、臀、腿痛的发病机制假使确实属于软组织无菌性炎症的化学性刺激所引起,那么探索以消除这种炎症有效的药物来达到治疗目的的设想,应该大有可能的。因为从外周来看,组织损伤的当时不仅有压力、温度等剧烈变化,而且也有组织破坏的产物释出。但除了缓激肽和组织胺以外,对这些化学物质还了解不够。利用生化技术对这些物质加以提取、纯化和分析是大有可为的。如果确有致痛的兴奋性物质存在,则药理学上就可设法阻止其合成和释放,或对抗其对神经末梢的作用,达到治疗目的。只有这样,才能使治疗手续简化,便于推广,才能满足广大病员的需要。目前虽则还无这种有显效的药物问世,必须努力钻研,便于推广,才能满足广大病员的需要。目前虽则还无这种有显效的药物问世,必须努力钻研。我们认为,现有的颈、肩、臂、背、腰、骶、臀、腿痛的任何治疗方法均未达到多、快、好、省的要求。以比较有效的压痛点推拿与压痛点针刺等非手术疗法来讲,虽则较过去显著地提高了疗效,由于疗程较长,病员周转较慢,治疗上往往供难应求,难以满足客观现实的需要。另外,在药物治疗方面目前有少少人常把止痛剂、激素或无关紧要的药物作为颈、肩、臂、背、腰、骶、臀、腿痛主要的治疗手段,实际上这些药物根本不能治愈这种病痛,最多起到一些暂性减轻部分症象的作用。所以临床上是否必需应用这些药物,值得慎审研究。尽可能不用或少用对疾病不起作用的上述药物,是有完全必要的。

总之,以上这些非手术疗法对多数具有下列情况的病例可达到满意的疗效,即肌附着处压痛点上无菌性炎症的病变较轻,病程较短,仅出现肌痉挛者;或肌附着处压痛点上无菌性炎症的病变较重,病程较久,已出现肌挛缩初期阶段的较轻的组织变性者。前者可通过单独的针对肌附着处压痛点;后者必须通过压痛点结合肌肉和筋膜本身的治疗而缓解症象。但是,对某些顽固性病例已出现肌挛缩后期阶段的严重的组织变性者,由于现有的非手术疗法尚未能彻底消除这些病理变化,常会在症象减轻后又再次突发或治疗效果不显著,也是常见的事情。这些问题有待我们在中西医结合的基础上不断实践,提高认识,以求得进一步提高非手术疗法的疗效。

二、手术疗法

我们自 1962 年开始摸索治疗严重腰骶臀腿痛的软组织松解手术。在这种手术的认识基础上于 1969 年又开始摸索治疗严重颈背肩臂痛的软组织松解手术。通过不断的实践、认识、再实践、再认识,我们对颈、肩、臂、背、腰、骶、臀、腿痛的手术方法由小到大、由简单到复杂、由解决问题不多到解决问题较多这样一个发展过程改进形成的。根据压痛点确定手术范围而进行各种不同类型的软组织松解手术,使疗效进一步显著提高。虽然我们目前的认识还在不断发展中,还有不少问题需要作进一步的探索。但是可以肯定,根据压痛点来确定软组织松解手术的手术范围与颈、肩、臂、背、腰、骶、臀、腿痛的手术疗效有着密切的关系。其次,我们认为严重的慢性顽固性颈、肩、臂、背、腰、骶、臀、腿痛的病变软组织,特别是肌附着处已经形成了严重的无菌性炎症病变的组织变性,以及肌肉与筋膜本身也形成了严重的肌挛缩。若以已有的非手术疗法不能有效地把这些非可逆性病变组织转化为正常组织而造成非手术疗法无效时,采用所介绍的软组织松解手术,则多可收到具有非手术疗法更为有效的治疗作用。从手术疗效来看,正因为这些病变组织的松解作用较任何类型的非手术疗法更为彻底,疗效也就明显突出了后期复发机会也显著减少。所以,软组织松解手术确实能为经多种非手术疗法无效的严重病例,提供一条解决病痛恢复劳动能力可作选择的治疗途径。我们对手术疗法的认识是:

(一)手术疗法的治疗原则与治疗作用:有关软组织松解手术的治疗原则,与非手术疗法一样,仍是"去痛致松"与"以松治痛"的指导原则。归纳这种手术疗法的治疗作用大概可以分为下列四点:1、通过肌肉、筋膜、韧带、关节囊、骨膜、脂肪等软组织附着处以及血管和神经鞘膜周围结缔组织的切痕、切开、切断、分离、剥离或游离,松解了无菌性炎症病变的软组织和阻断了该处的神经末梢对无菌性炎症的化学性刺激的传导。但是,后者的作用是局限性的,切断神经末梢与切断脊神经根后支(感觉支一样),由于阻断了疼痛的传导,必然起到消除疼痛的重要作用,但不可能完全代替整个手术的治疗作用。因为我们通过非手术疗法治愈极大多数颈、肩、臂、背、腰、骶、臀、腿痛病例,并未切断神经末梢或神经根后支,只治疗其周围的局部无菌性炎症的病变组织,也收到完全消除症象的效果。说明手术疗法与非手术疗法一样,消除这些神经末梢周围组织的无菌性炎症的病理变化应该当作起到重要主导作用的治疗措施。2、通过阻断疼痛传导、打断了恶性循环,改善了局部新陈代谢情况,促使无菌性炎症迅速消退。3、通过肌肉、筋膜等附着处的切痕、剥离和松解,解除了在目前条件下非手术疗法难以治愈的肌挛缩。4、软组织在手术松解以后,不论肌肉、筋膜或脂肪等等,均在合理调整的松弛位置上通过疤痕组织重新附着长牢,从而改善了机体的动力性平衡。

从上述软组织松解手术的治疗原则和手术作用的考虑出发,在临床上我们对此手术作出如下的基本概念:所有的各种不同类型的软组织松解手术均建立在软组织劳损的发病机制与病理发展过程的认识基础上,按照辩证论治精神,根据局部压痛点与压痛部位来确定病变的主要部位,抓住矛盾本质,通过手术放松所有的挛缩组织,分离所有的炎性粘连组织,切开附着处的变性组织与游离松解血管和神经鞘膜周围的无菌性炎症的病变组织等等,使矛盾得到解决,达到治疗的目的。为了收到彻底松弛的效果,术中仅缝合皮下组织与皮肤,其他切开分离的组织均不考虑缝合。人类的机体具有完备的自行修复功能,手术后这些不加缝合的软组织都可以在无疼痛的情况下为了适应新的环境需要,通过疤痕组织重新与骨骼或其他软组织坚固地附着长牢,建立新的动力性平衡。

再通过术后较长时期的有计划的功能锻炼,又会恢复原来应有的功能而无影响。

(二)手术指征:软组织松解手术是一种对因治疗的和比较彻底的治疗方法。通过手术,使已经严重变性的肌附着处软组织与挛缩变性的肌肉或筋膜等得到松解,从而促使疾病向好的方向转化。但是,这种手术和其他一切外科手术一样,对身体组织也具有一定的创伤,虽则手术范围仅局限于软组织中进行,没有像各种脏器手术可能出现的危险性,但在某些压痛点范围较广的腰臀部软组织劳损等病例中相对地手术切口也比较大,剥离面积也比较广泛,以致术后渗血和渗液也会增多,因此必须严格掌握手术指征。其次,颈、肩、臂、背、腰、骶、臀、腿痛的发病率虽高,但极大多数可以通过非手术疗法缓解症象,手术疗法只适应于一小部份症象严重的顽固性病例。因此,本手术也和任何外科手术一样,只有在现有的多种非手术疗法无效而症象确实严重的病例中方能施行。我们的手术指征的标准如下:

1、病情严重,异常痛苦,影响工作与日常生活,经多种非手术疗法无效或仅能暂时性缓解,时间达半年以上者。

2、个别病例特别严重的患者,虽则病程较短,由于某些特殊情况,如贫下中农、老年病员或症象严重经非手术疗法无效的病例等,因生产需要、健康情况或治疗上缺乏有效办法,也可极其慎重地适当考虑提前手术。

3、但上述病例必须是无手术禁忌症和对手术治疗是有迫切要求者。

(三)手术方法的选择:软组织劳损的发病部位较多,病变范围较广。躯干与四肢的软组织附着处均有机会发生。所以软组织松解手术的手术部位与手术范围也因这些发病部位与病变范围而各有不同,从最小的皮肤切口与手术范围的手指腱鞘切开术;较小的皮肤切口与手术范围的胸椎棘突旁背伸肌群横形切断术、肱骨内、外上髁松解术、髌下脂肪垫切痕剥离术(旧称髌下脂肪垫切痕术)、股内收肌群切痕剥离术(旧称股内收肌群切痕术)、内、外踝下方软组织松解术或锁骨上窝部软组织松解术(旧称前斜角切断加臂神经松解术);较大皮肤切口与手术范围的颈椎棘突旁或胸椎棘突旁软组织松解术(旧称颈椎棘突或胸椎棘突切痕术)、肩胛骨软组织松解术、腰部软组织松解术或臀部软组织松解术;直至皮肤切口与手术范围比较广泛的双侧腰部软组织松解术或单侧腰臀部软组织松解术等等。对多处部位疼痛的病例,既有腰骶臀腿痛又有颈背肩臂痛者,还得分期作多处手术,方能比较彻底的解除病员的病痛。但是怎样合理对待软组织松解术的皮肤切口、手术范围以及分次手术等等问题,每一外科医生均应该有一正确的态度与考虑。我认为:1、手术方面:软组织松解手术对肌体必然造成一定程度的手术创伤,这是对病员不利的方面;但是软组织松解手术能够达到病变组织彻底松解的治疗目的,这是对病员有利的方面。对待任何一种外科疾病的治疗首先考虑非手术疗法,只有当非手术疗法无效而病员的症象确实严重时,最后才会考虑手术疗法。较大手术是如此;较小手术也是完全一样。手术治疗的目的在于如何千方百计地更好地为工业基础劳动人民解除病痛。任何不首先考虑非手术疗法,不正视病情的严重程度而轻率地随意滥用手术疗法,即使取得了一些比较满意的疗效,严格地说实质上也是对人民健康极端不负责任的态度。反之,对长期非手术疗法无效而症象十分严重的病员,听之任之,病员痛苦,医生无动于衷,不肯积极主动地开展手术治疗,使病员失却一个有可能治愈的良好机会,也是与全心全意为人民服务精神相违背的。2、皮肤切口方面:某些软组织松解手术的皮肤切口较大,为了减少病员对手术的恐惧心理和避免一些不了解情况的某些议论,有人急于想把皮肤切口缩小,这种心情是完全可以理解的。我们的看法是任何手术的皮肤切口的大小主要是为手术的暴露需要而服务的,软组织松解手术的皮肤切口也是一样。缩小不必要的过大的皮肤切口是完全必要的,这样可以减少病员的手术创伤和手术痛苦。但是,不考虑暴露的需要而过分的缩小皮肤切口,也是会影响治疗效果的。3、手术范围方面:在软组织松解手术中,对单侧腰臀部软组织松解术或双侧腰部软组织松解术的手术范围比较广泛,手术创伤与渗血必然也会增多。手术范围的大小必须服从于治疗的需要,也就是要服从机体部位压痛点上病变软组织的彻底松解的需要。压痛点对软组织劳损来讲是鉴别有无无菌性炎症病变的重要标志,已为有所实践的同志所明确。如压痛点多而过分地缩小手术范围,将应该松解的病变软组织不加处理或处理不彻底,日后必然遗留残余痛,还会增加病员重复手术的痛苦与延长治疗时间。所以,根据机体各个部位的压痛点而决定手术范围的大小是必要的。但是,我们正在为如何缩小较大的软组织松解手术的范围努力探索。4、分次手术方面:有不少症象极为严重的病员常有全身性疼痛或并发所谓植物神经功能紊乱的症象。发病过程往往先有腰痛或腰骶痛,而后发展至臀痛或腿痛;或先有腰痛或腰骶痛,而后发展为背痛、肩痛、项颈痛、头痛或上肢痛。这些自腰部或腰骶部因原发性腰部深层劳损传导出来的传射痛涉及到颈、背、肩、臀部或骶、臀、腿部的软组织,还未因疼痛引起血供不足、新陈代谢障碍与营养障碍等而造成继发性无菌性炎症的病理变化时,只需通过腰部软组织松解手术而使一切传射症象有可能完全消失,符合主要矛盾的解决而使次要矛盾随着消失的规律。但是,当这些自腰部或腰骶部发出的传射痛已经引起颈、背、肩、臀部或骶、臀、腿部的局部软组织的继发性无菌性炎症的病理变化时,单通过腰骶部软组织松解手术难以使传射症象消失,常在症象减轻一段时期后又会逐渐明显,日后仍得施行颈、背、肩、臀部或臀、腿部的软组织松解手术。必须根据病员的一般情况和手术要求,作分期进行的安排,既要做到手术次数尽可能减少到最少次数,又要做到手术松解达到最大的需要的可能。

手术方法的选择就是在上述四点的认识基础上主要根据患者主诉的疼痛部位与压痛点,两者结合起来灵活掌握。我们对颈、肩、臂、背、腰、骶、臀、腿痛的手术方法的选择如下:

1、对单侧原发性腰臀部软组织劳损具有明显的一系列腰臀部和耻骨部压痛点者,应该施行定型的腰臀部软组织松解手术和股内收肌群切痕剥离手术;如同时并发继发性髌下脂肪垫劳损引起膝部腘窝部与小腿后方症象或跟骨痛者,或并发内、外踝下方软组织劳损引起内、外踝下方症象或跟骨痛者,后期视需要根据髌下脂肪垫压痛点而加行髌下脂肪垫切痕剥离手术,再根据内、外踝下方压痛点施行内、外踝下方软组织松解手术。

2、对双侧原发性腰部软组织劳损仅具有腰椎横突压痛点或并发同侧第 12 肋骨下缘压痛点者，均施行腰椎横突与第 12 肋骨下缘软组织松解手术（旧称腰椎横突切痕术与第 12 肋骨下缘骨膜游离术）；若同时具有同侧腰骶部或髂嵴部骶棘肌与多裂肌等附着处压痛点者，即使程度最轻，也应一起进行定型的腰部软组织松解手术，否则当腰痛解除后，腰骶痛症象就会明显突出，日后就需再次手术。

3、对双侧原发性臀部软组织劳损仅具有臀部压痛点者，可施行定型的臀部软组织松解手术，但必须包括同侧髂嵴部软组织松解手术（旧称腹内斜肌髂嵴附着处切良术）在内；若同时具有同侧耻骨部压痛点者，则术中加做股内收肌群切良剥离手术。

4、对原发性股内收肌群劳损仅具有耻骨部压痛点而无臀部软组织劳损者，只需做股内收肌群切良剥离手术；并发菱锥肌与腹直肌耻骨联合附着处劳损者，后期视需要行耻骨联合上缘软组织松解手术。仅具有原发性阔筋膜张肌髂前上棘附着处劳损的压痛点者，只需行阔筋膜张肌切痕剥离手术。仅具有原发性腰部深层肌下外端附着处劳损引起的压痛点者，只需要做髂嵴与骶髂关节内缘的骶棘肌附着处切痕剥离手术；并发腹部肌肉髂嵴附着处压痛点者，需同时加做髂嵴部软组织松解手术。

5、对双侧原发性腰臀部软组织具有腰臀部和耻骨部压痛点者，手术范围比较广泛，一般需分两次进行。先做双侧定型的腰部软组织松解手术（双侧腰椎横突与第 12 肋骨下缘软组织松解手术加双侧 L_1—S_* 腰部深层肌游离手术的总和），后做双侧定型的臀部软组织松解手术加双侧髂嵴部软组织松解手术加双侧股内收肌群切痕剥离手术，以后再做另一侧相同的手术。两次手术相距的时间一般为三个月。

6、对原发性腰部深层肌劳损引起腰痛或腰骶痛并发背、肩、项颈、头、上肢部位传射痛以及所谓植物神经功能紊乱症象者，一般在定型的腰部软组织松解手术后，症象可以完全消除；对并发腰部深层肌变性、挛缩者，术后会出现腰痛或腰脊柱向病侧侧弯，后期仍需根据压痛点所在部位加行腰部深层肌横行切断手术，可以消除残余症象。但在顽固性病侧中，颈、肩、背部位由于长期受了腰部或腰骶部的传射痛的影响，而引起局部软组织的继发性无菌性炎症的病理变化，称为继发性颈、肩、背部软组织劳损。这种继发性病理变化在定型的腰部软组织松解手术后依然存在，仍有机会引起躯干上部症象。也就是说，在这种情况下这种腰部软组织松解手术，仅能达到头、项颈、背、肩、上肢部位的症象暂时性减轻。与原发性颈、肩、背部软组织劳损一样，日后仍应根据需要，行颈肩部软组织松解手术。还有不少病例并发继发性锁骨上窝部软组织劳损症象者，在这种颈肩部软组织松解手术后可益形突出，应在术中同时进行锁骨上窝部软组织松解手术；并发继发性背部软组织劳损症象者，可在术中或后期视需要根据压痛点所在部位，加行胸椎棘突旁软组织松解手术或背伸肌群横形切断手术，方能比较彻底地解除躯干上部所有的传射性症象。

7、对原发性项颈部软组织劳损仅具有颈椎棘突旁压痛点者，可行单独的颈椎棘突旁软组织松解手术；并发原发性锁骨上窝部软组织劳损症象者，术中同时进行锁骨上窝部软组织松解手术。

8、对原发性肩胛部软组织劳损引起肩臂痛，仅具有肩胛部压痛点者，可采用单独的肩胛骨软组织松解手术。

9、对原发性颈肩部软组织劳损引起颈肩痛或颈肩臂痛，具有项颈部与肩部一系列压痛点者，采用颈椎棘突旁软组织松解手术加肩胛骨软组织松解手术的联合手术；并发原发性锁骨上窝部软组织劳损症象者,术中同时进行锁骨上窝部软组织松解手术;并发原发性背部软组织劳损症象者,可在术中或后期加行胸椎棘突旁软组织松解手术或背伸肌群横行切断手术;并发继发性肱骨内、外上髁软组织劳损具有局部压痛点者,也在后期视需要加肱骨内、外上髁软组织松解手术。

10、对单纯的原发性背部软组织劳损者,可根据胸椎棘突旁压痛点所在部位而进行胸椎棘突旁软组织松解手术或背伸肌群横行切断手术。

11、对原发性锁骨上窝部软组织劳损引起头颈肩臂部症象,仅具有第一肋骨的前斜角肌结处节和胸锁乳突肌附着处压痛点者,可单独行锁骨上窝部软组织松解手术。

(四)几种常用的软组织松解手术方法的介绍:

1975 年我们印发了《软组织松解术治疗腰腿痛的初步探讨》,其中介绍了椎管外软组织劳损性颈、肩、臂、背、腰、骶、臀、腿痛的手术方法。实践证明,这种手术疗法对软组织(特别是肌肉和筋膜)附着处压痛点上无菌性炎症病变极为严重,以及肌肉和筋膜本身因长期的肌痉挛变为在非手术疗法上形成非可逆性肌挛缩的重症病例,是有满意疗效的。以后就在总结经验的基础上,对那些术后仍有轻重不等残余痛的、或者疗效不够满意的,甚至有显效而后期又突发颈、肩、臂、背、腰、骶、臀、腿痛的病例作了探索和研究。发现凡是彻底手术松解部位,很少再有疼痛存在,而残余痛多在过去未曾认识的压痛点上引出;或者已知的压痛点上病变软组织松解不够彻底,残留下来某些发痛的无菌性炎症的病变基础所致。按照过去的手术方法治疗后经常出现的残余痛,多在 C_2 棘突、肩峰内缘与锁骨外段上缘、肩胛骨脊柱缘下段、肩胛骨腋缘下段、肩胛骨下角背面、L_{2-3} 后关节、髂嵴、第 12 肋骨下缘、髂翼外面(位于股骨大粗隆上方)、坐骨大孔的上缘、上方、内上缘与内上方、骶尾骨下外缘与股骨臀粗隆、耻骨联合上缘等软组织附着处。我们就分别在这些压痛点上补行非手术疗法,以压痛点强刺激推拿或压痛点银质针针刺等治疗所测得的发痛部位,并使症象有所缓解。很多病例最后通过手术补课,消除了残余痛。进一步体会到椎管外软组织松解手术对颈、肩、臂、背、腰、骶、臀、腿痛是一种对因治疗的手术方法。更由于压痛点是鉴别软组织有无无菌性炎症病变的重要标志,它们与手术疗效有着十分密切的关系。只有完全彻底消灭机体内病变部位中这些有规律的压痛点,才是手术疗效的可靠保证。提高了对压痛点重要性的认识以后,我们再度改进了手术方法。一方面根据满足手术暴露的需要,尽可能缩小皮肤切口,如在双侧定型的腰部软组织松解手术时,把过去采用的两侧皮肤切口改为现在的中间一个皮肤切口等,以减少病员的手术损伤和手术痛苦;另一方面根据服从治疗的需要,进一步扩大手术松解范围和增添手术松解内容,也就是服从体内疼痛部位压痛点病变软组织的完全彻底松解的需要,尽最大可能彻底消灭所有的压痛点。近六年多来,我们应用了改进的软组织松解手术的方法,为这些需要手术补课的老病员与以现有的非手术疗法难以治愈的症象严重与顽固的新病员消除病痛,显著地提高了疗效。

其次,椎管外软组织松解手术的操作内容离不开切痕、切开、切断、分离、剥离、游离等几个方面。单独一种操作完成松解手术任务者极为罕见;多数为几种操作的组合,像最简单的切痕手术就离不开软组织的切开与分离或剥离,所以单纯地以切痕手术来代表整个手术松解的内容,在认识上是不够完整的。因此我们把肌内收肌群切痕术改称为股内收肌群切痕剥离手术。还有疼痛部位的骨骼上常有几块肌肉附着,还包括周围有无菌性炎症病变的其他软组织,所以不应孤立地把一块肌肉的无菌性炎症病变作为该处唯一的疼痛因素来看待,应该有一比较全面的正确认识。例如:锁骨上窝部软组织劳损引起头颈肩臂痛的病例中,前斜角肌与臂丛神经鞘膜周围结缔组织的无菌性炎症病变确是疼痛的主要矛盾所在,早已明确。但是颈阔肌、胸锁乳突肌、肩胛舌骨肌以及该处其他软组织等也同时有不同程度的无菌性炎症病变存在,是疼痛的次要矛盾,而过去未被认识。对手术病例来讲,手术区软组织的病变已是极为严重,不再是非手术疗法可逆性无菌性炎症的早期反应,其软组织附着处与软组织本身已经形成了非手术疗法非可逆性的质变。所以上述手术区的次要矛盾常会通过手术疗法解决了主要矛盾以后,又有可能递升为主要矛盾。这些原属次要矛盾的病变组织有的在手术中无意识地同时被松解,从而缓解了症象,因之忽视了它的重要性;有的未被松解,以致矛盾突出,形成术后某些或重或轻的残余痛,日后仍需进一步治疗才能消除症象。通过不断的临床实践,认识到孤立地用前斜角肌切断臂丛神经松解术来代表整个锁骨上窝部软组织劳损的治疗是具有片面性的,应该改为锁骨上窝部软组织松解手术比较合适。为了使手术名称比较切合于客观实际,我们也将过去所定的颈、肩、臂、背、腰、骶、臀、腿痛的软组织松解手术名称加以部分更正。下面介绍的是改进的几种常用的椎管外软组织松解手术的手术方法:

1、颈椎棘突旁软组织松解手术(旧称颈椎棘突切痕术):局部麻醉,必要时气管内插管静脉复合麻醉或气管内乙醚麻醉。患者俯卧,调节手术台,使身体保持于稍偏头高脚低位置。胸前妥垫气圈,有利于呼吸。头颅超出手术台端,置于头托架上,使颈脊柱适度前屈与保持水平位置,便于手术。在项正中线自 C_2—T_1 棘突处作一直线皮肤切口(图1①)适度剥离皮下脂肪,暴露筋膜与棘突端。以刀尖在 C_2—T_1 棘突旁,紧靠骨骼作切痕松解,用圆头骨膜剥离器作骨膜下剥离,将斜方肌腱质部、小菱形肌、上后锯肌、头夹肌、头半棘肌、颈半棘肌、棘间肌等沿棘突与椎板向外推离,剥离至大部份椎板暴露为止,使所属肌肉放松。枢椎棘突上外方有头后大直肌与头下斜肌附着,也应完全切开。必须彻底暴露 C_2 棘突,否则常会出现残余痛。C_1—C_2 椎板间有一小动脉穿出,损伤时会喷射出血,操作中应加强注意。此处过去作常规剥离,现在放弃了这一操作,也无残余痛发生。寰椎后结节较枢椎棘突短小,毋需彻

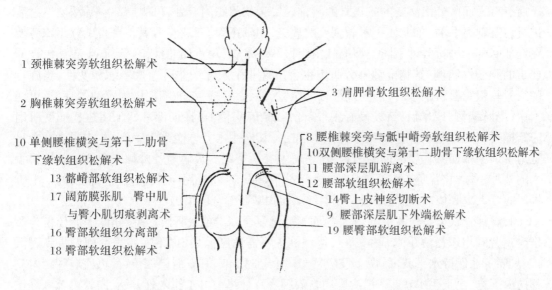

1 颈椎棘突旁软组织松解术

2 胸椎棘突旁软组织松解术

3 肩胛骨软组织松解术

10 单侧腰椎横突与第十二肋骨
　下缘软组织松解术

8 腰椎棘突旁与骶中嵴旁软组织松解术

10双侧腰椎横突与第十二肋骨下缘软组织松解术

11 腰部深层肌游离术

13 髂嵴部软组织松解术

12 腰部软组织松解术

17 阔筋膜张肌　臀中肌
　与臀小肌切痕剥离术

14臀上皮神经切断术

9 腰部深层肌下外端松解术

16 臀部软组织分离部

19 腰臀部软组织松解术

18 臀部软组织松解术

图1 颈、肩、背、腰、骶、臀部软组织松解手术的皮肤切口

底切痕松解。以往常将其上附着的头后小直肌切开,现在也放弃这一操作。头夹肌劳损是颈部疼痛原因之一,当颈椎棘突旁肌肉自 C_2—T_1 沿棘突与椎板向外剥离后,还得常规地加行头夹肌横行切断手术,以放松变性挛缩的肌纤维和消除术后的残余症象。棘间韧带即使破裂也不需切开或修补,因为术后无一例因此而产生后遗症象。采用电刀可以显著减少术中渗血和缩短手术时间。彻底电凝止血后,创腔内放置一根负压引流橡皮管,从创口旁容易引流通畅的皮肤上另作一小切口(约 1 厘米长)引出。引流管必须在引出部位的小切口上作一针缝线的皮肤紧密缝合,并与引流管结扎在一起,以防止此管漏气或滑脱。最后仅缝合皮下脂肪与皮肤。在 C_6 棘突部位常规地将切口皮肤用一针细钢丝加钮扣作减压缝合。此钢丝当术后十天拆除缝线后再继续保留一周,以免肩背部活动时用力过猛,引起创口豁裂的可能性。

2、胸椎棘突旁软组织松解手术(旧称胸椎棘突切痕术):视压痛点与疼痛范围而决定大小不等的胸椎棘突旁软组织松解手术。手术范围小者采用局部麻醉;范围大者采用持续硬脊膜外麻醉、静脉复合麻醉或气管内乙醚麻醉。患者俯卧,身体保持水平位,其他与颈椎棘突旁软组织松解手术一样。在背正中线自 T_{1-12} 或按所需手术松解的棘突作一直线皮肤切口(图1②),适度剥离皮下脂肪,暴露予先测定的棘突与筋膜。用刀尖在棘突旁沿骨骼切痕松解,使背部筋膜放松。再以圆头骨膜剥离器将斜方肌、大菱形肌、上后锯肌、半棘肌、多裂肌、旋椎肌、颈夹肌、棘间肌等沿胸椎棘突与椎板作骨膜下剥离与推向外方,完全暴露椎板,直至小关节出现为止。使棘突旁所属的病变软组织放松。棘间韧带即使破裂,也毋需处理。上、下的剥离范围应各包括无压痛的一个邻近棘突,如 T_{5-10} 棘突压痛,则手术时剥离 T_{4-11} 棘突。这种措施的目的是使松解程度进一步彻底,以求得比较满意的手术疗效。因为这些病变区域邻近的无痛组织有时也会出现轻微的劳损性病变,其症象常被病变区域的疼痛所掩盖,术前不易察知。若术中未加切开,则术后常会形成残余痛。对手术范围较小者,我们多采用皮内局部麻醉。当皮肤切开后常用手指或止血钳端触压胸椎棘突旁的软组织附着处。无疼痛出现者,基本上多属正常软组织;有疼痛出现者,为劳损性病变软组织的所在部位。根据压痛点有无而区分出病变的或正常的胸椎棘突旁软组织附着处,再用局部麻醉深层注射后进行切痕剥离手术。如此使手术做到有的放矢,比较正确。凡是全身其他部位的软组织劳损在局部麻醉上进行各种不同类型的软组织松解手术者,均可如此操作。还有少数症象极为严重的顽固性病例,其胸椎棘突旁肌肉也会出现非手术疗法非可逆性挛缩和变性,当施行棘突旁软组织松解手术后,仍会残留背部拉紧、抽筋、疼痛、与前胸部极为不适等症象,可在术中(局麻病例)或术后(持续硬脊膜外麻醉或全麻病例)再在局部麻醉下将这些病变肌肉完全横行切断。(称为胸椎棘突旁背伸肌群横行切断手术),方能解除症象。术中患者常会自觉地主诉手术松解程度的彻底与否,对松解术有所帮助。最后与颈椎棘突旁软组织松解手术的处理一样,放置负压引流橡皮管,缝合皮下脂肪与皮肤。引流管的处理同前所述。上胸椎段的较大皮肤切口,也应采用一针钢丝加钮扣减压缝合的措施。

3、肩胛骨软组织松解手术:气管内插管静脉复合麻醉或气管内乙醚麻醉。患者体位与颈椎棘突旁软组织松解手术基本一样,但颈椎柱不需适度前屈,也不需要采取稍偏头高脚低位,只要身体保持水平就可。两上肢应置于向上超过90°和双肘微屈位,就可使肩胛骨内多移向内下方,便于手术暴露。沿肩胛冈自肩胛骨脊柱缘内方 1 厘米处开始,向外直至肩峰作一直线皮肤切口(图1③),剥离皮下脂肪,暴露斜方肌、三角肌与冈下肌的肩胛冈附着处。先将斜方肌在肩胛冈上缘附着处切开。为了使手术层次分清,容易操作,应先在肩胛骨脊柱缘内方切开斜方肌筋膜,以止血钳顺肌纤维方向作钝性分离。再以手指在其深筋膜面下探入,向外后上方拉起,逐渐分离清楚斜方肌与冈上肌筋膜间的炎性粘连组织,沿肩胛冈上缘,直至肩峰内缘转至锁骨外段上缘,将斜方肌附着处完全切开。彻底放松斜方肌后,就可顺利暴露冈上肌而勿使损伤。再由此两肌间隙向上探入,彻底松解其间的炎性粘连组织,并在上方摸得肩胛骨内角。以两圆头骨膜剥离器分别自内向外和自上向下两个方向将其撬出,用电刀切开在内角和脊柱缘上附着的提肩胛肌。冈上肌同时有压痛者比较少见。为了避免日后重复手术的可能性,不论其有无压痛点存在,常规地将冈上肌在冈上窝近脊柱缘的附着处切开,沿冈上上窝向外作部分骨膜下钝性剥离,剥离范围约2厘米阔即可。以后用拉钩向后下方拉起斜方肌,再沿脊柱缘上中段向下切开菱形肌附着处,尽可能将触及的大菱形肌附着处上半部一并沿脊柱缘向下切开放松。如此就使肩胛骨内角完全游离与其脊柱缘大部分游离。当脊柱缘肌附着处松解完毕后,就进行冈下窝骨膜游离术:即切开三角肌和冈下肌在肩胛下缘的附着处,沿冈下窝向下、向外、向内作广泛的骨膜下钝性剥离,直至脊柱缘、腋缘和下角的上方骨面大部分清楚摸得,如此就使冈下肌,大、小圆肌附着处部分游离。冈下窝上方的营养血管孔可用骨腊填塞止血。为了求得肩胛骨下角的彻底松解,可再在肩胛骨下角部位中间沿其直轴线作皮肤切口约8-10厘米长(图1(3)),剥离皮下脂肪,沿背阔肌上缘横行切开筋膜后,就可将此肌拉向下方,从而完全暴露肩胛骨下角,脊柱缘下段附着的大菱形肌与背面及腋缘下段附着的大圆肌。先将肩肋骨下角切痕剥离;最后将大菱形肌附着处自下向上切开,与原先小菱形肌脊柱缘附着处的切开部位相连接,当用手指探入,查得整个肩肋骨脊柱缘与肩胛骨下角边缘彻底游离时,才算符合松解要求。以后在肩胛骨下角背面内方将大圆肌附着处由内向外切痕剥离,暴露肩胛骨下角的背侧骨面与腋缘。再自肩肋骨下角边缘沿腋缘自下向上剥离,与原先小圆肌腋缘附着处的切开部位相连接,如此也使整个腋缘自肩胛骨颈部直至下角彻底游离,也应该用手指检查清楚。彻底电凝止血后,就在冈窝下方纵行皮肤切口的外侧放置负压引流橡皮管。此管可用弯头止血钳由创腔内穿过肌肉,顶在皮下,另作小皮肤切口引出体外。引流管的处理与前述相同。

4、锁骨上窝部软组织松解手术(旧称前斜角肌切断加臂丛神经松解术):局部麻醉,必要时持续硬脊膜外麻醉或气管内插管静脉复合麻醉。患者仰卧,患侧肩下以砂袋垫高,头向健侧旋转,患侧上肢伸直紧靠胸壁,就使锁骨上窝部充分暴露,便于手术。沿胸锁乳突肌外缘直至锁骨下缘作一直线皮肤切口约8厘米长(图2)。

剥离皮下脂肪,拉开皮肤,暴露颈阔肌。沿皮肤切口方向再切开此肌并向两边拉开,才能暴露其下的肌肉、神经和血管。先将胸锁乳突肌的锁骨头外半部在附着处切开(暂留内半部,以作为拉钩牵拉时的固定点),向内前方翻起,即暴露肩

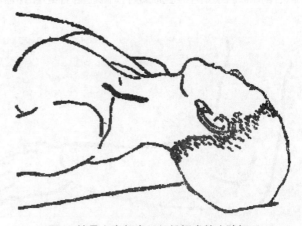

图2 锁骨上窝部窝组织松解术的皮肤切口

胛舌骨肌,它从前内上方至后外下方斜贯而过。此肌下层有一块脂肪组织,再下层即为前斜角肌。膈神经就在前斜角肌上,自后外上方至前内下方斜贯而过。先将肩胛舌骨肌牵向外上方,再钝性松解脂肪层,在前斜角肌上仔细游离出膈神经,轻巧的牵向内方,勿使损伤,就使前斜角肌暴露得更清楚。胸膜、颈总动脉、锁骨下动脉、臂丛神经等均在前斜角肌的内侧,操作中应加强注意。以后用止血钳将肌腹分成束状挑起,分次切断。必须使整个前斜角肌完全离断,不让有一肌纤维保留下来。要绝对当心在其内后方的锁骨下动脉和胸膜,勿使损伤。为了安全起见,在肌腹挑起后,我们习惯在直视下用两把无齿镊子将肌纤维相对地一点一点撕断,可避免发生合并症。前斜角肌切断后游离臂丛神经,先用弯头止血钳细致地钝性分离臂丛神经的周围炎性结缔组织与鞘膜,臂丛神经的上干和中干常合成一支,而下干单独成一支,按次挑起,以止血钳沿神经鞘膜下探入,向上、向下各作扩张分离,完全游离这段松解所及的神经干。最后牵开内侧颈阔肌,钝性游离胸锁乳突肌的胸骨头,连同此肌锁骨头附着的内半部一并切开,完全放松,彻底电凝止血。创腔内放置橡皮引流片。缝合皮下脂肪与皮肤。

5、颈肩部软组织松解手术。为单侧或双侧颈椎棘突(包括胸椎棘突)旁软组织松解手术加肩胛骨软组织松解手术的总和。并发锁骨上窝部软组织劳损者,还可同时进行锁骨上窝部软组织松解手术。气管内插管静脉复合麻醉或气管内乙醚麻醉。患者俯卧、身体保持稍偏头高脚低位。胸前妥垫气圈。头颅置于手术台端外方的头架上,保持颈椎柱适度前屈与水平位置。两上肢置于向上超过90°和双肘微曲位置。先按照颈椎棘突(包括胸椎棘突)旁软组织松解手术的步骤进行操作和处理;后按照肩胛骨软组织松解手术的步骤进行操作和处理;并发背伸肌群劳损者按照此肌横行切断手术的步骤进行操作和处理。并发锁骨上窝部软组织劳损者,在上述两手术完毕患者翻身后,按照锁骨上窝部软组织松解手术的步骤进行操作和处理。若先在仰卧位进行锁骨上窝部软组织松解手术,后在俯卧位进行颈、肩、背部软组织松解手术同样可以。双侧病例一般需备血400毫升。

6、肱骨外上髁软组织松解手术。腋丛麻醉或局部麻醉。患者仰卧,患侧肩关节与肘关节均处于直角位置,肘外方向上,平放于另一小手术台上。在肘关节桡侧作一接近直角的弧形皮肤切口,约8-10厘米长(图3),沿肱骨外缘屈向桡骨小头方向,虽点通过肱骨外上髁。剥离皮下脂肪,暴露肱骨外上髁与其上方的肱骨外缘。将伸肌群(桡侧伸腕长肌,桡侧伸腕短肌、伸指总肌、尺侧伸腕肌与肘后肌)附着处自骨骼切痕剥离,同时也将其下的桡侧付韧带与付关节囊一并切开,直至肱骨小头的软骨面暴露为止;再向上将肱骨外缘附着的屈侧关节囊完全切开;向下沿关节囊切开桡骨头外的桡骨环韧带。如此就使肘外侧的软组织附着处完全切开与松解。彻底止血后缝合深筋膜、皮下脂肪与皮肤。上肢管形石膏包扎固定二周。

7、肱骨内上髁软组织松

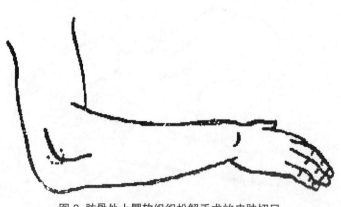

图3 肱骨外上髁软组织松解手术的皮肤切口

解手术:腋丛麻醉或局部麻醉。患者仰卧,
肩关节外展至 90°,上肢外旋与肘关节处
于直角位置,置于另一小手术台上,就使肘
内方向上,便于手术。在肘关节尺侧作一接
近直角的弧形皮肤切口,约 8-10 厘米长
(图 4),沿肱骨内缘屈向前臂直轴线方向,
中点通过肱骨内上髁。剥离皮下脂肪,暴露
肱骨内上髁和尺神经。此神经处于尺骨鹰
嘴与肱骨内上髁之间的尺神经沟中。先切
开神经鞘膜,再将神经支游离出来,用湿纱
布条妥善保护下向尺骨鹰嘴方向拉开,使

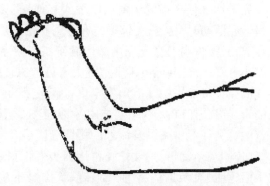

图 4 肱骨上髁软组织松解手术的皮肤切口

肱骨内上髁更清楚的暴露。然后将屈肌群(屈指浅肌、屈指深肌、尺侧屈腕肌、桡侧屈腕肌与
旋前圆肌)肱骨内上髁附着处切痕分离,同时将其下的尺侧副韧带与肘关节囊附着处一并
切开,直至肱骨滑车的软骨面暴露为止。如此就使肘内侧的软组织附着处完全松解。彻底止
血后,缝合深筋膜、皮下脂肪与皮肤。上肢管形石膏包扎固定二周。

8、桡骨茎突腱鞘切开手术:局部麻醉。患者仰卧,患肢伸直,桡骨茎突部向上,置于另一
小手术台上。在桡骨茎部作一纵行的向背侧开口的弧形皮肤切口,约 2.5 厘米长。分离皮下
组织,暴露桡骨茎突的腱鞘,但操作中勿伤及桡神经浅支。纵行切开总腱鞘;再切开其中的
分腱鞘。当伸拇短肌腱与外展拇长肌腱完全解除压迫后,拇指伸屈活动再无机械性障碍存
在时,可缝合皮下组织与皮肤。

9、尺骨小头背侧软组织松解手术:皮内局部麻醉。患者仰卧,患腕置于胸前方。在尺骨
小头背侧部位作一 5 厘米长的皮肤切口暴露深筋膜与部分背侧腕韧带。根据触痛范围作一
"十"字形筋膜与韧带的切开,直至腕部活动完全无痛为止。最后缝合皮下组织与皮肤。

10、尺骨茎突软组织松解手术:皮内局部麻醉。患者仰卧,患腕置于胸前方。在尺骨小头
旁侧以尺骨茎突为中心,作一 2 厘米长的纵行皮肤切口。分离皮下组织,暴露腕尺侧副韧
带,操作中勿伤及尺神经手背支。纵行切开此韧带,并将附着于尺骨茎突上触痛敏感的关节
囊作切痕剥离,直至疼痛完全消失与腕关节尺屈时再无症象发生为止。最后缝合皮下组织
与皮肤。

11、腕横韧带切开手术:局部麻醉。患者仰卧,患肢伸直,手掌向上,置于另一小手术台
上。在腕正中部,也就是大鱼际与小鱼际之间的皮肤摺痕处,作一纵行皮肤切口,约 4 厘米
长,其远 3/4 段的切口处于腕横纹的远侧;近 1/4 段处于腕横纹的近侧。在腕正中部纵行分
离皮下组织与切开深筋膜,可以避免操作中伤及尺动脉与尺神经,拉开两侧创缘,这些血管
与神经已拉向尺侧部,就在偏离正中神经的尺侧部位将变性挛缩与触痛敏感的腕横韧带全
部纵行切开,使其下的正中神经与屈肌腱完全解除压迫,如此也避免了正中神经不受手术
损伤。当手指与腕关节活动再无疼痛存在时,缝合皮下组织与皮肤。最后作前臂管形石膏包
扎,固定二周。

12、屈指肌腱鞘切开手术:局部麻醉。患者仰卧,患肢伸直,手掌向上,置于另一小手术
台上。在拇指或第 2-5 指某一患指掌骨颈掌侧的腱鞘部位,作 1.5 厘米的横行皮肤切口,纵
行分离皮下组织,暴露变性、挛缩、增厚、触痛敏感与坚硬的鞘状韧带(即腱鞘)。将此腱鞘纵

行完全切开使拇指的屈拇长肌腱或其他触痛敏感四指的屈指浅、深肌腱解除压迫，直至患指伸屈活动时再无机械性障碍存在为止。最后缝合皮下组织与皮肤。

13、腰椎棘突旁与骶中嵴旁软组织松解手术(旧称腰椎棘突与骶中嵴切痕术)：手术范围小者采用局部麻醉；手术范围大者可考虑腰麻或持续硬脊膜外麻醉。患者俯卧，胸前妥垫气圈。在腰骶正中线上预先定出压痛敏感的腰椎棘突或骶中嵴，视暴露需要作一适当长度的直线皮肤切口，最长者可自 L_1 棘突至 S 末骶中嵴(图 1⑧)。适度剥离皮下脂肪，暴露所测定的棘突或骶中嵴以及该处的腰背筋膜后叶。以刀尖在其旁沿骨骼作切痕松解，使腰背筋膜(连同棘上韧带等)放松。再用圆头骨膜剥离器沿棘突或骶中嵴作骨膜下剥离，将所属的下后锯肌、骶棘肌、多裂肌、旋转肌等推向外方，暴露腰椎椎板或骶骨背面，直至后关节与骶后孔出现为止，使棘突旁或骶中嵴附着的病变软组织得到松解。上、下的剥离范围应各包括无压痛的一个邻近棘突或骶中嵴。棘间韧带破裂者也不需作任何处理。手术范围小者还可在皮内局部麻醉下切开皮肤后，视压痛的有无而测定病变区域。放置负压引流橡皮管等处理同前所述。最后缝合皮下脂肪与皮肤。

14、腰部深层肌下外端松解手术(旧称腰部深层肌下外端切痕术)：局部麻醉。患者俯卧。先在髂嵴与骶髂关节内缘以手指滑动按压，定出骶棘肌附着处的压痛点。根据压痛范围的大小，而作沿肌附着处骨骼的一个弧形皮肤切口(见图 1⑨)。皮内局部麻醉下切开皮肤，用止血钳端触压骶棘肌与腰背筋膜附着处，以确定疼痛的病变组织的广度。再以注射针头棘探骶棘肌深部附着处，根据疼痛的有无而测定病变区的深度。然后作深层局部麻醉，沿附着处的骨骼切开软组织，使之松解。切痕剥离的范围也要稍加放宽，应包括至少 1 厘米宽的无痛的软组织附着处一并切开，以消除术后残余症象。创腔内放置负压引流橡皮管，缝合皮下脂肪与皮肤。

15、腰椎横突与第 12 肋骨下缘软组织松解手术(旧称腰椎横突切痕术与第 12 肋骨下缘骨膜游离术)：腰麻或持续硬脊膜外麻醉。患者俯卧。单侧病例可在距离腰椎棘突外方约三横指。自 T_{12} 水平位开始，向腰三角区方向至髂嵴下 1 厘米处为止，作一纵行偏斜的直线皮肤切口(图 1⑩)，钝性剥离皮下脂肪，暴露腰背筋膜后叶。此筋膜不可切破，不时则会造成剥离困难。剥离范围上起 T_{10} 棘突(包括部份斜方肌筋膜)；上至髂嵴下方 1 厘米处；外侧自第 12 肋骨开始，向下沿背阔肌内缘，直至背阔肌的髂起部(在腰三角区内缘)，完全暴露腰三角区内方脊神经后支的外侧皮支在腰背筋膜后叶出口处，即臀上皮神经出口处。双侧病例可在背正中线、自 T_{12} 棘突—S_1 骶中嵴作一直线皮肤切口(图 1⑩)，向两侧广泛剥离皮下脂肪，暴露腰背筋膜后叶，剥离范围同单侧病病例。先将此筋膜纵行偏斜地直线切开。切口自上内方(位于 T_{10} 棘突附着的筋膜，包括部分斜方肌筋膜在内)直至下外方(脊神经后支的外侧皮支在腰背筋膜后叶出口处，刚位于腰三角区的内缘部位)进行。暴露骶棘肌，抽除后方肌肉中肉眼能见到的脊神经后支的外侧皮支。将骶棘肌与多裂肌沿腰背筋膜前叶向内推离后拉向后内方，就暴露 L_{2-4} 横突尖。由此向上切开在第 12 肋骨附着的腰髂肋肌与部分下后锯肌，可暴露 L_1 横突尖。此横突尖紧靠髂嵴前上方。暴露 L_{1-5} 横突尖后，就用圆头骨膜剥离器沿横突后方骨面探入，将其上附着的肌肉作骨膜下钝性剥离，直至触及后关节外缘为止，以消除该处可能存在的软组织劳损性病变。再将腰背筋膜前叶在横突尖外缘附着处切开与横突上、下附着的横突间外侧肌附着处部分切开，使腰背筋膜前叶，包括横突尖上附着的腰方肌与腰大肌的间隔筋膜在内，一齐放松。腰背筋膜前叶的静脉在推离肌肉时常会损伤,可用电凝止血。还有在紧靠每一横突尖上、下外方的腰背筋膜前叶中也各有一小静脉存在,当在横突尖上进行软组织附着处切痕松解时,容易出血,故在操作前也应先作电凝止血。单独游离 L_{1-4} 横突尖就可。我们现在已放弃咬除此四个横突尖的部份骨组织的操作,同时也不再进行 L_5 横突尖上腰背筋膜前叶与髂腰韧带附着处的切痕松解。通过较长时期的观察,并无残余痛发生。实践证实,横突尖的骨组织本身与髂腰韧带本身均非腰痛的发病基础;而真正的发病基础是在 L_{1-4} 横突尖上附着的软组织。以后行第12肋骨下缘软组织松解手术,拉开与切开其上覆盖的肌肉层,暴露第12肋骨后方与后内方,直至该肋骨的肋结节韧带为止。用圆头骨膜剥离器沿此肋骨后方骨膜下,向紧靠下缘的腰背筋膜前叶附着处细致地、一点一点地钝性剥离与切痕,使自第12肋骨内端一并适度游离。要注意切勿损伤胸膜,以免气胸形成。通过 L_{1-4} 横突尖外缘软组织,组织附着处的切开与第12肋骨下缘软组织的松解,就使腰筋膜前叶,特别是 L_{1-2} 横突尖与第12肋骨之间变性挛缩的束条样筋膜拉紧状态完全放松。彻底电凝止血。放置负压引流橡皮管等处理同前所述。最后缝合皮下脂肪与皮肤。

16、腰部深层肌游离手术:持续硬脊膜外麻醉或全身麻醉。患者俯卧,骨盆前方的两侧各以狭长枕纵行垫高。对单侧或双侧手术病例均自 L_1 棘突—$S_{\pm}$骶中嵴的正中线上作一直线皮肤切口(图1⑪)。广泛钝性剥离皮下脂肪,暴露腰背筋膜后叶、骶髂关节、髂后上棘与部分髂嵴(止于腰三角区内方脊神经后支的外侧皮支在腰脊筋膜后叶出口处完全暴露)等。先将 L_1 棘突—$S_{\pm}$骶中脊上的腱性组织切开,自侧方紧靠骨骼作切痕松解,并用圆头骨膜剥离器将腰背筋膜后叶、骶棘机、多裂肌、旋椎肌等自棘突和骶中嵴沿腰椎板与骶骨背面钝性由内向外推离,直至暴露后关节为止。再在骶骨下 1/2 段将部分附着于腰背筋膜上的臀大肌切开,沿筋膜由内推向骶髂关节外缘,使此关节内缘完全暴露,便于手术。然后将骶棘肌下外端,自髂脊至骶髂关节内缘附着处完全切开,也就是范围最大的腰部深层肌下外端松解手术;再沿 L_5 横突、后关节、椎板与骶骨背面多将裂肌与骶棘肌等自外方推向内方和下方。骶后孔小血管用电凝止血。细致地逐剥离,使 L_{4-5} 椎板和骶骨背面上的多裂肌与骶棘肌等完全游离。必须将腰部深层肌末端仍保持于骶角与骶骨尖,不可切断。若误将其切断,会使此肌缩向上方,无法缝合。此处用电刀操作可显著减少手术中渗血与缩短手术时间。病理检查证实,每一腰骶痛病例均有腰部深层肌肌纤维变性或肌肉间质水肿等改变,游离后会使此病变肌肉的血循环更差。为了减少术后感染,必须将骶棘肌与多裂肌游离面上不出血的无生活力的肌肉组织切除,尽可能保存出血的有生活力的肌肉组织,基本上可以消灭由此而产生的创口感染。至于这些保存下来的比较正常的肌肉,通过不断的功能锻炼,处理同前。缝合皮下脂肪与皮肤。双侧手术病例术前应备血 400 毫升。

17、定型的腰部软组织松解手术:为单侧或双侧腰椎横突与第12肋骨下缘软组织松解手术加腰部深层肌游离手术的总和,再加 L_{1-3} 腰部深层肌的彻底游离。持续硬脊膜外麻醉或全身麻醉。患者俯卧,骨盆前方的两侧各以狭长枕纵行垫高。皮肤切口与腰部深层肌游离手术一样。自 L_1 棘突—$S_{\pm}$骶中嵴的正中线上作一直线皮肤切口(见图1⑫),广泛钝性剥离皮下脂肪。双侧手术时应暴露两侧的腰背筋膜后叶、L_1 棘突—$S_{\pm}$骶中嵴、背阔肌肉缘、骶髂关节、髂后棘与部份髂嵴(止于腰三角肌内方脊神经后支的外侧皮支在腰背筋膜后叶出口处完全暴露)等。先按腰椎横突与第12肋骨下缘软组织松解手术的步骤处理 L_{1-4} 横突与第12肋骨以后按照腰部深层肌游离手术的步骤处理 L_1 棘突—$S_{\pm}$骶中嵴的腰部深层肌。鉴于腰部深层肌游离手术中 L_{1-3} 后关节外侧的肌附着处未曾手术松解，对该处留有劳损性病变基础者，尽管术前压痛较轻，日后仍有可能造成腰部残余痛（常误诊为腰椎横突与第12肋骨下缘软组织松解手术不够彻底）。在手术补课中提高了认识，改进操作方法。现在常规地将腰部深层肌自 L_1 椎板—S_* 骶骨背面上整个游离，从而消除了这些残余痛。只要彻底切除肌肉游离面上的无生活力的肌肉组织，以防止或减少感染，且无后期不良后果发生。松解完毕后，在每侧创腔内放置一根负压引流橡皮管，自腰部深层肌游离面前方骶部与腰部的创腔直至刚位于第12肋骨下缘上外方腰际，另作小皮肤切口引出体外，处理同前。这样可以避免仰卧或侧卧位时引流管受压的可能性。彻底止血。在创腔内将分离松解的筋膜与肌肉等组织按解剖关系整理就绪缝合皮下脂肪与皮肤。本手术因术中术后渗血较多，故双侧手术者备血不得少于600毫升。

18、髂嵴部软组织松解手术（旧称腹内斜肌切痕术）：局部麻醉，必要时腰麻或持续硬脊膜外麻醉。患者侧卧，患侧向上，健侧下肢处于屈髋屈膝位置，并将患侧下肢伸直于其上。自髂后上棘上方一横反映处开始沿髂嵴下方一横指处，再至髂前上棘后方一横指处作一弧形皮肤切口（图1⑬）。钝性剥离皮下脂肪，暴露髂后上棘、腰背筋膜、腹外斜肌髂嵴附着处与髂前上棘等。臀上皮神经此时已被切断，毋需处理。用刀尖沿髂嵴切痕，将骶棘肌、腹外斜肌、腹内斜肌与腹横肌等附着处一点一点地自髂嵴切开，直至髂嵴前上缘的髂腰肌骨膜刚暴露为止。不可切破此骨膜或这些剥离组织，否则会使腹后壁脂肪暴露或由裂口突出，可作修补缝合。此外禁止用电刀切痕，因纯系腱性组织，血管极少，毋需电刀止血；同时电刀不能达到彻底干净的剥离目的，常会遗留部分病变软组织于髂嵴上面，也是手术后疼痛复发的可能原因。以后向内沿髂嵴切痕剥离，直至髂后上棘的侧缘暴露为止。再向外沿髂嵴切痕剥离，暴露整个髂前上棘。如此就使在髂嵴上面附着的腹外斜肌、腹内斜肌、腹横肌、背阔肌与缝匠肌完全切开，以及腰方肌与骶棘肌部分切开，主要达到这些肌肉（特别是腹内斜肌）附着处彻底松解的目的。创腔内放置橡皮引流片或负压引流橡皮管，缝合皮下脂肪与皮肤。

19、臀上皮神经切断手术：局部麻醉。患者俯卧。自髂后上棘的外方沿髂嵴下一横指处，位于臀上皮神经的压痛点予先测定的部位，作一横行的弧形皮肤切口（见图1⑭），约8-10厘米长。先作皮肉局部麻醉。切开皮肤与部分皮下脂肪后，用手指滑动按压探测压痛点，以发现三支臀上皮神经的所在部位。再用局部麻醉消除该处疼痛后切断这些神经支，一般切至臀筋膜完全暴露为止。术中常可发现原有症象立即缓解。彻底止血后，创腔内放置橡皮引流片，缝合皮下脂肪与皮肤。

20、髂胫束"T"形切开手术：局部麻醉。患者侧卧，体位同髂嵴部软组织松解手术。在髋外方位于股骨大粗隆作一弧形的纵行皮肤切口（图5），长约10-12厘米。向前、向后方向纯性剥离皮下脂肪，暴露髂前上棘、髂胫束与臀大肌上外缘的部分臀筋膜。位于髂前上棘下方一横指处将髂胫束横行切开，切口后段应包括臀大肌筋膜的部份边缘也切开少

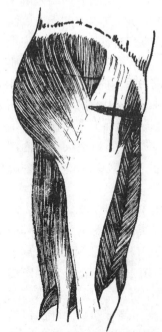

图5 髂胫束"T"形切开手术
粗黑线为皮肤切口

许,以暴露臀大肌上外缘的部份肌肉组织。用组织剪沿此筋膜横切口下方的髂胫束深层筋膜下探入,作隧道式扩张分离。选择股骨大粗隆略偏前方处,将分离的髂胫束纵行直线切开,约10厘米长,如此就使变性挛缩的髂胫束松解,以及大部份臀大肌也同时得到放松。创腔内放置橡皮引流片。缝合皮下脂肪与皮肤。

21、臀部软组织分离手术:腰麻或持续硬脊膜外麻醉。双侧病例采取俯卧位,骨盆前方两侧各以狭长枕纵行垫高,使可触得髂前上棘,便于手术。单侧病例采取斜俯卧位,仅将病侧用狭长枕纵行垫高就可。自髂后棘上方一横指处开始,沿髂嵴下方二横指直至髂前上棘后方三横指与股骨大粗隆下方二横指,转向大腿后方臀中线方向,刚位于臀横纹下三横指处为止,作一接近"问号"式的皮肤切口(图1⑯)。广泛钝性剥离皮下脂肪,暴露髂后上棘、髂嵴、髂前上棘、股骨大粗隆、臀大肌上缘与股骨臀粗隆等部位,使在此范围内的髂胫束与臀筋膜清晰地暴露,如此已将所有的臀上皮神经支完全切断。先作髂胫束"T"形切开手术后,向内后方拉起"T"形切口的后方髂胫束边缘,手术者用手指自股骨大粗隆重部的髂胫束深层面下探入,松解其间的炎性粘连组织,可达臀大肌深层筋膜的前方。以后助手用第2–3指将此肌拉向内、后、下方;手术者也可以两手指在其上方探入,将臀中肌筋膜拉向外、后、上方。相对拉紧下切开臀肌间隔后,就将此肌相对地钝性拉开与撕裂分离,直至髂后上棘外缘臀大肌附着处为止。如此使臀大肌外端上部附着处彻底放松。以后处理臀大肌外端下部附着处,将髂胫束自纵行切口末端向股骨臀粗隆方向分离后斜行剪开,在该处分离出臀大肌外端下部附着处。以止血钳或示指由肌附着处内侧探入,保护坐骨神经受损伤。将此肌挑紧或拉起后,用刀尖沿骨骼完全切开。如此也就使臀大肌外端下部附着处彻底放松。为了求得臀大肌进一步松解和容易暴露坐骨神经,应将臀大肌内上方的肌腹拉紧后,在髂后上棘外缘此肌附着处连同在髂后上棘附着处的腱性组织,一并自上向下沿骨骼作部切痕剥离约3厘米长,就使臀大肌内上方附着处一并放松,以后向后、向内方向拉开臀大肌,彻底松解其间的炎性粘连组织,才能暴露坐骨神经与梨状肌。横过坐骨神经上的臀下动、静脉分支的周围结缔组织常因无菌性炎症病变而变性挛缩,形成束状环,紧压或嵌压神经支。先用止血钳钝性分离已经暴露的部分坐骨神经,用示指在鞭鞘膜下向上探入,松解此束状环后,切断结扎其中的臀下动、静脉分支,消除了这种机械性压迫和无菌性炎症的刺激。再用示指向上探入,完全钝性游离梨状肌。将肌外端近股骨大粗隆的肌腱用止血钳夹紧,在其外侧切断后,拉向内、后、上方,就完全暴露其下的坐骨神经干。沿坐骨神经后方与前方的鞘膜下,由下向上分别钝性游离示指能及的骶丛,可探至骶骨前方。仅松解骶丛的粘连组织,对其旁牵拉的细索条不可损伤,以免误伤小血管,引起出血。以后向下游离坐骨神经,沿神经干的前方和后方各作鞘膜下游离,直至触及股骨小粗隆为止。使此处坐骨神经与周围鞘膜完全松解。遇到梨状肌变异病例,可将夹在胫、腓神经之间的梨状肌头完全切除后,再进行坐骨神经游离,比较方便。坐骨神经松解后进行臀下神经的松解,在梨状肌肉下方的坐骨神经内侧用止血钳找到臀下神经支,松解周围的炎性结缔组织后,在其进入臀大肌处作钝性游离。当示指探入,将臀下神经支挑起后,以止血钳端在神经支上轻轻弹拨,发现臀大肌有反应性收缩者,证实为臀下神经。臀下神经松解完毕后,进行臀上神经的松解。此神经介于臀中、小肌之间,可以止血钳游离出臀上神经后挑紧;当用另一止血钳在神经支上轻轻弹拨,发现阔筋膜张肌、臀中肌与臀小肌有反应性收缩者,证实为臀上神经。再以另一止血分别沿此神经支方向的前、后侧,由外向内探入,直至到达坐骨神经时再作钝性扩张剥离,使之松解。以上这些手术步骤不可遗漏,即使术前体检中没有发现这些神经明显的压痛,也应同时进行彻底的分离与松解。万一再有残余痛发生,由于手术疤痕粘连严重,难以彻底手术补课。手术完毕后创腔放置橡皮引流片或负压橡皮引流管就可。彻底电凝止血后,将每层切开的组织按解剖关系整理就绪,缝合皮下脂肪与皮肤。

22、阔筋膜张肌、臀中肌与臀小肌切痕剥离手术:腰麻或持续硬脊膜外麻醉。患者俯卧,骨盆前方以狭长枕纵行垫高,使可触得髂前上棘,便于手术。皮肤切口同髂嵴部软组织松解手术(图1⑰)。钝性剥离皮下脂肪,暴露髂后上棘,髂嵴与髂前上棘。自髂后上棘外方沿髂嵴直至髂前上棘为止,将臀中肌、臀小肌与阔筋膜张肌附着处切开,为了暴露方便,必要时可切开髂后上棘附着的部分臀大肌,以圆头骨膜剥离器沿骨膜下剥离。剥离范围内至坐骨大孔的内上方与内上缘(常用骨膜剥离器沿其内上方骨面将干纱布一点一点地推嵌,作钝性骨膜下扩张剥离);下至坐骨大孔后上缘与上缘,并使其前上缘的骨膜也同时部份松解;外至髂前上棘完全暴露。必须使坐骨大孔上缘与髂前上棘下缘的连接线以上的肌肉完全自髂翼外面而剥离干净。坐骨大孔的前上缘与内上缘的彻底剥离有利于在其前方的梨状肌与骶丛进一步间接放松,对消除术后的残余痛有重要意义。但必须沿骨膜下细致地一点一点剥离,切勿伤及臀肌中的血管,以免出血。髂前上棘内侧软组织(特别是缝匠肌)附着处更要彻底剥离。假使外侧肌附着处剥离彻底而内侧剥离得不够,术后立即会出现严重的髂前上棘痛。疼痛可向髋外前方至大腿外前方传射,咳嗽时症象增剧。最后均需手术补课,将髂前上棘内侧肌附着处完全切痕剥离,放松软组织,立即消除症象。髂骨面上的营养血管孔可用骨蜡填塞止血。软组织中的小血管彻底电凝止血。创腔内放置两根负压引流橡皮管,自髂前上棘后方(自下向上方向)与髂嵴下方(自上向下方向)各作小皮肤切口引出,处理同前。最后缝合皮下脂肪与皮肤。对仅有髂前上棘阔筋膜张肌附着处或仅有股骨大粗隆上方臀小肌髂骨附着处劳损而无髂翼外面其他臀肌附着处压痛点,可按手术需要作适当大小的皮肤切口。进行该肌的部分切痕剥离手术,以消除疼痛。

23、定型的臀部软组织松解手术:本手术为单侧或双侧臀部软组织分离手术与阔筋膜张肌、臀中肌与臀小肌彻底的切痕剥离手术总和,再加髂嵴部软组织松解手术。腰麻或持续硬脊膜外麻醉。患者体位同臀部软组织分离手术。首先完全按照臀部软组织分离手术的皮肤切口(图1⑱)与手术步骤进行操作处理,以后完全按照阔筋膜张肌、臀中肌与臀小肌切痕剥离手术的步骤进行操作和处理。不论有无腹肌髂嵴附着处压痛点,常规地一并施行髂嵴部软组织松解手术,以免万一后期出现劳损性疼痛时患者遭受重复手术的痛苦。若有股内收肌群耻骨附着处劳损者,则在本手术完毕后,再另作股内收肌切痕剥离术。单侧手术者毋需输血;双侧手术者术前应备血220-400毫升。

24、定型的腰臀部软组织松解手术:本手术为定型的单侧腰部软组织松解手术与同侧髂嵴部软组织松解手术加同侧定型的臀部软组织松解手术的总和。若有同侧股内收肌群耻骨附着处劳损者,应在术中同时完成股内收肌群切痕剥离手术。持续硬脊膜外麻醉或全身麻醉。患者俯卧,胸前妥垫气圈,以利于呼吸。患侧骨盆前方以狭长枕纵行垫高,使髂前上棘部完全暴露。距离 T_{12} 棘突外侧约三横指的水平位起,作一与股骨大粗隆连接的纵行偏外的直线皮肤切口,在转向大腿后上方,至臀横纹下三横指处的臀中线为止(图1⑲)。广泛性剥离皮下脂肪,暴露双侧 L_1 棘突—S_{π}骶中嵴 与单侧髂后上棘、骶髂关节、髂嵴、髂前上棘、股骨大粗隆、腰背筋膜后叶、髂胫束、股骨臀粗隆与大部分臀筋膜等。先按照单侧腰部软组织松解手术的步骤,后按照臀部软组织松解手术的步骤,细致地彻底松解腰部和臀部软组织。彻底电凝止血后,在腰臀部外方上、下创腔内各放置负压引流橡皮管(腰部一根,臀部二根),自腰部和臀部外侧分别另作小皮肤切口引出体外,处理同前。根解完毕后按照解剖关系整理各层切开的软组织再缝合皮下脂肪与皮肤。并发股内收肌群耻骨附着处劳损者,尽可能同时进行股内收肌群切痕剥离手术。双侧腰臀部软组织松解手术的创伤较大,不应一次完成,可分期分次进行。一般在单侧腰臀部软组织松解手术后三个月,再考虑另一侧手术(或先行双侧腰部软组织松解手术, 三个月后再行双侧臀部软组织松解手术加股内收肌群切痕剥离手术)。本手术的术中与术后渗血仅次于双侧腰部软组织松解手术,术前应常规备血 600 毫升。

25、股内收肌群切痕剥离手术(旧称股内收肌群切痕术):腰麻或局部麻木一。患者仰卧,两下肢采取截石术位置,两大腿前屈和外展,使股内收肌群拉紧,便于手术。在大腿根部摸得耻骨结节, 于其外缘 1 厘米与向下约在股内收长肌腱后方 1 厘米与向下约在股内收长肌腱后方 1 厘米处, 作一平行耻骨下支的直线皮肤切口,约 6–8 厘米长(图 6)。钝性推离内侧皮下脂肪暴露耻骨下支边缘后, 将深筋膜作一纵行小切口,以弯头组织剪由此探入,至股内收长肌腱的前内方作扩张分离,助手拉钩探入代替组织剪,将切口

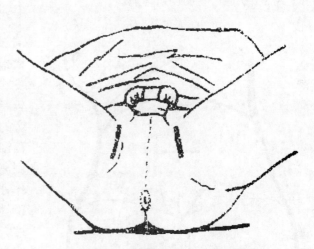

图 6 股内收肌群切痕剥离手术的皮肤切口

内侧皮肤、深筋膜连同其内侧的一小静脉拉向内上方,即暴露股内收长肌腱;再用另一拉钩将切口内侧皮肤与深筋膜拉向内方,并以止血钳向内钝性分离,暴露股内收肌群耻骨下肢附着处。手术者用示指将外侧皮肤拉向外方,如此就可以清楚暴露股内收肌群的腱性组织、耻骨下边缘与股内收肌群耻骨附着处, 先将股薄肌在耻骨下支中段附着边缘作部份切开,以圆头出骨膜剥离器沿骨膜下向前、向外、向后方向推离,清楚地暴露耻骨下支中段的部分骨面。以后向前切开股内收短肌与在耻骨结节上附着的股内收长肌的全部附着处。沿切开骨面向外切痕分离至耻骨上支骨膜出现时,再用拇指按住股内收长肌腱的断面,沿耻骨上支前方向外偏后方向,作钝性骨膜下推离约 2 厘米,使股内收长肌完全放松,还可暴露部分耻骨上支与其上附着的耻骨肌。用泵切开此肌的部分筋膜,再向外后方钝性推离,就可将此肌清楚暴露。耻骨肌由于大腿处于前屈外展位置,也被拉向外方,基本上与耻骨上支平行,即刚位于股内收长肌的上方。在耻骨上支内侧上支内 1/2 段的上方骨面完全暴露。尽可能将耻骨结节、耻骨联合外端与其旁的耻骨上支附着的腹直肌作部分切痕分离,以缓解该肌附着处的劳损性症象。应该注意耻骨肌的剥离松解,必须沿骨膜下钝性进行,以免腹股沟部大血管的损伤。以后沿耻骨下支将股内收大肌向后作切痕剥离,至接近坐骨结节为止,使股内收大肌基本完全放松。沿骨膜下推开闭孔外肌在耻骨下支的部分附着处,直至接近闭孔边缘,就使股内收肌群在耻骨的内前方形成一个三角骨面区,达到肌肉完全放松的目的。骨面

上的营养血管孔可用骨蜡填塞止血。术中出血甚少,一般只要将肌肉彻底切开放松,渗血就会自行停止,毋需血管结扎处理。最后放置斜卷成管状的橡皮引流处,不需缝合皮下脂肪,单缝合皮肤即可。引流片应该放在皮肤切口后方第1-2缝线间,外端用丝线结扎固定,以防其滑入创腔中。并在切口上方(即位于耻骨上支内1/2段部位),以两块纱布卷紧压迫。创口覆盖敷料后,再用交叉的阔胶布条(约2厘米阔)在纱布卷上加压固定,自腹壁脐水平线经过创口的纱布卷和敷料直至臀后方。其交叉点刚位于纱布卷上,而引流处处于胶布条的交叉点的后方。当大腿伸直并拢时,此纱布卷针对创腔内三角骨面区的空隙起到压迫作用。引流片必须完全暴露,不可压住。如此可使引流通畅,避免三角骨面区的空隙中血肿形成。在截石术位上阔胶布条固定纱布卷要稍微松一点, 因为大腿伸直并拢时会使胶布条拉得很紧;不然会引起严重的创口疼痛。

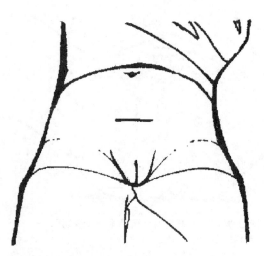

图7 耻骨联合上缘软组织松解手术的皮肤切口

26、耻骨联合上缘软组织松解手术:局部麻醉。患者仰卧,在耻骨联合上缘一横指处作一稍偏弧形(凸面向上)的横行皮肤切口,约8-10厘米(图7)。切开其下较厚的皮下脂肪,即暴露耻骨联合与其两旁的部分耻骨上支,用尖刀将其前方附着菱锥肌与腹直肌切痕分离,并用圆头骨膜剥离器沿耻骨上支的前方向上方和后方作骨膜下逐渐剥离。应保留其后上缘的部份腱性组织不作切开,以避免肌肉向上收缩。必须将耻骨结节包括部份耻骨上支端完全暴露,才使两肌放松。操作时应注意膀胱和男性病例更要注意输精管勿受损伤。放置负压橡皮引流管,缝合下脂肪与皮肤。

27、髌下脂肪垫切痕剥离手术(旧称髌下脂肪垫切痕术):腰麻。患者仰卧,大腿上段缚以气囊止血带,止血后膝关节处于伸直位置。在膝前方内、外侧平行髌韧带各作一纵行真线皮肤切口。上端起自髌骨下1/2段边缘,下端齐胫骨结节的水平位上(图8)。钝性推离皮下脂肪后,将膝关节微屈,促使髌韧带紧张,手术者就可在外侧皮肤切口中筋膜下清楚摸得髌韧带外缘,在该处将关节囊作一纵行小切口,然后在膝伸直位上用止血钳探入,向上、向下沿髌韧带外缘纵行直线切开,以后用示指由外侧皮肤切口探入髌韧带后方的滑囊,摸清其内侧边缘, 从内侧皮肤切口中将内侧关节囊沿髌韧带内侧边缘也同样地作纵行直线切开。以后就在髌韧带后方滑囊中用拉钩探入将整个髌韧带向前拉起, 即发现髌下脂肪垫的前壁。以手术刀刀腹分别向内、外两侧切口探入,沿髌韧带后侧,向下至接近胫骨结节附近;向上至髌骨下端后侧骨面,将附着其上的髌下脂肪垫一点不留地刮带切地切痕分离,直至滑膜皱壁出现为止。再改用尖刀在髌骨下1/2段的两侧边缘,沿骨骼切开附着脂肪垫、并节囊与滑膜。然后将中间剩留的滑膜皱壁也一并沿髌骨下端完全切开,使髌韧带后方滑囊与关节腔相贯通,由此可以观察髌骨软骨面有无软化、变性软骨脱落等现象。在髌韧带与髌骨下缘联接处也应以刀尖作为一轻度的切痕刻划, 使该处残留的微量炎性脂肪组织彻底分离,必须将脂肪垫在髌韧带后方与髌骨下端后方骨面上完全切开，务求干净。最后缝合关节囊、皮下脂肪与皮肤。膝关节腔内常规地注射青霉素与链霉素溶液。创口敷消毒纱布后并在膝前内、前外与后侧妥衬三块消毒棉垫，用绷带松动地包扎固定。较紧的加压包扎固定会引起创口的血循环不良，应予避免。关节腔的淤血或积液可在术后 48 小时抽除。

28、跟腱鞘切开手术：局部麻醉。患者俯卧，患踝前方超出手术台边缘，保持踝关节于直角位。位于跟腱内侧部位，自跟结节向上作一 8 厘米长的纵行皮肤切口。分离皮下组织并将其向后外方钝性剥离，暴露跟腱鞘与跟腱附着的跟结节。纵行切开挛缩变性与触痛敏感的跟腱鞘，使其完全放松。若皮下跟腱滑囊也有无菌性炎症病变者，可一并切除。以后缝合皮下组织与皮肤，外作小腿管型石膏包扎，固定二周。术后一周装置步行铁蹬，作行走锻炼。

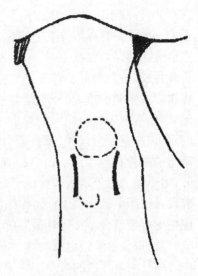

图 8 髌下脂肪垫切痕剥离手术的皮肤切口

29、内踝下方软组织松解手术：皮内局部麻醉。患者仰卧，患肢处于髋、膝微屈的外展与外旋位置，使内踝向上，便于手术。在踝关节直角位上，于内踝后、下方各一横指交界处作为中点，平行胫骨直轴线通过此中点转向舟骨粗隆方向作一 6-8 厘米长的弧形皮肤切口（图 9）。适度剥离皮下脂肪，用止血钳端触压胫后肌腱外侧的腱鞘与分裂韧带、胫后肌腱鞘与内踝后方的部分小腿筋膜一点一点地切开，直至无痛组织出现为止。如此可以避免胫神经或胫后动脉的损伤。术中发现屈趾长肌腱鞘同时暴露而有触痛存在时，也可一并切开。再将胫后肌腱挑起，钝性分离与其腱鞘间存在的少量疼痛敏感的炎性粘连组织。以后检查内踝缘有无敏感的压痛点，阳性体征者也应将分裂韧带翻起，由于向上沿内踝附着处切痕松解。当患踝主动活动自觉再无症象残留与创腔内软组织上触压时再无任何疼痛发生时，说明软组织松解手术已经彻底。为了防止肌腱滑脱，常规地把分裂韧带缝合 1-2 针。最后缝合皮下脂肪与皮肤。外用小腿管形石膏包扎，固定三周。

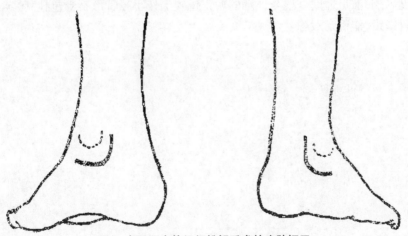

图 9 内踝下方软组织松解手术的皮肤切口

30、外踝下方软组织松解手术：皮内局部麻醉。患者侧卧，患肢伸直，使外踝向上，便于手术。在踝关节直角位上于外踝后、下方各一横指交界处作为中点，平行腓骨直轴线通过中点沿转向前足直轴线方向，作 6-8 厘米的弧形皮肤切口。适度剥离皮下脂肪，用止血钳端触压腓骨长、短肌腱外的总腱鞘与腓骨肌上、下支持带。在触痛部位将其切开少许，用弯头止血钳探入腱鞘后挑起，沿肌腱经过方向将此肌总腱鞘、分腱鞘和这些上、下支持带一点一点地切开，直至无痛组织出现为止，如此可避免腓肠神经的损伤。然后先暴露腓骨长肌腱，拉向后方；再切开分腱鞘，暴露腓骨短肌腱，拉向外方，钝性分离其与腱鞘间存在的少量疼痛敏感的炎性粘连组织。以后检查外踝缘有无敏感的压痛点，阳性体征者，也应将支持带翻开，由下向上沿外踝附着处的骨骼上作切痕松解。当患踝主动活动自觉更无症象残留与创腔内软组织上触压再无任何疼痛发生时，说明软组织松解已经彻底。为了防止肌腱滑脱，也应把支持带缝合 1-2 针。最后缝合皮下脂肪与皮肤。外用小腿管形石膏包扎，固定二周。

31、舟骨粗隆软组织松解手术：局部麻醉。患肢外旋，使足内侧向上。位于舟骨粗隆部位作一纵行向下开口的弧形皮肤切口，约 4 厘米长。分离皮下组织，暴露胫后肌腱。沿舟粗隆将其上附着的腱性组织作切痕剥离，使此肌完全放松，达到无痛。缝合皮下组织与皮肤后，作小腿管形石膏包扎，固定一个月。术后一周装置铁蹬，作行走锻炼。

32、跗骨窦软组织松解手术：局部麻醉或腰麻。患者向健侧侧卧，使患踝外前方向上。在踝关节直角位上符合跗骨窦部作一纵行皮肤切口。再在踝关节跖屈与前足内收位置上分离皮下组织，即暴露小腿十字韧带。但在操作中勿伤及浅腓神经。当在此十字韧带的外侧部作横行切开，将其下的伸趾长肌拉向内前方，以及伸趾短肌沿跟骨体外上方附着处作部份切痕剥离后拉向外后方，用圆头骨膜剥离器适度推离周围软组织，就暴露跗骨窦，以及其后上方的部份距腓前韧带与前下方的由跟骰韧带与跟舟韧带所组成的部分分裂韧带。用刀尖将跗骨窦中变性、挛缩与触痛敏感的整块脂肪垫沿着距骨与跟骨的附着处彻底切除，就完全暴露了距跟旁侧韧带（处于跗骨窦浅壁前方），距跟前侧韧带（处于跗骨窦浅壁后方）与距跟骨间韧还（处于跗窦深壁）。此三韧带均应完全切开使之放松，达到无痛。然后缝合皮下组织与皮肤，外作小腿管形石膏包扎，固定一个月。术后一周装置铁蹬作行走锻炼。

若系痉挛性平跖足，当施行跗骨窦软组织松解手术后，平跖足畸形就很容易矫正。但为了达到彻底松解和避免残余痛发生，常规地同时进行内、外踝下方软组织松解手术。术后，在跟骨适度内翻、前足适度外展与外翻的矫正位置上作小腿管形石膏包扎，固定二个月。术后一周装置铁蹬，作行走锻炼。

下 篇
XIA PIAN

第六章　非手术疗法

宣氏推拿疗法的探讨

宣蛰人推拿疗法即压痛点强刺激推拿,自问世以来,已历时 20 余个春秋。它在中西医结合治疗软组织损害性(俗称劳损性)疼痛方面形成了自己的特色并在推拿史上确立了重要的地位和显著的治疗作用。

我院是宣氏推拿疗法的诞生地。通过长期临床实践,对此推拿流派进行了整理研究,在中西医结合的基础上提高认识,以促进推拿医学的发展。

一、宣氏推拿疗法的治疗原理

随着软组织外科学这门新学科的出现和发展,尤其是自 60 年代初叶起,宣氏创用软组织松解手术,从治疗腰痛、腰腿痛发展到治疗头、颈、背、肩、臂、腰、骶、臀及腿痛的临床实践的不断深入,在发病学、病理学、生理学、诊断学、治疗学、症象学和预防学等 7 个方面取得新发现和新认识,为压痛点强刺激推拿治疗软组织损害性疼痛提供了理论和实践依据。

软组织损害性头、颈、背、肩、臂、腰、骶及腿痛的发病机制和病理发展过程是建立在"痛则不松、不松则痛"和"因痛增痉(挛),因痉(挛)增痛"的基础上。宣氏疗法——压痛点强刺激推拿治疗的设想是从这种发病原理和病理发展过程来考虑的。在人体病变软组织的压痛点(区)上,通过适度的机械性按摩刺激,对神经末梢与其周围的无菌性炎症组织起到间接的松解作用,从而阻断了疼痛的传导,促使肌痉挛随之放松,起到"去痛致松,以松治痛"的治疗作用。宣氏推拿疗法和软组织松解手术的治疗作用基本上是一致的,其差异仅在于松解程度上的不同和治疗方式上的区别。

二、宣氏推拿疗法的适应范围

宣氏推拿疗法适用于软组织损害性头、颈、背、肩、臂、腰、骶、臀及腿痛的急性早期病例和慢性期的轻症病例;宣氏推拿疗法还适用于内科、外科、神经科、妇科、骨科、眼科、耳鼻咽喉科及口腔科等范围内与软组织外科相关的一些疑难杂症。例如:颈椎病(除外脊髓型),针对头、颈背及肩部压痛点进行推拿,有效率达 90%以上。以症象作为诊断的颈枕神经痛、三叉神经痛、膈神经痛、肋神经痛及臂神经痛,针对颈椎棘突旁或头颈背肩部软组织的压痛点行强刺激推拿,可立即缓解症象。假性冠心病所表现的前胸痛、心前区痛、胸闷、心悸、呼吸不畅等症象,通过肩背部压痛点强刺激推拿,常会收到立竿见影的效果。更年期综合征所表现的头、颈、背、胸、肩、臂、腰、腹、臀、腿痛和植物性神经功能紊乱以及胃肠功能失调等各种症象,通过头颈背肩部和腰骶臀部的敏感压痛点推拿可使症象消失。某些严重痛经病例,应用耻骨部压痛点上强刺激推拿疗法,也可使症象消失。脑震荡后遗症,如头痛、眩晕、怕音、失眠、疲乏、记忆力和理解力差等症象是临床上难以解决的问题。但临床实践证明,这些病例均有敏感的头颈背肩部软组织损害性压痛点, 在其上施行强刺激推拿可多使症象消失。临床上,许多诊断神经官能症或癔症的病例,在其头颈背肩部的敏感压痛点上进行强刺激推拿,可使症象消失。对先天性和后天性骨骼畸形以及骨质增生所表现的疼痛,针对局部软组织的压痛点施行强刺激推拿,也可消除疼痛。临床上以内耳的膜迷路积水为组织病理特征的美尼尔病,多数病例在其头颈背肩部有敏感压痛点,采用宣氏推拿疗法可使症象立即消失或缓解。

三、宣氏推拿疗法的操作要点

1、选准压痛点后,采取拇指与食指的桡侧对捏位,用拇指尖端在其上作滑动按压(类似中医挤压类手法中的拇指按法与摆动类手法中的一指推法以及振动类手法中的拇指振法相结合),由轻到重,要求指力达到病变的深层部位,而不是表层的肌肤,推拿强度以患者能忍受为准。

2、操作中进行滑动按压的方向要求与肌肉、肌腱和神经支的走向相垂直;滑动按压的拇指尖需要有间歇性的放松,使局部受压的软组织恢复血循,以避免发生皮肤损伤的可能性。

3、每一推拿点的推拿时间约半分钟,经验证有效,症象减轻者,则继续进行上述推拿治疗,直至头、颈、背、肩、臂、腰、骶、臀及腿各个部位的所有压痛点彻底得到治疗,患者感觉症象明显改善和消失时,才停止操作。

4、同一痛点上2次推拿的间隔时间为3—4天。因为强刺激推拿后压痛点上的软组织受到或多或少的损伤,需2—3天才能复原。一般慢性轻症病例,经3—4次推拿后,痛点可消退。

四、宣氏推拿疗法的疗效

宣氏推拿疗法对软组织损害绝大多数轻症和中症病例有比较满意的治疗作用。对急性初发的重症病例(软组织病变仅属无菌性炎症反应和炎性粘连)更为有效,往往一次推拿可使症象霍然消失,其中有些病例观察20年左右,还未曾复发过,但也有不少病例疗效不够理想,治疗后常后遗或多或少的残余症象,且容易经常突发。还有少数病例疗效不显,可以说连暂时性疗效都没有。为什么会出现这些差别? 按照我们的认识,这与软组织损害的诊断、治疗方法、发病部位的情况以及病变程度有密切关系。

1、在诊断方面:头、颈、背、肩、臂、腰、骶、臀及腿痛的诊断与鉴别比较复杂。假如错误地把椎管内病变引起的疼痛当作椎管外软组织损害来看待,必然会导致压痛点强刺激推拿的失败。这种情况,临床并非少见。

2、在治疗方法方面：如果对压痛点认识不够全面，或者对软组织损害性疼痛的原发或继发关系了解得不够充分，均会影响推拿的治疗效果。因为在软组织病变部位的许多压痛点中，只要对某一个压痛点的疏忽和遗漏，或者推拿不够彻底，常会后遗或多或少的残余疼痛。

3、在发病部位方面：头颈背肩与四肢某些部位，肌肉较薄，推拿易奏效；而在腰臀部肌肉较厚，或深部隐蔽部位以及体壮和肥胖者，推拿不易奏效或效果不好。

4、在病变程度方面：早期病例推原发部位肌附着处，即可奏效。中期病例同时加推肌附着继发部位，方能奏效。严重后期病例，目前尚无有效的非手术疗法可以完全改变它们的病理变化，选择这些病例作为推拿对象，是徒劳而无功的。

上海市静安区中心医院骨科推拿组

（原载《亚洲医药杂志》（香港）1990；3）

压痛点强刺激推拿治疗椎外管软组织劳损性颈肩腰腿痛

上海市静安区中心医院骨外科 宣蛰人 袁 鑫 赵龙海

1962 年以来，我院开展了软组织松解术治疗椎管外软组织劳损性腰腿痛和颈肩背臂痛（以后简称颈肩腰腿痛）。在实践、认识、再实践、再认识的基础上，按照压痛点部位多次改进和扩大了手术范围，使手术疗效不断提高。初步体会到根据压痛点确定手术范围同疗效是有着密切关系。1966 年起，我们对这些病种进行压痛点强刺激推拿治疗的探索。十多年来，这种中西医结合的治疗方式在一定程度上解除或减轻了若干这类患者的病痛，疗效比较满意。

治疗方法

（一）正确认识颈肩腰腿痛的压痛点（图 1）：

掌握好颈肩腰腿痛的检查方法与诊断技术，认识这种疾病的一系列具有规律的压痛点，与由此而引出的传射症状或并发所谓植物神经功能紊乱症状，是软组织劳损性疼痛取得正确诊断与予期疗效的可靠保证。手术疗法是如此，压痛点强刺激推拿疗法更不例外。下面介绍的是我们在软组织松解术中所发掘出来的一些常见的压痛点，在诊断上可以起到一定的作用。

1.背、肩、项颈、颈肩、颈背、颈肩背、颈肩背臂痛的压痛点；发病因素分为两种：因急性损伤后遗或慢性劳损引起项颈、肩、背、臂部软组织发生无菌性炎症反应、炎性粘连、炎性纤维组织增生、炎性组织变性和挛缩（以后简称无菌性炎症病变）引起疼痛者，称为原发性颈肩

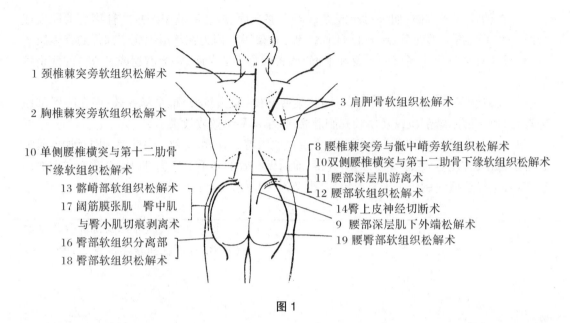

1 颈椎棘突旁软组织松解术

2 胸椎棘突旁软组织松解术

10 单侧腰椎横突与第十二肋骨
　　下缘软组织松解术

13 髂嵴部软组织松解术

17 阔筋膜张肌　臀中肌
　　与臀小肌切痕剥离术

16 臀部软组织分离部

18 臀部软组织松解术

3 肩胛骨软组织松解术

8 腰椎棘突旁与骶中嵴旁软组织松解术

10 双侧腰椎横突与第十二助骨下缘软组织松解术

11 腰部深层肌游离术

12 腰部软组织松解术

14 臀上皮神经切断术

9 腰部深层肌下外端松解术

19 腰臀部软组织松解术

图 1

背臂痛。因腰骶部软组织劳损的传射痛持久不愈、在颈、肩、背、臂部形成继发性无菌性炎症病变引起疼痛者,称为继发性颈肩背臂痛。两者在治疗上有所不同,检查时应该加以鉴别。

1)颈椎棘突压痛点:该处主要是斜方肌中上部附着处(起自枕外粗隆、枕骨上项线沿项韧带直至 T_{12} 的棘上韧带附着)、还有小菱形肌(C_{6-7} 项韧带)、上后锯肌(C_6–T_2 棘突)头夹肌(C_{3-7} 项韧带与 T_{1-2} 棘突)、头半棘肌(C_{2-6} 棘突)、半棘肌(C_2–T_6 棘突)、棘间肌等附着于上。无菌性炎症病变时,产生项颈痛或不适感,有可能引起项活动发声、颈活动受限、咽喉异物感、吞咽不适、舌麻木、舌增粗、暂时性声音嘶哑、口张不大等症状;枕骨痛、头顶痛、头皮肿胀、异样感或麻木感等症状;头昏、头紧、眩晕、全身不稳感,乘船感、记忆力减退、恶心呕吐等症状;以及眼花发胀、眼睁不大、视力减退、眼球后刺痛、眼眶痛、飞蚊症等症状。逐一按压 C_{2-5} 棘突端侧方软组织附着处,可查得压痛点。多以 C_{2-5} 棘突压痛最为敏感。有些病例颈椎活动时可在棘突部摸得"咯吱"声感觉。

2)颈椎横突压痛点:C_{1-4} 横突尖为提肩胛肌上端附着处。无菌性炎症病变时可出现颈旁痛。在颈旁所属的横突尖上按压,可查得压痛点。C_{5-7} 横突尖的压痛点所产生的颈旁下方痛,为前、中与后斜角肌上端附着处劳损所引起。临床上应作鉴别。

3)提肩胛肌肩胛骨附着处压痛点:此肌下端附着于肩胛骨内角,位于肩胛冈上方的脊柱缘上。无菌性炎症病变时,出现肩胛痛。多伴有枕骨旁与太阳穴的传射痛。单侧病例称为"偏头痛"。双侧严重病例除上述症状外,在坐位上看书或看电影,往往难以坚持十分钟。否则症状就会增重。就需双手托住下颌,支撑头部重量,方能减轻症状。压痛点可在肩胛骨内角查得。

4)肩胛骨脊柱缘压痛点:小菱形肌与大菱形肌均附着于肩胛骨脊柱缘。前者在上中部(位于肩胛冈内方的脊柱缘),后者在中下部。两者附着处发生无菌性炎症病变时,特别是小菱形肌会出现严重的上背痛。压痛点可在肩胛骨脊柱缘两肌附着处查得,小菱形肌附着处是在脊柱缘上中段。

5)冈上肌肩胛骨附着处压痛点:此肌附着于冈上窝。无菌性炎症病变时,可发生肩胛不适与酸痛,肩关节主动外展至 90° 时也会增重症状。压痛点可在冈上窝部查得。

6)斜方肌肩胛骨附着处压痛点:此肌外端附着于肩胛冈上缘,由内向外,直至肩峰内缘与锁骨外段上缘。无菌性炎症病变时,发生肩胛不适与酸痛,颈后外上方痛,有时发生颈活动受限、肩外方痛、上举动作受影响和携物乏力等。单侧斜方肌过度痉挛或挛缩时,会使颈椎柱屈向病肩与头部向病侧外旋。患者常需用同侧手掌托住面颊,维持平衡,个别极为严重的病例,当挛缩的斜方肌导致颈椎柱向病肩极度屈曲与极度外旋时,可迫使下颌与病侧冈上肌部位相接触(这一位置是正常人不能做到的)。当检查者将头颈部位置强行矫正松手后,头颈部又会立即回复到原来的畸形位置。压痛点可沿肩胛冈上缘由内向外按压时查得,而肩峰内缘与锁骨外段上缘更为重要。

7)冈下肌肩胛骨附着处压痛点:此肌附着于冈下窝的大部分骨面。上方附着于肩胛冈下缘,内方附着于肩胛骨脊柱缘外缘,外方紧靠小圆肌附着处,下外方界于大圆肌附着处。无菌性炎症病变时,出现肩胛不适与酸痛,常伴有肩胛骨活动发响。疼痛常传射至肩后方与上臂后上方;有时传射至肘内、外方,在肱骨内、外上髁部形成压痛点,我们诊断为继发性肱骨内上髁软组织劳损与肱骨外上髁软组织劳损。严重病例常并发臂、手腕和手指的传射痛、麻刺感、肌力减弱、肌肉萎缩、手部色泽暗紫、发凉、脉搏减弱等"臂丛神经刺激"症状。不少病例还会引出肩胛骨啄突部或肱二头肌长头处的传射痛,局部形成压痛点,常诊断"肩胛骨啄突炎"或"肱二头肌腱鞘炎"。冈下窝的疼痛会向前胸传射,引起心悸、胸闷、胸痛、呼吸不畅、哮喘等,常诊断"肋软骨炎"或"冠心病"等。压痛点可在冈下窝部查得。冈下肌附着处较大,故压痛点面积也较广,多以冈下窝中央部压痛最剧。按压时常会引出上肢传射性痛麻感增重。

8)小圆肌和大圆肌肩胛骨附着处压痛点:小圆肌起于肩胛骨腋缘上三分之二段的背面,刚位于冈下肌附着处上段的外侧。大圆肌起于肩胛骨腋缘下三分之一段的背面,位于冈下肌附着处下段的外下方,大圆肌附着处的下段占据肩胛骨下角背面的外二分之一。无菌性炎症病变时,除出现肩胛骨外方的胸壁痛外,还可引出肩前方的传射痛或上肢直至手指的麻刺感,主要是大圆肌上端附着于肱骨小结节嵴的传射影响。与冈下肌附着处劳损一样,常诊断"肩胛骨咏突炎"或"肱二头肌腱鞘炎"。疼痛可向上臂或手指传射,常并发手指麻刺感。压痛点可在肩胛骨腋缘背面按压时查得。

9)前斜角肌压痛点:为锁骨上窝部软组织劳损最为敏感的压痛点。此肌附着于第 1 肋骨的斜角肌结节上。无菌性炎症病变时,除有颈根外前方不适与疼痛外,还可(1)向前传射,引起胸锁关节痛,与颈椎棘突劳损一样,也常会发生吞咽不适、咽喉异物感等症状,(2)向上传射至耳根,出现耳鸣、重听、耳根痛、耳根拉紧感;传射至面颊,出现面颊痛、面颊麻感、内眼角痛、鼻翼痛或牙齿不适、牙龈水肿、牙根痛等,常诊断"面神经痛"或"三叉神经痛";再向上传射至头部,与提肩胛肌肩胛骨附着处劳损一样,出现太阳穴痛;(8)向下传射至胸大肌部位,与冈下肌肩胛骨附着处劳损一样,引起前胸症状(包括胸大肌在锁骨下缘、胸骨与第1—6 肋软骨附着处的疼痛和压痛);严重病例还可沿同侧腹壁直至大腿前方传射;(4)向侧方传射,沿上臂、前臂直至手指,与冈下肌肩胛骨附着处一样,引起真正的臂丛神经刺激症状,如:传射痛、麻刺感、肌力减弱、肌肉萎缩、手部色泽暗紫、发凉、水肿、脉搏减弱等。前斜角肌压痛点可在锁骨上窝部,向内向下深压第 1 肋骨的斜角肌结节时查得,引出敏感的局部疼痛和臂丛神经刺激症状。

10)胸锁乳突肌压痛点:此肌上起于颞骨的乳突部,下端分两头,胸骨头附着于胸骨柄上前方,锁骨头附着于锁骨内段上缘。锁骨上窝部软组织劳损时,也常伴有此肌附着处的劳损性病变。倘使锁骨上窝部软组织松解术中未加切开,术后常会引起胸锁关节部疼痛,严重病变者,还可引出乳突部疼痛并发颞骨部疼痛。严重病例还会引起前胸症状,以及沿腹壁直至大腿前方、小腿内方或拇趾的抽搐或吊紧不适等症状。压痛点可在胸骨和锁骨此肌附着处滑动按压时查得。

11)胸椎棘突压痛点:位于胸椎各棘突的侧方,为斜方肌、大菱形肌(T_{1-4}棘突)、上后锯肌、半棘肌、多裂肌(C_2—L_5棘突)旋椎肌(C_2—S的棘突根或椎弓)等附着处。软组织劳损性病变时,可出现背痛、背部沉重感、吊紧感、麻木感、冷水浇背感、背挺不起等症状。每一棘突痛与棘突旁肌肉痛常会沿所属肋骨向前胸传射,形成心悸、胸闷、胸痛、呼吸不畅、哮喘等症状,常诊断"肋软骨炎"。又如左T_5棘突与其棘突旁肌肉的疼痛,可传射至第5肋软骨,在前胸形成敏感的压痛点,常诊断"冠心病"的"心区痛"。自T_{1-12}的每一棘突端均需顺次逐一检查,按压方向由应棘突端侧方,向前向内方向进行,以查得压痛点。

12)胸椎柱伸背肌群压痛点:该处伸背肌群劳损,可出现背痛、背部沉重感、吊紧感、麻木感、冷水浇背感、背挺不起等症状。压痛点可沿椎板逐一深压时查得。一般在T_{5-6}、T_{8-9}或T_{11-12}椎板的压痛最为敏感。疼痛也会向前胸传射,形成心悸、胸闷、胸痛、呼吸不畅、哮喘等症状。若此肌群挛缩变性时,则又会引起颈部不适、吊紧感或枕骨痛等症状。

13)肱骨外上髁压痛点:为伸肌群(桡侧伸腕长肌、桡侧伸腕短肌、伸指总肌、尺侧伸腕肌与肘后肌)上端附着处。因急性损伤后遗或慢性劳损引起无菌性炎症病变时,可引起肘外方痛与沿伸肌群的传射痛或不适感,称为原发性肱骨外上髁软组织劳损(旧称肱骨外上髁炎)。但在不少颈肩背腰痛病例,因冈下肌或前斜角肌劳损的传射痛持久不愈,也在外上髁肌附着处继发无菌性炎症病变者,称为继发性肱骨外上髁软组织劳损,诊疗上应有所区别。压痛点可在肱骨外上髁,桡骨小头的环韧带与肱骨外缘肘关节囊屈侧附着处按压时查得。

14)肱骨内上髁压痛点:为屈肌群(屈指浅肌、屈指深肌、尺侧屈腕肌、桡侧屈腕肌与旋前圆肌)上端附着处。无菌陀炎症病变时,可引起肘内方痛与沿屈肌群的传射痛或不适感。尺神经刚位于肱骨内上髁下方的尺神经沟内通过,当屈肌群附着处的无菌性炎症病变罹及神经鞘膜和其周围结缔组织而刺激尺神经时,会引起沿神经支的支配区域的传射痛,麻木、麻刺感或肌肉萎缩等现象。此症称为原发性肱骨内上髁软组织劳损(旧称肱骨内上髁炎)。但在不少颈肩背臂痛病例中,因冈下肌或前斜角肌劳损的传射痛持久不愈,也在内上髁肌附着处继发无菌性炎症病变者,称为继发性肱骨内上髁软组织劳损。压痛点可在肱骨内上髁按压时查得。

2.腰、腰骶、骶尾痛的压痛点:为颈肩腰腿痛中常见的发病枢纽。疼痛向上传射,引起背痛、肩痛、项颈痛、颈肩痛、颈背痛、颈肩背痛或颈肩背臂痛;向下传射,引起臀痛、髋痛、臀腿痛(即所谓腰椎间盘突出症诊断标准中典型的放射性坐骨神经痛);向前传射,引起腹痛。此外还可并发一系列所谓植物神经功能紊乱或内藏功能失调等症状。

1)腰椎横突压痛点:腰背筋膜前叶附着于L_{1-5}横突尖上。当此附着处发生无菌性炎症病变时,会引起腰痛。有些病例并发肋弓痛、上腹部腰带样紧束感、腹部不适、腹胀、腹痛、暖气、嗳酸、呃逆、胃纳不佳、习惯性便秘或慢性腹泻(常诊断"过敏性结肠炎")等。双侧L_{1-2}横突痛者,可向上传射,汇集于T_{11}或T_{12}棘突部,形成棘突痛与压痛点。有些并发腹痛病例的腰痛严重,腹痛较轻;有些病例腹痛严重,腰痛并不突出,往往主诉仅有腹痛,但在检查时方明确腰部有敏感的压痛点存在。这些病例常因疼痛导致肠痉挛形成腹部包块,常误认为腹部疾患或腹部肿瘤等。在腰际两旁紧靠第 12 肋骨下缘,位于 L_2 横突部位向内上方按压这一横突尖;以后再在腰际两旁向内方向,分别按压 L_{3-4} 横突尖,检查有无压痛点。一般多以 L_{2-3} 横突压痛最常见。

2)第 12 肋骨下缘压痛点:为下后锯肌、腰髂肋肌以及腰背筋膜前叶等附着处。无菌性炎症病变时,也产生腰痛。可沿肋骨向上腹部传射,形成肋弓痛。与腰椎横突压痛点一样,也有可能引起与其前述相同的一系列腹部症状。在检查 L_2 横突压痛点的位置上,拇指稍向上按压,即可触及第 12 肋骨下缘。有病变时,可发现压痛点。

3)腰椎棘突与骶中嵴压痛点:主要是腰背筋膜(L_1—$S_ \ast$)附着处。按无菌性炎症病变的所在部位,引起腰痛,腰骶痛或骶尾痛。单独发病者少见,多与腰部深层肌劳损同时发生。自 T_{12}—$S_ \ast$ 沿每一棘突端与骶中嵴端的侧方,向前、向内方向按压,有病变者,会出现压痛点。一般以 L_4 棘突—S_1 骶中嵴的压痛最多见。棘突端正中多无压痛。棘间韧带有时也有压痛,多是两旁棘突或骶中嵴腰背筋膜附着处劳损引起传射痛的影响。

4)腰部深层肌下外端附着处压痛点:骶棘肌和腰背筋膜后叶的下外端附着处,起自髂嵴的腰三角区内方,沿髂后上棘内缘与骶髂关节内缘,直至骶骨末端。无菌性炎症病变时,就出现腰痛、腰骶痛或并发"放射性坐骨神经痛"、下肢麻木、麻痹等。沿髂嵴、髂后上棘内缘与骶髂关节内缘,针对此肌附着处按压,可查得压痛点。一般在髂后上棘内缘的髂嵴压痛最多见。

5)髂嵴压痛点:为腹外斜肌、腹内斜肌、腹横肌、腰方肌、背阔肌与缝匠肌的附着处。其中腹内斜肌附着处劳损是引起腰痛或腰骶痛的主要病因之一。腹内斜肌起于腹股沟韧带外半,髂嵴中间线前三分之二及腰背筋膜。无菌性炎症病变时,可沿整个髂嵴,针对肌附着处按压,查得压痛点。它的固有症状在腰腿痛发作时不易察知,因腰腿痛的其他压痛点的症状较重而被掩盖掉。我们对此肌附着处劳损的固有症状的认识,是从软组织松解术中过滤出来的。其疼痛多显示在腰际侧方、腰骶部或腹壁,以及患侧下肢常会突然抽搐,夜间可以惊醒。除在髂嵴部查得压痛点外,还可在胸廓外下方的肋骨缘查得敏感的压痛点,该处也是此肌附着处之一。至于腰肌侧方的压痛点或腰骶部的酸痛,常误认为腰椎横突痛或腰骶痛手术松解未彻底,实际上乃是腹内斜肌的固有症状的临床表现。

6)腰椎椎板与骶骨背面压痛点:为骶棘肌、多裂肌、旋椎肌等在脊柱上的主要所在部位或附着处。无菌性炎症病变时,就成为腰痛、腰骶痛、腰臀痛或腰腿痛(典型的"靠放射性坐骨神经痛")的主要发痛点之一。L_4—S_2 的腰部深层肌劳损性疼痛有可能向前传射,引起下腹部不适,下腹痛,股内收肌群耻骨附着处痛,男、女性性功能减退或消失,月经失调,行经不畅等症状。在骶骨下段的腰部深层肌劳损时,疼痛也可能向前传射,引起肛门或会阴不适、刺痛、麻木、麻刺感或两者间的软组织痉挛等症状。L_{1-3} 腰部深层肌劳损的压痛点在腰臀痛或腰腿痛病例中往往较前两处要轻,但疼痛发作时常会误诊腰椎横突痛或腰椎横突与第 12 肋骨下缘软组织松解术未彻底的残余痛。自 T_{11} 椎板—$S_ \ast$ 背面的每一节上,顺次逐一深压腰部深层肌,可发现压痛点。因病变范围较广,故压痛面积也较大。常以 L_4 椎板—S_1 背面的后方压痛最剧,按压时,与腰部深层肌下外端附着处压痛点一样,常会引出"放射性坐骨神经痛"症状增重。

3、臀、髋、膝、臀腿痛的压痛点:发病因素与项颈、肩、背痛一样,也分为原发性与继发性两种。

1)髂胫束压痛点:实际上位于髂胫束、臀大肌与臀中肌的筋膜交界处。腰臀痛或腰腿痛病例中皮下脂肪组织少者,检查时该处常可摸得一腱性索条。弹响髋就是因此索条的变性与挛缩,引起股骨大粗隆在髂胫束深层面下滑动时不合适,发生弹响。患者俯卧,检查者先用两手 2—3 指分别按住两髂前上棘处,而将两拇指分别按在髂前上棘后方的臀部约一横掌处加以浅压,无菌性炎症病变时,可出现压痛点。

2)臀上皮神经压痛点:第 1、2 与 3 腰神经后支的外侧皮支由上内方向下外方穿过骶棘肌,位于髂嵴内侧段上方的腰背筋膜后叶处分别穿出,分布于臀部皮下脂肪组织内。此三支皮神经总称为臀上皮神经。当神经支受到周围软组织的无菌性炎症病变的刺激,会发生臀痛、腰痛或"放射性坐骨神经痛"。在检查髂胫束压痛点的位置上将拇指移向臀中肌部位,位于髂嵴下 2—3 横指处,为臀上皮神经的外支与中支分布区域,浅压时就发现压痛点。

3)髂后上棘压痛点:臀大肌附着于髂后上棘外缘的臀后线处,连同髂后上棘附着的腱性组织,一并发生无菌性炎症病变时,可出现腰臀痛。压痛点在髂后上棘部位,直接按压可出现两种不同的情况:若系臀大肌附着处病变,即在髂后上棘的臀后线处出现压痛点;若系臀上皮神经内支受周围的炎性组织的刺激,则压痛点就在靠近臀后线偏外部位这一神经支上。一般来说,髂后上棘压痛点比其他臀部压痛点较少出现。

4)阔筋膜张肌、臀中肌和臀小肌压痛点:阔筋膜张肌附着于髂前上棘、臀中肌与臀小肌附着于髂翼外面。臀中肌的附着处大部分在髂翼外面的内上方,臀小肌在外下方。三肌附着处的无菌性炎症病变可引起臀痛、髋外方痛、大腿外方痛、"放射性坐骨神经痛"或下肢麻木、麻痹等症状,是臀腿痛的主要发病因素之一。一般阔筋膜张肌与臀小肌附着处劳损产生髋外方痛,多传射至大腿外方膝上部为止。仅在严重劳损病例中也可传射至小腿腓侧与足部,引起"放射性坐骨神经痛"与腓总神经麻痹或瘫痪现象。阔筋膜张肌的压痛点可在髂前上棘部位浅压时查得,而臀小肌的压痛点应在大腿外展位置上,于股骨大粗隆的偏上方深压时,才能暴露压痛点。

5)腰椎椎板与骶骨背面压痛点:为骶棘肌、多裂肌、旋椎肌等在脊柱上的主要所在部位或附着处。无菌性炎症病变时,就成为腰痛、腰骶痛、腰臀痛或腰腿痛(典型的"靠放射性坐骨神经痛")的主要发痛点之一。L_4—S_2 的腰部深层肌劳损性疼痛有可能向前传射,引起下腹部不适,下腹痛,股内收肌群耻骨附着处痛,男、女性性功能减退或消失、月经失调、行经不畅等症状。在骶骨下段的腰部深层肌劳损时,疼痛也可能向前传射,引起肛门或会阴不适、刺痛、麻木、麻刺感或两者间的软组织痉挛等症状。L_{1-3} 腰部深层肌劳损的压痛点在腰臀痛或腰腿痛病例中往往较前两处要轻,但疼痛发作时常会误诊腰椎横突痛或腰椎横突与第 12 肋骨下缘软组织松解术未彻底的残余痛。自 T_{11} 椎板—S_* 背面的每一节上,顺次逐一深压腰部深层肌,可发现压痛点。因病变范围较广,故压痛面积也较大。常以 L_4 椎板—S_1 背面的后方压痛最剧,按压时,与腰部深层肌下外端附着处压痛点一样,常会引出"放射性坐骨神经痛"症状增重。

3、臀、髋、膝、臀腿痛的压痛点:发病因素与项颈、肩、背痛一样,也分为原发性与继发性两种。

1)髂胫束压痛点:实际上位于髂胫束、臀大肌与臀中肌的筋膜交界处。腰臀痛或腰腿痛病例中皮下脂肪组织少者,检查时该处常可摸得一腱性索条。弹响髋就是因此索条的变性与挛缩,引起股骨大粗隆在髂胫束深层面下滑动时不合适,发生弹响。患者俯卧,检查者先用两手 2—3 指分别按住两髂前上棘处,而将两拇指分别按在髂前上棘后方的臀部约一横掌处加以浅压,无菌性炎症病变时,可出现压痛点。

2)臀上皮神经压痛点:第1、2与3腰神经后支的外侧皮支由上内方向下外方穿过骶棘肌,位于髂嵴内侧段上方的腰背筋膜后叶处分别穿出,分布于臀部皮下脂肪组织内。此三支皮神经总称为臀上皮神经。当神经支受到周围软组织的无菌性炎症病变的刺激,会发生臀痛、腰痛或"放射性坐骨神经痛"。在检查髂胫束压痛点的位置上将拇指移向臀中肌部位,位于髂嵴下2—3横指处,为臀上皮神经的外支与中支分布区域,浅压时就发现压痛点。

3)髂后上棘压痛点:臀大肌附着于髂后上棘外缘的臀后线处,连同髂后上棘附着的腱性组织,一并发生无菌性炎症病变时,可出现腰臀痛。压痛点在髂后上棘部位,直接按压可出现两种不同的情况:若系臀大肌附着处病变,即在髂后上棘的臀后线处出现压痛点;若系臀上皮神经内支受周围的炎性组织的刺激,则压痛点就在靠近臀后线偏外部位这一神经支上。一般来说,髂后上棘压痛点比其他臀部压痛点较少出现。

4)阔筋膜张肌、臀中肌和臀小肌压痛点:阔筋膜张肌附着于髂前上棘,臀中肌与臀小肌附着于髂翼外面。臀中肌的附着处大部分在髂翼外面的内上方,臀小肌在外下方。三肌附着处的无菌性炎症病变可引起臀痛、髋外方痛、大腿外方痛,"放射性坐骨神经痛"或下肢麻木、麻痹等症状,是臀腿痛的主要发病因素之一。一般阔筋膜张肌与臀小肌附着处劳损产生髋外方痛,多传射至大腿外方膝上部为止。仅在严重劳损病例中也可传射至小腿腓侧与足部,引起"放射性坐骨神经痛"与腓总神经麻痹或瘫痪现象。阔筋膜张肌的压痛点可在髂前上棘部位浅压时查得,而臀小肌的压痛点应在大腿外展位置上,于股骨大粗隆的偏上方深压时,才能暴露压痛点。臀中肌附着处劳损引起的臀痛也可传射至大腿外方,但在坐骨大孔上缘,上方、内上缘、内上方附着处劳损时,多传射至小腿腓侧与足部引起"放射性坐骨神经痛"。双侧坐骨大孔内上方的传射痛可汇集于骶尾部,引起骶尾痛。臀中肌的压痛点可在髂翼外面附着处深压时发现。压痛点多在坐骨大孔上缘、上方、内上缘、内上方附着处最为敏感。

5)臀下神经压痛点:在骶髂关节外缘,位于髂后下棘下方,为臀下神经进入臀大肌处。若神经支的周围组织发生无菌性炎症病变时,会发生臀痛或并发不典型的"坐骨神经痛"。当拇指向内、向前方向浅压,横过神经支作滑动按压,可触及疼痛的细索状物,即为臀下神经。双侧臀下神经的传射痛也可汇集于骶尾部,引起骶尾痛。

G)坐骨神经梨状肌下出口处压痛点:位于臀中部坐骨大孔处,为坐骨神经由梨状肌下方出口处。神经支的周围组织发生无菌性炎症病变时,会产生臀痛,且多并发真正的放射性坐骨神经痛(一般也多是不典型的坐骨神经痛)。以拇指深压,横过神经支作滑动按压,可加重上述症状。一般在找到此压痛点后,再找臀中肌坐骨大孔上缘、上方、内上缘、内上方的压痛点,比较方便。

7)臀上神经压痛点:位于坐骨神经梨状肌下出口处的外上方,也就是约在髂胫束压痛点与坐骨神经梨状肌下出口处压痛点的连接线中点,若神经支的周围组织发生无菌性炎症病变时,则产生臀痛或并发不典型的"坐骨神经痛"。当拇指深压,横过神经支滑动按压时,可触得压痛点。

8)骶尾骨下外缘与股骨臀粗隆压痛点:为臀大肌下部的起、止点。无菌性炎症病变时,会引起骶尾痛、臀痛或并发"放射性坐骨神经痛"。可在骶尾骨下外缘与股骨臀粗隆处此肌上、下端附着处,查得各别的压痛点。我们对这两个压痛点的固有症状的认识,也是在腰臀部软组织松解术后过滤出来的,通过手术补课缓解了残余痛获得证实,因此在临床检查中不可遗漏。

9)股内收肌群耻骨附着处压痛点:耻骨肌附着于耻骨上支,股内收长肌附着于耻骨结节下方与耻骨联合处;股薄肌、股内收短肌与股内收大肌附着于耻骨下支。无菌性炎症病变时,会产生(1)大腿根部痛、腹股沟痛、下腹痛、痛经等;(2)男女性生殖器痛、性功能减退或消失(男性的阳萎、早泄,女性的性欲冷淡等),女性性交痛、肛门痛、骶尾痛、会阴不适或麻木、麻刺感、尿意感、尿频、尿急、尿潴留,大、小便失禁等;(3)上腹部不适,腹痛,胃纳不佳等;(4)臀痛或并发"放射性坐骨神经痛";(5)沿大腿内方、膝内方、小腿内方、内踝或前足内方的传射痛或麻木感。有急性耻骨上支肌附着处劳损者,患髋常呈轻度前屈位,致大腿不能伸直,但直腿高举试验一般较高。耻骨下支肌附着处劳损者,多有直腿高举试验受限。屈膝屈髋分腿试验因肌痉挛或肌挛缩多呈阳性。在耻骨上支、结节、下支以及股骨内上髁的肌群起、止点上按压,可查得压痛点。

10)腹直肌与棱锥肌耻骨联合附着处压痛点:腹肌髂嵴附着处劳损或股内收肌群耻骨附着处劳损常并发腹直肌与棱锥肌耻骨联合附着处的无菌性炎症病变。除引起耻骨联合部疼痛外,还常会向上产生下腹痛、腹部或上腹部不适、胃纳不佳等症状;向下产生女性阴蒂和尿道口不适感和男性阴茎根部不适感。这些症状平时不易分清,多被并发的腰部软组织劳损和股内收肌群劳损的较重症状所掩盖。一般当上述软组织劳损通过软组织松解术(特别是股内收肌群切痕剥离术)后方能使其固有症状明显突出。压痛点可在耻骨联合上缘与其旁的耻骨上支上方附着处查得。

11)髂前下棘压痛点:为股直肌上端附着处。无菌性炎症病变时,发生髋前方痛,可传射至膝盖上方。但其固有症状常被腰臀部软组织劳损、股内收肌群耻骨附着处劳损与髂下脂肪垫劳损的症状所掩盖,很难分清。只有在上述三处劳损能过软组织松解术以后,方能过滤出来。患者术后常主诉髋前方酸痛,膝盖上方痛与不能完全下蹲,否则会引起髋前方症状增重。发病率较低,一般仅在严重的腰腿痛病例中遇到。压痛点可在髂前上棘下方一横指处深压时查得。银质针针刺治疗时,可在髂前下棘附着处更明确地探得痛点。

12)髌下脂肪垫压痛点:髌骨下端的边缘与后方为髌下脂肪垫附着处。无菌性炎症病变时,可发生膝盖痛。此痛可向后转射,引起腘窝不适或酸痛、小腿腹酸胀、跟腱痛、跟骨痛(常诊断"跟骨骨刺"或"跟骨滑囊炎"),以及向前下方传射,引起沿胫骨前方直至足背与足趾的不适、疼痛或麻木、麻刺感。发病因素与肱骨内、外上髁软组织劳损一样,也分原发性与继发性髌下脂肪垫劳损两种。前者为脂肪垫本身因急性损伤后遗或慢性劳损引起无菌性炎症病变所致,后者为髋外方阔筋膜张肌与臀小肌的劳损以及大腿根部股内收肌群劳损的疼痛向外、内两侧沿大腿方向传射,汇集于膝前下方的髌下脂肪垫上,引起继发性无菌性炎症病变之故。少数病例膝盖痛并不突出,仅有腘窝痛或并发小腿腹、跟腱与跟骨的疼痛。但当按压髌骨下缘及其后方骨面时,才发现有髌下脂肪垫劳损。在大腿肌肉放松时将髌骨推向下方,使其下缘前方突出,由后向前按压髌骨下缘及其后方骨面,以查得压痛点。当推移髌骨时,常发现髌骨上方软组织也会出现压痛。但在髌下脂肪垫劳损治愈后,此压痛也就消失。

13)内踝下方压痛点:胫后肌腱连同腱鞘在内踝沟中通过,其外侧被分裂韧带所包围。若此韧带与腱鞘因急性损伤后遗或慢性劳损引起无菌性炎症病变时,可发生内踝下方痛,称为原发性内踝下方软组织劳损。若因股内收肌群耻骨附着处劳损的传射痛持久不愈,继发内踝下方软组织劳损性病变者,称为继发性内踝下方软组织劳损。疼痛可向足跟内侧传射,引起跟骨内侧痛。压痛点可在胫骨内踝下方按压时发现。还有胫后肌附着于舟骨粗隆,出现劳损性病变时会引起局限痛。常误诊"副舟骨畸形"。压痛点可在此肌舟骨粗隆附着处查得。

14)外踝下方压痛点:腓骨长、短肌连同总腱鞘在腓骨外踝下方通过,其外侧被腓骨肌上、下支持带所包围。若此支持带与总腱鞘因急性损伤后遗或慢性劳损引起无菌性炎症病变时,可发生外踝下方痛,称为原发性外踝下方软组织劳损。若因腰臀部软组织劳损的传射痛持久不愈,继发外踝下方软组织劳损性病变者,称为继发性外踝下方软组织劳损。疼痛可向足跟外侧传射,引起跟骨外侧痛。压痛点可在腓骨外踝下方按压时查得。若内踝下方与外踝下方的劳损性疼痛向下传射,汇集于跟骨底部,会引起跟骨痛。与髌下脂肪垫劳损的传射痛一样,常诊断"跟骨骨刺"或"跟骨滑囊炎"。

(二)压痛点强刺激推拿技术操作

在软组织劳损性疼痛的特定部位,不论是颈肩部或腰臀部,必有敏感的压痛点。压痛点的大小不一,可以从一很小的痛点,直至较大的痛区,视与肌(或其他软组织)附着处无菌性炎症病变范围的大小而定。一般由痛点散发出来的疼痛传射至它的周围软组织,形成一疼痛反应区。该区仅有主诉痛,但无压痛存在。这些压痛点是有规律的,大多数与患者主诉的疼痛完全符合;少数与患者的主诉疼痛不一定在一个部位。检查者必须根据患者的主诉疼痛部位与在躯干或肢体主动活动时所引出的发痛部位,也就是在这种疼痛反应区上结合解剖学上的认识进行分析,属于哪一些肌肉、筋膜、韧带、关节囊、骨膜、脂肪等的部位或附着处,可能形成该区的压痛点。无论是项肩痛或腰腿痛,多不是单独由一个压痛点所引起,而常是由不少具有规律的一群压痛点的组合,形成这一症候群,故需要有一整体概念全面地了解这些压痛点。

检查压痛点时,视检查需要而采取俯卧位、仰卧位、坐位或立位。先令患者放松全身肌肉后,就在上述软组织附着处或神经支上仔细摸得压痛点。表浅的软组织病变区,如颈椎棘突、胸椎棘突、肩胛骨、肱骨内、外上髁、腰椎棘突、髂嵴、髂后上棘、耻骨支、髌骨下缘、内外踝下方、髂胫束、臀上皮神经、臀下神经等的压痛点,只需浅压就可引出疼痛,深部软组织,如腰椎

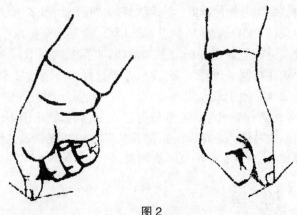

图2

横突、腰部深层肌椎板附着处或所在部位、臀中肌、臀小肌、臀上神经、坐骨神经等的压痛点,则需深压方能发现。检查者拇指末节微屈,将示指的远侧指间关节桡侧,抵紧拇指末节近侧掌面,用指尖探压这些痛点(图2),如此可以防止拇指过度伸展,避免屈拇肌腱与指间关节囊的过度拉长或刺激,而惹起屈拇肌腱腱鞘炎或指间关节劳损等。

检查压痛点的关键在于"准"。所谓"准",就是要正确的选准压痛点,更要正确的压准压痛点。对筋膜或肌肉来讲,拇指必须沿着它们的牵拉方向,尽可能垂直地针对有病变的附着处骨面上滑动按压,对筋膜接壤处拇指必须在压痛点上滑动按压;对神经所在部位拇指必

须在其压痛点上横过神经支滑动按压,在肌挛缩的初期同时进行肌腹推拿时,拇指必须横过肌腹沿压痛部位滑动按压。所谓滑动按压,就是利用拇指末端,符合指骨顶端的某一点、在压痛点上压紧,并作小幅度的快速的滑动摩擦,而不是以整个拇指末端的掌面进行操作。在"准"的基础上进行滑动按压,就使疼痛反应特别明显突出。滑动按压时毋需用太大的气力,只需一般适度的力量就可引出剧痛反应。患者常觉得检查者拇指有几十斤重的压力施加在压痛点上,难以忍受。这主要说明患者的劳损性病变程度严重与检查者的手法"准"所起的作用,并非用力过大所致。假使手法不"准",即使施力最大也难以找到真正的压痛点。一般来讲,常需连续数月时间的实践,才能初步认识和掌握压痛点的一系列规律和操作技术。所以检查者必须端正思想,重视这种基本功,不怕繁锁与劳累,在实践中坚持不懈地刻苦锻炼,努力学习软组织劳损的诊断技术,过硬地掌握压痛点的检查方法,十分重要。

当在压痛点上滑动按压引出压痛时,患者立即反映出闪电样反应,称为剧痛反应。例如:身体跳跃向侧方逃避检查、保护性肌痉挛增剧、皱眉、挤眼、面部抽搐、满脸痛容、双手反应性栏挡以抵制检查的操作等等。哪怕天气最冷,也会因压痛严重立即痛出全身冷汗。假使压痛不"准",即使在疼痛反应区范围内进行重压,也无法引出这些反应。说明颈肩腰腿痛在临床检查中是具有可靠的客观依据,可作正确的诊断标准,不可能为患者所伪装或捏造的。

选准压痛点以后,就在其上作连续性滑动按压。开始时因炎症严重而产生剧痛,应以轻手法滑动按压。随着压痛程度通过推拿的进行而逐渐减轻,再不断地加重滑动按压的手法,做到"由轻到重",尽可能减少患者的痛苦。操作中进行滑动按压的拇指需有间歇性放松,使局部受压的软组织恢复血循环,以避免发生皮肤损伤的可能性。这种推拿操作我们称为压痛点强刺激推拿治疗。在每一压痛点上如此进行推拿,约半分钟后患者顿觉症状(包括主诉的局限痛、传射症状与所谓植物神经功能紊乱症状在内)显著减轻者,基本上多半可以明确为软组织劳损的诊断。无症状好转或反而增重者,恐非软组织范畴内的疾患。通过短暂的治疗减轻了症状就会增强患者的信心,愿意接受推拿手法做好配合工作。就在有效的基础上继续进行压痛点强刺激推拿治疗,直至颈肩痛或腰腿痛所有的压痛点彻底得到治疗,患者感觉症状明显改善和消失时,才停止操作。两次推拿的间隔时间为3—4天,因为强刺激推拿后压痛点上的软组织受到这种比较强烈的机械性按摩的刺激,必然形成或多或少的损伤。患者往往自觉原有症状好转,而有局部软组织不适感出现,需2—3天方能复元。我们在门诊中对许多软组织劳损的慢性轻症或中症以及急性初发盼熏症患者,采用压痛点强刺激推拿治疗,常有立竿见影的效果。

体 会

(一)我们对椎管外欺组织劳损性颈肩腰腿痛的发病机制的认识,是建立于"痛则不松""不松则痛"的基础上的。当急性损伤后遗或慢性劳损引起的肌肉、筋膜、韧带、关节囊、骨膜、脂肪等软组织附着处所产生的无菌性炎症反应,刺激神经末梢会发生疼痛。特别在肌附着处的疼痛会继发反射性或保护性肌痉挛,由于肌痉挛(不松)又会对肌附着处病变组织产生牵拉性刺激而增加疼痛。如此持续性恶性循环的影响,按照"因痛致痉"、"因痉增痛"的病理发展过程的规律,就使病痛持久不愈,病程逐渐由急性发展为慢性,肌附着处的病理变化由炎症反应逐渐发展为炎性粘连、炎症纤维组织增生、炎性组织变性与挛缩,肌肉与筋膜本身由仅有形态上改变的肌痉挛逐渐变为具有性质改变的肌挛缩，因此临床症状也就随之不断增重。我们采用压痛点强刺激推拿治疗的设想，也是从这种发病机制来考虑的。希望通过在压痛点上滑动按压，减轻或消除肌附着处的无菌性炎症反应和炎性粘连，缓解肌附着处的疼痛放松痉挛的肌肉后，起到"去痛致松"、"以松治痛"的治疗作用。此外，他们曾对某些软组织松解术病例，术前几天在个别部位的压痛点上进行强刺激推拿缓解了局部症状以后，手术中发现那些曾经滑动按压过的肌附着处均有局限性血肿形成。初步体会，这种压痛点强刺激推拿之所以有效，可能由于附着处病变软组织受到比较强烈的机械性按摩的刺激，起到神经末梢及其周围具有无菌性炎症反应和炎性粘连的病变软组织的间接松解作用包括神经末梢的某些破坏作用在内，血肿形成也就是这种机械性按摩刺激的结果。由此推测，强刺激推拿和软组织松解术的治疗作用基本上有类似之处，其差别仅在于松解程度上的不同。

（二）压痛点强刺激推拿在现阶段不失为颈肩腰腿痛的有效治疗方法之一。操作简易，不用药、不用针，在任何困难条件下能为病员缓解病痛。可以肯定这种推拿对绝大多数轻症或中症病例起到比较满意的治疗作用。对急性初发的重症病例（软组织病变仅属无菌性炎症反应或炎性粘连）更为有效，往往一次推拿可使症状霍然消失，其中有些病例观察 10 年以上还未曾复发过。但也有不少病例的疗效不够理想，治疗后常后遗或多或少的残余症状，且经常容易突发。还有少数病例的疗效不显，可以说连暂时性疗效都没有。为什么出现这些差距？我们认为对此还应当在中西医结合的实践基础上提高认识，针对压痛点推拿不足之处，深入探讨，进一步提高非手术疗法的医疗质量，使这种推拿疗法更好地为劳动人民解除病痛。有关压痛点强刺激推拿治疗的疗效，按照我们的初步认识多与软组织劳损的诊断、治疗方法、发病部位的情况以及软组织劳损的病变程度有密切关系。（1）在诊断方面，由于软组织劳损仅不过是所有颈肩腰腿痛的发病因素之一，诊断与鉴别诊断比较复杂。不少病例的症状常与椎管内病变引起的疼痛相混淆。假使把这种椎管内硬脊膜外或神经根鞘膜外的脂肪结缔组织的无菌性炎症病变所引起的疼痛，错误地当作椎管外软组织劳损来看待，必然会导致压痛点强刺激推拿治疗的失败。（2）在治疗方面，正因为软组织劳损一系列的压痛点是颈肩腰腿痛治疗的关键所在，倘使对压痛点的认识不够全面与对其疼痛的原发或继发关系了解得不够充分，均会影响压痛点强刺激推拿的治疗效果。因为在发病部位的许多压痛点中，只要对某一个压痛点的疏忽与遗漏，或者推拿不够彻底，常会后遗或多或少的残余痛。（3）在发病部位，凡是肌肉较薄之处，压痛点容易查得，可以进行彻底的浅压与滑动按压，就能使疗效显著突出；对某些深部压痛点，由于其上覆盖的肌肉较厚，会影响推拿操作的彻底进行，治疗上较前者就困难得多，必须进行比较有力的深压与滑动按压，方能达到治疗目的。还有某些压痛点，如腰部深层肌下外端附着于髂嵴内上缘骨面上，很难直接滑动按压，常会影响疗效。所以颈肩部软组织劳损的推拿疗效常较腰臀部软组织劳损容易迅速奏效，原因就在于此。（4）软组织劳损的病变程度与压痛点强刺激推拿的治疗效果具有因果关系。既然劳损性疼痛是由于软组织附着处的无菌性炎症病变所引起，那么不论哪一种治疗方法，其主要的治疗目的就在于消除这种内在的病变因素。实践证明，压痛点强刺激推拿对软组织劳损性疼痛急性初发的严重病例有比较满意的近期和远期疗效。由于当时的局部病变仅属于无菌性炎症反应和炎症性粘连阶段，所以通过单独的肌附着处压痛点上滑动按压，也就是单纯的机械性按摩的强刺激对神经末梢及其周围具有无菌性炎症反应和炎性粘连的病变软组织所产生的间接松解作用和神经末梢的破坏作用，足以消除该处的软组织劳损的早期病理变化和阻断疼痛的传导。解除了附着处的原发因素引起的疼痛,必然会使无组织变性的,仅有形态上改变的肌肉和筋膜的痉挛自然地放松,有效地完成治疗任务。假使病程拖延过久,进入慢性期,肌附着处与肌肉和筋膜本身均已出现了轻度的组织变性和挛缩,此时光靠在肌附着处进行压痛点强刺激推拿不足以缓解所有症状,尚需同时加行肌腹部的推拿治疗,方能奏效。滑动按压在治疗上可以起到消炎止痛,改善血循环,促进新陈代谢和改善营养情况的作用,有可能把肌附着处软组织轻度变性以及肌肉和筋膜本身的轻度变性,可逆性地向正常方向转化,从而缓解了临床症状。由于推拿治疗对这种内在的病变因素仅起到间接的松解作用,所以对这类病例的疗程就得比前者要增长得多。更由于不能彻底地把这些变性组织完全转化为正常组织,多少会残留某些无菌性炎症的病理变化,日后又常会屡次突发。这种情况在慢性的轻症或重症病例中常会遇到。假使某些少数症状极为严重的慢性顽固病例,肌附着处的软组织变性极为严重,其肌肉和筋膜本身因长期的肌痉挛出现严重的组织变性,变为在非手术疗法上形成了非可逆性肌挛缩,也就是肌挛缩的后期阶段,在目前条件下还无有效的非手术疗法可以完全改变它们的病理变化。选择这些病例作为治疗对象,就常会造成压痛点强刺激推拿治疗的效果不显或失败。所以,如何努力改进压痛点强刺激推拿治疗上剩留下来的某些不足之处,以提高颈肩腰腿痛的医疗质量,有待我们在中西医结合的基础上进一步深入探讨。

压痛点银质针针刺治疗椎管外软组织劳损性颈肩腰腿痛

上海市静安区中心医院骨外科 宣蛰人 赵龙海 袁 鑫

银质针针刺疗法是祖国医学宝库中的宝贵财富之一。是椎管外软组织劳损性颈肩腰腿痛(以后简称颈肩腰腿痛)的一项重要的有效治疗方法,由于腰臀部软组织肥厚,对其深层压痛点进行针刺需选用较长的银质针,故在习惯上也称"长银针"①。我们学习了本院陆云响老中医这种祖传的治疗手段以后,针对在软组织松解术中历发掘出来的压痛点,进行颈肩腰腿痛包括四肢各个部位的软组织劳损的针刺疗法,通过这种中西医结合治疗方式,取得较其他非手术疗法更为满意的效果。

治疗方法

一、正确认识颈肩腰腿痛的压痛点:与压痛点强刺激推拿疗法一样,掌握好颈肩腰腿痛的检查方法与诊断技术,认识这种疾病的一系列具有规律的压痛点与由此而引出的传射症状或并发所谓植物神经功能紊乱症状,是劳损性疼痛取得正确诊断与手术疗法取得予期疗效的可靠保证。压痛点的介绍同《压痛点强刺激推拿治疗管椎外软组织劳损性颈肩腰腿痛》②。

二、压痛点银质针针刺的技术操作;银质针系白银制成,其成分与银元一样。针身较粗。直径约 1 毫米左右。长短不一, 常用的针身长度分 7.5cm,9.5cm,10.5cm,14.5cm 和 16.5cm 五种,视病变部位的软组织厚度选择适当长度的银质针。针柄长度除针身 7.5 厘米者为 3.5 厘米外其余均为 6.5 厘米。银质针应作高压消毒,针刺要在无菌操作下进行,步骤如下:

(一)针刺前先在软组织劳损性疼痛的特定部位正确的选准压痛点。

(二)在这一压痛点的邻近部位避开血管、精神或脏器等所在部位的皮肤上选择入进针点,用 1% 奴夫卡因作皮内注射,形成一直径 2 厘米左右的皮丘,以免银质针刺一与艾火三壮时产生赤肤疼痛与灼痛。

(三)从这一进针点针对原先选准的压痛点用银针质针刺入,直至有病变的痛点。当银质针刺到正常的皮下组织、肌肉、筋膜及其附着处等软组织时,常无疼痛出现,只有当这些软组织发生无菌性炎症病变时。才会发生疼痛。病变越重,则疼痛越剧,与压痛点强刺激推拿疗法或局封注射一样,说明针刺操作已达到准的要求,收效就较好,反之就不易收到预期的效果。所以操作人员如果进一步熟悉解剖和熟练操作,才是银质针针刺疗法的有效保证。银质针由浅而深地刺入, 按疼痛的出现以判断哪一层组织也同时罹及无菌性炎症病变,对进一步明确诊断有较大帮助。

(四)压痛点的大小不一,可以从一很小的痛点直至较大的痛区,视与肌(或其他软组织)附着处无菌性炎症病变范围的大小而定。所以对每一个较大痛区视需要选择上、下、左、右几个进针点,分别按不同方向用银质针针对同一压痛点针刺,方能比较彻底地完成治疗任务。

(五)在每一银质针针柄端各用艾火三壮,艾球直径不超过 3 厘米,过大者因燃烧时间增长,会灼伤皮肤。银质针垂直刺入者,针身不会压迫针眼周围的皮肤,若斜行刺入者,针身的一面必然会接近,接触或压迫皮丘,艾火壮时容易引起局部皮肤灼伤。可用挤干的盐水棉球嵌入针身与被压迫的皮肤之间,把针身垫高,保护针眼处皮肤免受灼伤。银质针刺准痛点后以及艾火壮时,不再有其他症状发生,故病员对这种热能的传导毋需顾虑。只有当局麻的皮丘过小,艾火三壮时麻醉作用常会过早地逐渐消失,患者感觉局部疼痛或灼痛增重时,可用小块 75% 酒精棉球紧果针眼处的针身,利用酒精对热能快速的散发作用以减轻症状。

(六)拔除银质针动作要快速,拔除后在每一针眼处用 75% 酒精棉球压紧,外用胶布条固定三天,以免细菌进入针眼发生感染。对髌下脂肪垫压痛点或内、外踝下方压痛点针刺时,该处皮肤抵抗力较差,容易灼伤发生局部皮肤坏死,一般视情况用艾火 1—2 壮就可。凡有皮肤灼伤与创口感染者作换药处理,待创口痊愈后再行针刺。

(七)一处痛点的针刺间隔时间为一周,多处痛点作交替针刺者不受时间限制。

(八)本疗法对颈、胸或腰椎椎板部、腰部、臀部、股内收肌群附着处,髌下脂肪垫、内、处髁下方、肱骨内外上髁、腕部等软组织劳损有明显疗效,且不易引起合并症。但对背、肩等其他部位作针刺疗法时应特别慎重与小心,切勿刺伤胸膜引起气胸等合并症。

体 会

一、针对压痛点进行银质针针刺治疗颈肩腰腿痛与四肢各个部位的软组织劳损,多数病例可以取得非常满意的疗效。它与其他针刺疗法有不同的特点,即:(一)银质针较粗,对深层软组织病变部位选用较长的银质针,容易正确地刺准病变部位。针身质地较软,不会被肌肉的过度收缩所折断。(二)银质针传导热能远较一般金属针要快得多。根据中国科学院生理研究所的动物试验测定：艾火三壮后测得留在体外的针柄温度大于100℃体内针身为55℃与针尖40℃。这些热能的传导直接深入到痛点的病变部位，起到更好的促进血循环和消除改善无菌性炎症病变的作用。(三)银质针具有一般针刺完全相同的治疗作用，这种针刺作用与热疗作用相结合，直接对病变组织起影响，因此疗效快，效果明显。它的不足之处是针身粗，有些深部针刺的针身也较长，初诊病员不无产生恐惧心理。所以要对病员做好细致的思想工作，打破顾虑，大胆接受治疗。我们在临床实践中往往看到，一旦病员通过第一次治疗消除了过去的恐惧心理后，很多病员自觉主动地要求接受银质针治疗。

二、我们采用压痛点银质针针刺疗法的设想与压痛点强刺激推拿疗法一样，仍是建立于颈肩腰腿痛的发病机制(痛则不松、不松则痛)和病理发展过程(因痛至痉、因痉增痛)的基础上的，希望通过银质针针刺治疗把40℃—55℃的热能直接传导到疼痛的病变部位，消除或减轻肌附着处的无菌性炎症病变后促使肌痉挛自然消失。达到无痛或减轻症状，也就是"去痛致松"、"以松治痛"的治疗作用。对急性初发的重症病例软组织病变而仅属无菌性炎症反应或炎性粘连者，往往一次针刺后症状就显著好转，常使背扶入院或担架抬来的患者治疗后多可轻松满意地走出医院。正因银质针疗法具有针刺与热疗相结合的作用，同时针对压痛点针刺时多需通过所属肌群才能达到其附着处的痛点，假使这些肌腹和筋膜本身已具有肌挛缩初期阶段的病理变化，需要正确的、多次的和较长时间的针刺，还有可能把轻度变性和挛缩的软组织转化正常，即对压痛点与肌腹的病变起到"点与面相结合"的治疗作用。只有对肌挛缩晚期阶段的病例，由于肌肉和筋膜本身以及附着处形成了非手术疗法上非可逆性变性和挛缩，进行本疗法难以把病变软组织转化正常，也就是银质针针刺疗法无效时，才需采用软组织松解术来缓解症状。实践证明，近几年来我们采用了这一中西医结合的治疗措施，使不少原先予定应该进行手术治疗的顽固性病例也显著地减轻了症状，从而进一步严格了手术指征。正因为这种疗法的操作简易，收效较快，有必要介绍推广。

参考文献
①上海市静安区中心医院：长银针能抵手术刀，自然辩证法杂志，(2)：124，1976。
②宣蛰人等：压痛点强刺激推拿治疗椎管外软组织劳损性颈肩腰腿痛，待发表。

软组织外科学新理论
与压痛点银质针针刺疗法治疗软组织痛

临床上惯用的软组织痛这一诊断名称，就是人体骨骼肌、筋膜、韧带、关节囊、骨膜以及脂肪组织等运动系统软组织损害(Lesion)性病变(旧称劳损性)的简称，也是作者创立的软组织外科学(Soft tissue surgery)主要的研究对象。本病的发病因素未明，目前还无有效的根治办法。28年来，作者应用独自设计的对病变软组织的压痛点部位进行各型软组织松解手术治疗头、颈、背、肩、臂、腰、骶、臀及腿痛 6000 多例，以后采用中西医结合压点银质针针刺治疗 12000 多例，均取得满意的效果。下面介绍的是作者"以刀代针"到"以针代刀"，也就是从一般针刺疗法到软组织松解手术(Soft tissue lysis)疗法，以及由手术转向压痛点银质针针刺疗法(puncture on tender points with silver needles=silver needle therapy)治疗软组织痛的发展过程，并对本病机理和治疗原理进行讨论。

一、松解手术治疗软组织痛的探索

1962-1985 年间，作者根据股内收肌群耻骨附着处的压痛点创用大腿根部软组织松解手术治疗严重腰臀痛并发坐骨神经痛共 120 例，近期疗效比较满意。但相当数量病例还遗留着臀后方痛不能解决。于是根据臀、髋不同部位的压痛点不断改进手术，从髂胫束横行切开术(Ober,1953)、髂胫束纵行(或 T 形)切开术(宣蛰人，1963)、后 1/3 髂嵴及髂后上棘软组织切开术(Heyman,1934)、臀上皮神经切断术(Strong,1957)，进一步发展为上述 4 种手术的联合应用，称为臀 I 手术。1965 年间共治疗 55 例，经 7 年观察，治愈照压痛点部位多次改进和扩大手术范围，从臀 I 手术逐渐发展到臀 VI 手术，从腰臀 I 手术发展到腰臀 IV 手术直到目前定型的腰部、臀部或腰臀部及大腿根部软组织松解手术，疗效显著提高。虽则极大多数的腰痛并发坐骨神经痛治愈了，但有些病例仍有残留痛，压痛点局限于腰 $_{1-3}$ 挛缩变性的深层肌本身、腹直肌和棱椎肌耻骨联合附着处、脂肪垫髌骨粗面附着处或踝关节周围软组织附着处。再补行腰部深层肌横断术、耻骨联合上缘软组织松解术、髌下脂肪垫松解术或踝关节周围软组织松解术；以及少数合并腰椎间盘突出症或腰椎管狭窄症等混合型病例加行椎管内手术。1965-1985 年间所治 800 多位腰腿痛病例，经过平均 17 年以上的观察，其远期疗效的治愈显效率提高为 95% 以上。许多按传统标准诊断的腰椎间盘突出症、腰椎管狭窄症、癔症性下肢完全瘫痪、腰椎滑脱症、髋关节骨关节病或股骨头缺血性坏死等所引起的疼痛被软组织松解手术治愈，说明其发病原因仍属腰臀部和大腿根部病变的软组织所引起。长期不愈的腰痛常会继发躯干上部的头颈背肩臀症象。在腰部或腰臀部软组织松解手术解除腰腿痛以后，有一部分病例这些躯干上部症象也随之缓解；但不少病例躯干上部的症象并未缓解，这时转为主要矛盾。为此作者仍按照躯干上部压痛点逐步开展自己设计的背伸肌群横断术、肩胛骨后方软组织松解术、颈椎旁软组织松解术、锁骨上窝软组织松解术。可是这种单一手术与早期腰部和臀部的单一手术一样不能彻底解决躯干上部的全部症象，以后又把上述 4 个部位的手术联合应用，称为定型的颈背部结合锁骨上窝软组织松解手术，显著提高了疗效。只有少数继发肘、腕关节周围疼痛者按照压痛点分布部位也分别补行肱骨内(外)上髁软组织松解术、腕横韧带切开术、桡骨茎突腱鞘切开术，尺骨小头背侧或尺骨茎突软组织松解术、屈指肌腱鞘切开术；以及 2 例合并高位脊髓压迫症(俗称"脊髓型颈椎病")后期施行椎管内手术。1964-1985 年间共治疗 120 例顽固性继发性(或原发性)头颈背肩臀痛，取得 92% 以上的远期治愈显效率。许多按传统标准诊断的椎动脉型、神经根型、交感神经型或混合型颈椎病、美尼尔综合征等引起的疼痛被软组织松解手术治愈，说明实际上其疼痛原因仍属头颈背肩部和锁骨上窝病变软组织所引起的。

综上所述，从治疗软组织疼痛手术发展过程中验证，不论是机体单一部位的疼痛或多个部位的疼痛，必须彻底消灭病变软组织的压痛点。不断扩大手术松解范围的目的，在于消除更多的压痛点。只有当松解范围符合彻底消除头、颈、背、肩、臂、腰、骶、臀及腿等各个部的所有压痛点的要求,才能保证软组织松解手术的确实疗效。另外,实践证明,本组手术松解的全部病例均经传统的毫针等多种非手术疗法久治无效的,现在认识了压痛点的分布规律,"以针代刀"却收到比传统毫针针刺等更为满意的治疗效果。

二、银质针针刺疗法

软组织松解术只适应于少数重症软组织痛病例,对中轻症患者无手术指征。为此我们在手术的认识基础上以病变软组织的压痛点分布规律为依据,开展非手术疗法的研究,主要是采用传统的银质针作针刺治疗。银质针系 80%白银制成,针柄用细银丝作紧密的螺旋形缠绕,针端尖而不锐,针身的直径 1.1mm。针身长短不一,长度分为 8、10、12、15 和 18cm 5 种规格;针柄长度除针身 8cm 者为 4cm 外,其余均为 6cm。银质针的治疗特点在于①针身较长,容易刺准深层病变软组织的发病部位;②针身较粗,不会发生因肌肉过度收缩引起断针或滞针;③质地较软,可沿骨膜下的骨凹面弯曲,继续推进至主要的发病部位以扩大治疗面;④银质针除有与一般针刺完全相同的治疗作用外,还和热疗作用相结合。白银传导热能特别快,根据中国科学院生理研究所动物试验的测定,当艾球燃烧时,测得留在体外的针身温度大于 100℃、体内针身 55℃和针尖 40℃。这种热能传导深入到发病部位并扩散到周围的病变软组织,有直接的热疗作用。临床实践证明,单纯针刺而不加热,治疗效果远远低于针热结合的疗法。银质针针刺的操作步骤如下:

1、按针刺需要令患者采取俯卧、侧卧或仰卧等体位,以利于操作和显著降低晕针的发生率。

2、在软组织痛特定部位的病变组织中正确选准压痛点。

3、以深层病变区为中心,在中心部位和临近部位的皮肤上从中央和周围,避开血管、神经或脏器选出多个进针点。无菌操作下在每个进针点各作 0.25%利多卡因皮肉注射形成直径约 1cm 的皮丘,使进针时与艾球燃烧时不致产生皮肤的刺痛和灼痛。

4、选择消毒的长度合适的银质针分别刺入皮丘,对准深层病变区方向作直刺或斜刺,经过软组织病变区,直达肌肉或筋膜等在骨骼上的附着处(压痛点),引出强烈的针感为止。大量的临床实践证明,正常的皮下组织、筋膜、骨骼肌、骨膜、脂肪垫等本身及其骨骼附着处的软组织,当银质针刺入时不会引起强烈感觉;而在有压痛的病变区针刺时才会引出强烈针感;病变轻者产生酸胀重麻感;病变重者合并痛觉。而针尖找得敏感痛点,正是针法正确的重要标志。进针数量视病变组织范围而定,多者在一病变区可达 30 针左右。我们根据软组织松解手术所需的操作范围指导银质针针刺疗法的广度和深度,获得满意疗效。

5、在每一银质针的圆球形针尾上装一艾球燃烧。艾球直径不超过 2.5cm。艾球燃烧时患者自觉深层软组织出现舒服的热感,不会产生疼痛。但皮丘打得过小或麻醉作用已消失时会产生皮肤的灼痛,这时可用酒精棉球裹紧针身,快速散发热能,即可消除灼痛。

6、艾火熄灭后针身的余热仍有治疗作用,须等完全冷却才可起针,起针后的针眼涂 2%碘酒,让其暴露,3 天后不与水或不洁物接触,则针眼不会产生感染。银质针针刺与毫针不同,除艾球燃烧外,不需作针刺手法来产生补泻作用;也不需用兴奋、抑制、诱导的手法来提高针效;更不需要留针以加强针刺的作用。

7、在同一病变区需作 2-3 次针刺,间隔时间为 4-5 天;如有多个病变区,可在同一天或不同天进行针刺,不受时间限制。

8、密集型银质针针刺适用于腰部、臀部、髋部、大腿根部、耻骨联合、肩胛骨冈上下窝等病变软组织以及肩、肘、腕、膝、踝等关节周围病变软组织。对枕项部、颈椎与胸椎病变伸肌群包括肩胛骨脊柱缘附着的软组织等针刺要特别谨慎,切勿刺伤胸膜或脊髓神经;至于颈椎和胸椎的其他部位以及锁骨上窝软组织病变区禁忌针刺。

9、采用全身麻醉或传导麻醉取代皮内局部麻醉是可行的。它的优点除避免局麻的皮肤痛、银质针的针感和艾球烧的灼痛外,还可以增加进针点,把几个病变区的银质针治疗任务一次完成,从而显著缩短疗程。但必须由对软组织痛有丰富诊疗经验的医师进行操作,方能完成治疗任务。这方面我们已在开始应用,有良好效果。

1974-1988 年间,我们应用银质针针刺 12000 多位严重的顽固性软组织痛病例,多收到立竿见影的效果,治愈显效率达 90%。由此可知,过去由于对软组织痛的病因、病理以及压痛点的实质和其分布规律没有查清,所以常使针刺、推拿、局封、理疗等多种传统的非手术疗法效果不显。如今在手术探索中认识了软组织痛的病理发展过程以后,按照手术中发掘出来的压痛点分布规律施行"以针代刀"的治疗方式,在多数病例也同样可以解除疼痛。这样既简化了治疗手续,又严格了手术指征。只有在极少数病例,必须用手术方法才能根本解决问题。

三、软组织痛发病机制的新认识

通过长期的临床实践和手术治疗的验证,作者认为软组织损害性头、颈、背、肩、臀、腰、骶及腿痛的发病机制有两个主要环节。

1、急性损伤后遗的或慢性劳损引起的疼痛(原发因素),其好发部位多在骨骼肌与筋膜等附着处。该处是牵拉应力集中区,易发生损伤或劳损。急性损伤时,由于这些受伤组织的血肿和坏死组织的分解,使附着处的神经末梢受到创伤性无菌性炎症的化学性刺激而引起疼痛。慢性劳损是无外伤史的,它的发生也是肌肉和筋膜等受到经常性的和过多的牵拉性刺激,日积月累在肌附着处形成与急性损伤同样的病理变化。两者均在局部形成有规律的和具有无菌性炎症病理变化的压痛点,即中医的阿是穴。过去认为阿是穴是零星的、杂乱无章的、互不相关的;而我们在手术中发掘出来的压痛点恰恰相反,是有规律可循的。它们不是孤立的某一点、某几点,而是有众多的压痛点群。它们由点成"线",由线成"面",由面成"体"构成一个立体致痛区域,即所谓软组织病变区。这种组织病理变化已经得到光学显微镜和电子显微镜观察结果的证实。由此可知中医的阿是穴至少有一部分是软组织无菌性炎症的病变所在点。还有这种压痛点也和常用的激痛点极相类似,其差异仅在于后者局限于肌筋膜本身而不是其附着处。这些病变组织受到上呼吸道感染或其他感染以及过度劳累等内部因素的影响,或轻度外伤、气候改变、寒冷、潮湿等外界刺激的诱导,往往引起疼痛的发作。即当炎症增剧时,疼痛加重;炎症消退时,疼痛减轻或消失。

2、疼痛引起的肌痉挛(早期继发因素)和肌挛缩(晚期继发因素)。如前所述,这种损伤引起肌附着处软组织的疼痛,必然累及与其相关联的肌群,使之过度紧张而出现反射性(或保护性)肌痉挛。凡有痛必有肌痉挛;凡有肌痉挛亦有疼痛。因此这个发病机制可概括为"痛则不松,不松则痛"。如果肌痉挛经久不愈,则会加重肌附着处的软组织以及肌肉和筋膜本身的血供不良,从而引起新陈代谢障碍和营养障碍,加重疼痛。在如此持续的恶性循环下,原有的炎症反应就向着炎性粘连、炎性纤维组织增生等病理过程发展,使本来不很严重的疼痛变为严重的疼痛,最后造成肌挛缩。变性挛缩的软组织所产生的机械性压迫作用于周围神经时,可出现不同程度的肢体放射性麻感甚至完全瘫痪的神经压迫症象。作用于血管时,可引出肢体的血运障碍,远端发生色泽暗紫、发凉、水肿及脉搏减弱等症象。综上所述,整个病理发展过程可概括为"因痛增痉(挛),因痉(挛)增痛"。

在上述的病理过程发展中,往往发现一侧的疼痛日久可向对侧发展;以及低位疼痛日久可向高位发展或高位疼痛向低位发展。这是因为软组织痛引起的肌痉挛会破坏身体的动力性平衡,机体为了保持重新平衡进行调节。一组肌肉的痉挛必将引起对应肌肉发生与其相适应的变化,以补偿肌痉挛引起的功能障碍和功能失调。这类调节称为对应补偿调节。如果经过对应补偿调节,仍不能保持正常功能和平衡,则又将引起其上方或下方的一系列肌肉进行补偿而再调节。这类补偿调节称为系列补偿调节。这两类补偿调节所产生的肌痉挛或肌过度拉长的牵拉性刺激,日久又会在附着处继发一系列无菌性炎症的病理变化。所以一侧的腰痛日久可继发对侧腰痛或腹痛,而单独的腰痛日久可向上继发背、肩胛、肘、腕、掌、指、锁骨上窝、项颈、头痛及典型的臂丛神经放射痛等;或向下继发骶尾、髋、臀、大腿根部、膝、踝、足、趾痛及典型的坐骨神经放射痛等。在疼痛部位除引起继发性劳损外,还会并发头昏、眩晕、眼胀、眼痛、视力减退、耳鸣、耳痛、重听、牙龈水肿、牙根痛、舌麻木、舌增粗、说话不清楚、吞咽不适、口张不大、声音嘶哑、三叉神经痛、胸闷、前胸痛、心悸、心慌、心绞痛、腹胀、腹泻、腹痛、尿频、尿急、大小便失禁、痛经、月经不调、生殖器痛、性功能减退等50多种类似内科、口腔等科疾病中的一些相似症象。

上述的发病机制和病理发展过程是在大量的手术实践中累积所得,且通过治疗效果得到验证。现在用此治疗原则来指导软组织痛非手术疗法的实践,也该取得和手术疗法类似的结果。

四、软组织痛的治疗原则

根据软组织损害性疼痛的上述病理发展过程,作者把治疗原则概括为"去痛致松、以松治痛"。

1、对早期肌附着处仅有炎症反应与炎性粘连引起肌痉挛的病例,由于肌肉和筋膜本身没有质变,可在肌附着处施行各种有效的非手术方法,例如压痛点强刺激推拿疗法,对神经末梢与其周围炎性组织起到间接的松解作用,从而阻断了疼痛的传导,促使肌痉挛随之放松。

2、肌挛缩初期病例,肌肉和筋膜本身也出现质变,此时压痛点强刺激推拿不易奏效,只有银质针针刺既可治疗病变的肌附着处,又可治疗病变的肌肉和筋膜本身。这类肌挛缩初期病例占整个软组织痛病例的大多数。

3、肌肉和筋膜本身已形成晚期挛缩和变性的少数顽固性病例,当银质针等任何非手术疗法难以治愈时,可施行软组织松解手术。值得提出的是,全身性软组织痛的发展过程复杂,应以病史、发病部位的先后、躯干上下部症象的轻重来确定原发部位的疼痛先进行治疗,视结果再考虑继发部位的治疗。临床实践证明,不少病例经原发部位—病因治愈后,继发部位的症象也可完全消失。如腰臀部软组织松解术可消除躯干上部症象,颈背部软组织松解术也可消除躯干下部症象;背伸肌群横断术可消除前胸症象,髌下脂肪垫松解术也可消除腘窝症象;左腰部软组织松解术可消除右腰痛,右腰部相同手术也可消除左腰痛。这些"上病下治,下病上治","前病后治,后病前治"和"左病右治,右病左治"的客观事实完全证明了针对原发部位病因治疗的重要性。为此,诊断方面首先要对软组织损害性头、颈、背、肩、臀、腰、骶、臀、腿痛应按解剖分型,为分椎管内、椎管外和椎管内外混合型 3 种诊断加以鉴别。如果把椎管内发病因素的腰腿痛错误地当作椎管外软组织损害性腰腿痛进行处理,则必然会导致治疗的失败。其次,明确了椎管外软组织痛的诊断以后,不论全身的或一侧的疼痛,必须分清疼痛的原发部位和继发部位。以腰臀部软组织损害而言,它所并发的典型坐骨神经放射痛可源出于骶棘肌髂后上棘内缘附着处,或阔筋膜张肌、臀中肌和臀小肌髂翼外面附着处。如果前者属坐骨神经痛的原发部位而我们错误地在后者进行治疗,这就无助于继发性下肢放射痛的丝毫减轻。再如髌下脂肪垫损害常会继发腘窝痛,有些病例外院施行胫神经松解手术无效,再在我院针对病变的脂肪垫髌尖粗面附着处的原发部位进行松解手术,却可完全消除腘窝痛。

宣蛰人

（原载《亚洲医药杂志》（香港）,1990;2:23-25）

"神经根型、椎动脉型和交感神经型颈椎病"非手术疗法治疗原理的重新认识

　　非手术疗法治疗"神经根型、椎动脉型与交感神经型颈椎病(以下简称颈椎病)"可以收到 90%以上的近期有效率。尽管完全治愈率极低和后期复发率很高,但经治的大多数病例的症象和体征却明显好转,多可参加工作或劳动;需手术治疗者仅属少数。这一客观事实早为国内外学者所公认。近 10 多年来,国内学者在发扬祖国医药学和开展中西医结合研究的基础上,发掘出不少有效的非手术方法,对"颈椎病"起到积极的防治作用。但是这些非手术疗法的治疗原理尚未明确,有待进一步研讨。

　　众所周知,颈椎间盘退行变形或颈椎关节增生的骨赘直接压迫神经根、椎动脉、交感神经(以下称椎管内受累组织),引起一系列症象和体征是本病的发病机制。通过颈椎前路或后路减压手术彻底解除椎管内受累组织的机械性压迫,方能收到治疗效果。这也说明手术的治疗机理完全符合"颈椎病"发病机制的因果关系。目前,颈椎病的许多非手术疗法确有与手术疗法相同的效果,但其治疗机理均未涉及到如何解除这个椎管内机械性压迫的发病机制,是一个亟待解决的问题。

　　我们在椎管内病变的研究中发现,单纯的急性机械性压迫所产生的神经刺激,根据压

迫的程度表现为麻木至麻痹,但是渐增的慢性机械性压迫一般不会引起压迫症象;只有当神经周围组织存在无菌性炎症病变时,才会出现疼痛。以"颈椎病"为例,也仅在神经根及硬膜周围的脂肪组织,产生水肿、充血、粘连及纤维组织增生等原发性无菌性炎症时,才会引起疼痛。其次,作者是在椎管外病变的研究中发现,在 94 例与"混合型(除外脊髓型)颈椎病"症象相同的和 26 例与单纯"神经根型颈椎病"症象相同的头颈背肩部软组织损害施行不同部位的软组织松解术,均取得 92%以上的远期治愈显效率。其三,我们通过多年对"颈椎病"研究的临床实践,认为作为"神经根型、椎动脉型和交感神经型颈椎病"的传统诊断标准的症象和体征,均为椎管内软组织损害和椎管外的头颈背肩臂手痛患者所共有,并非"颈椎病"的特异性诊断依据;但是对压痛点强刺激推拿有显效者,可以诊断椎管外软组织损害。其于上述 3 点的认识,我们认为对现有的治疗"颈椎病"有效的非手术疗法的治疗原理须作重新认识。现分析讨论如下。

一、颈椎牵引疗法

传统的治疗原理是:①解除颈肌痉率,以减少椎间盘的压力;②缓冲椎间盘组织向周缘的外突力,有利于外突的纤维环组织复位;③增大椎间隙和椎间孔,以缓和神经根受压的刺激和压迫以及松解神经根和周围组织的粘连;④颈椎制动休息,有利于神经根的充血、水肿消退;⑤牵开被嵌顿的后关节滑膜;⑥伸张被扭曲的椎动脉,以改善脑的血循环;⑦牵引使颈椎管的总长度拉长,也使椎管内相应变长而侧屈的颈脊髓得以伸展,以改善脑脊液循环和颈脊髓的血循环;⑧使纵韧带紧张,有助于移位的椎间盘推返复位。

我们认为:

(1)颈椎牵引可解除颈肌痉挛。其治疗机理只适应于原发性头颈背肩部软组织损害。因为牵引放松了椎管外软组织病痛引起的这类过度肌紧张,这就缓解了肌附着处无菌性炎症病变软组织的牵拉性刺激,起到"以松治痛"的作用。虽则牵引也可放松椎管内病痛引起相同部位的肌痉挛和缓解牵拉性刺激,但是,这种减少椎间盘压力的作用无法消除神经根的机械压迫和化学性炎症的刺激,故不能减轻其症象。

(2)对椎间盘变性引起间隙变窄造成纤维环组织外突者,只能在无椎体骨赘形成时可把椎间隙拉开少许,以缓解椎间盘组织周缘的外突力。如果椎体周缘已有较重的骨赘形成,如鸟嘴样骨性突起等,是难以把椎间隙拉开的。当骨赘形成的椎间隙拉开后停止牵引时,则颈脊柱受重力和肌肉收缩的作用可再度使椎间隙变窄,无助于减轻症象。

(3)牵引增大的椎间孔与上述椎间隙拉开的情况一样,均不能解除椎管内受累组织的机械性压迫和化学性炎症的刺激。凡是突出物压迫颈神经根引起症象者,其周围必有炎性粘连存在,会限制颈神经根的滑动度和延伸度。如果在突出物压迫和炎性粘连下进行颈椎牵引,当每一椎间隙拉开 2.5–5mm 时颈神经和其他受累组织也必相应增长,这就会加重颈神经根等和突出物之间的压迫作用而使症象增剧。

(4)对急性发作的"颈椎病",通过制动休息如颈领、颈托等不间断的较长时间固定,虽不能消除椎管内受累组织的机械性压迫刺激,但可使其周围组织充血、水肿等原发的急性炎症反应消退而减轻疼痛。对亚急性或慢性病例,由于受累组织周围已形成炎性粘连或纤维组织增生者,则颈领、颈托不一定会减轻疼痛。但是,颈椎牵引治疗"颈椎病"的制动休息较前者更差,每日几小时间断制动,其余时间颈椎仍活动,所以难以消除神经根等周围脂肪组织的炎性病变。

（5）颈椎后关节滑膜嵌顿的诊断有待进一步探讨。我们对这种急性外伤性典型病例，仅用压痛点强刺激推拿或银质针针刺，不作手法整复或牵引，均使症象立即消失。其次，"颈椎病"继发的滑膜嵌顿一般是病程较长，受累滑膜早呈组织变性或瘢痕化，颈椎牵引难以复位。

（6）骨赘压迫椎动脉可导致扭曲。只有彻底移除这种机械性致病因素，才能使血管伸张。有人观察到牵引后颈椎管的总长度会拉长 10mm 以上，这必然也使正常的椎动脉相应增长。一般来说，血管过度拉长的结果导致管径变细，会或多或少地影响血循环。现在就"颈椎病"而论，受骨赘压迫而扭曲的椎动脉再行拉长 10mm 以上，就会使血管变得过细，势必更影响脑部血循环。

（7）与上说相同，牵引增长了颈椎管的总长度，脊髓也相应伸展 10mm 以上。如果颈脊髓在突出物压迫下再作颈椎牵引，也必增加脊髓与突出物之间的压迫，从而增重"脊髓型颈椎病"的症象。但是，临床上确有少数"颈椎病"并发下肢神经刺激症象者，通过颈椎牵引也有一定疗效。可能是这些并发下肢症象者多属头颈背肩部软组织损害而向下发展的结果。所以，颈椎牵引可起到"下病上治"的作用。

（8）颈椎间盘突出与腰椎间盘突出的情况类似，非手术疗法难以整复。多年来，作者在手术中试图把突出的髓核复位，从未成功。即使个别病例行非手术疗法有可能整复，但复位的变性髓核难以与周围无血管的变性组织牢固融合，随着颈椎轻微动作又可再次突出。所以，颈椎牵引导致后纵韧带拉长的紧张而促使椎间盘推返复位的论据是不足的。

综上所述，从力学分析来看，牵引治疗"颈椎病"的机理，对受累的颈神经根、椎动脉、交感神经和脊髓不起治疗作用；相反，有可能带来副作用。可是颈椎牵引确是治疗"颈椎病"的一种简单、有效的方法，早为临床所证实。这样两者岂不是发生了矛盾？我们认为其原因多属发病机制与诊断标准两方面的混淆。因为实践证明，椎管外软组织损害引起的是"颈椎病诊断标准"中典型的临床表现，通过压痛点强刺激推拿可以与椎管内病变作出鉴别。但对这方面过去却没有认识。其次，有这些临床表现者多伴有颈椎骨赘。这种生理性退变的形成过程十分缓慢，但缓慢而逐渐增加的机械压迫（特别是钝性压迫）的刺激作用对于颈神经根或脊髓，多不会引起机能障碍。而对这方面过去也未认识。因此，长期以来把椎管外病变误作"颈椎病"的诊断。所以牵引治疗有效的"颈椎病"，实际上多属头颈背肩部软组织损害。

二、推拿、按摩、整骨疗法

传统的治疗机理是：①疏通脉络，止痛止麻；②加宽椎间隙，扩大椎间孔，整复椎体滑脱，解除神经压迫；③松解颈神经根及软组织的粘连，缓解症象；④缓解肌痉挛，恢复颈椎活动；⑤按摩瘫痪肢体，减少肌萎缩，防止关节强直和关节畸形。

我们认为：上述 5 点治疗机理中，所谓的疏通脉络、松解软组织粘连、缓解肌痉挛、减少瘫痪肢体的肌萎缩等全指椎管外软组织损害的治疗机理而言，与椎管内骨性病变无关。至于所谓的加宽椎间隙和扩大椎间孔以及松解颈神经根等，由于头颈背肩部一般性推拿（即按摩，不结合整骨手法者），其治疗部位未涉及椎管内部，无法消除受压颈神经根的病理变化。所以，这些推拿（按摩）有效者不是真正的"颈椎病"，而属临床症象完全相同的椎管外软组织损害。因为推拿、按摩缓解了头颈背肩部软组织病变所致的压痛点和肌痉挛，收到"去痛致松"和"以松治痛"的效果。这方面我们已在 75 例压痛点强刺激推拿治疗经脑血流图证实为准——基底动脉供血不足或障碍的病例中获得证实。至于结合整骨手法的推拿（按摩）

治疗"颈椎病"临床上也确有相当疗效的。以颈椎旋转复位法来讲,有人认为颈椎失稳是比骨赘更为重要的发病原因。对其诊断为颈椎半脱位病例作手法整复,可使症象立即消失。但是,我们对以颈椎曲线失常和棘突偏歪作为半脱位诊断的"颈椎病"只行压痛点强刺激推拿或压痛点银质针针刺等治疗,也使症象立即消失。再因颈椎被动旋转时,病变肌肉突然性过度拉长的结果,也会缓解肌痉挛和其附着处的牵拉性刺激,使症象好转。所以对颈椎旋转复位法有效者,也不能排除椎管外软组织损害。

三、理疗

传统的治疗机理是:①消除颈神经根及周围软组织的炎性水肿(透热、直流电、超声波等);②改善脊髓、颈神经根及颈部血循环和营养状态(透热、直流电、低频脉冲等);③缓解颈肌痉挛,增强颈椎牵引效果,并改善颈部软组织血循环(温热疗法、超声波等);④延缓或减轻椎间关节、关节囊、韧带的钙化和骨化过程(醋疗、超声波等);⑤增强肌张力,改善后关节功能(感应电、低频脉冲等);⑥改善全身钙磷代谢和植物神经系统功能(全身紫外线照射、水疗等)。

我们认为,理疗的方法甚多,某些方法有可能消除颈神经根周围脂肪的无菌性炎症反应,但是还无一种方法可以消除椎管内受累组织的机械性压迫因素。因此,理疗有效的"颈椎病",实际上仍是椎管外软组织损害。

四、封闭疗法

常用的痛点封闭、穴位封闭、颈椎体前外侧封闭、星状神经节封闭等,均是针对椎管外软组织损害而治疗的,与椎管内病变无关。只有硬膜外皮质素封闭及椎管内部,可以消退颈神经根周围脂肪的化学性炎症反应。由于未能解除受累组织机械性压迫的物理因素,因此这种封闭疗法仅能减轻症象,且会屡次复发。所以椎管外软组织封闭疗法有效的"颈椎病"其实是头颈背肩部软组织损害。

五、药物治疗

治疗颈椎病的药物不少。但是,迄今为止尚无一种特效药物问世。也无一种中西药物可以软化或消除椎管内增生的骨赘或突出的椎间盘组织。所以对药物治疗有效者应考虑是椎管外软组织损害。

六、其他

针灸疗法、挑灸疗法、激光穴位照射疗法、提筋疗法和刮痧疗法、矿泉浴、颈领及颈托、医疗体育以及练功十八法等等,本身就是针对椎管外软组织损害而治疗的,早可明确诊断,把它们视作为"颈椎病"的治疗方法,恐是认识上的因循守旧所致。

综上所述,可以作出如下的结论:椎管外软组织损害是一独立的疾病。其临床表现过去曾将它误作为"颈椎病"的临床表现来认识。非手术疗法无法治愈"颈椎病"。对非手术疗法有效的"颈椎病",实质上不是椎管内发病因素所引起,其真正的发病原因为椎管外头颈背肩部软组织损害。

宣蛰人

(原载《全国中西医结合软组织疼痛学术会议论文汇编》(上海)1986;25-28)

对腰椎间盘突出症非手术疗法
治疗原理的重新认识

　　非手术疗法治疗腰椎间盘突出症(以后简称腰突症)可以取得70%的近期治愈率。其余经治病例的症象和体征也多明显缓解,可参加工作和劳动。尽管两者的后期复发率很高,仍应首先采用非手术疗法。只有当非手术疗法无效而反复发作的少数顽固性病例,才有手术指征。这一客观事实早为国内外学者所公认。近20多年来,国内学者在发扬祖国医药学和开展中西医结合研究的基础上发掘出不少有效的非手术方法,为腰突症的防治起到积极的作用。但非手术疗法的治疗机理迄今尚未阐明。

　　众所周知,腰椎间盘退变的髓核后突直接压迫后纵韧带,牵拉支配其上的窦椎神经等感觉神经纤维引起腰痛;当髓核进一步突出直接压迫腰神经根,则引起典型坐骨神经痛,并使受压的神经根所支配的肌肉萎缩、反射减弱和感觉减退。这是半个多世纪来占统治地位的腰突症的传统发病机制。通过后路或前路的椎间盘切除术彻底解除椎管内受累组织的机械性压迫是手术的治疗原理。但是,目前许多有效的腰突症的非手术疗法,其治疗原理是否与手术疗法相同真正解除了机械性压迫,观点尚未统一。

　　自软组织外科学问世以后,作者以此新理论进行腰腿痛的研究,取得长足的进步。

　　1、在椎管内病变方面:进一步认识到椎间盘退变属自然规律,椎间盘组织的老化表现与骨质增生一样均不是疼痛因素。一般来讲,髓核突出的过程缓慢,神经组织受渐增的慢性机械性压迫有很好的抗压作用,不易引起症象。如果压力过强,则也会惹起神经机能障碍。但单纯机械性压迫所产生的神经刺激表现为麻木至麻痹,根据压力的大小而有区别。只有当压迫过久,神经根周围的脂肪继发了无菌性炎症病变,其化学性刺激作用于鞘膜外神经末梢时,才会在麻感的同时出现疼痛。根据上述的发病机制,作者把不伴有椎管外病变的单纯腰椎间盘突出者,解释为"无症象"、"有麻无痛"、"有痛无麻"和"既痛又麻"4种不同的临床表现,便于对腰突症本质有一新的认识。

　　2、在椎管外病变方面:作者曾于1965-1979年应用椎管外软组织松解术治疗30例经外院行椎间盘切除术失败后诊断为"神经根粘连"的严重腰腿痛病例,取得满意的远期疗效(治愈60%、显效13%和有效27%);1965-1985年采用定型的腰臀部结合大腿根部的软组织松解术治疗800多例按传统标准诊断腰突症的严重腰腿痛,取得95%以上的远期治愈和显效率;近10多年来采用密集型压痛点银质针针刺疗法治疗上述病例,也取得与松解术几乎相同的治疗效果。

　　3、在椎管内外混合型病变方面:作者对既有椎管内发病因素又有椎管外发病因素的许多腰腿痛病例,先施行腰臀部结合大腿根部的软组织松解术,可使多数典型坐骨神经痛消失而术后出现主诉严重的腰骶痛或臀痛或臀横纹与腘窝之间的传导痛,有时合并小腿后侧或后外侧吊筋感、酸麻痛或向足底、足趾传导的麻刺感;至于残留沿大腿后侧和小腿外侧典型的放射痛者仅属少数。这些手术筛选出来的残留症象再经椎管内松解术或椎间盘切除术,即可完全消除。由此可知,局限于小腿外侧的典型坐骨神经放射痛的大多数属于椎管外腰臀部软组织损害的常见症象；上述的不典型下肢传导痛是腰椎管内和腰椎管外两者病变的共有症象。所以，凡在临床中发现并发典型坐骨神经痛者，首先考虑单纯的椎管外软组织损害性腰腿痛或椎管内外混合型软组织损害性腰腿痛的可能性，这是符合客观实际的。

4、在诊断方面：作者早就指出，忽视临床检查而单凭椎管造影、CT或核磁共振成像等辅助检查所得的阳性结果作为腰突症的诊断依据，是具有片面性的。很多髓核突出可在正常人身上出现。这些突出物与神经根之间因无炎性粘连组织存在，故属"无症象"一类。由于上述的辅助检查只能提示椎管内突出物的存在；不可能提示它有无炎性病变和症象被惹起。所以，只能在体检中作出临床诊断以后，为明确病变的性质和位置，才有这种辅助检查的必要。如果单凭辅助检查所得的突出物，不分青红皂白地一律当作椎管内发病因素看待，如对单纯的椎管外病变性腰腿痛合并"无症象"的髓椎核突出者或椎管内外混合型病变性腰腿痛错误地施行椎间盘切除术，这样只会导致治疗无效或症象减轻而易复发。为此，作者于1974–1979年在软组织松解术治疗椎管外软组织损害性腰腿痛的认识基础上，致力于腰椎管内外病变性腰腿痛诊断和鉴别诊断的探索。发现3种有助于诊断神经根受累的椎管内病变性腰腿痛可靠的临床检查方法——脊柱侧弯试验、俯卧腰脊柱伸屈位加压试验（简称胸部腹部垫枕试验）和胫神经弹拨试验（三者简称为腰脊柱"三种试验"检查）。三者的共同阳性体征无疑是腰椎管内病变的特异性诊断依据。以此诊断腰突症，正确性极高。1989年中作者在疑难痛症专科门诊共接受30例经外院核磁共振检查诊断为腰突症的患者。对其中28例"三种试验"检查阴性的腰痛并发典型坐骨神经放射痛，仅在腰臀部和大腿根部的压痛点上施行密集型银质针针刺，2–5次治疗后完全治愈；对另2例"三种试验"检查阳性的腰痛并发不典型下肢放射痛，手术探查后症象缓解而证实为腰突症。

5、在误诊原因方面由于腰突症传统的发病机制建立在神经根受单纯机械性压迫致痛的理论基础上，所以根本不了解神经根周围炎性脂肪的化学性刺激是椎管内真正的致痛病因。又因腰突症的传统诊断标准把椎管内外软组织损害性腰腿痛共有的症象和体征当作腰突症固有的症象和体征来看待，以及对神经根受累多引起不典型下肢放射痛和腰臀部软组织损害倒会引起大多数的典型坐骨神经放射痛的客观事物不认识，于是就导致腰腿痛诊断的混淆。

上述5点论据足以说明腰突症传统的发病机制和诊断概念是含糊不清的，最终影响手术疗法的效果。所以腰椎间盘切除术的疗效不够理想，逐渐被有效的非手术疗法所取代，关键就在于此。但非手术疗法治疗腰突症的原理也是建立在解除神经根机械性压迫的基础上，为此作者对现有的以复位为目标的腰突症有效非手术疗法的治疗原理作如下的新的认识。

1、绝对卧硬床休息疗法：常用的有下列3种，均在有厚垫的硬板床上进行治疗，以后绝对卧床3–6

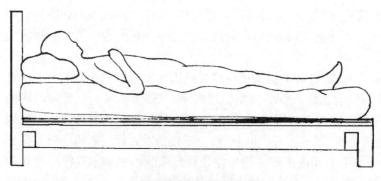

图1 脊柱平卧休息法

周。症象基本消失后,在石膏腰围保护下起床活动。腰围固定时间长者达半年。此法对急症初发病例多有满意的疗效。

（1）脊柱平卧休息法（图1）:患者可以仰卧、侧卧、翻身或俯卧,但要避免腰脊柱前屈动作和禁止坐起或下床。传统的治疗原理是,脊柱平卧位上休息可松弛腰肌的痉挛和减少体重对椎间盘的压力,使病变椎间隙增宽,便于突出的髓核自行复位。

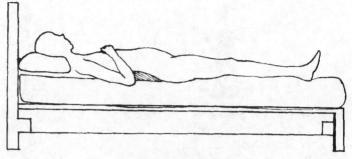

图2　脊柱过伸位休息法

（2）脊柱过伸位休息法（图2）:患者仰卧,腰下垫一硬枕,保持腰脊柱过伸位上绝对休息。传统

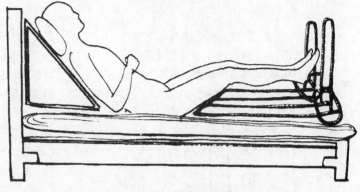

图3　脊柱前屈位休息法

的治疗原理是,腰脊柱的过伸位置形成病变椎间隙的前方开口和后方成角,促使突出的髓核自行复位。

（3）脊柱前屈位休息法（图3）:此法在美国流行颇广。患者仰卧。上身用靠背架架起。双下肢再高举于勃郎架上;必要时附加下肢皮肤牵引制动。传统的治疗原理是,腰脊柱前屈位置形成病变椎间隙的前方成角和后方开口,使于突出的髓核自行复位。

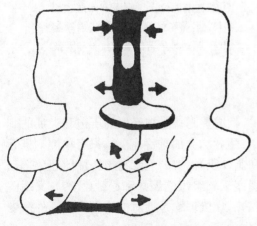

图4　平卧位上,腰脊柱生理曲线由前凸变直,因之椎管内径适度增宽和容量适度增多,其内容物刺激硬膜和神经根鞘膜的机械作用也相应减少

作者认为,绝对卧硬床休息疗法的治疗原理不应该用髓核复位作解释。因为作者曾多次在手术中试图推压髓核回归椎间隙,均未获得成功。这种疗法的治疗原理倒可用软组织外科学新理论来解释:①在平卧位上(图4)或前屈位上(图5)因腰脊柱生理曲线变直或变成后突致使椎管的内径增宽和容量增多,这样就缓解了突出髓核对神经根的机械性压迫和炎症的化学性刺激,相应地缓解疼痛。②椎管外腰骶部深层软组织(腰背筋膜前叶、多裂肌和旋椎肌)损害引起的痉挛在腰脊柱平卧位上得到适度的（图7）或在前屈位上得到显著的(图8)的缩短和松弛,也缓解疼痛。③相反,上述两类腰腿痛在

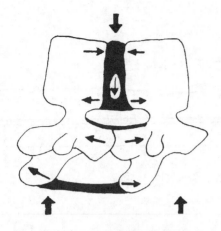

图5 前屈位上,腰脊柱生理曲线由前凸
变为后凸,因之椎管内内径显著增宽和容
量显著增多,其内容物刺激硬膜和神经根
鞘膜的机械作用也显著减少或消失

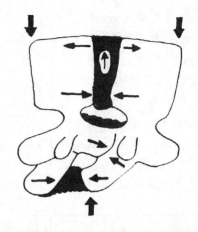

图6 在过伸位上,腰脊柱生理曲线由前
凸变为过度前凸,因之椎管内径显著变
窄和容量显著减少,其内容物刺激硬膜
和神经鞘膜的机械作用就必然增多

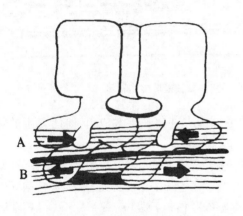

图7 平卧位上,腰骶部深层软组织(腰背筋
膜前叶、多裂肌和旋椎肌,即图中A所示)
适度缩短和松弛;其浅层软组织(皮下组
织、腰背筋膜后叶和骶棘肌,即图中B所
示)相对地适度的被动拉长和紧张

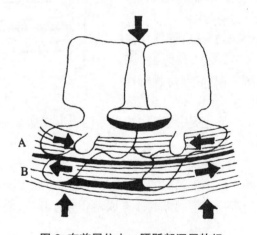

图8 在前屈位上,腰骶部深层软组
织(A)显著缩短和松弛;其浅层软组
织(B)相对地显著的被动拉长和紧张

腰脊柱过伸位上导致椎管的内径变窄和容量减少,就增重髓核对神经根的压迫和炎症的刺
激(图9),就增重其附着处炎症病变的牵拉性刺激,两者均会加重疼痛。④只有单纯的椎管
外腰骶部浅层软组织(皮下组织、腰背筋膜后叶和骶棘肌)损害的痉挛在腰脊柱前屈位上被
拉长和紧张,会增加疼痛(图8);但在过伸位上因痉挛软组织的缩短和松弛(图9),又缓解
疼痛。因此,绝对卧硬床休息疗法3种不同体位的治疗机理均是针对椎管内或椎管外病变
软组织,起到缓解无菌性炎症的化学性刺激作用。

其次是探讨绝对卧硬床休息疗法,究竟对哪一种类型的腰腿痛起主要的治疗作用的问
题。作者认为,过去的人们对腰脊柱"三种试验"检查没有认识,在腰腿痛治疗前后缺乏鉴别

腰突症与腰臀部软组织损害的可靠手段，想得出正确答案这是有困难的。但有一条理由可以解题。即过去所治的腰突症几乎全部并发典型的坐骨神经放射痛；现在明确这一症象多属腰臀部软组织损害的常见症象。以此推论过去以复位为目标的非手术疗法，凡在治疗后出现：①腰痛并发典型坐骨神经放射痛或不典型下肢放射痛完全消失者，全属椎管外软组织损害性腰腿痛；②典型坐骨神经痛消失仍残留腰痛并发不典型下肢放射痛者，多考虑椎管内外混合型软组织损害性腰腿痛；③腰痛并发不典型下肢放射痛无改善者，极有可能是椎管内软组织损害性腰腿痛。这种推论同样适应于牵引疗法和整复疗法的病例，故不再重复。

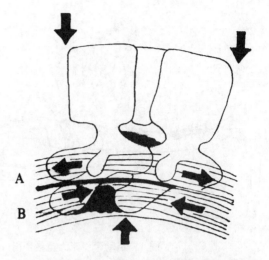

图9　在过伸位上，腰骶部深层软组织(A)过度的被动拉长和紧张；其浅层软组织(B)相对地显著的缩短和放松

2、牵引疗法：适用于慢性腰突症。常用的有下列几种。

(1)平卧位牵引法(图10)：患者卧于硬床上，仰卧或俯卧均可。助手双手固定患者的身体上段；术者紧握小腿或踝部。两人相对用力作平行牵引5分钟。每日1次，12次为1疗程，症象基本消失后再卧床6周。②下肢皮肤牵引：患者仰卧于硬床上，双下肢内外侧皮肤分别粘贴胶布带，外用绷带缠绕固定。足跟方向的胶布带内侧置一块带孔的小方板，牵引绳通过小孔再经滑车作平行的持久牵引3~6周，重量不超过5kg。③骨盆重力牵引：患者仰卧于硬床上，胸部和骨盆各用皮套固定。胸部皮套固定于牵引床头侧；骨盆皮套连接牵引绳，经滑车向床尾方向作重锤牵引。牵引重量常用自身体重的150%。每日1次，每次20分钟。12次为1疗程。以后继续卧床6周；④全身麻醉或硬膜外麻醉下自动牵引床大重量牵引：常用的自动牵引床有四种形式，其一为床身不可分式与上法类同，即将胸部固定的皮套连接于牵引床头侧；骨盆固定的皮套连接于床尾的电动器，开动电钮，进行大重量牵引（见图11），但牵引的体位、重量和时间均同后者；其二为床身可分式，操作如下：患者仰卧或俯卧于自动牵引床上。胸和骨盆各用固定带与床面固定。当开动电钮，借两段床面慢慢相对拉开时，腰椎间隙也随着增宽。牵引

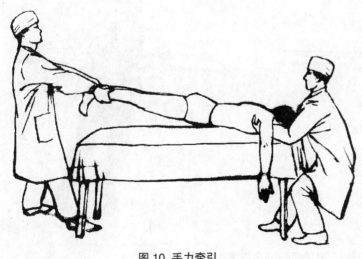

图10　手力牵引

173

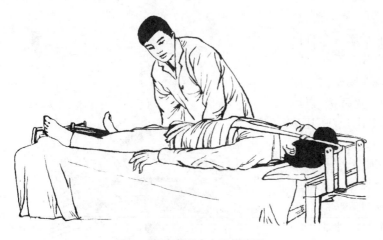

图 11 自动牵引床大重量牵引

力可达 150~200kg。但牵引时间短,多在半分钟内完成。当腰椎间隙增宽后,有的在俯卧位上于腰骶部符合髓核突出处踩上一脚或用重叠的双手掌向下猛按几下;有的在仰卧位上利用牵引床中间的特制电动设备由下向上也于腰骶部髓核突出处猛烈顶撞几下。以后再卧床 6 周。

（2）垂直悬吊牵引法:①顺挂牵引:用一双杠作牵引架,双杠上横置两根横杠以支托上肢,一特制胸腰围作牵引带。牵引时胸腰围捆扎在胸腰段,经踏板阶梯登上牵引架(图 12)。先将胸腰围牵引带固定于双杠的横杠上,再将双上肢也扶于其上,移去踏板阶梯,人体即垂直悬吊在牵引架上。此时腰和下肢悬空,借重力以牵引腰部;人体重力全部落在牵引带和横杠上,起到对抗牵引作用。先静止悬吊数分钟,再作前后和侧方摆动。摆动角度愈大,则牵引力也愈增大。每次牵引 30 分钟至 1 小时,每日 1 次。牵引过程中可附加整复手法,如腰椎和骨盆转动摇晃手法、腰部按压下肢过伸手法和下肢牵引手法。②倒挂牵引(图 13):患者仰卧于自动倒挂牵引床上。用特制牵引带捆扎,固定于牵引架。开动电钮,使床平面渐渐倾斜变为垂直,就使身体倒挂于牵引架上。与顺挂牵引相反,此时躯干上段和上肢悬空,借重力以牵引腰部;人体重力全部落在牵引架上,起到对抗牵引作用。先静止悬吊数分钟,以后同样作前后摆动。每次牵引 30 分钟,每日 1 次。

上述牵引疗法的种类和形式虽各有不同,但治疗机理统一。传统的概念是,牵引疗法既

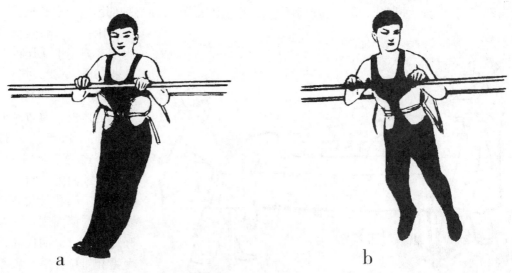

图 12 顺挂牵引 a 向前摆动;b 向后摆动

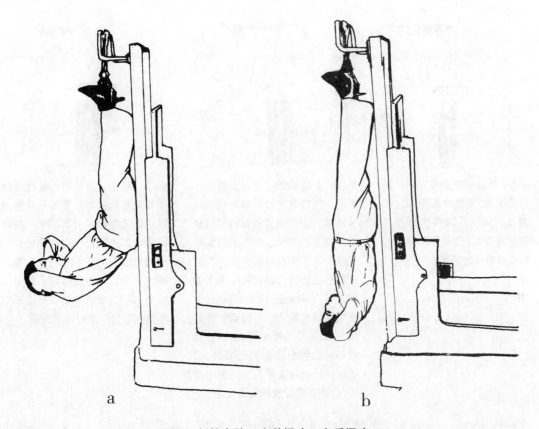

图 13　倒挂牵引　a 向前摆动；b 向后摆动

起到神经根粘连的松解作用；又起到椎间隙增宽造成间隙负压吸纳髓核的复位作用，结合后纵韧带拉长产生侧方张力压迫髓核的复位作用。对此，作者持有不同的见解。因为慢性腰突症在髓核与神经根之间存在着粘连变性的炎性脂肪，是腰痛并发多数不典型下肢传导痛（包括少数典型坐骨神经痛在内）的发病因素。粘连组织的固定作用限制了神经根的滑动度和延伸度，成为髓核复位的主要障碍之一。不可能通过一般的作用力较小的和不用麻醉的牵引疗法如手力牵引、下肢皮肤牵引、垂悬吊牵引或骨盆牵引等分离这些粘连组织。即使全麻下自动牵引床可能惹起神经根损伤的粗暴牵引力，也不一定能够完全分离这些粘连组织。

　　其次，椎间隙增宽造成间隙负压的吸力结合后纵韧带的侧方张力可以在全麻大重量牵引下产生。但必须是后纵韧带完整无损的和椎管内无粘连组织存在的情况下方可实现（图14、图15）。如果后纵韧带已被髓核突破导致椎间隙与椎管腔形成通道者，则牵引作用可使裂口变小、变窄，会把髓核的突出部嵌入其中，阻碍其复位。（图16）。不但起不到侧方张力的压迫作用；也不存在间隙负压的吸纳作用。如果神经根与髓核之间存在有粘连组织，它会阻碍后纵韧带的侧方压力强制髓核复位的作用。退一步讲，就算牵引疗法有可能使突出的髓核复位，但从生物力学分析，如果没有过伸位石膏背心外固定，则这种复位的核是极不稳定的。只要停止牵引，脊柱受重力和肌收缩力的影响恢复了原有的椎间隙狭窄度，势必使髓核再度受压沿原路重新突出。这正如腹股沟斜疝内容纳回腹腔的处理一样，随着腹压增加的动作，又会使疝内容物随即再度突出，还是未能达到根治的目的。必须指出，这类牵引疗法

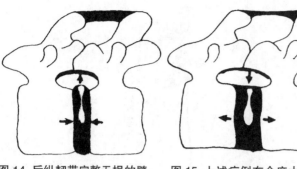
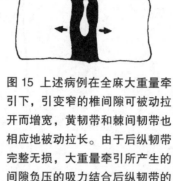
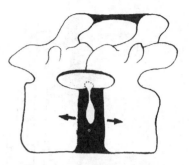

图 14 后纵韧带完整无损的髓核突出时,变性椎间隙因身体的重力和肌肉收缩力的作用相应地变窄,致黄韧带和棘间韧带也相应地缩短

图 15 上述病例在全麻大重量牵引下,引变窄的椎间隙可被动拉开而增宽,黄韧带和棘间韧带也相应地被动拉长。由于后纵韧带完整无损,大重量牵引所产生的间隙负压的吸力结合后纵韧带的侧方张力可强迫突出的髓核回纳于变性椎间隙中,引起暂时性复位作用;一旦去除牵引力,则变性椎间隙就恢复原有的变窄度,迫使回纳的髓核立即自椎间隙中逸出,仍处于复位前的突出位置

图 16 如果后纵韧带已被髓核突破导致椎间隙与椎管腔形成通道时,则大重量牵引不可能产生椎间隙负压的吸力作用,突出的髓核就无法回纳于椎间隙中;更因强大的牵引力使后纵韧带的裂口变小,变长,会把髓核的突出部牢牢嵌入裂口中而阻碍其回纳

复位成功者应该全属椎管外软组织损害性腰腿痛合并后纵韧带完整和椎管内无粘连组织的"无症象"髓核突出的病例;对椎管内有粘连组织存在者只能在手术松解下有可能成功。1989 年 11 月间,作者在某次全国性疼痛学术会议中曾见到一部手术示教录像片。腰椎管内探查术完全暴露了完整的后纵韧带和突出较大的髓核;再用自动牵引床牵引,当重力增至200kg 时,确见后纵韧带极度拉长的侧方张力结合间隙负压的吸力强制髓核完全复位。这一事实证明了这个经手术彻底分离粘连组织的突出髓核与"无症象"的突出髓核完全一样,在全麻和大重量牵引下出现暂时性复位的可能性。遗憾的是,录像片未能显示牵引停止后有关椎间隙、韧带和髓核的变动情况。所以这一示教手术缺乏整体性,难以完整地反映出牵引疗法的治疗原理。再因牵引疗法的疗效缓慢,疗程较长,在施治前后的搬动中或卧床休息过程中身体难免转动,即使最轻微的脊柱活动,也会导致髓核立即突出。所以牵引疗法的髓核复位的论点是经不起推敲的。此外,牵引疗法对椎管外软组织损害有显著的解痉作用,特别是病变肌肉的松弛和过度拉长,缓解了肌附着处无菌性炎症的牵拉性刺激,就起到"以松治痛"的作用。

由此可知,结合牵引疗法离不开长期卧床休息的治疗原则,所以其治疗机理仍是缓解椎管内外两者的无菌性炎症;与绝对卧硬床休息疗法一样,治愈病例全属对椎管外软组织损害起治疗作用。

3、整复疗法:也适用于慢性腰突症。方法甚多,常用的有下列几类。

(1)手法整复:包括中医的"正骨疗法"。①牵拉猛蹬法(图 17):患者仰卧于硬床上,双下肢平伸。第一步将患侧下肢屈曲,使大腿前侧贴近腹部,并用力按压大腿迫使腰脊柱前屈。第二步双手握住患肢踝上部,令患者猛力蹬腿伸直结合术者同时用大力牵拉,反复 3 次。每日施治 1 次,可连续 1 周。症象减轻者,继续卧床 3 周。②端坐旋转法:患者端坐于方凳上,双足分开与肩同宽。施治时,患者双足踏地,端坐稳住不准移动。助手面对患者,用双腿夹住患者的一侧大腿,双手压着大腿根部保持患者坐稳。术者坐在患者的后方,当压痛点在右侧时,术者左手拇指用力扣着压痛部位的棘突右侧,右手经患者右腋下用手按着患者颈后部(图 18a)。然后术者左拇指顶推着棘突,右手拉按着患者颈部,迫使脊柱前屈超过 90 度,并转向右侧弯至 45 度,再向后旋转。此时术者左手可感脊柱微有移动,若伴有"喀嚓"一响,表示手法成功。(图 18b)。然后按摩理顺脊柱两旁肌肉。压痛点在左侧者,手法操作就相反进行。每日施治 1 次。有效者绝对卧床 2-3 周。③三步八法:即在 3 种不同体位上施行 8 种整复手法。在全身麻醉或硬膜外麻醉下顺次在仰卧位上行拔伸脊柱、压髋旋转、悬足压膝、压膝抱腰、板正脊柱;在侧卧位上行;斜扳扭腰、提腿后扳以及在俯卧位上行俯卧按抖等 8 种正骨手法。对治疗有效者卧床休息同前。

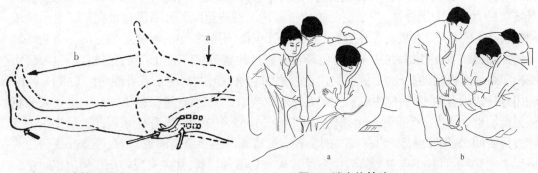

图 17 牵拉猛蹬法
a 屈腿贴近腹部;b 猛力蹬腿伸直

图 18 端坐旋转法
a 手法整复第一步;b 手法整复第二步

(2)悬吊整复——俯卧位脊柱过伸悬吊复位法(图 19):此法在德国应用颇广。全麻下患者俯卧于手术台上,双踝部衬妥棉垫后缚紧,连接悬吊绳,经墙上滑车将双下肢斜行吊高,到患者腹壁离开台面为止。在此脊柱过伸位上悬吊 20 分钟后放平下肢。保持腰脊柱过伸位上翻身仰卧,包扎石膏背心。固定时间 3 个月。对有效病例第二天可起床功能锻炼。

上述两类整复手法不论是手法整复或悬吊整复,其治疗机理也是建立在髓核复位的基础上的。利用腰脊柱的伸展、前屈、过伸、左右侧弯或左右旋转的 7 种机械力,促使突出的髓核回归椎间隙。但是作者认为,整复疗法治疗腰突症的机理也不应该用髓核复位来解释。因为,1959 年 Huwyler 报道椎间盘突出症采用非手术疗法治疗前后椎管造影的结果。他把 84 例腰痛或坐骨神经痛患者在急性发作期作了椎管造影,其中 68 例疼痛消失后再造影。除全麻下行俯卧位脊柱过伸悬吊复位法结合石膏背心治疗的 12 病例中

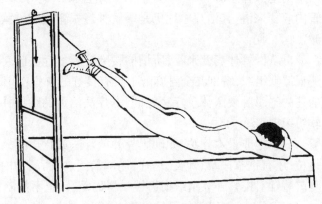

图 19 俯卧位脊柱过伸悬吊复位法

有 7 例(58.3%)的髓核突出部消失外,其余 61 例的髓核包括巨大突出在内,均无回缩,其形状和大小不变,有的反而突出度增加。1979 年安徽中医学院推拿科和放射科共同报道牵引结合手法整复治疗腰突症。对其中 36 位满意疗效病例(治愈 29 例,显效 1 例,有效 6 例)作了治疗前后碘水椎管造影的对比,发现突出髓核的压迹无 1 例消失,且偶有加重的表现。上述两组病例的椎管造影对比,均证明了腰腿痛的发作或消失与髓核的突出或回纳并无因果关系。

再从生物力学分析,牵拉猛蹬法的腰脊柱前屈和过伸的作用力结合病腿猛蹬的牵引力均太小,不可能迫使髓核复位。端坐旋转法的腰脊柱前屈 90 度形成一向后开口的椎间隙,虽则有利于突出物回纳,但当腰脊柱弯向病侧时,反而造成椎间隙向健侧开口和向病侧成角,不利于髓核回纳;再将腰脊柱后旋,试图将突出的髓核带入成角的狭窄间隙,在力学分析上有不可调和的矛盾。全麻下三步八法的牵引力虽较前者稍强,但整复操作的动作均是相对进行的。腰脊柱既有前屈,又有过伸;既有左弯,又有右弯;既有左旋,又有右旋。这样的对抗机械力作用于腰脊柱,与其说能迫使椎管内无粘连组织的和后纵韧带完整的突出髓核的复入;倒不如说更有机会促使这种"无症象"(包括"有症象")的髓核更加复出。由此惹起马尾神经损伤者,临床中并非罕见。俯卧位脊柱过伸悬吊复位法由于腰脊柱极度后伸,借病变椎间隙后方成角的挤压力,强制突出度较小的髓核暂时性回纳是有可能的。正如 Huwyler 应用本疗法治愈的 12 病例中获有 58.3%的复位功率。但是,这种机械压力对突出较大的髓核只会加重突出度。严重者还会损伤马尾神经。1965–1970 年间,作者采用此法治疗按传统标准诊断的 28 例腰突症。约有 85%的患者麻醉清醒即感腰腿痛消失。可是经本疗法治愈的最后 1 例,半年后在工作中弯腰位上双手拉拔重物使劲过猛,症象突发如旧。仍用相同疗法医治,麻醉清醒后反而出现两下肢瘫痪。椎管探查证明,自后纵韧带侧方裂口脱出的巨大髓核移向中央部,严重地压伤马尾神经和神经根。我们认为,任何一种有效疗法,如果治疗前医师无法估计出和预防它可能发生如此严重的非可逆性并发症的话,则其发生率哪怕低到万分之一,也是不应该提倡和采用的,从此作者就废弃了这个有效的非手术疗法。再看此病例第一次治疗中,即使通过 3 个月石膏背心外固定,也无助于变性核与变性纤维环的长牢,仍会随着脊柱前屈动作而再度突出,可见核复位仅是暂时性的。应该说,这些复位成功的病例仍属核管内无粘连组织和后纵韧带完整的髓核突出合并椎管外软组织损害性腰腿痛,否则难以导致突出髓核的暂时性回纳。正因为整复疗法的治疗原理不能用解除椎管内机械性压迫的论点作解释;又因本疗法必须结合长期绝对卧床休息或石膏背心外固定,所以对椎管内病变来讲,其治疗原理仍是缓解神经根鞘膜和硬膜周围的无菌性炎症病变的化学性刺激。

再从椎管外病变来看,所谓的腰突症整复疗法的 7 种机械力作用于痉挛的腰臀部和大腿根部软组织,特别在全身麻醉下具有良好的解痉作用,可收到"以松治痛"的满意效果。与前述的绝对卧硬床休息疗法相同,本疗法治愈的腰痛并发坐骨神经痛病例也该全属腰臀部软组织损害。

4、其他非手术疗法:如硬膜外注射疗法或化学溶核疗法治疗腰突症的机理不是髓核的复位;还有推拿按摩、针灸、理疗、局部封闭、中西药物内服、外敷、熏蒸或注射等治疗机理本身就是针对椎管外软组织损害性腰腿痛而言,也不是髓核的复位。故本文中均不赘述。

综上所述,可以作如下的结论:椎管外软组织损害是一独立的疾病。软组织损害性腰腿痛的发病率远远超过腰突症。前者的症象和体征与腰突症极相类似,所以,长期以来就把椎管外软组织损害性腰腿痛或合并椎管内"无症象"突出髓核的腰腿痛不自觉地误诊为腰突症;并常规地施行椎间盘切除术,就严重地影响手术的疗效。实际上非手术疗法无助于髓核的复位;根本不能治愈真正的腰突症。主要是非手术疗法的操作也不自觉地涉及椎管外软组织损害性腰腿痛的发病因素而收到一定的治疗效果,故在客观上造成非手术疗法的疗效超越椎间盘切除术的错觉。这种"张冠李戴"的诊疗概念必须纠正,才有利于腰腿痛诊疗质量的提高。

宣蛰人 宣海平 宣佳平

(原载《全国中西医结合软组织疼痛学术会议论文汇编》(北京)1990;1-6)

第七章 手术疗法

介绍几种常用的软组织松解术的手术方法

上海市静安区中心医院骨外科 宣蛰人 赵龙海 袁 鑫

1975年我们印发了《软组织松解术治疗腰腿痛的初步探讨》,其中介绍了椎管外软组织劳损性颈肩腰腿痛的手术方法。实践证明,这种手术疗法对软组织(特别是肌肉和筋膜)附着处压痛点上无菌性炎症病变极为严重、以及肌肉和筋膜本身因长期的肌痉挛变为在非手术疗法上形成非可逆性肌挛缩的重症病例,是有满意疗效的。以后就在总结经验的基础上,对那些术后仍有轻重不等残余痛的、或者疗效不够满意的,甚至有显效而后期又突发的颈肩腰腿痛病例作了探索和研究。发现凡是彻底手术松解的部位,很少再有疼痛存在,而残余痛多在过去未曾认识的压痛点上引出,或者已知的压痛点上病变软组织松解不够彻底,残留下来某些发痛的无菌性炎症的病变基础所致。按照过去的手术方法治疗后经常出现的残余痛,多在 C_2 棘突、肩峰内缘与锁骨外段上缘、肩胛骨脊柱缘下段、肩胛骨腋缘下段、肩胛骨下角背面,L_{1-3} 小关节、髂嵴、第12肋骨下缘、髂翼外面(位于股骨大粗隆上方)、坐骨大孔的上缘、上方、内上缘与内上方、骶尾骨下外缘与股骨臀粗隆、耻骨联合上缘等软组织附着处。我们就分别在这些压痛点上补行非手术疗法,以压痛点强刺激推拿或压痛点银质针针刺等治疗所测得的发痛部位,并使症状有所缓解。很多病例最后通过手术补课,消除了残余痛。进一步体会到软组织松解术对颈肩腰腿痛是一种对因治疗的手术方法。更由于压痛点是鉴别软组织有无无菌性炎症病变的重要标志,它们与手术疗效有着十分密切的关系。只有完全彻底消灭机体内病变部位中这些有规律的压痛点,才是手术疗效的可靠保证。提高了对压痛点重要性的识认以后,我们再度改进了手术方法。一方面根据满足手术暴露的需要,尽可能缩小皮肤切口(图1),如在双侧腰部软组织松解术时,把过去采用的两侧皮肤切口改为现在的中间一个皮肤切口等,以减少病员的手术损伤和手术痛苦;另一方面根据服从治疗的需要,进一步扩大手术松解范围和增添手术松解内容,也就是服从机体内疼痛部位压痛点上病变软组织的完全彻底松解的需要,尽最大可能彻底消灭所有的压痛点。近二年多来,我们应用了改进的软组织松解术的手术方法,为这些需要手术补课的老病员与以现有的非手术疗法难以治愈的症状严重与顽固的新病员解除病痛,显著地提高了疗效。其次,软组织松解术的操作内容离不开切痕、切开、切断、分离、剥离、游离等几个方面。单纯一种操作完成松解术任务者极为罕见;多数为几种操作的组合,像最简单的切痕术就离不开软组织的

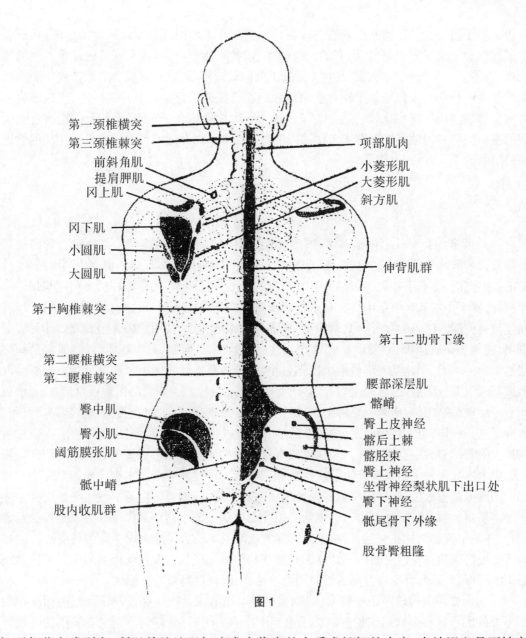

第一颈椎横突
第三颈椎棘突
前斜角肌
提肩胛肌
冈上肌
冈下肌
小圆肌
大圆肌
第十胸椎棘突
第二腰椎横突
第二腰椎棘突
臀中肌
臀小肌
阔筋膜张肌
骶中嵴
股内收肌群

项部肌肉
小菱形肌
大菱形肌
斜方肌
伸背肌群
第十二肋骨下缘
腰部深层肌
髂嵴
臀上皮神经
髂后上棘
髂胫束
臀上神经
坐骨神经梨状肌下出口处
臀下神经
骶尾骨下外缘
股骨臀粗隆

图 1

切开与分离或剥离,所以单纯地以切痕术来代表整个手术松解的内容,在认识上是不够完整的。因此我们把股内收肌群切痕术改称为股内收肌群切痕剥离术。还有疼痛部位的骨骼上常有几块肌肉附着,还包括周围有无菌性炎症病变的其他软组织,所以不应孤立地把一块肌肉的无菌性炎症病变作为该处唯一的疼痛因素来看待,应该有一比较全面的正确认识。例如:锁骨上窝部软组织劳损引起头颈肩臂痛的病例中,前斜角肌与臂丛神经鞘膜周围结缔组织的无菌性炎症病变确是疼痛的主要矛盾所在,早已明确。但是颈阔肌、胸锁乳突肌以及该处其他软组织也同时有不同程度的无菌性炎症病变存在,是疼痛的次要矛盾,而过去未被认识。对手术病例来讲,手术区软组织的病变已是极为严重,不再是非手术疗法可逆性无菌性炎症的早期反应,其软组织附着处与软组织本身已经形成了非手术疗法非可逆性的质变。所以上述手术区的次要矛盾常会通过手术疗法解决了主要矛盾以后,又有可能上

181

升为主要矛盾。这些原属次要矛盾的病变组织有的在手术中无意识地同时被松解，从而缓解了症状和忽视了它的重要性；有的未被松解，以致矛盾突出，形成术后某些或重或轻的残余痛，仍需进一步治疗才能消除症状。通过不断的临床实践，认识到孤立地用前斜角肌切断加臂丛神经松解术来代表整个锁骨上窝部软组织劳损的治疗是具有片面性的，应该改为锁骨上窝部软组织松解术比较合适。为了使手术名称比较切合于客观实际，我们也将过去所定的颈肩腰腿痛的软组织松解术名称加以部分更正。下面介绍的是改进的几种常用的软组织松解术的手术方法，供作参考。

手术方法

（一）颈椎棘突旁软组织松解术（旧称颈椎棘突切痕术）：局部麻醉，必要时气管内插管静脉复合麻醉或气管内乙醚麻醉。患者俯卧，调节手术台，使身体保持于稍偏头高脚低位置。胸前妥垫气圈，有利于呼吸。头颅超出手术台端，置于头托架上。使颈椎柱适度前屈与保持水平位置，便于手术。在项正中线自 C_2—T_1 棘突处作一直线皮肤切口适度剥离皮下脂肪，暴露筋膜与棘突端。以刀尖在 C_2—T_1 棘突旁，紧靠骨骼作切痕松解，用圆头骨膜剥离器作骨膜下剥离，将斜方肌腱质部、小菱形肌、上后锯肌、头夹肌、头半棘肌、颈半棘肌、棘间肌等沿棘突与椎板向外推离，剥离至大部份椎板暴露为止，使所属肌肉放松。枢椎棘突上外方有头后大直肌与头下斜肌附着，也应完全切开，必须彻底暴露 C_2 棘突，否则常会出现残余痛。C_{1-2} 椎板间有一小动脉穿出，损伤时会喷射出血，操作中应加强注意。此处过去我们作常规剥离，现在放弃了这一操作，也无残余痛发生，寰椎后结节较枢椎棘突短小，毋需彻底切痕松解。以往常将其上附着的头后小直肌切开，现在也放弃这一操作。棘间韧带即使破裂也不需切开或修补，因为术后无一例因此而产生后遗症状。采用电刀可以显著减少术中渗血和缩短手术时间。彻底电凝止血后，创腔内放置一根负压引流橡皮管，从创口旁容易引流通畅的皮肤上另作一小切口（约 1 厘米长）引出。引流管必须在引出部位的小切口上作一针缝线的皮肤紧密缝合，并与引流管结扎在一起，以防止此管漏气或滑脱。最后仅缝合皮下脂肪与皮肤。在 C_6 棘突部位常规地将切口皮肤用一针细钢丝加钮扣作减压缝合。此钢丝当术后十天拆除缝线后再继续保留一周，以免肩背部活动时用力过猛，引起创口豁裂的可能性。

（二）胸椎棘突旁软组织松解术（旧称胸椎棘突切痕术）：视压痛点与压痛范围而决定大小不等的胸椎棘突旁软组织松解术。手术范围小者采用局部麻醉；范围大者采用持续硬脊膜外麻醉、静脉复合麻醉或气管内乙醚麻醉。患者俯卧，身体保持水平位，其他与颈椎棘突软组织松解术一样。在背正中线自 T_{1-12} 或按所需手术松解的棘突作一直线皮肤切口，适度剥离皮下脂肪，暴露予先测定的棘突与筋膜。用刀尖在棘突旁沿骨骼切痕松解，使背部筋膜放松。再以圆头骨膜剥离器将斜方肌、大菱形肌、上后锯肌、半棘肌、多裂肌、旋椎肌、颈夹肌、棘间肌等沿胸椎棘突与椎板作骨膜下剥离与推向外方，完全暴露椎板，直至小关节出现为止。使棘突旁所属的病变软组织放松。棘间韧带即使破裂，也毋需处理。上、下的剥离范围应各包括无压痛的一个邻近棘突，如 T_{5-10} 棘突压痛，则手术时剥离 T_{4-11} 棘突。这种措施的目的是使松解程度进一步彻底，以求得比较满意的手术疗效。因为这些病变区域邻近的无痛组织有时也会出现轻微的劳损性病变，其症状常被病变区域的疼痛所掩盖，术前不易察知。若术中未加切开，则术后常会形成残余痛。对手术范围较小者，我们多采用皮内局部麻醉。当皮肤切开后常用手指或止血钳端触压胸椎棘突旁的软组织附着处。无疼痛出现者，基本上多属正常软组织，有疼痛出现者，为劳损性病变软组织的所在部位。根据压痛的有无而区分出病变的或正常的胸椎棘突旁软组织附着处，再用局部麻醉深层注射后进行切痕剥离手术。如此使手术做到有的放矢，比较正确。凡是全身其他部位的软组织劳损在局部麻醉下进行各种不同类型的软组织松解术者，均可如此操作。还有少数症状极为严重的顽固性病例，其胸椎棘突旁肌肉也会出现非手术疗法非可逆性挛缩和变性，当施行棘突旁软组织松解术后，仍会残留背部拉紧、抽筋，与极为不适的症状，可在术中（局麻病例）或术后（持续硬脊膜外麻醉或全麻病例）再在局部麻醉下将这些病变肌肉完全横行切断（我们称为胸椎棘突旁伸背群横行切断手术）方能解除症状。术中患者常会自觉地主诉手术松解程度的彻底与否对松解术有所帮助。最后与颈椎棘突旁软组织松解术的处理一样，放置负压引流橡皮管，缝合皮下脂肪与皮肤。引流管的处理同前所述。上胸椎段的较大皮肤切口，也应采用一针钢丝加钮扣减压缝合的措施。

（三）肩胛骨软组织松解术：气管内插管静脉复合麻醉或气管内乙醚麻醉。患者体位与颈椎棘突旁软组织松解术基本一样，但颈椎柱不需适度前屈，也不需要采取稍偏头高脚低位，只要身体保持水平位就可。两上肢应置于向上超过90°和双肘微展位，就可使肩胛骨内角移向内下方，便于手术暴露。沿肩胛冈自肩胛骨脊柱缘内方1厘米处开始，向外直至肩峰作一直线皮肤切口剥离皮下脂肪，暴露斜方肌，三角肌与冈下肌的肩胛冈附着处。先将斜方肌在肩胛冈上缘附着处切开。为了使手术层次分清，容易操作，应先在肩胛骨脊柱缘内方切开斜方肌筋膜，以止血钳顺肌纤维方向作钝性分离。再以手指在其深筋膜面下探入，向外后上方拉起，逐渐分离清楚斜方肌与冈上肌筋膜间的炎性粘连组织，沿肩胛冈上缘，直至肩峰内缘转至锁骨外段上缘，将斜方肌附着处完全切开。彻底放松斜方肌后，就可顺利暴露冈上肌而勿使损伤。再由此两肌间隙向上探入，彻底松解其间的炎性粘连组织，并在上方摸得肩胛骨内角。以两圆头骨膜剥离器分别自内向外和自上向下两个方向将其撬出，用电刀切开在内角和脊柱缘上附着的提肩胛肌。冈上肌同时有压痛者比较少见。为了避免日后重复手术的可能性，不论其有无压痛点存在，常规地将冈上肌在冈上窝近脊柱缘的附着处切开，沿冈上窝向外作部分骨膜下钝性剥离，剥离范围约2厘米宽即可。以后用拉钩向后下方拉起斜方肌，再沿脊柱缘上中段向下切开小菱形肌附着处，尽可能将触及的大菱形肌附着处上半部一并沿脊柱缘向下切开放松。如此就使肩胛骨内角完全游离与其脊柱缘大部分游离。当脊柱缘肌附着处松解完毕后，就进行冈下窝骨膜下游离术，即切开三角肌和冈下肌在肩胛冈下缘的附着处，沿冈下窝向下、向外、向内作广泛的骨膜下钝性剥离，直至脊柱缘、腋缘和下角的上方骨面大部分清楚摸得，如此就使冈下肌、大、小圆肌附着处大部份游离。冈下窝上方的营养血管孔可用骨蜡填塞止血。为了求得肩胛骨下角的彻底松解，可再在肩胛骨下角部位中间沿其直轴线作皮肤切口约8—10厘米长，剥离皮下脂肪，沿背阔肌上缘横行切开筋膜后，就可将此肌拉向下方，从而完全暴露肩胛骨下角、脊柱缘下段附着的大菱形肌与背面及腋缘下段附着的大圆肌。先将大菱形肌附着处自下向上切开，与原先小菱形肌脊柱缘附着处的切开部位相连接，当用示指探入，查得整个肩胛骨脊柱缘彻底游离时，才算符合松解要求。以后在肩胛骨下角背面内方将大圆肌附着处由内向外切痕剥离，暴露肩胛骨下角的背侧骨面与腋缘。再沿腋缘自下向上剥离，与原先小圆肌腋缘附着处的切开部位相连接，如此也使整个腋缘自肩胛骨颈部直至下角彻底游离，也应该用手指检查清楚。彻底电

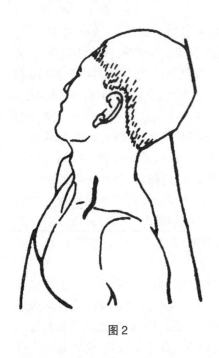

图2

凝止血后，就在冈下窝下方纵形皮肤切口的外侧放置负压引流橡皮管。此管可用弯头止血钳由创腔内穿过肌肉，顶在皮下，另作小皮肤切口引出体外。引流管的处理与前述相同。

（四）锁骨上窝部软组织松解术（旧称前斜角肌切断加臂丛神经松解术）：局部麻醉，必要时持续硬脊膜外麻醉或气管内插管静脉复合麻醉。患者仰卧，患侧肩下以砂袋垫高，头向健侧旋转，患侧上肢伸直紧靠胸壁，就使锁骨上窝部充分暴露，便于手术。沿胸锁乳突肌外缘直至锁骨下缘作一直线皮肤切口约8厘米长（图2）。剥离皮下脂肪，拉开皮肤，暴露颈阔肌。沿皮肤切口方向再切开此肌腱向两边拉开，才能暴露其下的肌肉、神经和血管。先将胸锁乳突肌的锁骨头外半部在附着处切开，向内前方翻起，即暴露肩胛舌骨肌，它从前内上方至后外下方斜贯而过。此肌下层有一块脂肪组织，耳下层即为前斜角肌。膈神经就在前斜角肌上自后外上方至前内下方斜贯而过。先将肩胛舌骨肌牵向外上方，再钝性松解脂肪层，在前斜角肌上仔细游离出膈神经，轻巧地牵向内方，勿使损伤，就使前斜角肌暴露得更清楚。胸膜、颈总动脉、锁骨下动脉、臂丛神经等均在前斜角肌的内侧，操作中应加强注意。以后用止血钳将肌腹分成束状挑起，分次切断。必须使整个前斜角肌完全离断，不让有一肌纤维保留下来。要绝对当心在其内后方的锁骨下动脉和胸膜，勿使损伤。为了安全起见，在肌腹挑起后，我们习惯在直视下用两把无齿镊子将肌纤维相对地一点一点撕断，可避免发生合并症。前斜角肌切断后游离臂丛神经，先用弯头止血钳细致地钝性分离臂丛神经的周围炎性结缔组织与鞘膜，臂丛神经的上干和中干常合成一支，而下干单独成一支，按次挑起，以止血钳沿神经鞘膜下探入，向上、向下各作扩张分离，完全游离这段松解所及的神经干。最后牵开内侧颈阔肌，钝性游离胸锁乳突肌的胸骨头，连同此肌锁骨头的内半部一并切开，完全放松，彻底电凝止血。创腔内放置橡皮引流片。缝合皮下脂肪与皮肤。

（五）颈肩部软组织松解术：为单侧或双侧颈椎棘突（包括胸椎棘突）旁软组织松解术加肩胛骨软组织松解术的总和。并发锁骨上窝部软组织劳损者，还可同时进行锁骨上窝部软组织松解术。气管内插管静脉复合麻醉或气管内乙醚麻醉。患者俯卧，身体保持稍偏头高脚低位。胸前妥垫气圈，头颅置于手术台端外方的头托架上，保持颈椎柱适度前屈与水平位置。两上肢置于向上超过90°和双肘微屈位置。先按照颈椎棘突（包括胸椎棘突）旁软组织松解术的手术步骤进行操作和处理，后按照肩胛骨软组织松解术的手术步骤进行操作和处理。并发锁骨上窝部软组织劳损者，在上述两手术完毕患者翻身后，按照锁骨上窝部软组织松解术的手术步骤进行操作和处理。双侧病例一般需备血400毫升。

（六）肱骨外上髁软组织松解术。腋丛麻醉或局部麻醉。患者仰卧，患侧肩关节与肘关节均处于直角位置，肘外方向上，平放于另一小手术台上。在肘关节桡侧作一接近直角的弧形皮肤切口，约8—10厘米长（图3）。沿肱骨外缘屈向桡骨小头方向，中点通过肱骨外上髁。剥离皮下脂肪，暴露肱骨外上髁与其上方的肱骨外缘。将伸肌群（桡侧伸腕长肌、桡侧伸腕短肌、伸指总肌、尺侧伸腕肌与肘后肌)附着处自骨骼切痕剥离,同时也将其下的桡侧付韧带与肘关节囊一并切开,直至肱骨小头的软骨面暴露为止;再向上将肱骨外缘附着的屈侧关节囊完全切开;向下沿关节囊切开桡骨头外的桡骨环韧带。如此就使肘外侧的软组织附着处完全切开与松解。彻底止血后缝合深筋膜、皮下脂肪与皮肤。上肢石膏包扎固定二周。

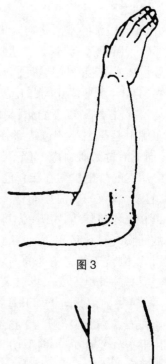

图 3

(七)肱骨内上髁软组织松解术:腋丛麻醉或局部麻醉。患者仰卧,肩关节外展至 90°,上肢外旋与保持肘关节处于直角位置,置于另一小手术台上,就使肘内方向上,便于手术。在肘关节尺侧作一接近直角的弧形皮肤切口,约 8—10 厘米长(图 4),沿肱骨内缘屈向前臂直轴线方向,中点通过肱骨内上髁。剥离皮下脂肪,暴露肱骨内上髁和尺神经。此神经处于尺骨鹰咀与肱骨内上髁之间的尺神经沟中。先切开神经鞘膜,再将神经支游离出来,用湿纱布条妥善保护下向尺骨鹰咀方向拉开,使肱骨内上髁更清楚地暴露。然后将屈肌群(屈指浅肌、屈指深肌、屈尺侧腕肌、桡侧屈腕肌与旋前园肌)肱骨内上髁附着处切痕分离,同时将其下的尺侧付韧带与肘关节囊附着处一并切开,直至肱骨滑车的软骨面暴露为止,如此就使肘内侧的软组织附着处完全松解。彻底止血后,缝合深筋膜、皮下脂肪与皮肤。上肢石膏包扎固定二周。

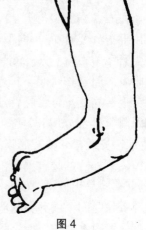

图 4

(八)腰椎棘突旁与骶中嵴旁软组织松解术(旧称腰椎棘突与骶中嵴切痕术):手术范围小者采用局部麻醉,手术范围大者可考虑腰麻或持续硬脊膜外麻醉。患者俯卧,胸前妥垫气圈。在腰骶正中线上预先定出压痛敏感的腰椎棘突或骶中嵴,视暴露需要作一适当长度的直线皮肤切口,最长者可自 L_1 棘突至 S_* 骶中嵴。适度剥离皮下脂肪,暴露所测定的棘突或骶中嵴以及该处的腰背筋膜后叶。以刀尖在其旁沿骨骼作切痕松解,使腰背筋膜(连同棘上韧带等)放松。再用圆头骨膜剥离器沿棘突或骶中嵴作骨膜下剥离,将所属的下后锯肌、骶棘肌、多裂肌、旋椎肌等推向外方,暴露腰椎椎板或骶骨背面,直至小关节与骶后孔出现为止,使棘突旁或骶中嵴附着的病变软组织得到松解。上、下的剥离范围应各包括无压痛的一个邻近棘突或骶中嵴。棘间韧带破裂者也不需作任何处理。手术范围小者还可在皮内局部麻醉下切开皮肤后,视压痛的有无而测定病变区域。放置负压引流橡皮管等处理同前所述。最后缝合皮下脂肪与皮肤。

(九)腰部深层肌下外端松解术(旧称腰部深层肌下外端切痕术):局部麻醉。患者俯卧。先在髂嵴与骶髂关节内缘以手指滑动按压,定出骶棘肌附着处的压痛点。根据压痛范围的大小,而作沿肌附着处骨骼的一个弧形皮肤切口。皮内局部麻醉下切开皮肤,用止血钳端触压骶棘肌与腰背筋膜附着处,以确定疼痛的病变组织的广度。再以注射针头刺探骶棘肌深部附着处,根据疼痛的有无而测定病变区的深度。然后作深层局部麻醉,沿附着处的骨骼切开软组织,使之松解。切痕剥离的范围也要稍加放宽,应包括至少 1cm 宽的无痛的软组织附着处一并切开,以消除术话残余症状。创腔内放置橡皮引流片,缝合皮下脂肪与皮肤。

(十)腰椎横突与第 12 肋骨下缘软组织松解术(旧称腰椎横突切痕术与第 12 肋骨下缘骨膜游离术):腰麻或持续硬脊膜外麻醉。患者俯卧。单侧病例可在距离腰椎棘突外方约三横指、自 T_{12} 水平位开始,向腰三角区方向至髂嵴下 1 厘米处为止,作一纵行偏斜的直线皮肤切口,钝性剥离皮下脂肪,暴露腰背筋膜后叶。此筋膜不可切破,否则会造成剥离困难。剥离范围上起 T_{10} 棘突(包括部分斜方肌筋膜);下至髂嵴下方 1 厘米处;外侧自第 12 肋骨开始,向下沿背阔肌内缘,直至背阔肌的髂嵴部(在腰三角区内缘),完全暴露腰三角区内方脊神经后支的外侧皮支在腰背筋膜后叶出口处,即臀上皮神经出口处。双侧病例可在背正中线,自 T_{12} 棘突—S_1 骶中嵴作一直线皮肤切口,向两侧广泛剥离皮下脂肪,暴露腰背筋膜后叶,剥离范围同单侧病例。先将此筋膜纵行偏斜地直线切开。切口自上内方(位于 T_{10} 棘突附近的筋膜,包括部分斜方肌筋膜在内)直至下外方(脊神经后支的外侧皮支在腰背筋膜后叶出口处,刚位于腰三角区的内缘部位)进行。暴露骶棘肌,抽除后方肌肉中肉眼能见到的脊神经后支的外侧皮支。将骶棘肌与多裂肌沿腰背筋膜前叶向内推离后拉向后内方,就暴露 L_{2-4} 横突尖。由此向上切开在第 12 肋骨附着的腰髂肋肌与部分下后锯肌,可暴露 L_1 横突尖。在 L_{1-2} 横突尖与第 12 肋骨之间,有病变的腰背筋膜前叶因变性挛缩形成束条样拉紧,可用手指清楚察和。再向下切开在髂嵴内段附着的骶棘肌外侧部分,可暴露 L_5 横突尖。此横突尖紧靠髂嵴前上方。暴露 L_{1-5} 横突尖后,就用圆头骨膜剥离器沿横突后方骨面探入,将其上附着的肌肉作骨膜下钝性剥离,直至触及小关节外缘为止,以消除该处可能存在的软组织劳损性病变。再将腰背筋膜前叶在横突尖外缘附着处切开与横突上、下附着的横突间外侧肌附着处部分切开,使腰背筋膜前叶,包括横突尖上附着的腰方肌与腰大肌的间隔筋膜在内,一齐放松。腰背筋膜前叶的静脉在推离肌肉时常会损伤,可用电凝止血。还有在紧靠横突尖下外方的腰背筋膜前叶中也均有一静脉存在,当在横突尖上进行软组织附着处切痕松解时,容易出血,故在操作前也应先作电凝止血。单独游离 L_{1-4} 横突尖就可。我们现在已放弃咬除此四个横突尖的部分骨组织的操作,同时也不再进行 L_5 横突尖上腰背筋膜前叶与髂腰韧带附着处的切痕松解。通过较长时期的观察,并无残余痛发生。实践证实,横突尖的骨组织本身与髂腰韧带本身均非腰痛的发病基础,而真正的发病基础是在 L_{1-4} 横突尖上附着的软组织。以后行第 12 肋骨下缘软组织松解术,拉开与切开其上覆盖的肌肉层,暴露第 12 肋骨后方与后内方,直至该肋骨的肋结节韧带为止。用圆头骨膜剥离器沿此肋骨后方骨膜下,向紧靠下缘的腰背筋膜前叶附着处作细致的一点一点的钝性剥离与切痕,使自第 12 肋骨内侧(靠近肋结节韧带)至外侧的大部分肋骨下缘附着处分开。第 12 肋骨短小者,可将其外端一并适度游离。要注意切勿损伤胸膜,以免气胸形成。通过 L_{1-4} 横突尖外缘软组织附着处的切开与第 12 肋骨下缘软组织的松解,就使腰背筋膜前叶,特别是 L_{1-2} 横突尖与第 12 肋骨之间变性挛缩的束条样筋膜拉紧状态完全放松。彻底电凝止血。放置负压橡皮管等处理同前所述。最后缝合皮下脂肪与皮肤。

(十一)腰部深层肌游离术:持续硬脊膜外麻醉或全身麻醉。患者俯卧,骨盆前方的两侧各以狭长枕纵行垫高。对单侧或双侧手术病例均自 L_1 棘突—$S_{末}$ 骶中嵴的正中线上作一直线皮肤切口。广泛钝性剥离皮下脂肪,暴露腰背筋膜后叶、骶髂关节、髂后上棘与部分髂嵴(止于腰三角区内方脊神经后支的外侧皮支在腰背筋膜后叶出口处完全暴露)等。先将 L_1 棘突—S$_\bar\pi$骶中上的腱性组织切开,自侧方紧靠骨骼作切痕松解,监用圆头骨膜剥离器将腰背筋膜后叶、骶棘肌、多裂肌、旋椎肌等自棘突和骶中嵴沿腰椎椎板与骶骨背面钝性由内向外推离,直至暴露小关节为止。再在骶骨下1/2段将部分附着于腰背筋膜上的臀大肌切开,沿筋膜由内推向骶髂关节外缘,使此关节内缘完全暴露,便于手术。然后将骶棘肌下外端,自髂嵴至骶髂关节内缘附着处完全切开, 也就是范围最大的腰部深层肌下外端松解术,再沿 L$_5$ 横突、小关节、椎板与骶骨背面将多裂肌与骶棘肌等自外方推向内方和下方。骶后孔小血管用电凝止血。细致地逐渐剥离,使 L$_{4-5}$ 椎板和骶骨背面上的多裂肌与骶棘肌等完全游离。必须将腰部深层肌末端仍保持于骶角与骶骨尖,不可切断。若误将其切断,会使此肌缩向上方,无法缝合。此处用电刀操作可显著减少手术中渗血与缩短手术时间。病理检验证实,每一腰骶痛病例均有腰部深层肌肌纤维变性或肌肉间质水肿等改变,游离后会使此病变肌肉的血循环更差。为了减少术后感染,必须将骶棘肌与多裂肌游离面上不出血的无生活力的肌肉组织彻底切除,尽可能保存出血的有生活力的肌肉组织,基本上可以消灭由此而产生的创口感染。至于这些保存下来的比较正常的肌肉,通过不断的功能锻炼,日后又会发育增粗,对功能无其影响。彻底止血后,每侧放置一根负压引流橡皮管,处理同前。缝合皮下脂肪与皮肤。双侧手术病例术前应备血400毫升。

(十二)腰部软组织松解术:为单侧或双侧腰椎横突与第12肋骨下缘软组织松解术加腰部深层肌游离术的总和,再加 L$_{1-3}$ 腰部深层肌的彻底游离。持续硬脊膜外麻醉或全身麻醉。患者俯卧,骨盆前方的两侧各以狭长枕纵行垫高。皮肤切口与腰部深层肌游离术一样。自 L$_1$ 棘突—S$_\bar\pi$骶中嵴的正中线上作一直线皮肤切口,广泛钝性剥离皮下脂肪。双侧手术时应暴露两侧的腰背筋膜后叶,L$_1$ 棘突—S$_\bar\pi$骶中嵴,背阔肌内缘、骶髂关节、髂后上棘与部分髂嵴(止于腰三角区内方脊神经后支的外侧皮支在腰背筋膜后叶出口处完全暴露)等。先按腰椎横突与第12肋骨下缘软组织松解术的手术步骤处理 L$_{1-4}$ 横突与第12肋骨。以后按照腰部深层肌游离术的手术步骤处理 L$_1$ 棘突—S$_\bar\pi$骶中嵴的腰部深层肌。鉴于腰部深层肌游离术中 L$_{1-3}$ 腰部深层肌只有沿棘突与椎板的切痕剥离,没有彻底游离,特别在 L$_{1-3}$ 小关节外侧的肌附着处未曾手术松解,对该处留有劳损性病变基础者,尽管术前压痛较轻,日后仍有可能造成腰部残余痛(常误诊为腰椎横突与第12肋骨下缘软组织松解术不够彻底)。在手术补课中提高了认识后,改进操作方法。现在常规地将腰部深层肌自 L$_1$ 椎板—S$_\bar\pi$骶骨背面上整个游离,从而消除了这些残余痛。只要彻底切除肌肉游离面上的无生活力的肌肉组织,日后并无感染或不良后果发生。松解完毕后,在每侧创腔内放置一根负压引流橡皮管,自腰部深层肌游离面前方骶部与腰部的创腔直至刚位于第12肋骨下缘上外方腰际,另作小皮肤切口引出体外,处理同前。这样可以避免仰卧位或侧卧位时引流管受压的可能性。彻底止血。在创腔内将分离松解的筋膜与肌肉等组织按解剖关系整理就绪,缝合皮下脂肪与皮肤。本手术因术中与术后渗血较多,故双侧手术者备血不得少于600毫升。

(十三)髂嵴部软组织松解术(旧称腹内斜肌切痕术):局部麻醉,必要时腰麻或持续硬脊膜外麻醉。患者侧卧,患侧向上,健侧下肢处于屈髋屈膝位置,并将患侧下肢伸直置于其上。自髂后上棘上方一横指处开始沿髂嵴下方一横指处,再至髂前上棘后方一横指处作一弧形皮肤切口。钝性剥离皮下脂肪,暴露髂后上棘、腰背筋膜、腹外斜肌髂嵴附着处与髂前上棘等。臀上皮神经此时已被切断,毋需处理。用刀尖沿髂嵴切痕,将骶棘肌、腹外斜肌、腹内斜肌与腹横肌等附着处一点一点地自骨嵴切开,直至髂嵴前上缘的髂腰肌骨膜刚暴露为止。不可切破此骨膜或这些剥离组织,否则会使腹后壁脂肪暴露或由裂口突出。此处禁止用电刀切痕,因纯系腱性组织,血管极少,毋需电刀止血,同时电刀不能达到彻底干净的剥离目的,常会遗留部分病变软组织于髂嵴上面,也是手术后疼痛复发的可能原因。以后向内沿髂嵴切痕剥离,直至髂后上棘的内侧缘暴露为止。再向外沿髂嵴切痕剥离,暴露整个髂前上棘。如此就使在髂嵴上面附着的腹外斜肌、腹内斜肌、腹横肌、背阔肌与缝匠肌完全切开,以及腰方肌与骶棘肌部分切开,主要达到这些肌肉(特别是腹内斜肌)附着处彻底松解的目的。创腔内放置橡皮引流片,缝合皮下脂肪与皮肤。

(十四)臀上皮神经切断术:局部麻醉。患者俯卧。自髂后上棘的外方沿髂嵴下一横指处,位于臀上皮神经的压痛点予先测定的部位,作一横行的弧形皮肤切口约8—10厘米长。先作皮内局部麻醉。切开皮肤与部分皮下脂肪后,用手指滑动按压探测压痛点,以发现三支臀上皮神经的所在部位。先用局部麻醉消除该处疼痛后切断这些神经支,一般切至臀筋膜完全暴露为止。术中常可发现症状立即缓解。彻底止血后,创腔内放置橡皮引流片,缝合皮下脂肪与皮肤。

(十五)髂胫束"丁"形切开术:局部麻醉。患者侧卧,体位同髂嵴部软组织松解术。在髋外方位于股骨大粗隆部作一弧形的纵行皮肤切口,约10—12厘米长(图5)。向前、向后方向

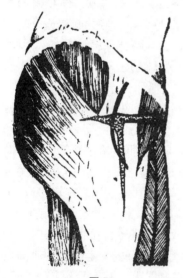

图5

钝性剥离皮下脂肪,暴露髂前上棘、髂胫束与臀大肌上外缘的部分臀筋膜。位于髂前上棘下方一横指处将髂胫束横行切开,切口后段应包括臀大肌筋膜的部分边缘也切开少许,以暴露臀大肌上外缘的部分肌肉组织。用组织剪沿此筋膜横切口下方的髂胫束深层筋膜面下探入,作隧道式扩张分离。选择股骨大粗隆略偏前方处,将分离的髂胫束纵行直线切开,约10厘米长,如此就使变性挛缩的髂胫束松解,以及大部分臀大肌也同时得到放松。创腔内放置橡皮引流片。缝合皮下脂肪与皮肤。

(十六)臀部软组织分离术:腰麻或持续硬脊膜外麻醉。双侧病例采取俯卧位,骨盆前方两侧各以狭长枕纵行垫高,使可触得髂前上棘,便于手术。单侧病例采取斜俯卧位,仅将病侧用狭长枕纵行垫高就可。自髂后上棘上方一横指处开始,沿髂嵴下方二横指直至髂前上棘后方三横指与股骨大粗隆下方二横指,转向大腿后方臀中线方向,刚位于臀横纹下四横指处为止,作一接近"问号"式的皮肤切口。广泛纯性剥离皮下脂肪,暴露髂后上棘、髂嵴、髂前上棘、股骨大粗隆、臀大肌上缘与股骨臀粗隆部位,使在此范围内的髂胫束与臀筋膜清晰地暴露,如此已将所有的臀上皮神经支完全切断。先作髂胫束"T"形切开术后,向内后方拉起"丁"形切口的后方髂胫束边缘,手术者用手指自股骨大粗隆部的髂胫束深层面下探入,松解其间的炎性粘连组织,可达臀大肌深层筋膜的前方。以后助手用第2—3指将此肌拉向内、后、下方;手术者也以两手指在其上方探入,将臀中肌筋膜拉向外、后、上方。相对拉紧下切开臀肌间隔后,就将此肌相对地纯性拉开与撕裂分离,直至髂后上棘外缘臀大肌附着处为止。如此使臀大肌外端上部附着处彻底放松。以后处理臀大肌外端下部附着处,将髂

胫束自纵形切口末端向股骨臀粗隆方向分离后斜行剪开,在该处分离出臀大肌外端下部附着处。以止血钳或示指由肌附着处内侧探入,保护坐骨神经勿受损伤。将此肌挑紧或拉起后,用刀尖沿骨骼完全切开。如此也就使臀大肌外端下部附着处彻底放松。为了求得臀大肌进一步松解和容易暴露坐骨神经,应将臀大肌内上方的肌腹拉紧后,在髂后上棘外缘此肌附着处连同在髂后上棘附着处的腱性组织,一并自上向下沿骨骼作部分切痕剥离约3厘米长,就使臀大肌内上方附着处一并放松,以后向后、向内方向拉开臀大肌,彻底松解其间的炎性粘连组织,才能暴露坐骨神经与梨状肌。横过坐骨神经上的臀下动,静脉分支的周围结缔组织常因无菌性炎症病变而变性挛缩,形成束状环,紧压或嵌压神经支。先用止血钳钝性分离已经暴露的部分坐骨神经,用示指在其鞘膜下向上探入,松解此束状环后,切断结扎其中的臀下动、静脉分支,消除了这种机械性压迫和无菌性炎症的刺激。再用示指向上探入,完全钝性游离梨状肌。将此肌外端近股骨大粗隆的肌腱用止血钳夹紧,在其外侧切断后,拉向内、后、上方,就完全暴露其下的坐骨神经干。沿坐骨神经后方与前方的鞘膜下,由下向上分别钝性游离示指能及的骶丛,可探至骶骨前方。仅松解骶丛的粘连组织,对其旁牵拉的细索条不可损伤,以免误伤小血管,引起出血。以后向下游离坐骨神经,沿神经干的前方和后方各作鞘膜下游离,直至触及股骨小粗隆为止。使此处坐骨神经与周围鞘膜完全松解。遇到梨状肌变异病例,可将夹在胫、腓神经之间的状肌梨头完全切除后,再进行坐骨神经游离,比较方便。坐骨神经松解后进行臀下神经的松解,在梨状肌内下方的坐骨神经内侧用止血钳找到臀下神经支,松解周围的炎性结缔组织后,在其进入臀大肌处作钝性游离。当示指探入,将臀下神经支挑紧后,以止血钳端在神经支上轻轻弹拨,发现臀大肌有反应性收缩者,证实为臀下神经。臀下神经松解完毕后,进行臀上神经的松解。此神经介于臀中、小肌之间,可以止血钳游离出臀上神经后挑紧,当用另一止血钳端在神经支上轻轻弹拨,发现阔筋膜张肌、臀中肌与臀小肌有反应性收缩者,证实为臀上神经。再以另一止血钳分别沿此神经支方向的前、后侧,由外向内探入,直至到达坐骨神经时再作钝性扩张游离,使之松解。以上这些手术骤不可遗漏,即使术前体检中没有发现明显的压痛,也应同时进行彻底的分离与松解。万一再有残余痛发生,由于手术疤痕粘连严重,难以彻底手术补课。手术完毕后创腔放置橡皮引流片就可。彻底电凝止血后,将每层切开的组织按解剖关整系理就绪,缝合皮下脂肪与皮肤。

(十七)阔筋膜张肌、臀中肌与臀小肌切痕剥离术:腰麻或持续硬脊膜外麻醉。患者俯卧,骨盆前方以狭长枕纵行垫高,使可触得髂前上棘,便于手术。皮肤切口同髂嵴部软组织松解术。钝性剥离皮下脂肪,暴露髂后上棘、髂嵴与髂前上棘。自髂后上棘外方沿髂嵴直至髂前上棘为止,将臀中肌、臀小肌与阔筋膜张肌附着处切开,为了暴露方便,必要时可切开髂后上棘附着的部分臀大肌,以圆头骨膜剥离器沿骨膜下剥离。剥离范围内至坐骨大孔的内上方与内上缘(常用骨膜剥离器沿其内上方骨面将干纱布一点一点地推嵌,作纯性骨膜下扩张剥离);下至坐骨大孔的后上缘与上缘,并使其前上缘的骨膜也同时部分松解;外至髂前上棘完全暴露。必须使坐骨大孔上缘与髂前上棘下缘的联接线以上的肌肉完全自髂翼外面剥离干净。坐骨大孔的前上缘与内上缘的彻底剥离有利于在其前方的梨状肌与骶丛进一步间接放松,对消除术后残余痛有重要意义。但必须沿骨膜下细致地一点一点剥离,切勿伤及臀肌中的血管,以免出血。髂前上棘软组织(特别是缝匠肌)附着处也要彻底剥离。假使外侧肌附着处剥离彻底而内侧剥离得不够,术后立即会出现严重的髂前上棘痛。疼痛可向髋外前方至大腿外前方传射，咳嗽时症状增剧。最后均手术补课，将髂前上棘内侧肌附着处完全切痕剥离，放松软组织，以消除症状。髂骨面上的营养血管孔可用骨蜡填塞止血。软组织中的小血管彻底电凝止血。创腔内放置负压引流橡皮管，自髂前上棘后方另作小皮肤切口引出，处理同前。最后缝合皮下脂肪与皮肤。对仅有髂前上棘阔筋膜张肌附着处或仅有股骨大粗隆上方臀小肌髂骨附着处劳损而无髂翼外面其他臀肌附着处压痛者，可按手术需要作适当大小的皮肤切口。进行该肌的部分切痕剥离术，以消除疼痛。

(十八)臀部软组织松解术：本手术为单侧或双侧臀部软组织分离术与阔筋膜张肌、臀中肌与臀小肌彻底的切痕剥离术的总和，再加髂嵴部软组织松解术。腰麻或持续硬脊膜外麻醉。患者体位臀部软组织分离和，首先完全按照臀部软组织分离术的皮肤切口与手术步骤进行操作处理，以后完全按照阔筋膜张肌、臀中肌与臀小肌切痕剥离术的手术步骤进行操作和处理。不论有无腹肌髂嵴附着处压痛点，常规地一并施行髂嵴部软组织松解术，以免万一一后期出现劳损性疼痛时患者遭受重复手术的痛苦。若时有股内收肌群耻骨附着处劳损者，则在本手术完毕后，再另作股内收肌群切痕剥离术。单侧手术者毋需输血；双侧手术者术前应备血200—400毫升。

(十九)腰臀部软组织松解术：本手术为单侧腰部软组织松解术与同侧髂嵴部软组织松解术加同侧臀部软组织松解术的总和。若有同侧股内收肌群耻骨附着处劳损者，应同时完成股内收肌群切痕剥离术。持续硬脊膜外麻醉或全身麻醉。患者俯卧，胸前妥垫气圈，以利于呼吸。患侧骨盆前方以狭长枕纵行垫高，使髂前上棘部完全暴露。距离T12棘突外侧约三横指的水平位起，作一与股骨大粗隆连接的纵行偏外的直线皮肤切口，再转向大腿后上方，至臀横纹下四横指处的臀中线为止。广泛钝性剥离皮下脂肪，暴露双侧L1棘突—S末骶中嵴与单侧髂后上棘、骶髂关节、髂嵴髂、前上棘、股骨大粗隆、腰背筋膜后叶、髂胫束、股骨臀粗隆与大部分臀筋膜等。先按照单侧腰部软组织松解术的手术步骤，后按照臀部软组织松解术的手术步骤，细致地彻底松解腰部和臀部软组织。彻底电凝止血后，在腰臀部外方上、下创腔内各放置负压引流橡皮管，自腰部和臀部外侧分别另作小皮肤切口引出体外，处理同前。松解完毕后，按照解剖关系整理各层切开的软组织再缝合皮下脂肪与皮肤。并发股内收肌群耻骨附着处劳损者，尽可能同时进行股内收肌群切痕剥离术。双侧腰臀部软组织松解术的创伤较大，不能一次完成，应分期分次进行。一般在单侧腰臀部软组织松解术后三个月，再考虑另一侧手术(或先行双侧腰部软组织松解术，三个月后再行双侧臀部软组织松解术加股内收肌群切痕剥离术)。本手术的术中与术后渗血仅次于双侧腰部软组织松解术，术前应常规备血600毫升。

(二十)股内收肌群切痕剥离术(旧称股内收肌群切痕术)：腰麻或局部麻醉。患者仰卧，两下肢采取截石术位置，两大腿前屈和外展，使股内收肌群拉紧，便于手术。在大腿根部摸得耻骨结节，于其外缘1厘米与向下约在股内收长肌腱后方1厘米处，作一平行耻骨下支的直线皮肤切口，约6—8厘米长(图6)。钝性推离内侧皮下脂肪暴露耻骨下支边缘后，将深筋膜作一纵行小切口，以弯头组织剪由此探入，

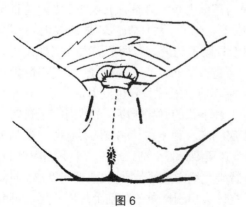

图6

至股内收长肌腱的前内方作扩张分离,助手即以拉勾探入代替组织剪,将切口内侧皮肤、深筋膜连同其内侧的一小静脉拉向内上方,即暴露股内收长肌腱,再用另一拉勾将切口内侧皮肤与深筋膜拉向内方,并以止血钳向内钝性分离,暴露股内收肌群耻骨下支附着处。手术者用示指将外侧皮肤拉向外方,如此就可以清楚暴露股内收肌群的腱性组织,耻骨下支边缘与股内收肌群耻骨附着处。先将股薄肌在耻骨下支中段附着处边缘作部分切开,以圆头骨膜剥离器沿骨膜下向前、向外、向后方向推离,清楚地暴露耻骨下支中段的部分骨面。以后向前切开股内收短肌与在耻骨结节上附着的股内收长肌的全部附着处。沿切开骨面向外切痕分离至耻骨上支骨膜出现时,再用拇指按住股内收长肌腱的断面,沿耻骨上支前方向外偏后方向,作钝性骨膜下推离约 2 厘米,使股内收长肌完全放松外,还可暴露部分耻骨上支与其上附着的耻骨肌。用刀尖切开此肌的部分筋膜,再向外后方钝性推离,就可将此肌清楚暴露。该肌由于大腿处于前屈外展位置,也被拉向外方,基本上与耻骨上支平行,即刚位于股内收长肌的上方。在耻骨上支内侧段前上方的水平位上横行切开骨膜,以骨膜剥离器由下向前向上作骨膜下剥离,将耻骨上支内 1/2 段的上方骨面完全暴露。尽可能将耻骨联合外端与其旁的耻骨上支附着的腹直肌作部分切痕分离,以缓解该肌附着处的劳损性症状。应该注意耻骨肌的剥离松解,必须沿骨膜下钝性进行,以免腹股沟部大血管的损伤。以后沿耻骨下支将股内收大肌向后作切痕剥离,至接近坐骨结节为止,使股内收大肌基本完全放松。沿骨膜下推开闭孔外肌在耻骨下支的部分附着处,直至接近闭孔边缘,就使股内收肌群在耻骨的内前方形成一个三角骨面区,达到肌肉完全放松的目的。骨面上的营养血管孔可用骨蜡填塞止血。术中出血甚少,一般只要将肌肉彻底切开放松,渗血就会自行停止,毋需作血管结孔处理。最后放置斜卷成管状的橡皮引流片,不需缝合皮下脂肪,单缝合皮肤即可。引流片应该放在皮肤切口后方第 1—2 缝线间,外端用丝线结扎固定,以防其滑入创腔中。并在切口上方(即位于耻骨上支内 1/2 段部位),以两块纱布卷紧压迫。创口复盖敷料后,再用交叉的阔胶布条(约 2 厘米宽)在纱布卷上加压固定,自腹壁脐水平线经过创口的纱布卷和敷料直至臀后方。其交叉点刚位于纱布卷上,而引流片处于胶布条的交叉点的后方。当大腿伸直并拢时,此纱布卷针对创腔内三角骨面区的空隙起到压迫作用。引流片必须暴露,不可压住。如此可使引流通畅,避免三角骨面区的空隙中血肿形成。

(二十一)耻骨联合上缘软组织松解术:局部麻醉。患者仰卧,在耻骨联合上缘一横指处作一稍偏弧形(凹面向上)的横行皮肤切口,约 8—10 厘米长(图 7)。切开其下较厚的皮下脂肪,即暴露耻骨联合与其两旁的部分耻骨上支,用尖刀将其前方附着的棱锥肌与腹直肌切痕分离,并用圆头骨膜剥离器沿耻骨上支的前方向上方作骨膜下剥离。应该保留其后上缘的部分腱性组织不作切开,以避免肌肉完全向上收缩。必须将耻骨结节完全暴露,才使两肌放松。操作时要注意膀胱和男性病例更要注意输精管勿受损份。放置橡皮引流片,缝合皮下脂肪与皮肤。

(二十二)髌下脂肪垫切痕剥离术(旧称髌下脂肪垫切痕术):腰麻。患者仰卧,上气囊止血带止血后膝关节处于伸直位置。在膝前方内,外侧平行髌韧带各

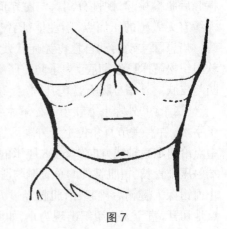

图 7

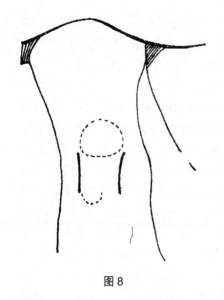

图 8

作一纵行直线皮肤切口。上起自髌骨下 1/2 段边缘,下端齐胫骨结节的水平位上(图 8)。钝性推离皮下脂肪后,将膝关节微屈,促使髌韧带紧张,手术者就可在外侧皮肤切口中清楚摸得髌韧带外缘,在该处将关节囊作一纵行小切口,然后在膝伸直位上用止血钳探入,向上、向下沿髌韧带外缘纵行直线切开。以后用示指由外侧皮肤切口探入髌韧带后方的滑囊,摸清其内侧边缘,从内侧皮肤切口中将内侧关节囊沿髌韧带内侧边缘也同样地作纵行直线切开。以后就在髌韧带后方滑囊中用拉勾探入将整个髌韧带自前拉起,即发现髌下脂肪垫的前壁。以手术刀刀腹分别向内、外两侧切口探入,沿髌韧带后侧,向下至接近胫骨结节附近,向上至髌骨下端后侧骨面,将附着其上的髌下脂肪垫一点不留地连刮带切地切痕分离,直至滑膜皱襞出现为止。再改用尖刀在髌骨下 1/2 段的两侧边缘,沿骨骼切开附着的脂肪垫、关节囊与滑膜。然后将中间剩留的滑膜皱襞也一并沿髌骨下端完全切开,使髌韧带后方滑囊与关节腔相贯通,由此还可以观察髌骨软骨面有无软化、变性或软骨脱落等现象。在髌韧带与髌骨下缘联接处也应以刀尖作一轻度的切痕刻划,使该处残留的微量炎性脂肪组织彻底分离,必须将脂肪垫在髌韧带后方与髌骨下端后方骨面上完全切开,务求干净。最后缝合关节囊、皮下脂肪与皮肤。膝关节腔内常规地注射青霉素与链霉素溶液。创口敷消毒纱布后并在膝前内、前外与后侧妥衬三块消毒棉垫,用绷带松动地包扎固定。较紧的加压包扎固定会引起创口的血循环不良,应予避免。关节腔的淤血或积液可在术后 48 小时抽除。

(二十三)内踝下方软组织松解术:皮内局部麻醉。患者仰卧,患肢处于髋,膝微屈的外展与外旋位置,使内踝向上,便于手术。在踝关节直角位上,于内踝后、下方各一横指交界处作为中点,平行胫骨直轴线通过此中点直向舟骨粗隆方向作一 6—8 厘米长的弧形皮肤切口(图 9)。适度剥离皮下脂肪,用止血钳端触压胫后肌腱外侧的腱鞘与分裂韧带,在触痛部位将其切开少许,用弯头止血钳探入腱鞘后挑起,沿肌腱经过方向将分裂韧带,胫后肌腱鞘与内踝后方的部分小腿筋膜一点一点地切开,直至无痛组织出现为止。如此可以避免胫神经或胫后动脉的损伤。术中发现屈趾长肌腱鞘同时暴露而有触痛存在时,也可一并切开。再将胫后肌腱挑起,钝性分离其与腱鞘间存在的少量疼痛敏感的炎性粘连组织。以后检查内踝缘有无敏感的压痛点,阳性体征者也应将分裂韧带翻起,由内向上沿内踝附着处切痕松解。当患踝主动活动自觉再无症状残留与创腔内软组织上触压再无任何疼痛发生时,说明软组织松解术已经彻底。为了防止肌腱滑脱,常规地把分裂韧带缝合一针。最后缝合皮下脂肪与皮肤。外用小腿石膏包扎固定二周。

(二十四)外踝下方软组织松解术:皮内局部麻醉。患者侧卧,患肢伸直,使外踝向上,便于手术。在踝关节直角位上于外踝后、下方各一横指交界处作为中点,平行腓骨直轴线,通过中点沿前足直轴线方向作 6—8 厘米的弧形皮肤切口(图 10)。适度剥离皮下脂肪,用止血钳端触压腓骨长、短肌腱外的总腱鞘与腓骨肌上、下支持带。在触痛部位将其切开少许,用弯头止血钳探入腱鞘后挑起,沿肌腱经过方向将此肌总腱鞘、分腱鞘和这些上、下支持带一点一点地切开,直至无痛组织出现为止,如此可避免腓肠神经的损伤。然后先暴露腓骨长肌腱,拉向后方,再切开分腱鞘,暴露腓骨短肌腱,拉向外方,钝性分离其与腱鞘间存在的少量疼痛敏感的炎性粘连组织。以后检查外踝缘有无敏感的压痛点,阳性体征者,也应将支持带翻开,由内向外沿外踝附着处的骨骼上作切痕松解。当患踝主动活动自觉再无症状残留与创腔内软组织上触压再无任何疼痛发生时,说明软组织松解已经彻底。为了防止肌腱滑脱,也应把支持带缝合一针。最后缝合皮下脂肪与皮肤。外用小腿石膏包扎固定二周。

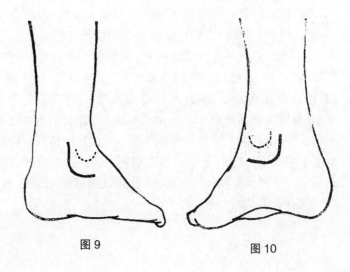

图9   图10

参考文献
* 软组织松解术治疗腰腿痛的初步探讨,上海市静安区中心医院外(骨)科编,1975.2。

软组织松解术治疗严重腰腿痛的初步探讨

自1962年12月开始,作者对腰腿痛进行手术疗法的临床研究,10多年来,初步摸索出一套对不同类型腰腿痛的手术疗法,在一定程度上解除了若干这类患者的病痛。通过这一段临床实践,作者对1934年Mixter等报道手术的治疗"腰椎间盘突出症"这个问题,逐渐由怀疑,以至到目前提出了一个完全不同的概念。将我们的工作和初步认识介绍如下。

一、手术发展的过程

1958年以前,我们对诊断为"腰椎间盘突出症"的严重腰腿痛患者,均行髓核切除术,近期疗效尚可,但远期疗效差,并有部份病例无效。为此,我们自1962年开始摸索改用股内收肌群切痕术[①](现称股内收肌群松解术或大腿根部软组织松解术)进行治疗,至1965年1月

① 软组织松解术由切痕、切开、切断、分离、剥离和游离6种手术操作所组成。所谓切痕术就是指用尖刀在其附着处的骨骼上刻划,作很小的切口痕迹,一点一点地将组织在不断拉紧下切开,使切开的腱性组织尽可能少地留在骨骼上,这种手术操作称为切痕术。

止,共治疗 120 例。多数病例解除或减轻了痛苦,但亦有少数病例症象未全部解除或无效,且有部分病例在臀后方的软组织上又出现明显疼痛。于是作者在肯定股内收肌群切痕术的基础上,不断进行手术探查和改进,从髂胫束横行切开,髂胫行纵行(或 T 形)切开术、后 1/3 髂嵴及髂后上棘部软组织切开术、臀上皮神经切断术,进一步发展为上述 4 种手术联合应用,是为我科早期采用的简单的臀部软组织松解术,简称臀 I 手术。自 1965 年 3 月—1965 年 10 月用上述共治疗 55 例,经 7 年观察,有效率达 69.1%,但某些病例术后尚残存臀中部不适、下肢传导痛[②]、腰痛和腰骶痛等。根据这一情况,作者再按照压痛点部位多次改进和扩大了手术范围,从臀 I 手术逐步发展到臀 VI 手术,从腰臀 I 手术发展到腰臀 V 手术,也就是目前定型的腰臀部软组织松解术,使疗效提高到 95.4%。初步体会到根据压痛点确定手术范围疗效有着密切的关系。

二、检查与诊断

(一)症象

1、腰臀痛或腰腿痛症象:包括典型或非典型的“腰椎简盘突出症”症象在内。

2、并发肌内收肌群损害症象。

3、并发髌下脂肪垫损害症象。

4、并发臀部或髋外侧不适感与酸痛。少数病例的髋前外方出现局限性麻木区。

(二)检查

除全身检查外,着重进行下列局部检查(立位、坐位检查从略):

1、卧位检查:

(1)直腿抬高试验。

(2)腓总神经压痛点检查。

(3)髌下脂肪垫压痛点检查。

(4)屈膝屈髋分腿试验。

(5)股内收肌群耻骨附着处压痛点检查。

(6)腰臀部压痛点检查:①腰椎横突尖压痛点;②第 12 肋骨下缘压痛点;③腰椎棘突与骶中嵴压痛点;④腰部深层肌下缘附着处压痛点;⑤腹内斜肌髂嵴附着处压痛点;⑥腰椎椎板与骶骨背面压痛点;⑦髂胫束压痛点;⑧臀上皮神经压痛点;⑨髂后上棘压痛点;⑩阔筋膜张肌、臀中肌和臀小肌压痛点;⑪臀下神经压痛点;⑫坐骨神经梨状肌下出口处压痛点;⑬臀上神经压痛点等等。

(7)关于躯干上部软组织损害的压痛点检查(图 1):①颈椎棘突压痛点;②颈椎横突压痛点;③胸椎棘突压痛点;④提肩胛肌肩胛骨附着处压痛点;⑤肩胛骨脊柱缘压痛点;⑥冈上肌肩肋骨附着处压痛点;⑦冈下肌肩肋骨附着处压痛点;⑧小圆肌和大圆肌肩胛骨附着

---

② 传导痛——腰骶神经根于椎管内或外部遭受炎症的刺激,可以产生下肢麻木及神经功能受累(多见于小腿与足部),过去称为“放射性坐骨神经痛”但单纯性腰部深层肌损害、臀部软组织损害或股内收肌群耻骨附着处损害,同样可以惹起与前者完全一样的下肢症象。这些过去认为是因脊神经后支或硬脑膜返支分布区域的组织遭受炎症刺激传入中枢所造成的“反射性坐骨神经痛”,已不像过去认为的仅局限于大腿外侧而无小腿麻木及神经功能受累的体征。因此我们暂用“传导痛”这个名称来代替“放射痛”或“反射痛”,包括“牵涉痛”在内。

处压痛点;⑨前斜角肌压痛点等等。

（8）敏感试验、反射试验、肌肉检查和肌力测定。

2、腰部 X 线常规摄片。

3、化验检查:血常规、血小板计数、红细胞沉降率、粘蛋白、抗"O"、肝肾功能与尿常规等。

三、鉴别诊断

1、腰腿痛为一症候群,涉及到内科、神经内科、神经外科、骨科、泌尿外科、腹部外科,女性还涉及妇科等疾病。如有疑问者,应请有关专科会诊。

2、疑有风湿性疾患,应作血液检验。

3、疑有骨性疾患(包括泌尿系统结石等),应作 X 线检查。

4、鉴别诊断最困难者为早期转移性癌肿,马尾肿瘤(无神经压迫症象者)。

5、先天性畸形方面的移行性腰骶、隐性脊柱裂合并腰 5 棘突肥大、椎管狭窄、腰骶部关节突畸形、副髂骶关节、棘突间关节形成等;椎弓峡不连接(无移位者)及陈旧性腰椎压缩性骨折等;许莫氏结节、腰 5—骶 1 椎体间隙变狭和脊柱骨质增生以及"腰椎间盘突出症"等一般认为须予鉴别。只有当硬膜外或神经根周围脂肪组织受较长时间的机械性压迫而产生的继发性无菌性炎症所引起的症象,需加鉴别,见"讨论"项内所述。

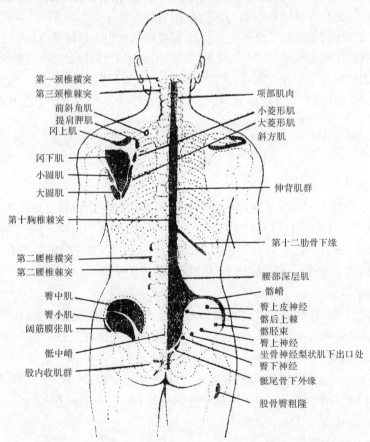

图 1　软组织损害性头、颈、背、肩、臂、腰、骶及腿痛的躯干部压痛点

四、手术指征与手术方法的选择

（一）手术指征

1、病情严重，病程至少半年以上，影响工作与日常生活，经多种非手术疗法无效者。

2、个别病情特别严重的患者，虽则病程较短，但急需治疗而又缺乏其他有效办法者。

（二）手术方法的选择

根据患者主诉的疼痛部位与压痛点，两者结合起来灵活掌握（手术名称见表1）。

1、对具有明显的单侧腰臀部和耻骨部压痛者，作我们现行的腰臀部软组织松解术结合股内收肌群切痕术；术后出现髌下脂肪垫压痛者，后期补行髌下脂肪垫切痕术。

2、对单纯腰椎横突尖压痛或合并同侧第12肋下缘压痛者，作腰椎横突尖切痕术，或同时加做第12肋骨下缘骨膜游离术；对同时具有同侧腰骶部或髂嵴部骶棘肌与多裂肌附着处压痛者，还须同时进行腰部深层肌③游离术。

3、对单纯有臀部压痛点者，作臀部软组织松解术，并视需要，加行同侧腹内斜肌髂嵴附着处切痕术；对同时具有同侧耻骨部压痛点者，加行股内收肌群切痕术。

4、对仅有耻骨部压痛点而无臀部压痛点者，作股内收肌群切痕术。仅有阔筋膜张肌髂前上棘附着处压痛点者，作阔筋膜张肌切痕剥离术。仅有腰部深层肌下外端附着处压痛点者，作髂嵴与骶髂关节内缘的骶棘肌与多裂肌附着处切痕术。

5、对具有双侧腰臀部和耻骨部压痛点者，先做双腰部软组织松解术（双第12肋骨下缘骨膜游离术结合双腰椎横突尖切痕术结合双腰部深层肌游离术），后做双臀部软组织松解术加双腹内斜肌髂嵴附着处切痕术结合双股内收肌群切痕术。两次手术的间隔时间一般为3个月。

6、对并发或继发躯干上部症象者，后期视需要行各种不同的躯干上部软组织松解术。

五、手术情况

（一）病例情况

1962年12月以来，本院采用股内收肌群切痕术结合各型腰臀部软组织松解术治疗腰腿痛共549例。1973年1月我们对1965年3月—1972年6月328例进行随防复查，除17例外地患者未随访到以外，共复查到311例，其中男239例，女72例，年龄最小20岁，最大69岁，以36-40岁者最多。病程最长30年以上，最短1个月。

（二）疼痛部位

腰腿痛组227例，腰臀痛组73例，腰痛或腰骶痛组11例。在腰腿痛和腰臀痛组的300例中，有113例被外地或本市有关医院诊断为"腰椎间盘突出症"，且其中7例经造影证实。

（三）梨状肌变异

本组311例中有184例行梨状肌切断术与坐骨神经松解术。其中70例双侧手术中，发现双侧畸形24例；114例单侧手术中，发现左侧畸形14例，右侧畸形14例。总共梨状肌变异者52例，占28.3%。

---

③ 腰部深层肌——主要指腰部和骶部的腰背筋膜前、后叶、骶棘肌、多裂肌和旋椎肌等。

（四）手术效果（见表1、2）

表1 按"手术发展的过程"排列的腰痛或腰腿痛的臀部或腰臀部手术方法的疗效*分析表

组别	腰臀痛或腰腿痛 A 组 1965.3.17~1969.3.10								腰臀痛或腰腿痛 B 组 1969.3.12~1972.6.17							腰痛或腰骶痛组 1970.7.4~1972.5.2							总例数	%
等级	1 臀I手术	2 臀II手术	3 臀III手术	4 臀IV手术	5 臀V手术	6 臀VI手术	分组例数	%	7 臀I手术	8 臀II手术	9 臀III手术	10 臀IV手术	11 腰臀部软组织松解术	分组例数	%	12 腰椎横突尖切痕术	13 腰椎横突尖切骶棘肌切痕术	14 腰椎横突尖切部深层阔筋游离术	15 骶棘肌切痕十腰部深层阔筋游离术	16 腰部深层肌游离术	分组例数	%		
优	6		6	2	5	2	21	11.7	1	6	6	6	9	28	23.3	2	2	2	1	1	8	72.7	57	18.3
良	9	3	14	4	7	9	46	25.6	4	17	4	7	5	37	30.8	1	0	1	0	0	2	18.2	85	27.3
中	23	6	15	2	9	5	60	33.3	12	18	6	1	7	44	36.7	1	0	0	0	0	1	9.1	105	33.8
可	13	6	15	4	2	2	42	23.3	1	5	2	1	1	10	8.4	0	0	0	0	0	0	0	52	16.7
劣	4	2	4	0	2	2	11	6.1	0	0	0	1	0	1	0.8	0	0	0	0	0	0	0	12	3.9
合计	55	16	54	12	24	19	180	100.0	18	46	18	16	22	120	100.0	4	2	3	1	1	11	100.0	311	100.0

A 组 优+良+中 = 70.6%；B 组 优+良+中 = 90.8%；腰痛或腰骶痛组 优+良+中 = 79.4%

* 疗效评定：1.优：腰臀痛或腰腿痛症象完全消失，恢复正常工作和劳动，未复发，检查无压痛点。2.良：腰痛或腰腿痛症象显著改善或手术处无压痛点（同侧腰臀部中可有压痛点）。3.中：腰痛或腰腿痛症象显著改善，检查重些压痛点。4.可：腰痛或腰腿痛症象及较重复发，仍有某些症象小发作，仅有末些症象小发作。5.劣：效果不显。

** 手术名称：1.臀I手术：后1/3髂嵴及髂后上棘软组织切开术加臀上皮神经纵切术。2.臀I手术：臀I手术加臀大肌深层剥离术，示指可探至髂前方。3.臀II手术：臀I手术加梨状肌下坐骨神经丛的纯性游离术。4.臀IV手术：臀III手术加梨状肌加梨状肌纯性游离术，手指可及髂丛与坐骨神经。5.臀V手术：臀IV手术加臀小肌外面剥离游离术。6.臀VI手术：臀V手术加臀IV手术中两个皮肤切口弧形连接加臀中肌和臀小肌附着处剥离术（另作皮肤切口），使此肌自髂嵴游离术。7.臀上神经切口）。8.腰臀I手术：腰臀上神经切口）。8.腰臀I手术：腰臀I手术加梨状肌加髂嵴沿髂后上棘内缘直至髂嵴附着，中嵴突关节内缘；中嵴突：中嵴突附着处至髂后上棘内缘，加此两肌，加此两肌。9.腰臀II手术：腰臀I手术中将髂后缘沿上棘内缘加中嵴突，中嵴突附着处过适度切口在腰，使两个肌内向外剥离，由内向内沿内缘处至在腰5椎板处广泛地由内向外剥离，加中两个肌内向内沿内缘处上完全游离，在腰5骶1肌沿棘剥离术。10.腰臀III手术：腰臀II手术中1/3段附着中1/3段附着中嵴突关节小关节，基本上基本上完全游离术（包括髂后关节小关节），加（2）第12肋骨下缘及髂翼肌完全分离，仅在腰1~5段附着处未切开）。11.现行的腰臀部软组织松解术：（1）腰1、骶1骶部软组织松解术：（1）腰1、腰椎横突尖附着腰椎横突尖部的部分附着处，加（3）第12肋骨前缘及髂前上缘，内上缘及髂前及骶前上缘在同一水平位上完全暴露，再加腹内斜肌髂嵴附着处剥离术）。

表2 对术后有残余痛或疗效不佳者经手术补课后的疗效分析表

组别	腰臀痛或腰腿痛 A 组 (1965.3.17~1969.3.10)								腰臀痛或腰腿痛 B 组 (1969.3.12~1972.6.17)							腰痛或腰骶痛组 (1970.7.4~1972.5.2)								
等级	1 臀Ⅰ手术	2 臀Ⅱ手术	3 臀Ⅲ手术	4 臀Ⅳ手术	5 臀Ⅴ手术	6 臀Ⅵ手术	分组例数	%	7 腰臀Ⅰ手术	8 腰臀Ⅱ手术	9 腰臀Ⅲ手术	10 腰臀Ⅳ手术	11 腰臀部软组织松解术	分组例数	%	12 腰椎横突尖切痕术	13 腰椎横突尖十骶棘肌切痕术	14 腰椎横突尖十腰部深层肌游离术	15 骶棘肌切痕十阔筋膜张肌切痕术	16 腰部深层肌游离术	分组例数	%	总例数	%
优	10	2	10	2	11	5	40	22.2	7	13	8	10	81.8%18	56	46.7	2	2	2	1	1	8	72.7	104	33.4
良	8	4	18	5	7	10	52	28.9	6	19	2	7	13.6%3	37	30.8	1	0	1	0	0	2	18.2	91	29.3
中	23	2	12	3	4	2	46	25.6	5	13	2	3	4.6%1	24	20.0	1	0	0	0	0	1	9.1	71	22.8
可	10	6	11	2	2	2	33	18.3	0	1	1	0	0	2	1.7	0	0	0	0	0	0	0	35	11.3
劣	1	2	3	0	0	0	9	5.0	0	0	0	1	0	1	0.8	0	0	0	0	0	0	0	10	3.2
合计	55	16	54	12	24	19	180	100.0	18	46	13	21	22	120	100.0	4	2	3	1	1	11	100.0	311	100.0

优+良 A组 }76.7；B组 }97.5；总 }85.5

从表 1B 组同 A 组比较，由于从臀部手术发展到腰臀部手术，疗效从 70.6% 提高到 90.8%；以臀 I 手术与目前的腰臀部软组织松解术比较疗效从 69.1% 提高到 95.4%；经过补课后疗效又获得了进一步的提高。表 2A 组与表 1A 组比较，疗效提高了 6.1%；表 2B 组与表 1B 组比较，疗效 6.7%。

六、讨论

1、多年来，国内外对腰痛和腰腿痛的原因，存有两种不同的看法。一种认为由于软组织粘连变性，引起腰痛或腰腿痛；另一种认为是由于骨性变化或骨骼、韧带、腰椎间盘变性与突出等压迫神经根而引起疼痛。我们在 1958 年以前，也常对此类患者诊断为"腰椎间盘突出症"而行髓核切除术，近期疗效还比较满意，但远期疗效较差，且有部分病例手术失败。这种情况，我们也以"术后神经根粘连"来考虑。1962 年以来，我们对髓核切除术无效的腰腿痛病例，作软组织松解术取得显著疗效。自 1968 年 5 月起，又对 133 例按照过去认识和习惯被确诊为"腰椎间盘突出症"的腰腿痛患者，通过软组织松解术，均取得了良好效果。这样，使我们逐渐对"腰椎间盘突出症"的提法产生了怀疑。

(1)神经受压应产生麻木或麻痹，而不是疼痛，至少是先麻而后痛。腰腿痛若系髓核突出压迫神经根所致，则这种机械性压迫应产生下肢相应的麻木或麻痹，而不是疼痛。为什么我们 300 例腰臀腿痛病例中，都是先发生疼痛；即使是后期有出现下肢麻木或麻痹者，亦仅占 45.7%。

(2)有椎间盘病变的腰腿痛患者，理应在作髓核切除解除压迫后，可即解除疼痛，但却有相当一部分患者并不能解除疼痛；而不处理椎间盘，只松解软组织者，往往可解除疼痛。

(3)髓核切除失败者，往往认为神经根疤痕粘连是主要原因。而我们在作软组织松解术后，神经也因血肿机化而形成疤痕，但这种疤痕粘连并未产生疼痛。事实证明：①作骶丛、坐骨神经干、臀上神经、臀下神经的游离术后，从未发生过后遗症，有时在重复手术中探查，神经已被周围疤痕组织所包围，而无神经因粘连所产生的刺激症象。②经髓核切除术失败(包括大便失禁与下肢瘫痪)的病例，不处理神经根，只通过各种不同的软组织松解术后，绝大部分获得治愈或症象显著减轻。

(4)有典型的"腰椎间盘突出症"疼痛症象者，其椎间盘不一定有病变；而无典型的"腰椎间盘突出症"疼痛症象者，其椎间盘可以有病变。文献记载尸检有椎间盘病变者，生前不一定有腰腿痛症象。有些经造影证实腰椎间盘突出的腰腿痛病例，经非手术疗法治疗，疼痛消失后再造影，仍有髓核突出存在。

2、腰椎间盘突出不是腰腿痛的原因，那么，为什么髓核切除术对部分腰腿痛病例有效呢？我们的初步看法是：这可能由于在髓核切除术中，附带地将腰部深层肌从腰椎板或骶骨背面上剥离，消除了发痛病变区的缘故。而不是切除突出的髓核的结果。因为实践证明，该处此肌的无菌性炎症与变性是常会引起下肢传导痛与神经刺激症象的。但由于这种附带性的腰部深层肌的剥离，不象我们在松解术时对腰部深层肌游离得那样完全彻底，因此对于发痛病变区广泛的病例，只能达到减轻症象的目的，仍有机会再度突发。同时也正由于髓核切除时仅是附带性的剥离了部分腰部深层肌肉，所以当腰腿痛的发痛区域主要不在腰部深层肌而在臀部诸肌时，则髓核切除术就会根本无效。

至于对腹后壁进入的前路髓核切除术,由于腰腹部斜行皮肤切口较长,游离皮下组织后势必影响到脊神经后支的外支周围,包括臀上皮神经周围等局部病变组织的间接放松;手术中还必须切断大部分腹内斜肌,也就直接解除了此肌的挛缩和间接缓解了其髂嵴附着处病变组织的刺激。假如腰痛或腰腿痛主要由于上述软组织无菌性炎症的刺激所引起的,则前路髓核切除放松了这些软组织,必然会获得减轻或缓解症象的相应效果。但是多数病例的发痛区域主要在腰骶部的腰部深层肌或臀部深层软组织,在此种情况下,前路髓核切除就无效。

3、怎样理解髓核突出的现象? 正常的腰椎间盘不会轻易突出,髓核突出与否,决定于腰椎间盘组织变性与否的内在因素。变性的椎间盘,在严重的慢性顽固性腰痛或腰腿痛病例中发生髓核突出较为多见。其原因在于变性的腰椎间盘,由于长时间处于因软组织无菌性炎症的疼痛引起肌痉挛所导致的脊柱僵硬、侧凸、过度前凸的畸形位置上,受到不正常的压迫作用,就更易迫使髓核突出,压迫神经根;这种情况纯属软组织损害性疼痛的继发现象,决非腰痛或腰腿痛的真正发病原因。髓核突出程度轻者,对神经根影响不大,较大的髓核突出压迫神经根属物理性刺激,在理论上应该产生神经压迫症象。可是神经根在椎间孔内受压后尚有较大的退让余地,不易产生相应的下肢麻木或麻痹。倘使髓核再继续突出压迫马尾神经,使其在椎管内再无退让余地时,就会产生马尾神经麻痹现象,即所谓中央型腰椎间盘突出症。这种情形我们10年中共遇到2例。

在肯定上述一系列单纯的机械性压迫因素会引起神经压迫症象(麻木、麻痹)外,不应完全排除因硬膜或神经根长期受压导致继发性无菌性炎症的化学性刺激引起疼痛(主要表现为腰骶部酸痛或伴有不典型的坐骨神经刺激症象)的可能性。我们在1973年间共遇到2例,1例为黄韧带肥厚,另1例为神经根囊肿(具有炎性囊壁的病理变化)。其原有典型的下肢"放射痛"在第一次施行腰臀部软组织检录解术后早就缓解,剩留的腰骶部中度酸痛与后期出现的不典型的坐骨神经刺激症象,再经椎板切除后构解硬膜与神经根周围的粘连组织,或再切除神经根囊肿,获得治愈。初步证明神经根受无菌性炎症刺激的结果,可以产生非典型性"坐骨神经痛"(这些继发性无菌性炎症所引起的症象也可在某些"腰椎间盘突出症"与"椎管狭窄症"的少数病例中出现,以后再行报道),但不一定会引起所谓"腰椎间盘突出症"时,神经根受压典型的"坐骨神经痛"症象。

通过实践,我们对腰痛或腰腿痛发病原理的认识倾向于软组织损害,也就是腰部与臀部软组织的无菌性炎症与因之而产生的挛缩和变性。

4、为什么腰痛或腰腿痛容易突发? 一般,无菌性炎症增剧,疼痛加重;无菌性炎症消退,疼痛减轻或消失。此外,病变组织因上呼吸道感染或其他发热、炎症等内部因素或过度劳累、轻度外伤或气候改变等外界刺激的诱发,疼痛也可增剧。

机体是统一整体,除上述局部因素外,还应当充分注意到全身因素,这方面我们还未认识,例如有不少病例普遍有白细胞或血小板减少的现象,应该引起重视。

5、治疗原则。在上述认识的基础上,根据局部压痛点与压痛部位确定病变的主要部位,通过手术,放松所有的挛缩组织,分离所有的粘连组织,切开附着处的变性组织与游离松解坐骨神经、骶丛、臀上神经与臀下神经等无菌性炎症的粘连组织,术中仅缝合皮下组织与皮肤,其他分离切开的组织一律不缝合。

6、经不同部位的软组织松解术后对其他一些使某些患者久治未愈的病痛,如头痛、眩晕、胸背痛、慢性腹胀、痛经、月经失调、尿频尿急、习惯性便秘或慢性腹泻等等症象也能得到明显解除。这种情况,当进一步实践研究。

7、软组织松解术与所有外科手术一样,对身体组织也有一定的创伤,因此必须严格掌握手术指征。

宣蛰人

（原载《医学情况交流》（上海）1975;3:28-26）

软组织松解术治疗严重软组织损害性腰腿痛并发持续性呃逆1例报告

1976年冬我院收治了1例严重的右侧软组织损害性腰腿痛并发持续性呃逆的病例,通过右腰臀部软组织及股内收肌群松解术后,不但解除了腰腿痛,而且还治愈了呃逆。通过近3年的观察,疗效满意。

一、病例报告

李××,男性,54岁,制革工人。1976年12月9日入院。右腰腿痛加剧与连续不断的呃逆3个月,因多种非手术疗法无效,由江西转来。自云原有右腰腿痛,症象不重,1976年9月27日摔跤后,腰痛加剧,出现右坐骨神经放射痛,传导至右小腿外侧,行动困难,需用双拐支撑,勉强跛行;同时伤后出现持续性呃逆,3个月来,未曾停止片刻,稍一活动,发作频繁,声音响彻整个病室,日夜不得安宁。耳针虽能制止发作2-3分钟,几次施用后又失去作用。同时,还有胸闷、气急、呼吸不畅及出汗等症象。入院检查:脊柱侧凸严重,腰脊柱突向病侧;腰脊柱生理性前凸消失变直;脊柱前屈与后伸动作均部分受限;直腿抬高试验左60°,无症象;右30°出现腰腿痛加剧;右伸拇肌肌力减弱;右下肢触觉与痛觉减弱;膝、跟反射存在;右腰部臀部和股内收肌群耻骨附着处压痛均明显。在鉴别诊断中因脊柱侧弯试验、俯卧腰脊柱伸屈位加压试验(简称胸部腹部垫枕试验)与胫神经弹拨试验均阴性,以及Conray椎管造影检查与肌电图测定也无阳性体征出现,可以完全排除椎管内发病因素,故诊断为右椎管外软组织损害性腰腿痛。但对持续性呃逆来讲,外地与本市不少有关医院均未明确诊断。胸外科曾一度怀疑为食道癌,经钡剂造影检查阴性排除了这一诊断。本病例经上海市腰背痛协作组病例讨论会研究,一致同意我们提出的呃逆与右腰部软组织损害有关的诊断意见和治疗措施。1977年1月4日在硬膜外麻醉下行定型的右腰臀部软组织及右股内收肌群松解术。术后右腰腿痛消失,下肢感觉与肌力均恢复正常,持续性呃逆也立即消失。1周后起床,徒步行走,不需用拐支撑。3个月复查,所有症象消失,每天行走20km锻炼,与正常人完全一样,并再次经上海市腰背痛协作组病例讨论鉴定:近期疗效属治愈。1978年10月18日及1979年11月2次通讯随访:自云从事正常工作,无后遗症,腰腿痛与呃逆均未复发,患者对治疗深感满意。

二、体会

自从开展了软组织松解术治疗软组织损害性腰腿痛以来,使许多严重顽固性病例解除了病痛,恢复了劳动能力。确实,软组织松解术治疗这类腰腿痛收到满意的治疗效果,已为医疗实践所验证。到目前为止,可以明确腰$_3$以上腰部深层肌附着处损害,也就是12肋下缘、腰$_{1-3}$横突尖以及腰$_{1-3}$椎板和小关节的肌附着处无菌炎症病变,但不会引起局部腰痛,而且还会引起一系列腹部症象,如肋弓痛、上腹部腰带样紧束感、上腹痛、嗳气、反酸、呃逆、胃纳不佳、习惯性便秘、慢性腹泻等。这些症象通过腰部软组织松解术又可消失,本文病例术后完全消除了持续性呃逆就是一个例证。现在可以明确,腰部软组织无菌炎症病变是引起这些腹部症象的发病原因,两者间存在着一定因果关系。

以往,对这种持续性呃逆的发病因素都从功能性病变、植物性神经功能紊乱、胃肠功能紊乱、神经官能症等来考虑,很难与腰部软组织损害性联系起来,现在看来并非如此,本病例就是属于器质性病变所引起。虽然我们对呃逆的发病机制认识不足,且仅有1例的治疗经验,但是我们认为对持续性呃逆作出功能性病变的诊断之前,着重询问有无腰痛病史和检查有有无腰部软组织压痛点存在,很有必要。对有严重压痛点者,试行定型的腰总部软组织松解术,或有可能完全解除其症象,使患者不致丧失有效治疗的机会。

王冠玉　宣蛰人

（原载《上海市 1979 年度颈肩腰腿痛防治经验交流会论文汇编》1980;242-243)

股内收肌群松解术治疗下腹痛、月经痛、性交痛及外阴阴道痛

下腹痛、月经痛、性交痛及外阴阴道痛是妇科临床中常见的症象。在我院骨科开展软组织损害性腰臀腿痛研究工作中,发现股内收肌群耻骨附着处损害性病变可引起妇女下腹痛、月经痛、性交痛及外阴阴道痛等症象,经股内收肌群松解术(又称大腿根部软组织松解手术)(图1、图2)治疗,症象得到解除。自1964年5月至1979年10月共收治31例,经过较长时期随访,有较好的效果。现小结报告如下:

一、临床资料

(一)一般资料

本组患者年龄除1例54岁外,其余都为自25-49岁的中年妇女。职业分类:工人9例,

农民 3 例,职员 7 例,干部 5 例,教师 22 例,家务 3 例,医务人员 2 例。病史最长 20 年,最短半年。多数患者自发病后到处求医诊治,未能得到解除,其中有 9 例是在施行人流和扎管手术后出现的症象,都被诊断为附件炎、盆腔炎或神官症,长期治疗无效,已作为计划生育手术后遗症处理。未婚知青 2 例,属严重月经痛患者。

（二）主要症象

本组 31 例中有下腹痛 20 例,月经痛 23 例,性交痛 18 例,外阴阴道痛 15 例。同时伴有腰臀痛 13 例。只有月经痛而平时无下腹痛 6 例,5 例伴软组织损害性腰臀痛。有下腹痛而无月经痛 5 例,仅有 1 例伴软组织损害性腰臀痛。

下腹痛主要表现为下腹部抽痉、吊紧、刀割或针刺样疼痛,常伴有腹胀、疼痛呈持续性,间有加重发作,严重者影响工作和生活。疼痛在月经期更为严重,痛经明显。部分患者仅有痛经为主的症象。外阴阴道痛表现在外阴和阴道有胀坠、刀割、烧灼、撕裂样疼痛,也有患者反映有如伤口浸渍盐水样疼,严重者甚至不能坐板凳,有些患者还有尿道痛、解尿痛、解尿淋漓、肛门胀坠抽痛等症象。

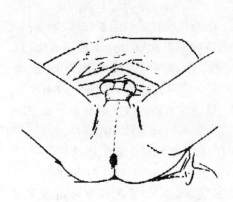

图 1 股内收股群松解术皮肤切口

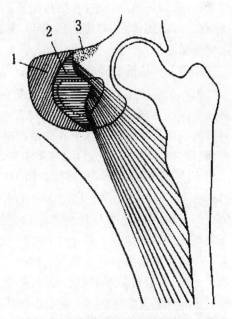

图 2 左大腿根部软组织松解手术的示意图
1.股内收肌群和闭孔外肌剥离区
2.切痕剥离的肌近端附着处
3.耻骨肌耻骨上支附着处骨膜下游离区

（三）检查方法

患者均有严重的耻骨上下支股内收肌群附着处的压痛点,随着实践的深入,发现除上述压痛点外,还有阴蒂、盆底球海绵体肌和肛提肌等处的压痛点。部分患者尚有棱锥肌和腹直肌耻骨联合上缘附着处的压痛点。这些压痛点是股内收肌群损害的诊断和鉴别诊断的依据。检查方法如下:

1、患者仰卧位,使其两下肢的髋、膝关节屈曲,两足底相对合,将两下肢尽量外展,使大腿外侧接触或靠近床面。正常者可自行分开大腿,与床面至多形成 10-20° 角。若股内收肌群耻骨附着处有损害性病变者,大腿就不能充分分开。挛缩严重者其大腿与床面仅能形成45°角或不到45°角。强行分开时患者觉腹股部位剧烈疼痛。

2、肌内收肌群耻骨附着处和棱锥肌、腹直肌耻骨联合上缘附着处压痛点。患者取膀胱截石位,检查者用拇指尖按压耻骨结节、耻骨上支与下支,如该处有无菌性炎症病变,就会引起疼痛。有时轻轻按压就会引起患者惊叫呼痛,说明该处病变严重。如再按此肌内收肌群下端股骨内上踝附着处,同样可以引起疼痛。在复查中发现少数病例尚有棱锥肌和腹直肌耻骨联合上缘附着处损害性病变,除引起局部压痛外,常有向阴蒂和尿道传导,出现阴蒂疼痛、尿道口不适或疼痛、解小便或小便淋漓。这些症象常与股内收肌群损害性引起的疼痛症象混杂,难以分清。只有在股内收肌群松解术后,其症象会明显突出。若症象严重者,可作棱锥肌和腹直肌耻骨联合附着处松解术。本组中有 5 例股内收肌群松解术后还存在尿道及阴蒂痛等症象,2 例采用银质针针刺治疗,3 例采用棱锥肌和腹直肌耻骨联合附着处松解术,症象解除。

3、阴蒂和盆底压痛点检查:

(1)阴蒂压痛点:检查者拇指按压阴蒂,出现明显疼痛感觉;无病变者,根本不痛。

(2)球海绵体肌、肛提肌压痛点:作阴道内诊,以食指、中指按压球海绵体肌和肛提肌可出现疼痛。

(四)手术情况和疗效分析

根据患者的主诉症象和局部压痛点的严重程度作为手术指征。本组 31 例都是主诉局部压痛点严重和经较长时期多种方法治疗无效的病例。在施行腰臀部软组织松解术同时施行股内收肌群松解术。其中 4 例只作单侧(左或右侧)股内收肌群松解术;1 例因下腹痛、月经痛行右股内收肌群松解术,症象解除,隔 10 年后又因腰臀部疼痛行左腰臀部软组织松解术;1 例是因腰臀痛行双腰臀部软组织松解术,2 年后又因会阴部抽痛,再行双侧股内收肌群松解术。通过这些病例的临床和手术治疗,初步观察,发现除有股内收肌群耻骨附着处压痛点外,尚有阴蒂和盆底球海绵体肌、肛提肌压痛点。在此以后就作为常规检查并根据这些压痛点作为诊断依据。自 1972 年 7 月起选择单纯由股内收肌群耻骨附着处损害引起的严重下腹痛等症象而有手术指征的病例,开展单作股内收肌群松解术共 23 例。31 例手术治疗效果分析,主要症象和局部压痛点完全解除属治愈者 28 例(90.3%);症象基本解除和局部轻微压痛属显效者 3 例(9.7%),无 1 例无效。其中 9 例是人流和扎管手术后遗症,术后疼痛症象完全解除;原由于疼痛症象严重,长期休息,手术后都陆续参加工作。有 3 例患者因长期病痛,几次欲厌世自杀,术后都有显效。原发不孕和继发不孕各 2 例,术后因外阴阴道痛和性交痛等解除均很快怀孕分娩。

二、典型病例介绍

例 1:女,47 岁,退职工人。1960 年第三胎产后扎管后即出现腰痛、下腹痛、外阴肛门痛(左侧严重)、性交痛等症象,月经期疼痛症象更为严重,平时下腹吊紧痛、解尿痛、不畅,每次性交后有几天阴道痛、不适。曾在上海、昆山、苏州多处医治,诊断为附件炎、神官症,用中西药物治疗,花费达 2000 元,未能解除病痛,因症象严重,不能工作,提早退职。患者情绪悲观,意欲自杀,已作为计划生育手术后遗症处理。检查宫体前屈,正常大小,右侧附件增粗,双侧股内收肌群耻骨附着处、阴蒂、球海绵体肌和肛提肌均有严重压痛。于 1974 年 12 月 21 日作股内收肌群松解术,当晚自觉腹痛症象消除。1976 年 10 月随访。原下腹吊紧痛、外阴肛门痛和性交痛症象均解除。检查股内收肌群耻骨附着处、阴蒂、球海绵体肌、肛提肌均无压痛,手术效果显著。

例 2:女,29 岁,职员。突然下腹部持续性疼痛如针刺样,放射至两侧腹股沟肛门会阴区,有大、小便意感,急腹症入院。半年前和 3 个月前曾有类似发作,服中药治疗无效,有月经痛、性交痛,生育 1 孩 5 岁,人流 1 次,服避孕药月经周期准,已停服 1 年月经周期延期 7-10 天,不用避孕未孕。检查宫体前位正常大小,附件阴性,宫骶韧带触痛,股内收肌群耻骨附着处、阴蒂、球海绵体肌、肛提肌均有严重压痛。1973 年 9 月 20 日行股内收肌群松解术。1977 年 5 月随访,术后随即怀孕分娩,原症象已完全解除。检查除球海绵体肌有轻压痛外,其他压痛点均已消除。手术效果属治愈。

例 3:30 岁,女,职员。6 年前开始有痛经,经量多,逐年加重,剧烈难忍,伴恶心呕吐,脸色苍白出冷汗,结婚 5 年有性交痛,婚后避孕 2 年,近 3 年不避孕也未孕。曾服用避孕药 2 个月治疗痛经无效,因有反应停服。初潮 15 岁,检查宫体后位正常大小,附件阴性,股内收肌群耻骨附着处以及阴蒂、球海绵体肌、肛提肌均有严重压痛。1974 年 3 月 12 日行股内收肌群松解术,翌日月经来潮,仅觉小腹轻微疼痛数小时,症象显著减轻,经量减少,4 天净,术后即怀孕。症象完全解除,经期准,量仍多,性交痛还有但极轻微。检查除球海绵体肌有轻压痛外,其余压痛点都消除。手术效果属显效。

例 4:女,44 岁,海军军医。下腹部吊紧痛 8 年,会阴肛门区坠痛 13 年,有痛经、性交痛、有尿频急、月经周期准,近 2-3 年提前 1 周,7 天净,出血量多。1978 年 9 月 1 日在北京诊断子宫肥大、盆腔充血症、子宫后倾、粘膜下子宫肌瘤等行全子宫切除,术后仅下坠感缓解,下腹痛反加重,传导至大腿内侧、小腿至足。检查盆腔阴性,股内民群耻骨附着处、阴蒂、球海绵体肌、肛提肌均有严重压痛。于 1979 年 9 月 25 日行股内收肌群松解术,术后下腹痛症象解除,尚有阴道痛症象,行棱锥肌、腹直肌耻骨联合上缘附着处松解术,术后症象完全解除。手术效果属治愈。

例 5:女,49 岁,家务。下腹胀痛、外阴阴道痛、性交痛 1 年。以往月经量不多,近闭经 3 个月,检查宫体前屈拳大,附件阴性,阴道前后壁较臌出,会阴旧裂,股内收肌群耻骨附着处、阴蒂、球海绵体肌、肛提肌均有严重压痛。1974 年 4 月 12 日行股内收肌群松解术,术后第二天觉下腹胀痛减轻。1978 年 8 月随访症象解除。效果属治愈。

三、讨论

下腹痛、月经痛、性交痛、外阴阴道痛等症象是妇科临床中常见的症象,因许多盆腔疾患都会出现这些症象,故多以盆腔器官病变来诊治。但在临床上仅以下腹部存在压痛或盆腔触痛作为诊断依据,尤其是附件炎或盆腔炎的诊断,在临床中存在着不符合实际的情况。有些患者按附件炎或盆腔炎治疗,久治无效。其中以人流和扎管手术后腹痛,尤为突出,最后多以计划生育后遗症处理。本组 31 例临床实践证明:有些下腹痛、月经痛、性交痛、外阴阴道痛等症象与股内收肌群耻骨附着处损害性病变有关。这些患者均有耻骨上支与下支压痛点和阴道内压痛点。这些特有的、固定的压痛点是临床诊断和鉴别诊断的依据。一般说来局部无菌性炎症病变厉害则其临床症象和局部压痛点亦较严重，局部肌腱挛缩也严重，手术松解亦较困难，然其手术治疗的效果却更好些。将部分病例手术时切取的局部组织送病理检验为退变性纤维结缔组织。

本组所有患者经过股内收肌群松解术治疗，都获得满意的疗效。说明上述疼痛症象与股内收肌群耻骨附着处损害性病变有关，并非为盆腔内器官病变所致。除一些疼痛症象严重者外，在妇科临床工作中也经常遇到一些症象较轻可仅有单一疼痛症象的患者，采用银质针针刺、局封等治疗，可获得缓解。偶尔还可遇到股内收肌群损害的急腹症，在内、外、妇3科之间转诊，未能明确诊断。如例2，因急腹痛收入妇科观察的，后经仔细检查，发现其急腹痛症象是与股内收肌群耻骨附着处损害有关，经松解手术后完全解除了症象。又如例5为子宫肌瘤阴道壁膨出、会阴旧裂、伴下腹痛、会阴阴道痛，准备手术治疗，入院后检查发现股内收肌群耻骨附着处、阴蒂和球海绵体肌、肛提肌等处均有明显压痛而试行松解手术。术后症象大部解除，说明其下腹痛外阴阴道痛等症象与子宫肌瘤阴道壁膨出关系不大。本组有9例人流和扎管手术后出现下腹痛等症象的病例，已经较长时期按盆腔炎、附件炎或神经官能症诊治，未能解除症象。我们试行股内收肌群松解手术治疗，自觉症象和局部压痛完全解除，疗效显著，患者非常满意。这对做好计划生育手术后遗症的防治，有效地解除这些患者的痛苦，顺利开展计划生育工作有很大的关系。对这一发现，值得引起重视。

通过本组病例的手术治疗效果观察，证明股内收肌群耻骨附着处损害病变确会引起月经痛、下腹痛、性交痛、外阴阴道痛等症象。对症象严重和压痛点明显患者采用股内收肌群松解手术治疗，可以得到解除。但对其发病机制还未认识，有待进一步研讨。

宣蛰人　蔡体强

（原载《上海市 1979 年度颈肩腰腿痛防治经验交流会论文汇编》1980;238-241）

椎管外软组织松解术治疗腰椎间盘
切除术失败病例的临床报告

椎间盘切除术治疗腰椎间盘突出引起的腰腿痛，是国际上公认的病因疗法。但失败的病例并非少见，有继续探索的必要。我院自 1965 年 12 月至 1979 年 2 月，应用椎管外软组织松解术治疗 30 例经外院施行椎间盘切除术而失败的严重腰腿痛病例，取得满意的疗效，报告如下：

一、临床资料

（一）一般分析

男性 28 例，女性 2 例。最高年龄 57 岁，最低年龄 29 岁，平均 39.5 岁。腰腿痛左 15 例，右6例,双侧9例。双侧病例中先左后右者6例,先右后左者3例。工人25例,农民1例,职员4例。工人占83.3%,多为壮年。

（二）过去治疗情况

本文病例均为长期失却劳动力和生活不能自理者,有些已形成患肢部分瘫痪。全部病例均经国内具有一定水平的医疗单位诊断为腰椎间盘突出症,施行了椎间盘切除术。多数为开窗式手术,少数为半椎板式。其中:①1次手术者20例,均为后路切除术;②2次手术者6例,计2次后路手术者5例,先后路再前路手术附加椎体间植骨融合术者1例;③3次手术者4例,其中先2次后路手术失败再行前路手术附加椎体间植骨融合术者1例;先行1次后路右侧手术,因对侧疼痛发作再行2次后路左侧手术者1例;先行2次后路手术和1次椎间孔扩大术者1例;2次后路椎间盘切除术加H形植骨融合术和1次脊柱融合术者1例。

上述病例术后多数无效,有的反而症象加剧,少数症象暂缓解后期又突然发作,全部病例术后均被认为是神经根粘连的后遗症。

（三）我院治疗情况

1、手术方法:

全部病例根据腰臀部和大腿根部压痛点的分布范围,采用相应的椎管外软组织松解术。在早期探索阶段,由于对彻底消除压痛点经验不足,手术松解范围偏小且不彻底,造成再次手术者为数甚多。后来,根据压痛点的分布规律,基本上只要施行1次定型的腰部、臀部或腰臀部软组织松解术,再根据耻骨上下支压痛点,术中同时进行股内收肌群松解术,就可彻底恢复健康。如李某,左腰腿痛20余年,1958年曾在外地行2次腰椎间盘切除术和1次腰椎间孔扩大术无效,疼痛严重,长期卧床不起。1977年1月经我院施行定型的左腰臀部软组织松解术及左股内收肌群松解术后治愈。1978年11月2日复查,已从事原工作,未复发,无后遗症。

这里必须指出,尚有相当数量的腰椎间盘手术病例,后遗腰部残余痛、膝痛、踝痛或由此引起的跟底痛、前足痛或足趾痛、麻刺感、感觉障碍、功能障碍等症象,实际上是由于并发髌下脂肪垫损害或内外踝后下方软组织损害所引起。我们通过髌下脂肪垫松解术或内外踝后下方软组织松解术多能取得满意疗效。

2、疗效评定标准:

（1）治愈:症象完全消失,恢复正常工作和劳动,未复发,无后遗症。

（2）显效:症象消失,仅有轻度的腰部、臀部或腿部不适症象,恢复正常工作或劳动,无复发。

（3）有效:症象显著改善,仅有某些残余症象;或症象完全消失,后期仍有复发。但平时均能从事一般劳动或正常工作。

（4）无效:症象略有改善或根本无效。

3、治疗效果:

30例中治愈18例,显效4例,有效8例,无失败病例。

在显效的4例中,2例残留上腰酸痛,为腰1–3后关节附着处肌损害未手术松解,因症象甚轻,毋需进一步治疗;1例为腹肌髂嵴附着处损害未手术松解,强劳动后常会引起局部酸痛,弯腰后即消失;另1例在软组织松解术症象消除后因椎管手术不彻底,出现坐位1小时后患侧下肢麻木,站立后即消失,经再次手术症象消除。

有效的 8 例中,2 例腰腿痛消失,1 年半 –2 年后复发;1 例 4 年后复发,但休息 1 个月症象又消失;3 例为后遗腰骶部中度残余痛;1 例腰腿痛虽消失,但原有腓总神经麻痹未改善。估计这些残余症象均属椎管内手术未彻底所引起,其中 4 例经再手术解除了症象。如张某,右腰腿痛 1 年多,1977 年 2 月在外院行腰椎间盘切除术无效,疼痛严重,卧床不起。1978 年 10 月在我院行定型的右腰臀部软组织松解术及右股内收肌群松解术,症象好转,仍残留右腰骶与右足背痛。1979 年 2 月再行腰 $_3$—骶 $_1$ 椎管探查术,切除疤痕组织,松解硬膜外与神经根鞘膜外炎性脂肪,并在腰 $_{4-5}$ 处取出一 3g 重椎间盘突出物,凿除右腰 $_4$ 神经根后方上关节突增生部,术后症象消失,1979 年 8 月 9 日复查,已恢复原工作。

上述显效与有效组中共有 5 例,根据术前椎管造影与肌电图的改变,术中所见硬膜外和神经根鞘膜外脂肪组织粘连的范围,显然是需进行椎管内软组织松解与手术探查的适应症,故施行腰 $_3$—骶 $_1$ 或腰 $_4$—骶 $_1$ 全椎切除术:即彻底切除疤痕组织和黄韧带;彻底松解与移除两侧和硬膜及神经根鞘膜粘连的炎性脂肪;发现有椎间盘突出者同时切除,但椎间盘已钙化者,即使突出程度较大,也毋需凿除;因为彻底松解神经根之间的粘连,同时全椎板减压为神经根创造了退让的条件,不会再引起压迫症象;尽量保护后关节以维护腰骶关节的稳定;发现椎间孔缩小或骨质增生,压迫神经根者,用小骨凿将突出的骨质部分凿除,至神经根减压为止,但应先用神经分离器伸入椎间孔,保护神经根免受损伤。此 5 例经再手术后,摒除了因椎管内病变引起腰腿痛的残余症象,使 30 例的疗效评定进一步提高:治愈 21 例,显效 5 例,有效 4 例。实践说明,这些残余症象与椎管外软组织损害无关。

从椎管内再手术的实践中可以得到启示:彻底的椎管外软组织松解手术所残留的症象应该多考虑是椎管内发病因素所引起。特别在开窗式或半椎板式椎间盘切除术中,当然也包括全椎板式椎间盘切除术未做椎管内软组织松解者,均容易把椎管内病变遗漏或因松解不彻底而造成后遗症,颇值得重视。

本文病例观察最长者 13 年,最短者 3 个月,平均观察 5 年以上,远期疗效满意。手术无并发症或死亡,椎管外软组织松解术是治疗顽固性严重腰腿痛的一种比较安全和行之有效的方法。

二、讨论

自 1934 年 Mixter 等报道手术治疗腰椎间盘突出症之后,国际上引起普遍重视,公认腰椎间盘变性突出压迫神经根是绝大多数腰痛或并发坐骨神经痛的主要发病原因。我国于 1953 年报道并广泛应用,经 40 多年来的实践验证,该手术的疗效并非十分理想。许多病例术后仍有轻重不等的残余症象,不少病例术后根本无效,甚至症象加剧。本文介绍的仅是一般。更发人深思的是,有些病例术中确有巨大的突出物压迫神经根,可是术后不但疼痛未减轻,反而加剧。相反,某些椎管探查阴性,估计无效的病例,术后症象反倒解除。这些现象说明,Mixter 等报道没有穷尽对这种疾病本质上的认识,也没有终止人们对这种疾病有效治疗方法的探索。自 60 年代起,此疗法的应用趋于下降。目前我国许多著名的具有卓越骨科诊疗水平的医院,对此手术的指征掌握极严,仅在特殊情况下或经严格选择的病例中才施行,但仍难免失败。越来越多的医者发现椎间盘切除术治疗腰椎间盘突出症并没有必然的因果关系,这就需要对腰痛或腰腿痛的发病机制进行重新探讨。

1962年起,我院在开展头颈、背、肩、臀、腰、骶、臀、腿痛防治工作的研究中发现,大部分腰痛或腰腿痛是由于椎管外软组织损害所引起。它们具有的所谓典型腰椎间盘突出症传统诊断标准的临床症象和体征,如腰痛并发坐骨神经育、脊柱侧凸与腰脊柱后凸、腰肌僵硬与腰部活动受限、腰椎棘突旁压痛引出坐骨神经痛增剧、直腿抬高试验阳性、敏感性紊乱、反射紊乱、肌萎缩、肌力减弱等等,实际上乃是椎管内外软组织无菌性炎症病变的共有症象和共有体征,决不是腰椎间盘突出症的固有症象和固有体征。

与此同时,为了进一步提高对腰椎间盘突出症的认识,我院还开展了椎管内病变的研究。通过椎管外软组织松解术,治疗既有椎管外又有椎管内的发病因素引起的腰腿痛的混合型病例,筛选出不典型的但主诉相当严重的腰腿痛症象,乃是真正的椎管内病变引起的固有症象。从而建立了诊断和鉴别诊断方法,提高了我们对椎管外软组织损害性腰腿痛与椎管内病变(即腰椎间盘突出症、椎管狭窄症、硬膜外与神经根鞘膜外炎性脂肪增殖、马尾肿瘤等)引起的腰腿痛疾病的认识。

此外,临床实践揭示,这种椎管内病变的疼痛原因与硬膜外和神经根鞘膜外脂肪组织的损害以及某些未知因素引起的原发性无菌性炎症病变有密切的关系。

我们总结本文的目的,在于通过客观临床资料的分析对腰腿痛的本质引出应有的认识。本文30病例全是外院按照传统的腰椎间盘突出症的诊断标准来认识的。如今这些病例通过椎管外软组织松解术彻底消除或明显改善了症象,说明这些临床症象与椎管外软组织损害倒有真正的因果关系。同时又提示,过去在腰椎间盘突出症的诊断和治疗上确有混淆之处,而影响人们去澄清其主要原因,这是由于被椎间盘切除术在不同程度上解除了若干病例的病痛的现象所迷惑。为什么这种椎管内手术对椎管外软组织损害性病变也有一定的治疗效果呢?这是因为单纯的腰部深层肌在腰椎椎板、骶骨背面、髂嵴和骶髂关节内缘附着处的无菌性炎症病变,不但可以引起腰臀痛,而且可以产生下肢放射痛与神经压迫症象(麻木、麻痹或瘫痪),所以把该处的腰部深层肌彻底游离,可使上述症象完全消失。现就下述问题提出我们的看法。

1、为什么在单纯的椎管外软组织损害性腰腿痛或并发椎管内病变的腰腿痛(即混合型),经施行椎间盘切除术后对部分病例会有效?这主要是这两类病种所具有的典型腰痛并发坐骨神经痛多来源于腰椎棘突旁与骶中嵴旁或腰椎椎板与骶骨背面上的腰部深层肌,它是椎管外软组织损害性腰腿痛的多见症象,与椎管内病变引起腰腿痛的的多见症象——不典型的腰腿痛,有截然不同的临床表现。当椎间盘切除术时,附带性地将此肌从棘突、骶中嵴、腰椎椎板和骶骨背面上剥离,消除了发痛的病变区域,于是就收到治疗效果。可见,解除这种典型的腰痛并发坐骨神经痛多是椎管外软组织松解术的作用,不是切除突出椎间盘的结果。在这里还须进一步指出,椎间盘突出是椎间盘本身的退行性变化,发生率较高,常可与单纯性椎管外软组织损害性腰腿痛同时并存,只要这种突出物对神经根末梢引起神经机能障碍与神经根鞘膜外或硬膜外脂肪组织的继发性无菌性炎症刺激时,临床上多不易引起任何症象。

2、有些椎间盘切除术病例为什么术后常有残余痛存在或症象消失后容易复发?主要是这样的附带性骶棘肌与多裂肌的松解是不彻底的,因而在腰部深层肌的后关节、髂嵴与骶髂关节内缘附着处等仍留有无菌性炎症病变。术后只能达到减轻症象的目的或症象消失一个阶段后仍有机会再度复发。

3、椎间盘切除术为什么常会无效？实践证明,腰腿痛的发病区域可在腰骶部、臀部或大腿根部等病变软组织中发生,或三者并存。倘使发病区域主要不在腰部深层肌而在臀部等诸肌,那么这种手休仅附带性地将骶棘肌与多裂肌等松解是不可能收到预期疗效的,结果就会失败。

上述看法是不是因此就否定了腰椎间盘切除术本身呢？不,结论只是对腰椎间盘切除术的应用范围和对象要有一个正确的估价。过去我们曾报道过,突出的椎间盘对神经根的机械性压迫依据其不同的程度和无菌性炎症病变的有无,可区分为①无症象;②有麻无痛;③有痛无麻;④即麻又痛等4种临床表现。为了解除因椎管内病变引起的后3种固有症象,腰椎间盘切除术是一种不可缺少的重要的对因治疗手段。当然治疗原则着重于解除机械性压迫和消除无菌性炎症病变的刺激,所以采用腰$_3$—骶或腰$_4$—骶全椎板切除的手术方法,既易于切除突出的椎间盘,又便于彻底松解硬膜外与神经根鞘膜外粘连的病变脂肪组织,此两者在手术中是不可偏废的。此外我们通过大量的临床实践,证明腰椎3或4节全椎板切除术,只要不破坏后关节,对脊柱的稳定性并无影响。

宣蛰人　赵龙海　袁鑫

（原载《中华骨科杂志》1981;2:87—91）

软组织松解术治疗严重腰腹痛远期疗效观察

1969年起,我们在对严重腰痛或腰腿痛伴有腹痛的患者作椎管外软组织松解手术的临床研究中,发现腰部软组织无菌性炎症病变也会引起腹痛,故将本病命名为软组织损害性腰腹痛,简称腰腹痛,现报告如下：

一、临床资料

（一）一般资料

男4例,女4例;年龄24~48岁,平均40.5岁;病程21个月～40年。发病时主诉先腰痛后腹痛者4例,先腹痛后腰痛者2例,检查发现腰部有压痛者2例。

（二）外院诊治情况

本组病例外院多诊断为：①消化道疾患,如肠痉挛、胃病、胰腺炎、胆囊炎、肠蛔虫病、慢性肠梗阻等;②泌尿系疾患,如尿路感染、输尿管结石、慢性肾盂肾炎等;③妇科疾患,如附件病、慢性盆腔炎等;④神经系统疾患,如植物性神经功能紊乱、神经官能症等;⑤其他：腹腔肿瘤、迁延性肝炎、腹部手术后遗症等。每一病例均经多种非手术疗法治疗,但症象日趋严重,以致丧失劳动能力和影响生活。其中2例曾在外院诊断为腹腔肿瘤而作剖腹探查,结果阴性。

（三）本院诊疗情况

本组 8 倒根据腰部软组织压痛点的部位与分布范围进行不同的腰部软组织松解术。术后腰腹痛立即消失。并发其他部位疼痛者，术中或后期施行各种不同部位（如胸椎棘突旁、臀部、股内收肌群耻骨附着处、髋下脂肪垫等）的软组织松解术，也取得满意疗效。观察时间最长者 7 年，最短者 3 个月，平均观察 4.5 年，腰腹痛从未复发。现举典型病例如下。

例 1：男性，48 岁。慢性持续性腹痛 40 年。每年突发 10 多次，每次历时 2-6 天。发作时左上腹可触及一包块，剧痛难忍。痛剧时全身抽搐，常伴有恶心呕吐、四肢发凉和昏厥等，长期丧失劳动能力。11 年前又出现左腰腿痛，卧床不起 8 年之久多方医治无效。我科主要根据左腰 1-3 棘突与左腰 2-3 横突尖敏感的压痛点以及按压时会使左上腹痛立即消失的阳性体征及左下腰部与左臀部的压痛点诊断为左腰腹痛合并左腰腿痛。1969 年 5 月 31 日行左腰臀部软组织松解术后，症象缓解，腹痛与左上腹包块消失。从 1971 年起能参加农业生产。残留左髋酸痛、自行穿鞋不便和腰部偶有酸胀。于 1972 年 3 月补行左股内收肌群耻骨附着处松解术后，症象消除。1976 年 5 月通讯随访，腹痛未复发，每天坚持劳动，经常肩挑 30-35kg。

例 2：女性，40 岁。左上腹痛 1 年 9 个月，持续性痛如刀割样难忍。1 年后疼痛向左胸及左肩发展，全腹痛，左上腹可摸及一包块，触痛甚剧。外地医院及上海各院先后诊断为肠痉挛、神经官能症、左后腹膜肿瘤或胰腺肿瘤，并作部腹探查，结果阴性。术后疼痛未减。最后转我院诊治，发现左腰椎横突尖压痛敏感，按压左腰 $_2$ 横突尖后左上腹痛立即消失，诊断为左腰腹痛。1972 年 1 月 15 日行左腰 $_{1-5}$ 横突软组织松解术，术后腹痛与包块均立即消失。6 年 8 个月后复查，腰腹痛无复发，长期从事教学工作。

二、诊断及手术方法

腰腹痛在临床上并非很少见，但过去缺乏认识，多被误诊，以致经久不愈。所以，掌握本病的诊断依据，其为重要。作出诊断以前，应完成各项必要检查，以排除内、外、神经、泌尿、骨、妇等科能引起类似疼痛且有因可查的疾病。然后，根据腰部压痛点决定诊断，其压痛点主要有三：腰 $_2$ 横突尖；第 12 肋骨下缘；腰 $_{1-3}$ 椎板和后关节的肌附着处等。

检查方法：患者站立，在脊柱过伸位上，令患者以手压住上腹部的疼痛部位，然后检查者两手拇指按压腰 $_2$ 横突尖。若患者感病侧横突疼痛剧烈，而上腹部疼痛与压痛消失者，多系腰椎横突软组织损害的传导痛；若仅感腹痛明显好转但仍有残余痛，而当顺序按压第 12 肋骨下缘与腰 $_{1-3}$ 椎板和后关节压痛点时腹部残余痛消失者，则多系腰部软组织损害的传导痛。若腰部按压时上腹痛无明显减轻，则应考虑腹腔内病变。对单侧腰腹痛患者，也可在侧卧位上检查。以上方法基本可靠，但个别腹腔癌症病例常会合并严重的腰腹痛，按压腰椎横突时也可使腹痛减轻而致误诊。我们曾遇到一例施行腰椎横突软组织松解术无效，最后确诊为肝癌的病例。所以在作腰腹痛诊断以前，对腹部疾患的可能性千万不可疏忽。对可疑病例，进行剖腹探查仍是必要的。但是因腹痛进行剖腹探查阴性的病例，就要考虑腰腹痛的可能性。此外，腰腹痛还需与腰大肌筋膜损害引起的上腹痛相鉴别。后者典型的临床表现除上腹部该肌表面有明显的深部压痛外，患者髋部还因腰大肌筋膜的挛缩而处于前屈位，致使下肢不能完全伸直。当被动伸直时会增重上腹痛;若将患髋超伸展,上腹部就会引出剧痛。

腰部软组织松解术方法简介:患者俯卧,持续硬膜外麻醉。于腰$_1$—骶$_4$背侧正中线上作直线皮肤切口,广泛钝性剥离皮下脂肪,暴露一侧腰背筋膜后叶、腰$_1$棘突—骶$_4$中嵴、背阔肌内缘、骶髂关节、髂后上棘与部分髂嵴等。将腰背筋膜后叶自上内方(起自胸 10 棘突附近)直至下外方(止于腰三角区内缘的髂嵴)纵行偏斜切开,先作腰部深层肌游离术。将骶棘肌沿腰背筋膜前叶由外向内推离,暴露腰$_{2-4}$横突尖;由此向上切开第 12 肋骨附着的腰髂肋肌与部分下后锯肌,暴露腰$_1$横突尖;再向下切开髂嵴内段与骶髂关节内缘附着的腰背筋膜后叶与腰部深层肌,暴露腰$_5$横突尖。自腰$_{1-5}$横突由外向内沿后关节、椎板和骶骨背面切开附着的腰部深层肌;再由腰$_1$棘突—骶$_4$中嵴切开附着的腰背筋膜与韧带,将腰部深层肌由内向外沿椎板直至后关节与骶髂关节内缘剥离,使此肌自腰$_1$—骶$_4$的骨骼上完全游离(仅保留骶角与骶骨尖部的附着处),并切除创面上无生活力的肌肉组织。然后进行腰椎横突与第 12 肋骨下缘的软组织松解术。先在腰$_{1-4}$每一横突尖上将附着的腰背筋膜前叶或肌肉沿骨骼切开。以后用骨膜剥离器沿第 12 肋骨后方骨膜向下紧靠腰背筋膜前叶附着处钝性剥离并切开,使自此肋骨内侧靠近肋结节韧带至外侧的大部分肋骨下缘附着处分离。操作要细致,忽损伤胸膜形成气胸。如此就使腰$_{1-2}$横突与第 12 肋骨之间变性挛缩形成束条样拉紧的腰背筋膜前叶彻底放松。创腔内放置负压引流橡皮管。仅缝合皮下组织与皮肤,以保证切开的腰部深层肌彻底放松。术中输血 200—400ml。

三、讨论

(一)发病机制

根据我们的认识,软组织损害性腰腹痛的发病机制与其他部位的损害性疼痛一样,也有两个主要环节:

1、急性损伤或慢性损害引起的疼痛(原发因素)。其好发部位多在骨骼肌与筋膜等附着处。急性损伤时,由于这些软组织受损,其出血及坏死组织的分解,使附着处的神经末梢受到创伤性无菌性炎症的化学性刺激而引起疼痛。慢性损害的发生,也是肌肉和筋膜等受到大量的牵拉性刺激,日积月累局部形成与急性损伤后遗同样的病理变化。这些病变组织受到上呼吸道感染或其他感染以及过度劳累等内部因素的影响,或轻度外伤、气候改变、寒冷、潮湿等外界刺激的诱导,往往引起疼痛的发作。即当炎症增剧时,疼痛加重;炎症消退时,疼痛减轻或消失。

2、疼痛引起的肌痉挛(早期继发因素)和肌挛缩(晚期继发因素)。如前所述,这种损伤或损害引起肌附着处软组织的疼痛,必然累及与其相关联的肌群,使之过度紧张而出现反射性(或保护性)肌痉挛。因此有人对这个发病机制概括为"痛则不松,不松则痛"。如果肌痉挛经久不愈,则加重肌附着处的软组织以及肌肉和筋膜本身的血供不良,从而引起新陈代谢障碍和营养障碍,加重疼痛。在如此持续的恶性循环下,原有的炎症反应就向着炎性粘连、炎性纤维组织增生等病变过程发展,使本来不很严重的疼痛变为严重的疼痛,最后造成肌挛缩。变性挛缩的软组织所产生的机械性压迫作用于周围神经时,可出现不同程度的肢体放射性麻木、麻刺感甚至完全瘫痪的神经压迫症象。作用于血管时,可引起肢体的血运障碍,远端发生色泽暗紫、发凉、水肿及脉搏减弱等现象。综上所述,作者把整个病理发展过程可概括为"因痛增痉(挛),因痉(挛)增痛"。

当上述病理过程发展时,腰痛就会经久不愈,向下引起臀、膝、踝痛及典型的坐骨神经放射痛等;向上引起背、肩、项颈、头、肘、腕痛及典型的臂丛神经放射痛等。在疼痛的传导部位日久还会形成继发性损害甚至引起植物性神经功能紊乱等诸种症象。当软组织损害性腰痛向前发展时,则可以引起腰腹痛,而出现下列腹部症象。例如,腰$_3$以上的腰部深层肌附着处损害可引起肋弓痛、上腹部不适或腰带样紧束感、腹胀、上腹痛(严重病例常因疼痛引起肠痉挛形成触痛敏感的腹腔内包块)、嗳气、反酸、呃逆、胃纳不佳、习惯性便秘、慢性腹泻等。腰$_4$—骶$_2$的腰部深层肌附着处损害可引起下腹部不适、下腹痛、股内收肌群耻骨附着处痛、性功能减退或消失(男性的阳痿、早泄,女性的性欲冷淡等)、月经失调等。骶$_2$以下腰部深层肌附着处损害也可引起肛门或会阴部不适、刺痛、麻木或两者间软组织痉挛等。它们按损害部位的高低而有区别。

椎管外软组织损害的无菌性炎症的病理变化已在我院病理科光学显微镜和上海生理研究所电子显微镜的观察下获得证实。结合临床所见说明:疼痛是无菌性炎症病变软组织的化学性刺激,直接作用于椎管外神经末梢、神经支鞘膜外神经末梢或椎管外神经末梢、神经支鞘膜外神经末梢或椎管内神经根鞘膜外和硬膜外神经末梢的结果。不过,何以腰部软组织损害会引起腹痛? 两者间的通路空间是神经传导,还是肌性因素? 均有待今后探索。

(二)治疗原则及手术指征

根据腰腹痛的上述病理发展过程,作者把治疗原则可概括为"去痛致松,以松治痛"。即彻底消灭腰部压痛点上无菌性炎症的病变基础。其中,对早期肌附着处仅有炎症反应与炎性粘连引起肌痉挛的病例,可施行各种有效的非手术疗法。例如压痛点强刺激推拿疗法,通过在压痛点上滑动按压,对神经末梢与其周围炎性组织之间起到间接的松解作用,从而阴断疼痛的传导,促使肌痉挛随之放松。只有这样,腰痛、腹痛才能消失。如果推拿的疗效不持久,则可改用压痛点银质针针刺治疗。这种非手术疗法对肌痉挛或肌挛缩初期的大量病例具有较明显的疗效。但是对症象极为严重的腰部深层肌本身及附着处已形成晚期挛缩和变性的少数病例,则非手术疗法难以治愈,可施行腰部软组织松解术。我们认为,通过骨骼肌、筋膜、韧带、骨膜、脂肪等附着处以及血管和神经鞘膜周围结缔组织的切痕、切开、切断、分离、剥离和游离等,不但彻底阴断了这些病变组织中神经末梢对无菌性炎症化学性刺激的传导,达到无痛;而且还直接放松了挛缩的肌肉和筋膜,改善了血循环和新陈代谢情况,促使变性组织逐渐转化为正常。这样,消灭了腰痛的发病因素,就会使腹痛自然消失。

软组织松解术与其他外科手术一样必须严格掌握其手术指征。

1、病情严重,影响工作与日常生活,经多种非手术疗法治疗无效或仅能暂时性缓解,时间达半年以上者。

2、个别病情特别严重者,虽则病程较短,但由于工作或健康情况等需要,而非手术疗法治疗无效又缺乏其他有效疗法时,也可极其慎重地考虑本手术。

3、上述病例必须是无手术禁忌症和对手术治疗是有迫切要求者。

宣蛰人 袁鑫 赵龙海

(原载《中华外科》杂志 1983;9;547-549)

软组织松解术或结合粗隆部成角截骨术治疗成人股骨头缺血性坏死合并严重腰腿痛

成人股骨头缺血性坏死常出现于外伤、大量放射治疗或大量激素治疗的后期,也可发生于动脉硬化或髋关节面长时间受机械性压迫的结果,但临床上最多见的是股骨颈骨折三刃钉内固定术的后期病例。常规的治疗方法为髋关节固定术或人工股骨头置换术。作者研究了应用软组织松解术或结合粗隆部成角截骨术治疗本病取得满意疗效。现报告如下:

一、病例分析

(一)一般资料

男 6 例,女 10 例。左侧 9 例,右侧 5 例,两侧 2 例。工人 9 例,职员 5 例,家务劳动者 2 例。年龄 25~62 岁,平均 48 岁。

(二)发病原因

三刃钉内固定术后股骨颈骨折骨性愈合、后期继发股骨头缺血性坏死者 12 例(75%),其中外院治疗 7 例,我院治疗 5 例,病因不明者 4 例(15%),其中 2 例均为双侧股骨头缺血性坏死,无外伤史,估计与外院长期给服止痛剂或激素有关。

(三)临床体征

本组病例的患肢均有轻重不等的肌萎缩和或轻或重的前屈、内收与外旋畸形,以致患肢不同程度的缩短,足部因之不能着地负重。疼痛是本病的主要体征之一,以患侧臀部(1 例为腰臀部)、髋部与大腿根部最严重,多传导至膝部,不少病例还涉及小腿外侧或足部。全部病例均属持续性严重疼痛,即使休息也无法缓解,常影响夜间入眠。1 例因痛卧床不起,15 例也只能短时扶拐勉强移动,严重地影响生活能力。每一病例在其主诉疼痛的臀部(或腰臀部)、髋部与大腿根部或膝部、内外踝后下方软组织损害的特定部位均有极其敏感的压痛点,以股内收肌群耻骨附着处与阔筋膜张肌、臀中小肌髂翼外面附着处最突出。如果在压痛点上施行强刺激推拿或银质针针刺等治疗, 也可收到不同程度的暂时性缓解疼痛的效果,但不能持久。

(四)X 线检查

本组病例中有 7 例为股骨头部分坏死, 其中外 1/2 部坏死者 4 例,外 1/3 部坏死者 3 例,9 例为股骨头完全坏死,其中 2 例为双侧病例。尽管这 2 个病例的左右股骨头均呈缺血性病变,但在临床检查中发现,疼痛仅在一侧出现,且压痛点敏感;而无症象的另一侧因无压痛点存在,故未行治疗。由此可知,股骨头缺血性坏死的疼痛与其外周的软组织损害是有不可分割的关系。

(五)外院诊疗情况

9 例外院治疗病例中,因股骨颈骨折行三刃钉内固定术者 6 例;另 3 例的病因不明。外院均诊断为股骨头缺血性坏死,建议施行人工股骨头置换术。患者对手术有顾虑,来我院诊治。

（六）本院治疗情况

本组病例分两种手术方式进行治疗。

1、对大腿的内收、前屈、外旋畸形不严重和股骨头变形较轻(股骨头基本上保持球形)的 10 病例,根据患侧软组织压痛点的分布施行不同类型的软组织松解术。

（1）先行单侧腰臀部软组织松解术加股内收肌群松解术解除腰臀髋腿痛;后期补行同侧腰 $_2$ 水平背伸肌群横断术解除上腰痛与髌下脂肪垫松解术解除膝痛者 1 例。

（2）先行单侧臀部软组织松解术加股内收肌群松解术以解除臀髋腿痛;后期补行髌下脂肪垫松解术解除膝痛者 2 例。

（3）单侧臀部软组织松解术加股内收肌群松解术以解除臀髋腿痛者 7 例。

以上每一病例当彻底松解了挛缩变性的软组织(特别是股内收肌群、阔筋膜张肌以及臀中小肌等)以后,疼痛立即消失,大腿的前屈、内收、外旋畸形也明显改善或消失。术后 10 天起床徒手步行锻炼,迅速恢复满意的下肢功能。仅 2 例由于坏死的肌骨头变形稍重,术后不能完全消除髋内翻畸形,短程行走尚好,但不能长程步行。后期补行粗隆间截骨加弯曲髓内钉内固定术(简称截骨弯钉内固定术),就完全恢复了下肢功能。我们结论是:不处理缺血性坏死的股骨头,单独地松解臀部(或腰臀部)、髋部与大腿根部的病变软组织,也可完全解除臀髋痛。于是进一步明确了股骨头缺血性坏死的疼痛来源于其外周的病变软组织,而坏死的股骨头并非疼痛的原发因素。

2、对大腿的内收、前屈、外旋畸形严重的股骨头变形严重的 6 病例,即使患侧软组织的压痛点十分敏感,均先施行粗隆部成角截骨术。

（1）对 45 岁以上的 4 病例采用截骨弯钉内固定术,其中仅 1 例因股骨头变形特别严重,估计术后髋部伸屈功能不佳者,术中施行了股骨头切除术结合截骨弯钉内固定以取代髋人字形石膏外固定,从而避免了老年患者容易出现的石膏包扎并发症。这 4 病例术后原有疼痛均立即消失,10 天起床徒手步行锻炼,迅速恢复满意的下肢功能(其中 1 例因患侧膝痛与踝痛严重,截骨弯钉内固定术前先行髌下脂肪垫松解术与内外踝后下方软组织松解术消除其症象,故有满意的疗效)。

（2）对 25-28 岁的 2 例,由于年青人无石膏包扎禁忌症,仍采用粗隆下成角截骨术加髋人字形石膏外固定。其优点在于手术较截骨弯钉内固定术更小,操作更简易,后期 2 个月,均恢复了满意的下肢功能,也无臀髋痛出现。仅 1 例因残留大腿根部痛严重,后期补行股内收肌群松解术,亦消除了症象。

以上的粗隆部成角截骨术病例虽则疗效良好,但有些病例当工作劳累后或气候变迁时常感臀髋部不适或轻度酸痛,休息后就好转。体检中发现局部仍有压痛点存在,但痛度远较手术前减轻。此外,还发现截骨术病例的跛行步态也较单纯的软组织松解术者要好得多,有些病例行走时在外观上几乎一点也看不出来。

为什么这两种成角截骨术可以缓解臀髋部的严重疼痛呢? 我们认为,这样的截骨矫正促使粗隆部上段的股骨处于内收位与下段股骨处于外展位,就间接地放松了臀髋部外侧致痛的病变软组织,特别当中断病变的臀大肌、阔筋膜张肌与臀中小肌等附着处的牵拉性刺激之后,就使原有疼痛消失。但是,这种软组织的间接放松决没有像直接的臀部软组织松解手术那样完全彻底,常会残留疼痛的病变基础,日后可出现小发作。如果症象不重,可用压痛点强刺激推拿或银质针针刺等治疗消除其症象;如果症象严重仍可考虑行软组织松解术以彻底治愈。这方面我们早在粗隆部成角截骨术治疗髋部的其他病种中获得证实。

何以粗隆部成解截骨术病例的跛行步态远较软组织松解术者改善得多? 我们的认识是,本手术较好地矫正了股骨的负重力线,有助于重建下肢功能。主要是:①成角截骨术矫正了髋部内翻、前屈、外旋畸形,下肢处于外展、伸展位上会增加患肢的长度。②成角造成的过度外展的患肢站立时必须适度内收,会使因股骨头坏死缩短而上升的大粗隆相应地下降,则臀小肌机能不全就会获得改善。如此,就使患者的跛行步态显著好转。

(七)随访所得

1983 年 8—12 月间进行复查,本组 9 例均恢复了原工作,无疼痛复发,大腿的前屈、内收、外旋畸形显著改善或消失,下肢功能满意(例 1、2、4),仅 1 例需行成角截骨术(例 3)。X线复查:本组病例术后尽管髋部活动量增多,下肢承受压力增加,但股骨头缺血性坏死的病变完全静止,且有明显改善。观察时间最长 23 年 4 个月,最短 9 个月,平均 7.5 年,远期疗效满意。

二、典型病例

例 1:张×珍,女,45 岁,工人。右股骨颈骨折,1973 年 5 月 28 日行三刃钉内固定术。1年后拔钉,渐感右臀髋腿痛,发展为大腿前屈、内收、外旋畸形,需扶拐勉强跛行。右臀部 10月 29 日行右臀部软组织松解术加股内收肌群松解术,症象完全消失。6 年 2 个月后复查,下蹲与直腿抬高均正常(因股骨头未变形);长期从事原工作;退休后每日负担 6 口之家的家务劳动;有时登高山、走长路等均无疼痛复发,无后遗症。

例 2:邵×珍,女,45 岁,工人。左股骨颈骨折,3 年半前外院曾行三刃内固定术。3 个月后起床即感右臀髋痛,放射至膝部。逐渐发展为大腿前屈、内收、外旋畸形,需双拐支撑勉强跛行。外院建议人工股骨头置换术。左臀部与大腿根部压痛点敏感。X 线提示左股骨头完全缺血性坏死和变形。1979 年 4 月 30 日行左臀部软组织松解术加股内收肌群松解术,疼痛消失。10 天起床行走,能徒手上下楼梯锻炼。因跛行明显,不能坚持较长路程。1980 年 5 月31日再行截骨弯钉内固定术,症象完全消失。3 年 3 个月后复查,患肢直腿抬高 70°,下蹲患髋屈成 90° 角(因股骨头变形严重);长期从事原工作;退休后负责家务劳动,能跑能跳,常外出旅游,行走步态与正常人一样。疼痛未复发,无后遗症。

例 3:赵×信,男,52 岁,乐队指挥。1968 年右股骨颈骨折,在北京行三刃钉内固定术。4年后出现左臀髋痛、大腿呈前屈、内收、外旋畸形,需扶拐勉强跛行。右臀部与大腿根部压痛点敏感。X 线提示右股骨头外 1/2 部缺血性坏死和变形。北京与上海有关医院建议行人工股骨头置换术,患者有顾虑而来我院诊治。1979 年 4 月 28 日行左臀部软组织松解术加股内收肌群松解术,臀髋痛消失,患髋外展、下蹲与直腿抬高同健侧一样。因感左膝痛,同年 12 月补行左髌下脂肪垫松解术,症象显著好转。1983 年 10 月 29 日笔者赴北京复查,患者去青海演出未遇。其妻告知,术后长期恢复工作,行走时有跛行步态,不能行长程,劳累时出现髋痛。嘱患者来院接原治疗计划行截骨弯钉内固定术。

例 4:励×棣,女,53 岁,教师。右股骨颈骨折,1980 年 5 月 16 日行三刃钉内固定术,4

个月后起床锻炼。行走 5 个月,感右臀腿痛。X 线提示右股骨头完全缺血性坏死和变形。拔钉后症象更剧,出现严重的大腿前屈、内收、外旋畸形,需扶拐勉强跛行。右臀部、大腿根部、髌骨下缘与内外踝部压痛点敏感,以膝痛与踝痛更为突出。1983 年 1 月 4 日先行右髌下脂肪垫松解术与内外踝后下方软组织松解术,1983 年 3 月 22 日行截骨弯钉内固定术,以及 1983 年 9 月间拔钉术后,症象完全消失,可正常下蹲和走较长路程。但劳累后仍感臀部酸胀。局部压痛点较术前明显减轻,推拿后症象可立即消失。建议日后症象严重时行压痛点银质针针刺疗法治疗。

例 5:王×英,女,25 岁,工人。1970 年左股骨颈骨折,外院行三刃钉内固定术。3 个月后下地即感左臀髋痛,大腿前屈、内收、外旋畸形。1 年半后拔钉。跛行步态明显,左臀部与大腿根部压痛点敏感。X 线提示右股骨颈骨折内翻畸形愈合,股骨头完全缺血性坏死。1980 年 3 月 11 日行粗隆部成角截骨术加髋人字形石膏外固定。3 个月后拆除,行走时疼痛消失。因感大腿根部痛,4 个月后补行左股内收肌群松解术。2 年半后复查,长期从事原工作,无疼痛复发,下蹲与直腿抬高均正常,能走长路,步态看不出跛行。

例 6:王×贞,女,63 岁,退休工人。左臀腿痛传导至小腿外侧 6 年,逐渐增重,发展到只能坐,不能行走、站立或下蹲,大腿呈前屈、内收、外旋畸形。不能侧卧,因痛夜间难以入眠。左臀部和大腿根部压痛点敏感。左直腿抬高仅 15 度,有剧痛。X 线提示左股骨头完全缺血性坏死。1981 年 4 月 28 日行左臀部软组织松解术加股内收肌群松解术,症象消失。2 年 5 个月后复查,术后恢复家务劳动,无疼痛复发;恢复侧卧与下蹲,经常连续徒手步行 5km 以上,无不良反应。

三、讨论

传统的概念是,股骨头缺血性坏死是疼痛的原发因素。可是临床上常遇到某些股骨头完全或部分坏死而无疼痛的病例。在股骨颈骨折应用三刃钉内固定术病例的复查中也时有发现。本文中两例双侧病例就各有一侧完全坏死的股骨头却并无疼痛发生。为什么有些股骨头缺血性坏死会出现严重的剧痛,而有些病例却无此症象呢? 这个问题始终没有弄清楚。20 多年来,作者在对严重腰腿痛的临床研究中,发现伴有先天性髋关节脱位或半脱位、髋关节骨关节病等畸形的患者依据压痛点分布进行了相应的软组织松解术,也消除了疼痛。以后,把这个认识应用到股骨头缺血性坏死的疼痛病例上去,施行了软组织松解术治疗。通过本组 10 例的临床检验,也得得消除疼痛的相同效果。进一步明确了股骨头缺血性坏死的疼痛来源于髋关节外周的无菌性炎症病变软组织;坏死的股骨头不是疼痛的原发因素。以这个概念来解释前述的粗隆部成角截骨术之所以也能缓解股骨头缺血性坏死病例的疼痛现象,主要是当股骨上段截骨成角以后,无形中间接地放松了髋臀部病变软组织,中断了肌附着处无菌性炎症病变的牵拉性刺激以后,达到"以松治痛"的治疗目的。这一解释应该说也是符合客观事实的。

对成人股骨头缺血性坏死的常规治疗不外乎下列两种方法,即髋关节固定术或人工股骨头置换术。对髋关节固定术来讲,要使血供不良的股骨头与髋臼达到骨性融合,条件是极差的。而且手术操作比较复杂,必须先把股骨头暂时性脱位,才能彻底凿除髋臼面上病变的软骨和不渗血的骨骼。股骨头复位后还需凿取同侧的髂骨骨片植入其间,以创造髋关节骨性融合的条件;并用股骨颈钉内固定,以防止骨骼的变位或滑脱。术后再需较长时间的髋人字形石膏外固定。因此手术指征就显得相当狭窄,对45岁以上的病例多是不适用的。为此,40年代起,不少学者从事人工股骨头置换术的研究,应用假体取代坏死的股骨头,以保持髋关节的良好活动,还可避免石膏包扎对老年患者的并发症。可是通过40多年的临床检验,人工股骨头置换术虽有相当的近期疗效,但远期疗效不够理想。更由于并发症较多,很难令人满意。因此,对本病的治疗方法仍有待进一步探讨。

现在,我们报告了软组织松解术与粗隆部成角截骨术治疗成人股骨头缺血性坏死的临床经验,它的远期疗效满意。全部病例既解除了因软组织无菌性炎症病变引起的疼痛,又保全了髋关节满意的活动度。经长期观察未发现任何晚期并发症,而患肢的使用价值远超关节固定术或人工股骨头置换术。为此特推荐为治疗股骨头缺血性坏死合并严重腰腿痛的一种新疗法。

宣蛰人 赵龙海 包祖良

(原载《中西医结合软组织疼痛学术会议论文汇编》(上海)1984;142-147)

软组织松解术治疗人工股骨头置换术
后遗严重腰腿痛2例报告

人工股骨头置换术常会后遗腰臀髋腿痛,但是目前国内外文献中还未见有效治疗方法的报道。1975-1982年间,作者应用软组织松解术治疗髋关节骨关节病与股骨头脱位骨折,经外院施行人工股骨头置换术后遗严重疼痛者各1例,疗效满意,兹报告如下。

一、病例简介

例1:戎×仙,女,48岁,医务工作。1967年起,行走时常感左髋酸痛。症象不重,每天仍可以完成下厂、下地段搞卫生工作,均徒手步行,未曾休息。后经X线片证实为左髋关节骨关节病,外院劝说患者作手术治疗。1973年6月间行左人工股骨头置换术(术中并发大粗隆骨折)后出现严重的持续性左腰臀髋腿痛,且有间歇性突发加剧。行动不便,需用单拐支撑行走。多种非手术疗法医治无效。该院考虑疼痛与人工股骨头和髋臼的大小不相称有关,1974年11月间重行手术,以比较合适的钛制人工股骨头替换不锈钢制人工股骨头;术中还进行了左臀部坐骨神经周围软组织的松解术。术后腰臀髋腿痛更剧,不能起床,卧位中难以转动身体或翻身。勉强起床站立或行走,非用双拐支撑不可,为时极短。不能自理生活,十分痛苦。该院曾组织全市性骨科大会诊,均未提供有效的治疗办法。本科会诊时发现左腰臀部和大腿根部特定部位的软组织损害性压痛点敏感。尽管患髋第一次手术中并发大粗隆骨折的畸形愈合存在,以及人工股骨头有股骨上端髓腔中逐渐松动,下陷形成较重的髋内翻,导致股骨内收和短缩畸形出现,但我科对其疼痛的诊断仍考虑为左腰臀部和大腿根部软组织损害,建议试行软组织松解术。1975年转入我院,6月7日行左腰臀部软组织松解术及左股内收肌群松解术。术中发现左腰臀部各层软组织广泛粘连,均彻底松解。坐骨神经周围软组织已在该院第二次手术中附带地松解,所以神经全被瘢痕组织所包围,不能重复手术。其他手术步骤按常规进行。术后左腰臀髋腿痛消失。10天拆缝线,创口一期愈合,能徒手慢行,毋需双拐支撑。但行走稍久,位于人工股骨头与股骨干近端衔接处的髋部出现深层痛,症象不重,口服消炎痛片可缓解。臀部创腔内积液经久未消,每日早晚2次抽除,总量多时可达150ml左右。26天后创腔继发积液感染,遂作切开引流处理。由于臀部前后经历了3次手术,其肥厚的皮下脂肪层的血运不良,修复能力很差,致创口约半年之久才二期愈合。

8年4个月后复查:X线复片提示人工股骨头下陷更严重,但腰臀髋腿痛消失,能坚持连续徒手行走,有时可达5km,还可自行下蹲和站起,患肢功能满意。由于股骨的内收、外旋与短缩等畸形存在,下蹲只能屈髋90°和行走时即出现明显的跛行步态;还因身体肥胖,重心不稳,行走较久就感患肢疲累以及久走后出现髋部隐痛。为了避免发生意外,外出时嘱其用手杖保护下行走。术后半年就恢复轻便工作,持续5年。每日早晚2次赶乘公交车辆上下班,也均胜任。现因年老而退休,仍从事轻家务劳动和自行料理生活,常往返于上海与青岛之间。8年来症象未加重,久走后出现的髋部人工股骨头与股骨干近端衔接处深层痛如旧,仍需服用消炎痛片缓解,患者对软组织松解手术满意。

例2:石×英,女,45岁,建筑工人。1980年9月间自3m高梯跌下,发生左髋关节脱位。当地医院手法整复未成,并发股骨颈骨折(合关股骨头脱位),遂改作人工股骨头置换术,但术中又并发了大粗隆骨折。术后臀髋腿痛严重,影响行动,需单拐支撑勉强移行。多种非手术疗法医治无效,长期失却生活能力。1982年9月初,作者路过兰州被邀会诊。发现患者的左髋内翻、股骨内收、外旋与短缩等畸形轻度,以及左臀部,大腿根部和髌下脂肪垫的压痛点敏感,所以对疼痛仍考虑左臀部和大腿根部(包括髌下脂肪垫在内)软组织损害所引起,建议行软组织松解术。1982年9月间转来我院,10月10日先行左臀部软组织松解术及左股内收肌群松解术。术中发现臀部皮下脂肪层连同臀筋膜广泛变性,粘连严重,局部组织有水肿;接近髂嵴处的粘连最紧,呈瘢痕化,需用拇指作有力的钝性分离。其他各层组织也粘连较重,手术步骤按常规进行。术后臀髋腿痛消失,10天拆缝线,已能徒手慢行,毋需单拐支撑。因左膝痛明显突出,同年11月间再行左髌下脂肪垫松解术,疼痛也消失。1个月后外出锻炼,患肢可单腿负重,但因大粗隆骨折的畸形愈合与人工股骨头在股骨近端髓腔内松动、下陷形成的下肢短缩、外旋等畸形,导致行动中出现明显的跛行步态。

1年后复查,术后3个月已能完成连续步行2.5km,无疼痛发生。目前已能胜任轻家务劳动,可自行下蹲(屈髋90度)和站起。但久走后患肢仍感疲累,会出现左髋深层(人工股骨头与股骨近端衔接处)酸痛,症象不重,可以忍受。X线片复查提示人工股骨头继续下陷,患者对治疗满意。可是,复查完毕后患者去杭州旅游,由于患肢过多的使用,3天步行后出现衔接处疼痛增剧,影响行走,卧床1周,方始消失。

二、讨论

腰臀髋腿痛是人工股骨头(或人工髋关节)置换术常见的后遗症之一。过去多认为人工股骨头的金属柄插入股骨近端髓腔刺激了骨组织,出现骨质疏松,产生衔接处松动所致。尽管这种松动作用有可能引起局部症象,但它能否会导致如此严重的腰臀髋腿痛?作者对此始终抱有怀疑。

20多年来,我们对头颈背肩臂腰骶腿痛进行了研究,在实践的基础上逐渐明确了先天性骨骼畸形、后天性骨骼畸形、骨质增生等均非疼痛的原发因素。以髋部常见的骨关节病、成人股骨头缺血性坏死、扁平髋,包括先天性髋关节脱位在内等骨性改变并发严重腰臀髋腿痛的许多病例,我们不处理骨性变化,仅以压痛点作诊断依据,施行臀部或腰臀部及同侧大腿根部的软组织松解术,出人意料地也消除了疼痛。基于对这些骨性改变的疼痛来源于病变软组织的概念,作者对本组2例人工股骨头置换术后遗严重疼痛者也根据压痛点的诊断依据,施行人工股骨头亦无联系。何以有些人工股骨头置换术后遗严重疼痛,而有些没有发生?我们现有的认识是,前者早有腰臀部和大腿根部软组织损害性发病因素存在,手术激惹了这种无菌性炎症病变的突发,促使症象明显;后者不存在这种发病因素,故术后未发生疼痛。所以在行人工股骨头置换术前,尽可能常规地进行有系统的软组织损害性压痛点的检查,对手术的预后是有帮助的。

虽则,我们初步明确了人工股骨头有机体内不是后遗严重疼痛的原发因素,但这决不是可以放宽对人工股骨头置换术指征的理由。相反,人工股骨头置换术具有下列难以解决的问题,更应该严格掌握其手术指征。如本组2例通过软组织松解术筛选出来的髋部深层痛与不适感,是人工股骨头与股骨衔接处松动所致的最常见临床表现,目前还无根治办法。其次,大块金属异物与髋部软组织及骨骼长期共处,日久又会惹起一连串的副作用,常见的有髋臼本身的磨损或穿破、金属的氧化与电解、股骨上段的骨质疏松、人工股骨头下陷导致髋内翻、股骨短缩等畸形,这些矛盾不可能以不锈钢、钛合金、陶瓷等制作材料的改进而有所调和,可以说,目前还无法弥补其缺点。

基于上述认识,现在我们对下列病种已经放弃了人工股骨头(或人工髋关节)置换术,如①对髋关节骨关节病、股骨头缺血性坏死、扁平髋、先天性髋关节脱位等骨性改变仍恢复采用传统的骨性矫形手术,如各类粗隆部成角截骨术(包括术中切除病变股骨头在内);倘使术后残留臀髋腿痛者,根据压痛点分布施行相应的软组织松解术;如果疼痛特别严重者,也可先行软组织松解术,以后视功能需要再行成解截骨术。这种骨性矫形手术在肢体的重建功能上的使用价值远超人工股骨头置换术,故仍应该提倡。本组2例人工股骨头置换术病例虽经软组织松解术解除疼痛后仍不能适应较多的长途跋涉,就是例证。②新鲜股骨颈骨折应用三刃钉内固定术仍不失为一较好的治疗方法,手术损伤小,出血少,对老年患者较为适宜。虽则治疗后期好发股骨头缺血性坏死等后遗症,但按照前述①介绍的治疗方法处理,也可收到满意的疗效。③对整复失败的新鲜股骨颈骨折以及陈旧性股骨颈骨折的治疗方法也与前述①相同。④股骨粗隆部成角截骨术后对年青患者一律采用髋人字形石膏外固定,直至截骨端骨性愈合为止。⑤老年患者对躯干石膏包扎是禁忌的,45岁以上者可施行粗隆间截骨加弯曲髓腔钉内固定术,有良好的效果。这种内固定形式的固定作用得当,术后10天就可起床步行,功能恢复极快,且毋需长期的石膏包扎外固定,对老年患者是有突出的优越性。

宣蛰人

(原载《中西医结合软组织疼痛学术会议论文汇编》(上海)1984;139-142)

软组织松解术治疗髋关节骨关节病合并严重腰腿痛

髋关节骨关节病临床上并非罕见，多数病例伴有患侧臀髋腿痛或腰臀髋腿痛合并同侧大腿根部痛。1971-1983 年间，作者应用软组织松解术治疗 10 例严重疼痛患者，远期疗效满意，现报告如下。

一、临床资料

（一）一般资料

男 3 例，女 7 例；左侧 5 例，右侧 4 例，双侧 1 例；工人 7 例，农民、干部、家务劳动者各 1 例；年龄 34~65 岁，平均 44.9 岁；病程 1~3 年 3 例，6~7 年 2 例，10~12 年 3 例，20~25 年 2 例。

（二）病因

除 1 例与臀部软组织跌伤有关外，其余 9 例病因不明。

（三）体征

本组 10 例的患肢均有轻重不等的肌萎缩和中度到重度的大腿前屈、内收和外旋形成的髋关节畸形。患肢缩短，站立时足跟不能着地负重。一般患髋的外展与伸展活动严重受碍；前屈活动存在，但多局限于 20-40 度之间。由于负重力线不正，影响下肢功能。这种髋关节畸形和下肢功能障碍均出现于病程的晚期。其次，疼痛是本病的重要体征之一，主要表现为较长时间的慢性臀痛、髋痛和大腿根部痛。起病缓慢，逐渐加重，还会发展为膝痛、腿痛、踝痛与足趾痛，1 例为单侧腰臀髋腿痛。全部病例的症象严重，仅能扶拐勉强行动；个别病例因痛度严重企图自杀。在主诉疼痛的臀部或腰臀部、髋部和大腿根部包括髌骨下端、内外踝后下方等软组织损害的特定部位，均有敏感的压痛点，但以股内收肌群耻骨附着处以及阔筋膜张肌、臀中小肌髂翼外面附着处的压痛点最剧。如果在痛点上施行强刺激推拿或银质针针刺，有可能暂时性缓解疼痛和改善髋关节的活动度，但为时很短。

（四）X 线检查

本组病例在正侧位 X 片中所见，除与临床检查相应的髋关节位置不正外，均有不同程度的股骨头与髋臼的骨质增生，关节间隙变窄，软骨下骨质硬化，关节面不整齐，骨端变形等表现；其中 1 例并发髋关节半脱位，另 1 例为双侧半脱位。

（五）外院诊治情况

6 例在外院长期行非手术疗法医治无效，经治医院建议髋关节固定术者 2 例；建议人工股骨头置换术者 4 例。患者对这两种手术方式有顾虑而来我院诊治。

（六）本院治疗

本组 10 例均在硬膜外麻醉下根据压痛点分布施行软组织松解术，其中 8 例行单侧臀部软组织松解术结合同侧股内收肌群松解术，1 例行双侧臀部软组织松解术结合双侧股内收肌群松解术,另 1 例行单侧腰臀部软组织松解术结合同侧股内收肌群松解术。术后全部病例的腰臀髋腿痛消失。有 2 例残留膝痛者后期补行髌下脂肪垫松解术,也消除了症象。9 例通过手术放松了患髋外周变性挛缩的软组织以后,就使肌性因素导致髋内翻和大腿前屈、内收和外旋畸形的严重程度也得到相应的改进,从而改善了下肢的负重力线和增加了髋关节的活动度,重建满意或比较满意的肢体功能。截至目前,还无再行粗隆部成角截骨手术的需要。仅 1 例因股骨头与髋臼的骨质增生和变形特别严重,软组织松解术后因骨性因素造成的髋内翻和大腿前屈、内收和外旋畸形无改变,后期补行股骨头截除结合粗隆间成角截骨术,此病例因年龄在 45 岁以下,术后仍用人字形石膏外固定,3 个月后拆除石膏,进行功能锻炼,也得得满意的下肢功能。

二、典型病例

例 1:周×娥,女,54 岁,农民。6 年前跌伤左臀软组织,卧床半月,起床后左臀痛逐渐增重,劳累后出现剧痛,不能干农活。近 3 年来症象更重,左大腿内收,不能外展和伸展,无法行走,勉强起床也需用拐支撑。久治未愈,疼痛涉及左小腿内收,不能外展和伸展,无法行走,勉强起床也需用拐支撑。久治未愈,疼痛涉及左小腿外侧直至足趾。痛苦严重,失却生活能力,企图自杀。X 线提示左髋关节病严重,伴半脱位。外院建议行人工股骨头置换术,患者对手术有顾虑来我院诊治。

检查:左大腿内收、前屈和外旋畸形严重,髋关节伸屈度局限于 10 度之间,外展与内收的活动度接近消失。站立时下肢显短,足跟不能着地负重。左臀部与大腿根部软组织损害性压痛点敏感,强刺激推拿后疼痛和活动度可暂时性改善。X 线所见:左髋臼周围骨质密度增高,不均匀,髋臼边缘接近消失,关节间隙隐约可见,股骨颈显短,股骨头向上外移,呈半脱位,诊断为左髋关节骨关节病伴半脱位合并左臀部结合大腿根部软组织损害。

治疗:1981 年 5 月 6 日行左臀部软组织松解术结合同侧股内收肌群松解术,疼痛消失。残留髋关节半脱位嘱其 3 个月后补行粗隆部成角截骨结合弯曲髓内钉内固定术。

2 年半后复查:疼痛全消,跛行显著改善,可以自行下蹲和站起,能连续走 10km 远程。术后 3 个月恢复农业劳动,除不敢挑担外,其他农活如插秧、割稻等田间劳动均能胜任,无疼痛复发和后遗症。尽管有左髋关节半脱位存在,但目前不再需截骨弯钉内固定术。患者对治疗满意。

例 2:张×兰,女,42 岁,干部。20 多年前感慢性左臀痛,逐渐增重,发展为左臀髋腿痛,但髋关节功能正常,不影响行走。近 4 年来,疼痛加剧,大腿内收,下肢显短,足跟不能着地负重,出现跛行步态,需扶拐慢行。X 线片提示,左髋关节骨关节病严重。外院建议行髋关节固定术。患者希望重建髋关节活动度,来我院诊治。

检查:左大腿内收、前屈、外旋畸形明显,髋关节的外展与伸展活动严重受限,股骨前屈活动局限于 20° 左右,检查时引出左臀髋腿痛增剧。在主诉疼痛的臀部、髋部和大腿根部包括髌骨下端的特定部位均有敏感的压痛点。诊断为左髋关节骨关节病合并左臀部及大腿根部软组织损害。

治疗:1972 年 4 月 29 日行左臀部软组织松解术结合同侧股内收肌群松解术,臀髋腿痛消失。残留左膝痛,半月后补行髌下脂肪垫松解术,症象也消失。5 个月后复查时发现,髋关节的骨性障碍形成的髋内翻等畸形不因肌性因素的解除而有所改善，仍影响行走。遂于1972年11月8日再行左股骨头切除及粗隆部成角截骨术加入字形石膏外固定，3个月后拆除。由于患肢负重力线纠正，重建了满意的下肢功能。

10年9个月后复查：疼痛全消，跛行步态显著改善，能自行下蹲和站起，连续步行20-30里路无影响。术后半年即恢复原工作，未曾因髋部不适而休息，也无后遗症出现。患者对治疗满意。

三、讨论

（一）发病机制

髋关节骨关节病的病因病理目前还未明确。传统的认识是，老年性骨组织变性和损伤是本病的主要致病因素。但是，从本组病例分析来看，平均年龄仅44.9岁，但也发生了髋关节关节病；同时本组10例中，除1例有臀部软组织外伤可作联系外，其余9例均无发病原因可查。因此，这一传统概念与客观实际并不符合，难以作为髋关节骨关节病的致病因素来看待。

近30年来，欧洲学者把本病的发病机制与髋关节周围的肌性因素联系起来，认为这种髋关节畸形性骨关节病变导致了关节外周肌群的持久性挛缩出现肌张力过强。关节软骨遭受这种持续不断的肌肉拉紧的压迫作用形成进行性损害，逐渐演变为髋关节骨关节病。所以他们的治疗原则是，减弱或中断病变关节过度的牵拉压迫。这种情况早在欧洲的保守疗法中针对张力过强的肌群进行推拿治疗获得证实，许多病例推拿后髋关节活动度获得暂时性改善以及疼痛也暂时性减弱或消失。1956年C.Voss发表了悬挂髋手术，凿断大粗隆放松臀小肌与切断股内收肌群等以治疗髋关节骨关节病，远期疗效虽不理想，但近期疗效足以证明本病的疼痛与肌性因素有关。

作者认为，上述的肌性致痛因素较前述的骨性致痛因素的认识已有进一步发展，但仍不能圆满地解释本病发生疼痛的机理问题。因为，既然肌张力过强由于髋关节畸形性骨关节病所引起，那么这种骨性病变应该是致病的原发因素，而肌挛缩只能算做致病的继发因素。虽则挛缩引起的肌张力过强可以惹起关节软骨的损害，会加重髋关节骨关节病的病变，那只能当作病理发展过程中的一种临床表现，不能把它作为致病的原发因素来看待，这方面的主次关系决不可混淆。至于真正引起髋关节畸形性骨关节病的致病因素是什么？以及骨骼畸形会不会产生原发性疼痛？如果不把这些重要问题弄清楚，本病发病机制的研讨是很难深入开展的。

20多年来，作者在严重腰腿痛的临床研究中发现，那些伴有成人股骨头缺血性坏死，先天性髋关节脱位或半脱位等患者，根据压痛点分布进行不同的软组织松解术，均消除了疼痛，于是把这个认识应用于髋关节骨关节病疼痛的治疗上，施行软组织松解术，本组10例也取得同样满意的效果。实践证明，髋关节骨关节病的疼痛仍来源于髋关节外周的病变软组织；骨性病变的或畸形的髋关节不是疼痛的原发因素。在这个认识基础上结合软组织外科学观点，作者提出了髋关节骨关节病变的发病机制的看法：髋关节周围的软组织损害性病变，特别是肌附着处软组织的无菌性炎症病变的疼痛会导致肌痉挛，经久不愈就发展为肌挛缩，髋关节受到持续性过强的肌肉拉紧的压迫作用产生软骨损害；再因疼痛引起髋部血供不良，加重髋关节骨骼的退行性变，使畸形性骨关节病变日益严重，最后出现股骨内收、前屈与外旋的髋关节畸形。本组10例均有1-25年臀髋部和大腿根部的慢性疼痛史，每例的髋关节畸形与骨性功能障碍均出现于病程的晚期。因此臀髋部和大腿根部的软组织损害性疼痛是本病的原发因素,髋关节畸形性骨关节病变属继发性病理改变。

（二）治疗原则

基于以上认识,对非手术疗法医治无效的严重病例的治疗首先考虑软组织松解术。所以本组 9 例通过软组织松解术,疼痛消失和髋关节功能显著好转。如果手术解除疼痛以后仍有骨性因素阻碍其功能者,后期应行矫形手术。对股骨头变形较轻,松解术后有严重的股骨内收畸形而前屈功能较好者,采用粗隆部成角截骨术以纠正负重力线;对股骨头变形严重,松解术后髋关节前屈与外展功能严重受累者,考虑股骨头切除结合成角截骨术以重建髋关节的活动功能。45 岁以下者采用髋人字形石膏外固定;45 岁以上者,用粗隆间截骨弯钉内固定术。这类传统的利用自己骨骼矫形的粗隆部成角截骨术既无人工股骨头置换术那样多见的手术手后遗症或潜在并发症,而且手术损伤小,术中毋需输血,其远期疗效早为医学史所证实。因此,这种传统的有卓越疗效的正规手术疗法仍应提倡和推广,不可废弃。

宣蛰人 赵龙海 包祖良

（原载《中华实验外科》杂志 1986;53-54）

软组织松解术治疗严重的与"混合型颈椎病"症象相同的头颈背肩部软组织损害

头颈背肩部软组织损害会引起与颈型、椎动脉型、神经根型和交感神经型颈椎病完全相同的临床表现,以往我们对此缺乏认识。60 年代初叶起,笔者开展腰臀部及大腿根部的软组织松解术治疗腰腿痛的同时,发现不少病例伴有"颈椎病"症象术后也随同消失;但也有部分患者症象减轻不久又增剧,当在头颈背肩部压痛点上施行强刺激推拿治疗后,症象又可立即缓解。为此,我们开展了躯干上部软组织松解术治疗本病的研究。经多次反复认识和改革,创立了颈椎棘突旁、肩胛骨部、锁骨上窝软组织松解术与项部或背部伸肌群横断术。这 4 种手术常联合应用,由于松解范围基本上符合彻底消灭发痛部位病变的要求,疗效更为显著。本文就我院 1964~1984 年 20 年间应用腰臀部及大腿根部或颈背肩部结合锁骨上窝软组织松解术治疗与"混合型颈椎病（除外脊髓型）"症象相同的头颈背肩部软组织损害共 94 病例,分析如下。

一、临床资料

（一）一般资料

男 51 例,女 43 例。年龄 20~60 岁,平均 41.2 岁。发病 20~30 岁 11 例,31~40 岁 29 例,41~50 岁 45 例,51~60 岁 9 例。病程 1~5 年 38 例,6~10 年 31 例,11~15 年 11 例,16~20 年 9

例,21~25 年 5 例。工人 36 例,干部 22 例,职员 17 例,医护人员 9 例,农民 7 例,教师 3 例。有头颈背肩部直接外伤可联系者 15 例;无外伤史者 79 例。

（二）临床表现

94 病例中有

1、躯干上部症象;见附表分析。

2、其他症象:①腰臀部软组织损害继发躯干上部症象 46 例(48.94%)。②头颈背肩部软组织损害继发躯干下部症象 13 例(13.83%),其中双膝沉重不能行走 1 例(1.06%),腰腿酸痛 4 例(4.26%),腰臀酸痛下肢麻林木例(3.19%)以及一侧上下肢软瘫丧失生活能力 2 例(2.13%)。③相当部分病例继发高血压、失眠、急躁、猜疑、健忘、不能思维、多梦、全身疲乏、食欲减退等症象。

（三）外院诊疗情况

外院及外省市 66 病例中,诊断为"颈椎病"35 例,颈椎骨赘增生 11 例,紧张性头痛 2 例,美尼尔综合征 3 例,脑震荡后遗症 3 例,神经官能症 3 例,更年期综合症 2 例,冠心病 2 例,颈前脱位畸形愈合以及先天性颈 $_{4-5}$ 椎体融合、先天性颈 $_{2-3}$ 棘突融合、左眼睑重症肌无力、感觉神经障碍各 1 例;无 1 例诊断为头颈背肩部软组织损害。本组病例的症象极为严重,丧失劳动能力或生活能力,有 7 例曾 1–3 次自杀未遂。每一病例经多种非手术疗法如牵引、局封、火罐、针刺、推拿、手法整复、颈托、石膏领、理疗、水疗、体疗、气功等或多种中西药、草药、土方内服外敷等长期治疗以及 2 例施行颈椎前路减压加植骨融合术与 2 例行不彻底的颈肩部软组织松解术均无效,转来我院。

附表 94 例躯干上部症象分类以及软组织松解术的疗效分析表

躯干上部症象分类		例数	百分比(%)	治愈例数
颅脑症象	枕部麻痛、头顶麻痛(或合并头皮肿胀)、偏头痛、太阳穴痛、前额痛、眉间痛或全头痛	68	72.34	68
	头昏	70	74.47	69
	眩晕(伴恶心、呕吐 46 例,伴猝倒 12 例)	51	54.26	51
	头紧(若戴紧帽状)	47	50.00	47
眼部症象	眼胀	18	19.15	18
	眼眶痛	11	11.70	11
	眼球痛	7	7.45	7
	视物模糊	51	54.26	51
	视力减退	14	14.89	14
	完全失明	1	1.06	1
	眼干涩	3	3.19	3
	畏光	10	10.64	10
	飞蚊症	32	34.04	32
	眼前闪光	2	2.13	2
	眼睁不大(若瞌睡半醒样)	37	39.36	37
	眼睑下垂(若重症肌无力)	1	1.06	1

躯干上部症象分类		例数	百分比(%)	治愈例数
耳部症象	耳痛、耳根痛或耳根拉紧感	21	22.34	21
	耳鸣	52	55.32	50
	听力减退	47	50.00	45
	耳聋	3	3.19	1
口腔症象	口水少	4	4.26	4
	流涎	1	1.06	1
	严重口腔溃疡	6	6.38	6
	牙龈水肿	6	6.38	6
	牙根痛(4例拔牙后仍痛)	8	8.51	8
	舌增粗	5	5.32	5
	口开不大	3	3.19	3
	说话不清楚	5	5.32	5
咽喉症象	咽喉痛	10	10.64	10
	咽喉干	28	29.79	28
	吞吐咽障碍与咽喉异物感	26	27.66	26
	暂时性声音嘶哑	2	2.13	2
面部症象	面抽搐	5	5.32	5
	面麻木	2	2.13	2
项颈症象	严重的项扳紧或吊紧感	35	37.23	34
	项颈痛	59	62.77	58
	颈颈活动功能障碍	90	95.75	90
	项活动发响	9	9.58	9
背胸症象	背冷、麻、扳紧、吊紧或沉重感	56	59.58	53
	背痛	58	61.70	55
	胸闷	51	54.26	48
	前胸痛、心前区痛(若心绞痛)或肋间痛	34	36.17	31
	胸紧束感	29	30.85	29
	心悸、心慌	31	32.98	28
	呼吸不畅如气急、不易深呼吸、叹息性呼吸	48	51.06	45
	支气管哮喘	1	1.06	1
肩胛症象	肩胛不适、扳紧或吊紧感	38	40.43	38
	肩胛痛、肩关节后外或前方痛	56	59.58	56
	肩上举活动功能障碍	23	24.47	23
上肢症象	上臂、肘、前臂、腕、掌、指或整个上肢的痛、麻或痛麻(以麻为多见)、知觉减退、肌力减弱、肌萎缩、手指色泽紫绀、发凉、水肿、脉博减弱及肩、肘、腕或指等活动功能障碍等	94	100.00	92
	握力减退	27	28.72	27
	持物落地	8	8.51	8
	举手无脉征	1	1.06	1
	手套样紫绀	2	2.13	1

（四）我院诊疗情况

1、检查与诊断：

在作出本病的诊断以前，应完成各项必要检查，以排除内、外、骨、神经、眼、耳鼻咽喉、口腔等科能引起类似症象且有因可查的疾病，然后根据躯干上部压痛点决定诊断，其主要压痛点有枕外隆凸、枕骨上项线和项平面、颞骨乳突、颈椎棘突、颈椎横突尖、颈椎后关节和胸骨颈切迹的软组织附着处，胸锁乳突肌胸骨和锁骨附着处，前斜角肌第一肋骨附着处，斜方肌肩胛上缘→肩峰内缘→锁骨外 1/3 部、肱三头肌长头和肩胛下肌的肩胛骨附着处，胸小肌、肱二头肌短头和喙肱肌肩胛骨喙突附着处，胸椎棘突、胸椎板和胸椎后关节的软组织附着处等。

正侧位与双斜位摄片是常规 X 线检查。本文 91 例均有不同程度的颈椎曲度改变、椎间隙变窄、椎体前、后缘或颈椎关节骨赘增生、椎间孔变形、后关节骨赘增生、棘突偏歪、轻度滑椎或项韧带钙化等许多 X 线表现；仅 3 例正常。这些阳性体征是否会引起神经或血管的刺激症象，应该与临床检查相结合方能作出最后决定。如果在头颈背肩部和锁骨上窝作全面和系统的压痛点强刺推拿而使症象立即显著缓解者，不论颈椎骨退行性变何等严重，仍明确为软组织损害；无症象改善者，才能考虑其他发病因素。

2、手术方法：

（1）46 例原发性腰臀部和大腿根部软组织损害继发躯干上部症象中，有 15 病例通过单独的腰臀部及大腿根部软组织松解术解除腰腿痛的同时，躯干上部症象也立即完全消失。此症象纯属腰臀部软组织损害的继发症象，在头颈背肩部软组织发痛部位还未形成继发性无菌性炎症的病理变化时，当原发部位的病因消除后，继发症象就随同消失。

例 1：女，41 岁，工人。腰痛 7 年，近 8 个月来继发双颈背肩臂痛和扳紧感，右 5 指尖麻木、握力减退、全头痛、头昏、头紧、耳鸣、耳痛、眼睁不大、视物模糊、胸闷、心悸、心慌、呼吸不畅，经常性眩晕（天地旋转感）伴恶心呕吐，长期卧床不起。外院诊断美尼尔综合症。1973 年 11 月间行双腰部软组织松解术，当腰背筋膜后叶切开时，患者顿觉躯干上部症象立即消失，头脑清醒，眩晕消除，耳聪眼亮，握拳有力。13 年后复查，疗效属治愈（本病例手术时承第二军医大学五官科李宝实、肖轼之、钱士良 3 位教授现场指导；又承李教授 13 年随访，特此感谢）。

其余 31 病例在腰臀部和大腿根部软组织松解术后躯干上部症象只有暂时性减轻，但后期又加剧。根据头颈背肩部与锁骨上窝压痛点的分布范围采用相应的椎管外软组织松解术，均取得满意疗效。正因为这种继发症象为时较久，导致头颈背肩部软组织供血不足和代谢障碍，逐渐形成继发性无菌性炎症病变。当原发部位病因消除后，继发部位病因引起的症象就逐渐严重，又需行颈背肩部及锁骨上窝的软组织松解术。

例 2：男，49 岁，工人。双腰腿痛，两下肢少力，行走不稳 5 年。逐渐继发双颈背肩臂痛和叫紧感，前额痛、头昏、眩晕、耳鸣、听力减退、视物模糊、视力减退、飞蚊症，咽喉干痛、右下牙根痛，拔牙 3 颗仍痛，胸闷、心悸、心慌、呼吸不畅。外院诊断颈椎肥大。1974 年 10 月间行双腰部软组织及股内收肌群松解术后，腰腿痛消失，但躯干上部症象仅暂时性改善。1980 年 4 月间行双颈肩部及锁骨上窝软组织松解术，躯干上部症象消失。6 年后复查，疗效属治愈。证明牙根痛与头颈背肩部软组织损害有因果关系。

（2）48 例单独的原发性头颈背肩部软组织损害中，有 35 病例根据压痛点的分布范围采用颈背肩部及锁骨上窝软组织松解术，其中 31 例取得满意效果。

例 3：女，52 岁，工人。1962 年 2 月间右锁骨折后继发右偏头痛、头昏、头紧，右耳鸣、右眼睁不大、眼球痛、飞蚊症、右眼视力明显减退直至完全失明、右上牙根痛、拔牙 2 颗仍痛，右舌麻木，说话不清楚，胸闷、呼吸不畅，右颈背肩臀痛、扳紧、吊紧感和功能障碍，右 4–5 指冷麻感，握力减弱。1976 年间行右颈肩部及锁骨上窝软组织松解术后，躯干上部症象消失。全麻刚醒，右眼立即重见光明，视力胜过左眼。9 年半后复查，疗效属治愈。证明眼失明与颈肩部和锁骨上窝软组织损害有密切关系。

其余 13 例头颈背肩部软组织损害继发躯干下部症象中，通过颈背肩部结合锁骨上窝软组织松解了躯干上部症象的同时，有 12 例的躯干下部症象也取得满意疗效。证明头颈背肩部软组织损害也可向躯干下部发展，只要腰臀部还未形成继发性无菌性炎症病变，这些继发症象在颈背肩部软组织松解术后可随同消失。

例 4：女，46 岁，职员。1969 年 2 月间突感头颈背肩部吊紧痛难忍，不能后仰。以后继发双全臂与手指麻木、少力、持物落地，肩不能上举，头顶和太阳穴剧痛，右耳听力减退，吞咽障碍和咽喉异物感，还继发腰臀痛和两下肢麻木，步伐不稳，脚不能上台阶。外地诊断颈 4-5 及锁骨上窝软组织松解术后，疼痛和麻木消失，头、颈、背、肩、臂、手功能完全恢复正常，不再持物落地；躯干下部症象也随同消失，步伐正常，可走长路。10 年后复查，疗效属治愈。证明上述的躯干上下部症象与先天性骨骼畸形无关。

3、疗效评定标准：

治愈：症象完全消失，恢复原工作，未复发，无后遗症。

显效：症象消失，仅残留项部不适或耳源性耳聋未改善，恢复正常工作，未复发。

有效：头、眼、耳、咽喉、口腔、颜面症象消失，残留颈背或臂手症象如旧，能从事一般工作。

无效：躯干上部症象略有改善或根本无效。

4、治疗效果：94 病例中治愈 65 例（69.15%）、显效 22 例（23.40%）、有效 4 例（4.26%）、无效 3 例（3.19%）。

在显效 22 例中，有 21 例因早期行颈椎棘突旁软组织松解术时未将项伸肌群横断或彻底横断，仍残留某些挛缩变性的肌腱或纤维束条拉紧，造成项部轻度不适，时有时无，与天气及劳累有关。可自我推拿缓解，不需手术补课。另 1 例耳源性耳聋未改善，其他躯干上部症象全消失。

在有效 4 例中，有 3 例早期对胸 5-6 背伸肌群损害的重要性认识不足，未做肌横断术，残留背胸症象，时轻时重，患者不愿手术补课。另 1 例左头颈肩痛伴左上肢和手指麻痛、眩晕、头顶麻木消失，上肢和手指症象部分改善。建议行经腋切除第 1 肋手术，患者在考虑中。

在无效 3 例中，1 例残留头昏、脑鸣、耳鸣、耳聋无改进，最后诊断为脑动脉硬化；1 例残留双上肢麻木、鱼际萎缩、握力减弱、手指伸直少力，症象不断恶化，最后诊断为侧索硬化症；另 1 例残留颈背部严重吊紧感，多次手术补课未好转，诊断不明，但难以与颈椎病相联系。

本文病例观察时间最长者 22 年 2 个月，最短者 1 年 11 个月，平均观察 10.88 年，远期疗效满意。手术无并发症或死亡，椎管外软组织松解术是治疗顽固性严重头颈背肩部软组织损害的一种比较安全和行之有效的方法。

二、讨论

（一）发病机制

软组织损害的发病机制已早作报道。本文着重讨论的是，为什么一侧的疼痛日久可向对侧发展和为什么低位疼痛日久可以向高位,高位又可以向低位发展的问题。众所周知,软组织疼痛引起肌痉挛会破坏身体的动力性平衡,机体为了保持重新平衡进行调节。一组肌肉的痉挛必将引起对应肌肉发生与其相适应的变化,以达到补偿原发部位肌痉挛引起的功能障碍和功能失调。例如,一侧腰部的肌痉挛可以引起对侧腰部的肌肉的补偿调节;腰背部的肌痉挛可以引起腹部肌肉的补偿调节。也就是对侧腰肌或腹肌为了适应痛侧肌痉挛而过度拉长,以改善功能和平衡。这类调节有人称为对应补偿调节。如果原发部位的肌痉挛经过对应补偿而再调节,例如,腰痛和肌痉挛经久不愈,则又将引起其上方或下方一系列肌肉进行补偿而再调节。例如,腰痛和肌痉挛经久不愈,也可以导致腰臀腿部肌肉的补偿调节了。以一侧腰痛引起上方的补偿调节为例,当对应补偿调节将脊柱腰段过度屈向病侧时,腰段以上脊柱旁的健侧背部肌肉就会出现继发性痉挛,病侧背部肌肉为适应其变化也出现相应的拉长。其称为系列补偿调节。这两类补偿调节所产生的肌痉挛或肌过度拉长的牵拉性刺激日久又会在附着处继发一系列无菌性炎症的病理变化。所以一侧的腰痛日久可继发对侧腰痛或腹痛,而单独的腰痛日久也可向上继发背、胸、肩胛、上肢、锁骨上窝、项颈、头等疼痛;或向下继发臀、大腿根部、下肢等疼痛,且均会合并诸种症象。这就是高位的疼痛日久可以向低位发展;低腰或腰骶痛的部位处于身体中间位置,故常视为躯干的疼痛发展枢纽。

(二)鉴别诊断

本病94例的躯干上部症象全属"颈——椎动脉——神经根——交感神经型颈椎病"典型的临床表现;多数病例具有头颈下压试验、臂丛神经牵拉试验或肩部下压试验等阳性体征;除3例的X线片无骨性改变外,其余91例均有不同程度的"颈椎病"的典型的X线表现。按照"颈椎病"的诊断标准,这些病例均可诊断"颈椎病"。可是全部病例未行颈椎前路或后路减压;只做椎管外软组织松解术,远期疗效也取得92.55%的治愈效率。说明躯干上部症象与颈椎管内骨性改变无关,因此对传统的"颈——椎动脉——神经根——交感神经型颈椎病"的诊断须作重新认识。

(三)治疗原则

本病的治疗原则与其他软组织损害一样,仍概括为"去痛致松、以松治痛",即彻底消除头颈背肩部和锁骨上窝或腰臀部与大腿根部的压痛点上无菌性炎症的病变基础。对早期肌附着处仅有炎症反应和炎性粘连引起肌痉挛的多数病例,在压痛点上施行有效的非手术疗法可消除其症象;只有对症象极为严重的骨骼肌本身及附着处已形成晚期变性的少数病例,则非手术疗法难以治愈,可施行软组织松解术。值得提出的是,全身性疼痛的发展过程复杂,应从病史、发病部位的先后、躯干上下症象的轻重来确定原发部位的疼痛先进行治疗,视结果再考虑继发部位的治疗。临床实践证明,不少病例经原发部位病因治愈后,继发部位的症象可以消除躯干下部症象;背伸肌群横断术可消除胸部症象,髌下脂肪垫松解术也可消除腘窝症象;左腰部软组织松解术可消除右腰痛,右腰部相同手术也可消除左腰痛。这些客观事实完全证明了针对原发部位病因治病的重要性,也是软组织损害治疗的特殊规律。现在我们把它概括成"上病下治、下病上治"、"前病后治、后病前治"与"左病右治、右病左治",这对提高软组织损害的诊疗质量是有帮助的。

宣蛰人 赵龙海 包祖良 刘云吉

(原载《全国中西医结合软组织疼痛学术会议论文汇编》(上海)1986;114-118)

软组织松解术治疗严重的与"神经根型颈椎病"症象相同的颈背肩部软组织损害

颈背肩部软组织损害会引起颈背肩痛、上肢传导痛和反射、肌力或感觉改变等颈神经根受压的诸种不同症象,这在临床上相当多见。极大多数病例通过非手术疗法可以治愈;仅少数顽固性严重病例仍需行软组织松解术。本文报告我院 1970 年 4 月—1984 年 4 月间应用软组织松解术治疗 26 例严重颈背肩部软组织损害的情况,现分析如下。

一、临床资料

(一)一般资料

男 14 例,女 2 例。年龄 23~55 岁,平均 38.23 岁。病程 6 个月 ~5 年 16 例,6~10 年 4 例,11~15 年 3 例,16~20 年 3 例。左侧 4 例,右侧 9 例,双侧 13 例。工人 15 例,农民 5 例,干部 4 例,职员和杂技演员各 1 例。无外伤史者 21 例;有外伤史 5 例,其中肩部直接外伤 4 例,双手反绑悬吊下打伤 1 例(例 1)。

(二)临床表现

1、疼痛和麻木:26 例颈肩痛中并发上肢传导痛 5 例;并发上肢传导痛和麻木 15 例;并发上臂和肘外侧痛 1 例;并发前臂痛 3 例。并发手指麻痛 1 例以及仅有颈肩部压痛点而无自觉症象的双五指麻木和右示指麻痛 1 例(例 2)。

2、感觉和反射改变:手部感觉减退 13 例;腱反射改变 6 例。

3、功能障碍:颈活动受限 3 例;肩活动受限 6 例;腕活动受限 1 例;手指活动受限 8 例。

4、肌力和肌容积:握力减退 24 例,肩、上肢或手部肌萎缩各 1 例。

5、压痛点:肩胛骨部压痛点 10 例;颈肩部压痛点 10 例;颈肩部和锁骨上窝压痛点 3 例;颈肩部、锁骨上窝和背部(胸 $_{5-6}$ 背伸肌群)压痛点 3 例。

6、特异体征:臂丛神经牵拉试验阳性 16 例;椎间孔压缩试验阳性 5 例。

7、X 线检查:正侧位加双斜位常规摄片提示,除 1 例外院行颈椎前路手术(例 3)外,其余 25 例均有不同程度的骨性改变,如颈椎曲度改变、椎间隙变窄、椎体前后缘或颈椎关节等骨赘增生、轻度滑椎或项韧带钙化等 X 线表现。

(三)治疗

26 病例均经多种非手术疗法包括压痛点强刺激推拿等长期医治,仅有暂时性症象缓解或无效。因多次反复发作,影响工作或生活,按照压痛点的部位分型采用下列手术方式:①肩胛骨软组织松解术 10 例;②颈肩部软组织松解术 10 例;③颈肩部结合锁骨上窝软组织松解术 3 例;④颈肩部及锁骨上窝软组织松解术结合胸 $_{5-6}$ 水平背伸肌群横断术 3 例。在最后两组中各有 1 例后期补行肱骨内外上髁软组织松解术,进一步改善臂手症象。多数病例术后取得立竿见影的满意疗效。

(四)疗效评定标准

治愈：颈背肩臂手症象完全消失，从事正常工作，未复发，无后遗症。

显效：颈背肩臂症象消失，手指症象显著改善，从事正常工作，未复发。

有效：颈背肩臂症象消失，手指症象部分改善或改善不明显，仅能从事一般工作。

无效：颈背肩臂手症象略有改善或根本无效。

（五）随访结果

本组病例观察时间 2~14 年，平均 9.68 年。结果：治愈 22 例（84.62%）；显效 2 例（7.69%）；有效 2 例（7.69%）；无效 0 例（0%）。

有效 2 例中，1 例为双颈背肩部及锁骨上窝部软组织松解术后颈背肩痛消失，原来完全丧失功能的右示指恢复自主性伸屈活动，但肌力较弱。另 1 例行右颈肩部软组织松解术残留右锁骨上窝痛、上肢麻痛、4-5 指感觉迟钝、写字手指发抖者，局部未用麻醉(患者拒用)下行右锁骨上窝及肱骨内外上髁软组织松解术后症象消失，手指发抖明显改善。此例的手术所见：

1、锁骨上窝部软组织松解术中，从切开皮下组织、颈阔肌和胸锁乳突肌、游离肩胛舌骨肌和膈神经，切断前斜角肌直至松解臂丛神经，患者均感每一操作步骤的疼痛难忍，随着手术由浅而深地层层松解，锁骨上窝痛也相应地减轻乃至消失。实践证明，此痛并非前斜角肌单一发病因素所引起；而是锁骨上窝大部分病变软组织症象的组合。

2、结合肱骨内上髁软组织松解术看，松解臂丛神经或尺神经前先用无齿镊轻夹神经干，均引出局限性和放射性"既麻又痛"的症象；但当彻底清除神经干周围的结缔组织再轻夹，患者就感"有麻无痛"和直至手指的触电样麻刺感。周围结缔组织的病理检验均证实无菌性炎症病变。这种通过患者自觉区分"痛"或"麻"的不同反应和放射部位，得出和腰神经根试探性测定相同的结论：①急性机械性压迫刺激正常的周围神经不会引起疼痛，只产生所属肢体的麻木、麻刺感和麻痹，依压迫的不同程度而有区别；渐增的慢性机械性压迫多不会引起神经的压迫症象。②周围神经鞘膜外的结缔组织因无菌性炎症反应所产生的化学性刺激是疼痛的发病原因。③只有当神经鞘膜外有无菌性炎症存在时，机械性压迫刺激也会引出疼痛。其发痛原因仍属炎症组织的化学性刺激；机械性压迫仅起到刺激炎症组织激惹疼痛的作用。

有效 2 例的情况见"典型病例"项内的例 3 和 4。

本组手术无并发症或死亡，可见软组织松解术是治疗顽固性严重颈背部软组织损害的一种比较安全和行之有效的方法。

二、典型病例

例 1：男，48 岁，干部。1971 年间双手反绑悬吊下打伤。3 年来残留颈肩痛，项颈活动受限，两上肢肌力和握力减退，肩至指均麻木，肩活动受限，两臂上举不能超越水平位。外院诊断"颈椎病"。1974 年 4 月间行双颈肩部软组织松解术，症象消失。12 年后复查，远期疗效属治愈。

例 2：男，47 岁，干部。双五指麻木和右示指麻痛 1 年余。右示指触物生痛，遇风痛更剧，长期戴手套保护，夏天也不例外。右腕不能尺曲，否则会惹起腕尺侧痛。外院诊断"颈椎病"。患者虽无颈肩部自觉症象，但该处压痛点敏感。当在冈下肌冈下窝附着处作压痛点强刺激推拿引出剧痛时，左腕尺侧痛、五指麻木和示指麻痛更加剧。推拿后腕指症象消失，遇风不再生痛。但片刻后症象重演。1976 年 12 月间行双颈肩部软组织松解术。9 年后复查，远期疗效属治愈。

例 3：男，53 岁，干部。颈肩痛 17 年，伴左拇指麻木和左偏头痛。外院诊断"颈椎病"。

1973 年北京某医院行颈 5-6 与颈 6-7 前路手术无效。1974 年 9 月间我院行左颈肩部软组织松解术，头颈肩痛消失，但拇指症象未改进。以后外院分别再行左前斜角肌切断加丛神经松解术和经腋切除第 2 肋手术均无效。3 年 8 个月后复查，拇指症象如旧。说明本例拇指麻木的病因不明，既不属颈椎病，也不属颈肩部软组织损害。

例 4：男，39 岁，会计。双肩胛痛 10 多年，继发项颈痛和偏头痛，双手指不能伸直。1972 年外院行双前斜角肌手术无效。体检发现，颈椎后伸活动受限，并有吊紧痛，颈肩部和锁骨上窝部压痛点敏感，上肢无麻，两侧鱼际肌萎缩，双手五指呈握半拳状，只能屈曲，伸直受限，但握力、知觉和色泽均正常。X 线片提示：颈椎生理前凸变直。1980 年 1-4 月间先行双颈肩部及锁骨上窝软组织松解术，以后补行肱骨内外上髁软组织松解术，头痛和肩痛消失，颈根痛改善。右 3-4 指可自主性伸直，但其他症象如旧，仍影响工作。1981 年 2 月与 11 月本市某医院分别行左右两侧臂丛神经松解术和第 1 肋切除术。彻底放松了锁骨上窝和颈根部挛缩变性的大部分软组织缓解臂丛神经的刺激后，颈根部和手指症象明显好转。4 年后复查，连续 3 年从事正常工作，疗效由有效提高为显效。

三、讨论

（一）发病机制

颈背肩部和锁骨上窝软组织急性损伤后遗或慢性劳损引起的原发性疼痛以及因痛惹起的继发性肌痉挛或挛缩是本病发病机制的两个重要环节。两者可互为因果，造成恶性循环，使病变加重。病变区域的范围深广，多涉及皮下组织、筋膜、骨骼肌以及神经和血管的周围结缔组织直至骨膜。颈背肩部软组织损害经久不愈，疼痛可向外发展，引起不同程度和不同部位的上肢传导痛。如果颈根部和肩胛部以及整个肩关节周围各层软组织的挛缩变性极为严重，其间通过的血管受病变软组织的机构性压迫作用时，会引出上肢远端的循环障碍；而其间通过的周围神经受压时，引起的机能障碍则和颈神经根受压极相类似，同样会引出臂丛神经的压迫症象。臂丛神经受压过久，其周围结缔组织继发充血、水肿等无菌性炎症病变时，又会引起局限痛和上肢传导痛。但是，引起上肢麻木，麻刺感的病因决非臂丛神经受压一种，临床上好发于肩胛骨附着的冈下肌或大圆肌等严重损害，压准其痛点常会引出肩前方和上臂传导痛以及不同程度的臂丛神经触电样麻木、麻刺感增重（可达指端）。通过压痛点强刺激推拿或手术松解可使麻痛立即消失。也有少数单独的颈 5-7 棘突、胸 6-7 棘突或肩胛骨上角附着处软组织损害同样会引起自肩至指的麻刺感，在压痛点上行简单的软组织松解术，症象立即消失。上述 5 处的病变软组织距离臂丛神经尚有相当距离，如何产生间接的臂丛神经刺激症象，用现代的病理生理观点难以阐明其机理，有待进一步研讨。

（二）诊断和鉴别诊断

通过体检、X 线与血实验室等检查，已可排除颈椎的骨性病变如后纵韧带骨化、风湿病、强直性脊柱炎、骨关节结构、骨肿瘤或锁骨上窝肿物等。颈椎先天性畸形和颈肋并非致痛的原发因素，不需鉴别。对少数脊髓空洞症、进行性肌萎缩或侧索硬化症等可疑病例，应请神经科会诊。至于常见的落枕、颈肩肌筋膜炎或肌纤维炎、肩周炎或冻结肩、肱骨内外上髁炎、腕管综合征、多发性神经炎或臂神经炎、前斜角肌综合症、胸廓出口综合症等疾病，实际上其病因、病理均是项颈、锁骨上窝、背、肩、肘或腕部等软组织无菌性炎症病变，全可归属于颈背肩部软组织损害的范畴之内。诊断本病的要点着重于压痛点的检查。根据颈背肩部和锁骨上窝部压痛点分布部位进行强刺激推拿治疗,如果症象立即显著缓解者,即使颈椎管内骨赘增生何等严重,从治疗的因果关系考虑,仍应明确颈背肩部软组织损害的诊断;如果推拿疗效不显,则要考虑其他疾病,需进一步检查来明确诊断。本病与"神经根型颈椎病"的鉴别也是如此。

其次,有人认为"神经根型颈椎病"因受累的脊神经及其后支配区位于颈背肩部,就把该处的压痛点当作"神经根型颈椎病"的重要诊断依据之一,对此我们有不同的见解。因为正常神经根受渐增的慢性机械性压迫只会引起麻木,不引起疼痛;只有在神经根周围脂肪组织有炎症的基础上压迫,才会引起疼痛。这种疼痛向外传导,有可能形成继发性头颈背肩部软组织损害性压痛点。但它与原发性软组织疼痛的压痛点在发病学上与治疗学上有根本区别。前者针对压痛点行强刺激推拿或软组织松解术不能治愈,非行颈椎减压手术不可;后者行压痛点推拿或松解术多可治愈,相反颈椎手术无法奏效。目前众所公认的关于"神经根型颈椎病"绝大多数都可用非手术疗法治愈的结论,在未阐明非手术疗法如何消除颈神经根机械性压迫的机理以前,这种结论不免令人难以理解。我们的看法是:现有的非手术疗法中只有硬膜外注射皮质激素有可能暂时性消除神经根周围组织的原发性炎症引起的疼痛,由于药物不能消除骨赘对神经根的压迫,故仍会残留其他症象和后期又会复发疼痛。我们的经验认为,对症象时发时好或非手术疗法能完全治愈的"神经根型颈椎病",恐怕多属颈背肩部软组织损害。过去对本病的本质没有足够的认识,因而造成诊断上的偏差,是很有可能的。

宣蛰人 赵龙海 包祖良 宣海平

(原载《全国中西医结合软组织疼痛学术会议论文汇编》(上海)1986,119-122)

软组织松解术治疗腰臀部和大腿根部软组织损害性下肢完全瘫痪远期疗效观察

腰臀部和大腿根部软组织损害常并发典型的坐骨神经痛,早为临床实践所验证。但本病可并发严重下肢瘫痪的认识,尚未见之于文献。1972年3月–1981年10月间,我们在软组织松解手术的临床研究中发现腰臀部和大腿根部软组织无菌性炎症的严重病变也会引起下肢瘫痪,现将所治7例报告如下。

一、临床资料

(一)一般资料

性别:男1例,女例。年龄:16~55岁,平均36.2岁。病程:8个月~6年以上。发病肢体:左侧2例。右侧1例,双侧2例。发病情况:①高梯跌下,挫伤右腰骶部出现右下肢瘫痪者1例(详见病例1)。②林场扛木,左腰多次挫伤未根治,第七次受伤后出现左腰痛并发坐骨神经放射痛,最后发展为左下肢瘫痪者 1 例。③痔核手术前,硬膜外麻醉的导管断入腰椎管内,局麻下手术取管后出现左下肢瘫痪者 1 例(详见病例2)。④腰背部被卡车撞伤,昏迷半月,清醒后感头、项颈和上肢不能自主性活动,躯干自锁骨水平以下知觉丧失和双下肢瘫痪者 1 例。⑤原有腰痛史,文革期间由脑力劳动改为强体力劳动,致腰痛多次发作,先出现并发双坐骨神经痛,后发展为双下肢瘫痪者 1 例。⑥瘫痪程度,下肢自腹股沟以下的触觉、温觉和痛觉丧失,膝、踝和足趾无自主性活动者 4 例。除腋窝、胸骨前和会阴部皮肤痛觉存在外,躯干自锁骨水平以下直至下肢和足趾的其他部位的针刺觉丧失以及触觉和温觉明显减退,两下肢各关节失却自主性活动,并在仰卧位中双踝关节各作被动背屈后或两下肢各作被动直腿抬高后均无法自动下放,仍维持踝背屈或直腿高举的姿势且位置不变,需旁人按下者 1 例。⑦并发躯干上部症象,头昏、头痛、头紧、眼睁不大似瞌睡半醒样、视力减退、胸闷、胸痛、呼吸不畅、心悸、心慌、背部发冷感和吊紧感等植物性神经功能紊乱症象者 2 例,其中 1 例,还并发左手握力减退与左臂抬举受限不能用手梳发等上肢功能障碍和坐位中出现项颈前屈,不能后仰(因之双目不能前视),头颅向前僵垂,不停地抽动似"频频点头"样(无法自行控制)等颈脊柱功能障碍,但平卧后这些症象立即消失。无躯干上部症象者 3 例。⑧本组 5 例的瘫痪下肢均出现皮温变凉、排汗功能障碍、轻度肌萎缩,但大、小便功能正常和踝阵挛阴性。

(二)外院诊疗情况

1 例为本市患者,其余 4 例由外省市转来。全部病例均由国内一流水平的医疗单位骨科、神经科、精神病科等检查,其中诊断为外伤性腰 5 以下神经根损伤,并经肌电图检查证实 1 例;腰椎间盘突出症 1 例;癔症性瘫痪 2 例,其中 1 例经上海 4 次全市性大会诊明确和另 1 例经昆明市全市性大会诊并由上海、武汉等有关的骨得专家参加讨论,被诊断为癔症性瘫痪、腰神经根炎或腰椎间盘突出症均有可能。每一病例经多种非手术疗法医治无效和癔症病例试用暗示疗法失败后,转来我院。

(三)本院诊疗情况

本组 5 例均经碘水腰部椎管脊髓造影、肌电图与各种有关的化验等检查,排除了其他可能的发病原因后,诊断为腰臀部和大腿根部软组织损害并发下肢瘫痪。根据腰臀部和大腿根部软组织损害性压痛点的存在部位和分布范围,进行定型的腰臀部软组织松解术和股内收肌群松解术。术中所见:各层软组织挛缩变性,其间炎性粘连严重,以组织和筋膜间最剧,手术松解时手指需用强劲方能钝性分离。臀筋膜像老化的"塑料布",完全失却光泽和弹性,而且绷硬,致使臀肌挛缩,紧压下层软组织。腰三角区和臀上方的皮下脂肪也变性,多呈瘢痕化,压迫臀上皮神经。骶丛、坐骨神经、臀上神经与臀下神经等鞘膜及其周围结缔组织变性全呈纤维化,也压迫这些神经干。术后,每一病例在麻醉消失后即感头颈肩腰腿痛或腰臀痛消失,下肢的知觉、皮温和排汗功能恢复正常,膝、踝与足趾的肌力也恢复微弱的自主性活动;一般经 1-2 周后即可起床进行徒手步行练习;2-3 个月左右恢复正常功能。直腿抬高试验由原 20-45° 增高到 70-90° 不等,再无其他不适症象引出。躯干上部症象也立即消失,后期出现同侧其他部位疼痛者,系并发髌下脂肪垫损害或内外踝下方软组织损害,其压痛点在术前因肢体感觉麻痹而未被引出,术后随着知觉的恢复便逐渐重现症象,故施行髌下脂肪垫松解术(3 例)或内外踝下方软组织松解术(1 例)。因背伸肌群的肌纤维变性挛缩,术后残留腰部吊紧感和局限痛者,后期施行腰₂水平位背伸肌群横断术(2 例),均解除了症象。全部病例术后 3-6 个月内即恢复正常的劳动能力和生活能力,疗效满意。观察时间最长者 14 年 9 个月,最短者 5 年,平均观察为 9.2 年,腰腿痛和下肢瘫痪从未复发,也无后遗症出现。

二、典型病例

例 1:唐×丁,男,33 岁,工人。右下肢瘫痪近 3 年。1957 年起患双腰腿痛,长沙有关医院行两次后路腰 $_{4-5}$ 椎间盘切除术和本市行前路腰 $_{4-5}$ 椎间盘切除加椎体间植骨术均无效,外院均诊断为椎间盘手术后神经根粘连。我们根据腰臀部压痛点的分布,诊断为双软组织损害性腰腿痛,并接受上海医学院附属中山医院骨科裘麟教授的委托于 1968 年 11 月间行早期未定型的双腰臀部软组织松解术(腰肌自棘突向外剥离时仅暴露部分椎板,未游离深层肌和暴露后关节;也未在髂翼外面剥离臀肌)与双股内收肌群松解术后,症象消失,恢复原工作。

1970 年 5 月 5 日自高梯跌下,右下肢裤管被墙钩钩住,身体倒挂,揿伤右腰骶部发生剧痛并发右腿痛,立即发展为下肢瘫痪。长沙及国内不少医院根据外伤史和肌电图等检查的结果,均诊断为外伤性腰 $_5$ 以下神经根损伤。同年 6 月间再住我院。

检查:右下肢瘫痪症象同本文"临床资料"⑥的⑧所述。右腰 $_3$—骶 $_1$ 外侧椎板和后关节以及髂后上棘内侧缘的软组织压痛敏感,阔筋膜张肌和臀中小肌髂翼外面附着处压痛敏感。这些痛区均为第一次手术未松解的部位。就在腰骶痛区作奴夫卡因局封后,右趾立即恢复伸屈活动片刻,皮温也转暖,但麻醉作用消失后瘫痪如旧。为此我们仍诊断为右腰臀部和大腿根部软组织损害并发下肢瘫痪。

治疗:1972 年再住院,3 月 27 日硬膜外麻醉下行右腰部深层肌游离术和右阔筋膜张肌与臀中小肌切痕剥离术,彻底消除痛区后所有症象消失。1 周起床,2 月后能每日连续步行 13km。后因右膝痛补行髌下脂肪垫松解术。

14 年 9 个月后复查:长期从事正常劳动,无症象复发,也无后遗症。功能良好。

例 2:陆×珍,女,52 岁,工人,腰腿痛并发左下肢瘫痪 6 年多。12 岁起做童工,有 41 年工龄,常有腰痛病史。1974 年 9 月 16 日外院拟行痔核切除术。术前因硬膜外麻醉的导管断入腰椎管内,经局麻下手术取管,时间超过 6 小时,手术台上翻身仰卧顿觉左头颈肩腿痛严重,两下肢抽搐,左重于右,迅速发展为左下肢瘫痪,出现诸种植物性神经功能紊乱症象以及左下肢功能障碍和颈脊柱功能障碍等临床表现。卧床 6 年多,失却生活能力。该院曾多次请外院会诊,并组织 4 次全市性大会诊。前 3 次均诊断为癔症性瘫痪。1979 年 8 月 4 日上海市卫生局组织全市各教学医院、专科医院等共 13 个单位的骨科、伤科、神经科、精神病科、麻醉科等 40 余位专家、教授进行第四次大会诊,结果 12 个单位仍维持原诊断。我们根据左腰臀部和大腿根部敏感的压痛点,大小便功能正常和踝阵挛阴性等体征,诊断为左腰臀部和大腿根部软组织损害并发下肢瘫痪,建议试行软组织松解术。又经 1 年 3 个月的暗示疗法无效,在市卫生局的委托下转入我院。

检查:险上述的体征外,左直腿抬高仅 45°,且引出左腰骶痛增剧。左头颈背肩部各压痛点也敏感。

治疗:1980 年 11 月 29 日全麻下行左腰臀部软组织结合股内收肌群松解术后,所有症象消失。2 周起床活动,2 个月后能每日连续徒手步行 2.5km。因左膝痛、左踝痛以及左上腰部吊紧感和局限痛突出,再行左髋下脂肪垫松解术、左腰₂水平位背伸肌群横断术和左内外踝下方软组织松解术。

6年1个月后复查,长期从事正常劳动,每晨坚持打太极拳锻炼,无症象复发。1982年4月间曾被自行车撞倒,伤及腰部,痊愈后也无后遗症。功能良好。

三、讨论

(一)发病机制

关于腰臀部和大腿根部软组织无菌性炎症病变如何并发下肢瘫痪的问题,根据我们的认识,腰臀部和大腿根部软组织的急性损伤后遗或慢性劳损引起的原发性软组织损害性疼痛,以及因疼痛所引起的继发性肌痉挛或肌挛缩是本病发病机制的2个重要环节。两者又可互为因果,造成恶性循环,加重软组织损害的病变。正因为这种软组织变性挛缩的程度严重,范围广深,涉及整个腰腹部和髋关节周围的软组织;病变可从皮下组织延及筋膜、骨骼肌以及神经和血管的周围结缔组织直至骨膜等。因此,如果其间通过的大多数主要的周围神经干受到病变软组织突然增加的机械性压迫作用而引起机能障碍时,则同样会出现下肢瘫痪。这与脊髓神经急性受压的情况极相类似。这种认识,可从本组5例在手术松解过程所取得疗效得到验证。这是其一。

其二,还需探讨的是下肢瘫痪的发生是腰臀部和大腿根部病变的肌性因素对神经干的间接压迫作用,还是周围变性挛缩的结缔组织和纤维化鞘膜对神经干的直接压迫作用的问题。根据本组5例的发病情况来看,除1例外伤昏迷半月者难作分析外,其余4例早有轻重不等的腰臀部和大腿根部软组织损伤史,个别病例还有经松解术解除症象的治疗史,说明并发的下肢瘫痪仅是腰臀部和大腿根部损害性病变增剧的一种临床表现。其中2例的下肢瘫痪均在伤后立即出现;另2例均因腰痛演变为严重的腰腿痛为时较久,最后出现下肢瘫痪。对前2例只能以肌性因素致瘫来解释,因为伤后神经干周围组织形成致瘫的病理变化不可能如此之快;对后2例因下肢瘫痪均出现于长期腰腿痛不断增剧之后,虽则手术中均发现周围结缔组织和鞘膜压迫神经干的病理变化,但仍不能忽视原发性肌性因素致瘫的重要作用。尽管目前对这种原发性致瘫的病理生理机制了解得还很不系统,但它已十分明显地提示:肌性因素似是本病致瘫的主要原因,而神经干周围组织和鞘膜的压迫多属致瘫的继发性病理改变。

其三,究竟应该怎样认识临床中经常遇到的髂后上棘内侧缘附着的骶棘肌或髂翼外面附着的阔筋膜张肌和臀中小肌发生严重损害时,也会并发腓总神经麻痹的问题。根据临床事实,若在病变处作普鲁卡因局封或手术松解,可使症象立即消失。所不能解释的是,前者的软组织病变仅涉及臀上皮神经;而后者的病变软组织与坐骨神经尚有相当的距离,按理说,两者均不可能对腓总神经产生直接影响。这正与肩胛骨附着的冈下肌或大小圆肌严重损害一样,常会出现肩、臂、腕、指部不同程度的臂丛神经压迫症象,通过压痛点强刺激推拿,压痛点银质针针刺或手术松解,也会立即消除这些知觉麻痹和功能障碍,但这两处的病变软组织距离臂丛神经则是更远。上述的这两种临床现象用现有的病理生理的观点则难以阐明道理,可是临床实践证明确是客观存在的事物。为此亟需提请有关基础学科的同地此进行研究,帮助临床学科解决理论性问题。

（二）诊断要点

1、本病发生下肢瘫痪以前，多有严重的腰腿痛的前驱症象（本组中有 4 例是如此），另有因病变软组织的痉挛或挛缩，压迫周围神经继发下肢瘫痪的病史。

2、在临床检查中，病变腰臀部和大腿根部必有敏感的压痛点，往往用指尖轻压，就惹起剧痛反应。

3、从生理解剖学角度来看，周围神经受压与脊髓神经受压并发下肢瘫痪的区别仅在于神经组织受压部位的不同，但后者会并发大小便功能障碍和踝阵挛阳性等体征，而前者无此并发症。在上述认识的基础上，经有关专科会诊，排除其所属的病变以后，方能作出腰臀部软组织损害并发下肢瘫痪的诊断。

（三）鉴别诊断

本病并非稀有的病种，过去，对它的本质没有认识，常被误诊。

1、与腰椎间盘突出症的鉴别：突出的椎间盘压迫神经引起机能障碍时间可能出现下肢所属皮区的知觉障碍和所支配肌肉的功能障碍。但此症的好发部位多在腰$_{4-5}$或腰$_5$—骶$_1$的间隙，即使同侧两处神经根均受压，引出下肢的机能障碍也仅是部分的神经压迫症象。按照 Keegan 脊神经支配的皮肤知觉区对照，障碍同侧腰$_3$—骶$_2$神经根全部受压引出机能障碍时方有可能出现腹股沟以下的下肢知觉和膝、踝、足趾的自主性活动完全丧失，但这种特殊情况临床上难以遇到。相反，腰臀部和大腿根部软组织损害的机械性压迫累及大多数周围神经干引出机能障碍时，必然会出现下肢瘫痪。所以两者间的鉴别诊断在椎管造影和肌电图等辅助检查前，早可明确区分。

2、与外伤性腰$_5$以下神经根损伤的鉴别：与腰椎间盘突出症相同，也可对照神经支配的皮肤知觉区的差异，作出鉴别诊断。本组例 1，外院是以外伤史和肌电图检查作为诊断依据的。正因为忽视了压痛点等体格检查，造成误诊。所以决定腰臀部和大腿根部软组织损害并发下肢瘫痪的诊断依据，仍以临床检查为主。

3、与脊神经根炎的鉴别：这一诊断名称在临床上也常应用，但对它的病理生理的认识却十分含糊。我们认为：皮区的痛觉过敏是椎管外软组织神经末梢和神经支鞘膜外神经末梢或椎管内神经根鞘膜外和硬膜外神经末梢受炎症的化学性刺激的反应；皮区的知觉减退或丧失是神经本身受严重的机械性压迫刺激的结果，所以，此症的发病机制空间如何，目前还无明确解释。实际上此症多属软组织损害继发周围神经麻痹的误诊，本组 1 例通过手术松解获得治愈，就是例证。

4、与癔症性瘫痪的鉴别：此症纯属功能性病变，也会出现腰腿痛或继发下肢瘫痪。发作时往往与精神状态相联系。通过暗示疗法有一定疗效。但临床上它与腰臀部周围神经受压引起的下肢瘫痪常相混淆，本组中有 3 例均被误诊为"癔症性瘫痪"。为什么出现误诊？这可能与受传统理论的束缚，对新的东西缺乏实事求是的研究吸收有关。以腰腿痛为例，按传统概念多认为是腰椎管内神经根受累的结果，从未注意到腰臀部和大腿根部软组织损害并发典型的坐骨神经痛的发病因素，因之对腰臀部和大腿根部病变软组织压迫周围神经又会并发下肢瘫痪的发病机制更难理解了。至于对腰臀部和大腿根部软组织损害并发植物性神经功能紊乱症象的认识不足，则更是把这种器质性病变的临床表现误作为功能性病变而引起类似精神状态的主要原因，于是，就把腰臀部和大腿根部软组织损害并发下肢瘫痪误诊为癔症。所以，从精神病科角度来讲，如何搞清两者间的鉴别诊断，是亟需研讨的问题。我们认为，腰臀部和大腿根部特定的压痛点既是软组织损害性腰腿痛重要的诊断依据和治疗依据，也是这种器质性病变明确的阳性体征。所以对癔症可疑病例，常规地进行压痛点检查，对提高诊断质量是有帮助的。暗示疗法既是诊断癔症的一项有效措施，也应该常规地用手鉴别诊断。如果没有暗示疗法的证实，单凭临床检查所得的疼痛与麻木、麻痹同样经解剖不符合的结果，而作出癔症性瘫痪的诊断，这种决定恐怕是不够慎重的。

宣蛰人　赵龙海

（原载《颈腰痛杂志》（安徽合肥）1988；4：1-5）

半月板——髌下脂肪垫联合手术与
膝关节镜临床应用的评价

半月板病损多合并髌下脂肪垫损害。对具有两者阳性体征的严重病例，应采用 1962 年作者独自设计的半月板——髌下脂肪垫联合手术，即在半月板切除的同时加行髌下脂肪垫松解术具有卓越的远期治疗效果。现将手术方法作如下介绍，并对膝关节镜临床应用的价值进行讨论。

一、手术方法

（一）手术操作

硬膜外麻醉或腰麻。患者仰卧，患肢伸直，腘窝置于手术台的中下板连接处，便于术中膝关节下垂到 90° 不受妨碍。患肢驱血和缚止血带后放于伸直位置。消毒前用龙胆紫在膝前方内外侧平行髌韧带画两条纵行直线约 5cm 长，上起髌骨下 1/2 段边缘，下齐胫骨结节水平位，这是髌下脂肪垫松解术常规的皮肤切口记号。为适应切除外（内）侧病损半月板的需要再延长画线，即在外（内）侧纵线顶端画一 2cm 长偏旁的连接直线，两线形成一向后开口的 135 度角。龙胆紫画线上再抹以 2% 碘酒，可防止皮肤消毒时擦去或褪色。

患肢消毒，小腿和足趾用消毒巾妥善包扎。以外侧半月板病损为例，手术者沿皮肤画线各作内外侧皮肝胆切口（图 1），自深筋膜下向旁侧钝性分离皮下组织，暴露关节囊和其下的髌韧带。按顺序进行。

1、髌下脂肪垫松解术：患膝微屈使髌韧带紧张，手

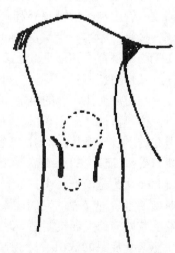

图 1　右外侧半月板——髌下脂肪垫联合手术的皮肤切口示意图

术者示指可清楚触及其内外边缘,先距约2mm的外侧关节囊处作一小纵切口,在伸膝位上用止血钳探入,平行髌韧带扩大切口,上达髌骨边缘,下齐胫骨结节水平位,就暴露髌韧带下囊的囊腔。示指由此探入,摸得髌韧带内缘,也在膝微屈位上距内缘约2mm处切开内侧关节囊。拉钩探入,将髌韧带向前拉起,就显示与髌下脂肪垫紧密相连的滑囊后壁。以手术刀刃分别由两侧切口近期,沿髌韧带后侧将滑囊腔向下切开至胫骨结节水平位;向上沿滑囊上端切开,紧贴髌韧带上段后侧、髌尖粗面及髌粗面及髌骨1/2段边缘将其上附着的病变脂肪垫一点不留地、连刮带切地分离,直至髌尖粗面上缘的滑膜出现为止,但不可切开滑膜(图2①)。

2、外侧半月板切除术:在外侧关节囊纵切口顶端与皮肤切口相同作一2cm长的偏外向后开口成135°角的关节囊延长切口,至接近髂胫束为止。用止血钳探入外侧关节囊深面,将与其粘连的滑膜及脂肪垫组织一并分离,便于作一由外上方至内下方滑膜(下段连脂肪垫)的直切口,结扎垫中小血管后即暴露外侧半月板前缘和前外缘,作适度切开,用止血钳分离出半月板胫骨面,此时外侧膝关节腔完全敞开。先检查髌骨、股骨髌面、股骨内外髁及胫骨外髁有无软骨病变,再检查前后交叉韧带及内外侧髁间结节有无裂断或撕裂骨折,有无关节内游离体或肿瘤存在,有无滑膜炎或先天性滑膜变异出现,并计算继发性关节积液量流出多少等。检查完毕,摇低手术台板,使患膝下垂成直角位。手术者低坐,患肢足底置在用消毒巾妥衬的手术者右膝上,以保持稳定。此时用半月板拉钩插入关节腔,将外侧副韧带、关节囊和滑膜拉向外后方;再以甲状腺拉钩把髌韧带、脂肪垫和滑膜拉向内前方,可更清楚地暴露半月板外侧和外后侧边缘以及前后交叉韧带和内外侧髁间结节。先用两把带齿止血钳紧夹半月板前方边缘并拉起,①切开与前角相连的膝横韧带和紧靠前交叉韧带附着处外方的半月板前角,使其游离。②切开与滑膜连接的半月板外缘,只要在半月板拉钩紧拉的保护下,自拉钩内侧切开半月板是不会损伤外侧副韧带的。③两把带齿止血钳深入关节腔紧夹半月板体部,拉向内前方,并在胫骨内旋位上将后外侧半月板边缘切开。④两把带齿止血钳再深入紧夹半月板后半部拉向前方,手术者膝部顶紧患肢足底使内旋的患膝屈成小于90°角,可清晰地暴露和切开后角边缘及后角附着处(图2②),一般多在10分钟内将病损半月板完整地取出膝外,手续相当简便。对横型破损者,带齿止血钳须夹在半月板裂隙的后半段;对桶柄型等纵裂者,应夹在外侧比较完整的半月板边缘部,可保证半月板拉出时不被扯断。⑤要检查切除的半月板是否完整,并仔细检查关节腔与关节间隙,如有半月板残留组织应再切除(包括加行关节囊后外侧进路的切除手术),不可遗漏。⑥在证明膝内各结构无附带损伤后先缝合半月板的滑膜切口(图2③)。

3、髌下脂肪垫松解术的扫尾:拉开髌韧带暴露髌尖粗面,将其上附着的滑膜切开,进入关节腔就暴露髌骨软骨(图2④)。用手术刀刃彻底刮除髌尖粗面上残留的病变脂肪组织,务求干净;再用尖刀端在髌骨下1/2段边缘把髌韧带及滑膜附着处由内向外作2mm宽的切开,并彻底刮除其上的残留软组织。考虑到这些组织接近病变脂肪垫也可能罹得炎症,则彻底刮除是预防残余痛的有效措施。最后伸直患膝,小腿置于手术器械台上,去除止血带,彻底止血后缝合滑膜、两侧关节囊、皮下组织和皮肤的切口;髌尖粗面切开的脂肪垫不作处理,会自行在髌尖粗面放松位置上愈合长牢。关节内常规地注射抗生素。伤口敷75%酒精纱布,外衬消毒棉垫后用绷带松动固定。

如合并髌骨、股骨髌面的软骨病者,由于软骨组织无神经末梢存在不可能引起疼痛,故

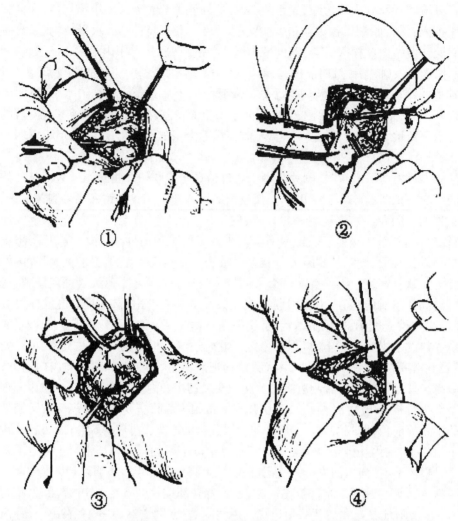

图 2 ①先完成髌下脂肪垫松解术的操作,但暂不切开滑膜;②按照外侧皮肤切口上段方向,延长关节囊切口后再切开滑膜,行外侧半月板全切除术;③缝合滑膜切口拉起髌韧带;④最后切开髌尖粗面上缘附着的滑膜,完成髌下脂肪垫松解的最后操作

对软骨萎缩、龟裂、坏死、磨损或缺损等病变不需处理;只有当病变软骨已脱离骨面有脱落形成游离体可能者,可将脱离部分切除;如软骨病灶属"须丝"样软化,可作表浅的平面切除至比较坚实的软骨组织出现为止。应该避免任何把病变边缘接近正常的软骨组织作创削或修切等处理,因为这种单凭主观想象的做法只会在客观上给关节面带来更不相称的对合度而影响膝功能。对合并关节内游离体者,可在术中一并移除;只有关节滑膜骨软骨瘤病由于游离体数量多和分布面广,需延长内侧纵切口敞开关节腔,由两侧切口内细致地移除游离体或切除与滑膜连在一起肉眼能见的软骨小粒,此手术称为游离体 – 半月板 – 髌下脂肪垫联合手术。对合并慢性滑膜炎和关节积液者,因其多属上述三者的继发病变,故当联合手术消除原发因素后可使炎症病变和积液很快消失。难以解释的是,临床上遇到不少极其严重的滑膜病变合并大量关节积液病例不作处理,术后极少有关节积液再生;相反滑膜完全正常者,术后倒有较长时间的积液形成,少数病例需多次抽液和关节内注射氢泼尼松治愈。滑

膜皱襞属先天性变异是不会引起疼痛的,即使罹得继发性炎症,只要手术消除了髌下脂肪垫损害引起的原发性疼痛,则滑膜皱襞的继发性炎症与滑膜炎一样术中不作处理、术后也会自行消失;滑膜粘连是继发性炎症病变发展的结果,因此把它们当作"滑膜皱襞综合征"、"内架综合征"、"挤拧性滑膜组织综合征"、"粘连性滑膜炎"等独立疾病来看待,恐是认识上的错误。

(二)术后处理

回返病室后患肢高举于勃朗架上,观察患趾血运。麻醉消失后令患侧足趾和踝关节在无痛情况下作锻炼,以促进血运。任何惹起创口疼痛的功能锻炼(包括股四头肌的等长舒缩作用在内)均应避免。术后 48 小时检查创口,如有关节积血者作常规穿刺抽出,尽可能解除膝关节腔内壁血肿的机械性压迫,改善膝部血循环和增强局部抵抗力,这是预防本手术创口感染的有效方法。在无体温增高和创口疼痛的情况下第 7 天起床行走,禁止用拐支撑;10 天拆缝线,多数病例已可上下楼梯并外出行走;一般第 11 天出院。对关节内积液多次穿抽未愈者可在门诊中作关节内氢泼尼松注射。出院后对关节积液消失者,要求 1 周内外出行走增加到每日不少于 10km,并在无膝部反应的情况下参加体育活动;经 1~2 个月锻炼多可恢复原工作。对单侧病例的股四头肌萎缩者,嘱患肢进行室内作踢足球练习,直至与健肢发育完全相等为止。内侧半月板－髌下脂肪垫联合手术的操作与此类同。

总结本手术的优点在于:①手术时间不超过 1 小时,无止血带过久给患肢带来极度不适或引起神经缺血的危险。②传导麻醉可满足手术需要,采用全身麻醉是多余的。③切开手术可敞开关节腔,能全面、彻底、正确地检视关节内各类组织结构并处理其病损;手术野增大使操作变得简易,因此半月板多在不到 10 分钟内完整切除而无附带损伤。④操作时间较短,可彻底止血,关节腔内不需盐水或气体充盈或盐水反复冲灌,故不致发生创口感染。本院 731 例半月板、游离体、髌下脂肪垫或其二者,三者联合手术的感染率为零。⑤实践证明,半月板全切除术的残留痛或后遗关节不稳定和继发骨关节病等晚期并发症实际上多属髌下脂肪垫损害的临床表现,通过两者的联合手术可以显著地提高疗效,功能恢复快,后遗症极少,远期治愈显效率达 90%以上。

二、典型病例

黄×媛,女,58 岁,市级篮球教练员。患者为三十年代的球星,从事篮球生涯 40 多年。右膝痛时发时好 20 多年。1956 年外伤后出现关节弹响和关节交锁等症象。1960 年作者根据内外侧关节间隙压痛、Mc、Murray 试验阳性以及髌下脂肪垫压痛敏感诊断为右内外侧半月板损伤合并髌下脂肪垫损害。建议手术治疗而遭患者拒绝。仍坚持教练工作。近三年来膝痛频繁发作,出现关节积液。近一个月来症象更重,患膝仅能屈成 90°,每周需抽液一次多达 60 多毫升。来院要求治疗。1980 年 3 月 5 日硬膜外麻醉下切开内外侧关节囊发现:1、腔内流出果酱色渗液 60 多毫升,2、滑膜全呈暗红色、充血、表浅层呈"鼻涕"样广泛水肿、增厚等,提示严重的炎症反应,3、股胫关节的外踝软骨大部磨损暴露骨质面;其内髁软骨面虽属完整,但其上有粘连组织附着,4、外侧半月板仅前角残留,其后侧部分已损毁完全溶解消失;内侧半月板的内外侧边缘破裂;5、髌下脂肪垫髌尖粗面附着处变性严重。作者不处理病变滑膜,仅行右内外侧半月板－髌下脂肪垫联合手术。术后第 1 天仅抽出淡红色积液 7 毫升,第 3 天抽出 3 毫升,第 7 天起床徒手行走练习,第 10 天拆缝线,疼痛消失。滑膜的病理诊断慢性滑膜炎。术后再无关节积液形成。3 个月后恢复篮球教练工作和正常人一样。2 年后复查:右膝功能正常,无后遗症。退休后仍任业余篮球教练。

三、讨论

(一)半月板切除术式的选择

半月板病损是常见的病种,以往对影响膝关节运动的机械性紊乱统称为膝关节内扰乱。自 1887 年 Annandale 首次切除撕裂的半月板以来,在近百年来人们对半月板病损的诊疗作了许多研究,并取得很大进展,长期半月板全切除术被公认为常规的治疗方法。但是仍有许多病例后遗膝关节不稳等症象,也有不少病例后期出现膝关节骨关节病。近几年经生物力学的研究结果把这种晚期并发症原因归咎于半月板全切除术,并提出术中保留半月板外缘可提供稳定性和有效地扩散负重力。因此许多学者偏向于半月板部分切除术。我们的临床实践适与此相反,认为半月板病损的极大多数合并原发性或继发性髌下脂肪垫损害,其临床表现也就是与半月板全切除术后遗症完全一样的膝前下方痛、膝盖痛、伸膝痛、半蹲痛、下蹲痛、上下楼梯痛、走高低不平路面痛、下肢酸胀、乏力、关节不稳、打软腿、易跌跤等症象。如果疼痛经久不愈,因股四头肌机能不全继发髌股关节软骨面的非生理性摩擦和压迫,日久形成髌骨软骨或髌股关节软骨病变;滑膜在此非生理性牵扯下滑动,也会导致充血、水肿、增生、粘连或继发关节积液等无菌性炎症病变。由于半月板全切除术后这些髌下脂肪垫损害的症象和体征依然存在,又因过去人们对这个发病机制没有认识,就把它们当作半月板手术后遗症或晚期并发症来看待,这是认识上的片面性。当然从生物力学分析,半月板全切除对膝关节功能不无影响,但人体组织有自行修复、调节、补偿的能力,可以弥补其不足,故不易引起不良后果;相反,对膝关节骨关节病而言,只要解除髌下脂肪垫损害的疼痛,恢复股四头肌的正常机能以后,则髌股关节软骨面的非生理性摩擦或压迫以及滑膜的非生理性牵扯也随之停顿,就可使软骨病变获得静止或逐渐修复以及滑膜病变或积液很快消失。这就是半月板全切除术再结合髌下脂肪垫松解术的远期疗效为什么远超常规半月板切除术的关键所在。至于半月板部分切除术只适应于少数具有桶柄型或纵裂型的病例,切除其内侧破裂部分,保留其外缘部分;对横型或凡有边缘破裂的其他各型均不适宜,如果对横型破裂者采用切除前段、保留后段的术式将会造成关节内高低不平的机械性刺激,影响膝功能。再因上述两种术式中所保留的半月板边缘与滑膜连接处多有无菌性炎症病变存在,因此半月板部分切除术仍会后遗疼痛。作者曾遇 2 个这种病例再行半月板全切除术获得治愈,所以在半月板术式中全切除术优于部分切除术。

(二)膝关节镜的评价

近年来膝关节镜的临床应用逐渐引起人们的注意。由于操作技术的改进和特殊器械的创用,在诊断和治疗上均有提高,使膝关节镜进行半月板切除成为可能。应该说,膝关节镜的出现是骨科诊疗技术的一大进步,但是这种新兴技术能否超越临床检查并取代切开手术,仍需通过实践检验作出决定。下列是我们对膝关节镜临床应用的两点评价。

1、诊断方面膝关节镜虽属内窥镜之一,由于膝关节无自然开口,当使用关节镜前必须在膝关节检查点上作一 6-8mm 的皮肤切口,用套管针戳入关节腔内,再插入关节镜。所以膝关节镜检查仍是一个小手术,它与有自然开口的气管、食道、胃肠、膀胱等内窥镜检查是两码事。膝关节镜检查的优点在于能直接检视关节内结构并取得组织标本,较临床检查更有正确性。但是单凭一个切口作检查具有很大局限性;即使作髌外下、髌内下、髌下中线、髌外、髌外上、髌上中线、髌内上的7个切口作检查,尚有内侧半月板的前角和后内缘以及外侧半月板的后外缘难以见到,因此有人对关节后结构采用后内侧或后外侧辅助切口作检查。由此可知,要达到膝关节内结构全面检查的目的,就需作9个切口方能完成,这样其切口的总长度和组织损伤就不亚于或超过了常规半月板切除术,与切开探查并无多大区别。如果临床应用中仅选择几个切口进行检查,那就失却进行膝关节全面检查的意义,由此而出现的遗漏或处理错误是势所难免的。膝关节镜检查时要充气或充水,每次需1000-2000ml无菌生理盐水冲灌关节腔,这就难免给创口带来感染的机会,实际上膝关节镜所检视到关节内结构的真正病损仍不外乎半月板病损、关节内游离体和前后交叉韧带损伤,而这3种病损的诊断通过临床检查均可完全明确,且正确率极高,所以对此采用膝关节镜检查是多余的。应该说临床上不能作出诊断的膝关节内扰乱通过关节镜检查可能得出结论,是完全合理的。但是,自从髌下脂肪垫损害这个独立疾病问世以后,许多过去不能作出诊断的或经半月板切除等手术无效的膝痛病通过髌下脂肪垫松解术多获得治愈,所以目前临床上真正不能查明的膝关节内的功能紊乱已不多见,这样就使所谓的膝关节内扰乱的范围愈来愈局限和关节镜检查的指征更加狭窄了。又如关节镜检视中最多见的滑膜皱襞的一系列无菌性炎症病变、关节积液、髌骨或髌股关节软骨病变多是关节内滑膜外髌下脂肪垫髌尖粗面附着处损害性疼痛的继发性病变,并非独立的疾病。正因关节镜检视到的这些阳性发现和作出的诊断不能反映出病变的原发因素,故无助于膝痛病的治疗。何况这些膝关节内滑膜和软骨的病变在开放手术中早已出现和明确,把它们当作关节镜使用后所获得的新概念,并以此修正对关节病的传统概念的说法是不符合客观实际的。由于膝关节镜检查仍是一进入关节内的手术方式,技术操作和诊断上尚有不少困难和复杂性,如果单独为了诊断需要而轻易地作镜检,给患者带来不必要的手术痛苦和手术负担,是不值得提倡和推广的。

2、治疗方面:膝关节镜的真正应用价值在于一次性完成诊断和治疗。根据最新文献报道,目前几乎有一半以上的膝关节病损可用关节镜进行手术,但这种新技术能否改变老的术式,取决于它在诊疗上是否更符合多、快、好、省的要求。综观膝关节镜下手术的步骤,仍有许多不足之处,如需全身麻醉以减少因使用打气止血带为时过久、多次穿刺、持续牵拉膝关节所带来的不适;大量盐水的充盈和冲灌,手续麻烦;不少复杂手术仍需作辅助切口完成,这样把关节镜下手术变为半关节镜手术,失却镜检手术的真正涵义。以半月板病损而论,关节镜下的半月板手术适用于桶柄型撕裂和片块状撕裂简单的部分切除;但在复杂的全切除术时所遭遇的操作困难和由此而延长的手术时间远远超过常规半月板全切除术。因为要在如此小的切口中进行高难度的手术操作,难免会引起因不能止血而出现过度出血、因反复冲灌大量盐水带来创口感染、碎块切除术的半月板碎片落入关节腔不能取出、器械拆断、因无法使用半月板拉钩保护至内侧副韧带断裂、股骨下端骨折,甚至因腘动脉穿破而作截肢,因深静脉栓塞而引起肺栓塞、反射性交感神经营养不良,止在带引起神经缺血等严重并发症。尽管有人把其发生原因推诿给使用器械不当或未注意到全身性疾病方面去承担,但真正负首要责任的仍是"螺蛳壳里做道场"的手术方式。因为在常规半月板切除术中由于手术野扩大使操作变得容易,上述的并发症是完全可以避免的。退一步讲,即使关节镜下半月板切除术与常规半月板切除术一样地好,由于无法一次性同时完成髌下脂肪垫松解术,日后必然与常规半月板切除术同样地会后遗膝痛、关节不稳和后期出现骨关节病,其远期疗效也无法令人满意的。综上所述目前使用的关节镜下半月板切除术不符合多、快、好、省的要求,难以取代常规半月板全切除术,更无法与半月板——髌下脂肪垫联合手术的优越性相比拟。

宣蛰人

(原载《全国中西医结合软组织疼痛学术会议论文汇编》(上海)1989;22~27)

软组织松解术治疗陈旧性跟骨骨折后遗痛

陈旧性跟骨骨折常后遗疼痛,临床上并不少见。本文指的是波及距下关节引起跟骨结节关节角(简称 Boehler 角)变化的一种最为严重的陈旧性跟骨骨折。1973 年起,作者应用踝关节周围软组织松解手术治疗这类骨折共 21 病例,取得满意的远期疗效,现报告如下。

一、临床资料

(一)一般资料

男 14 例,女 7 例。年龄 23~78 岁,平均 47.62 岁。伤程 4 个月 ~ 2 年以上。左侧 8 例,右侧 10 例,双侧 3 例,共 24 个踝。全部病例均有自高处坠(跌)下足跟着地的外伤史。骨折类型全属波及距下关节引起 Boehler 角变化的陈旧性跟骨骨折。

(二)既往急诊处理情况

经外院治疗者 12 例,共 15 个踝。其中 Boehler 角有不同程度的变小,消失或变负者共 14 个踝,均未作骨折复位而只作石膏外固定治疗,故残留踝痛;1 个踝属 Boehler 角消失者用中药外敷治疗无效,1 年后外院再行三关节融合术,症象也未改善。本院治疗者 9 例,共 9 个踝,其中 Boehler 角变小 1 例,因属开放性骨折,故在急诊处理中仅作清创术、创口缝合和石膏外固定而放弃骨折闰治疗;Boehler 角变小 3 例,因患者不接受骨折的复位和内固定治疗而只作石膏外固定处理、Boehler 跟骨夹挤夹和无垫小腿管形石膏外固定,虽则骨折达到接近解剖复位的要求,确实固定足够的时间和有系统的功能锻炼,但骨折愈合后仍残留严重的踝痛。本组病例均经针刺、推拿、理疗、氢泼尼松局封、中西药物内服、外敷、薰、洗等久治无效。

(三)临床表现

患足多水肿。疼痛位于踝关节周围,但以内外踝后下方最突出:仅 3 例属单独的严重外踝后下方痛。内(外)踝后方痛向下传导可引出跟底内(外)侧边缘痛;如果内外侧痛同时并存,则两者向下的传导痛常集中于跟底中部,引出跟底痛(11个踝),致足跟不能着地荷重,影响站立和行走。内(外)踝后下方痛向前传导可引出内(外)踝前方痛(3个踝);如果内外踝向前的传导痛同时并存,则两者也常集中为前足痛和趾痛,影响其功能(4个踝)。无跟底痛的踝关节周围软组织损害病例,其前足常因踝痛严重而不敢踮地,需用足跟荷重。内(外)踝后下方痛可沿胫骨后肌(腓骨肌)腱向上传导,引出小腿后方深层疼痛(小腿外侧酸痛)。内外踝后下方痛也会向后传导,引出踝后方痛,此痛可沿跟腱向上传导,引出腓肠肌肌腹不适、酸胀、疼痛或抽搐等症象,有时可影响到腘窝。跟骨骨折愈合后视畸形的轻重而出现不同程度的足弓下垂,严重者因纵弓、横弓完全下垂和跟骨外翻形成典型的创伤性平跖足。上述的踝痛、足痛以及跟骨畸形均会影响患足功能。有的多站、多走疼痛增剧,出现跛行步伐;有的不能自主性站立或行走。畸形特别严重者,如跟骨粉碎性骨折畸形愈合的病例由于Boehler角过度变负致站立时足跟无法与地面接触,需用跟垫垫高;因痛不能荷重,需双拐支撑勉强缓慢移行。

(四)诊断

本组24个踝均作常规的跟骨轴位和踝关节侧位X线摄片,必要时加摄斜位片,提示全部病例的跟骨骨折已骨性愈合,距下关节面不规则或呈严重紊乱,患足诸骨均呈不同程度的缺钙现象。除经本院斯氏钉撬拨和内固定的5个踝其骨性愈合达到接近解剖位置以外,其余19个踝在轴位片上提示跟骨两侧膨出增宽和侧位片上Boehler角有不同程度的变小(17个踝)、消失(3个踝)或变负(4个踝)。全部病例结合上述的X线表现再根据内踝后下方(胫踝后肌腱鞘)、外踝后方(腓骨肌总腱鞘)、跗骨窦(脂肪垫)、踝前(关节囊附着处)和踝后(脂肪垫)等软组织损害性压痛点的阳性体征作出阵旧性跟骨骨折合并踝关节周围软组织损害的诊断。

(五)治疗

本组病例均根据压痛点所在部位施行踝关节周围软组织松解手术,计外踝后下方软组织结合跗骨窦脂肪垫的松解术3个踝;内外踝软组织松解术21个踝,其中结合跗骨窦脂肪垫松解术12个踝,未结合跗骨窦脂肪垫手术7个踝,后期补行跗骨脂肪垫银质针针刺治疗1个踝和踝后脂肪垫松解术结合踝前方关节囊松解术1个踝。全部病例术后症象消失或缓解。1988年6-12月间随访,计治愈16个踝(66.67%),显效6个踝(25%),有效2个踝(8.33%),治愈显效率达91.67%。显效组6例均为内外踝后下方软组织松解术病例,当气候改变时或过度劳累后常出现外踝前方、踝后方或踝前方酸胀不适等反应,但休息后即消失。压痛点多在跗骨窦脂肪垫、踝后脂肪垫、踝前方关节囊附着处,因症象极轻,不需处理。有效组2例中,1例为内外踝后下方软组织松解术后遗外踝前方痛,经遗跗骨窦银质针针刺而消除症象;另1例为内外踝后下方软组织松解术后遗外踝前方痛和踝后方痛,经补行跗骨窦脂肪垫结合踝后脂肪垫的松解术获得治愈。从而使手术补课后的最后疗效提高为治愈18个踝(75%)和显效6个踝(25%),治愈显效率达100%。

本组病例无手术并发症,无切口感染,观察时间最长15年10个月,最短4年,平均为9.01年。远期疗效满意。

(六)疗效评定标准

治愈:疼痛完全消失,从事原工作,未复发,无后遗症。显效:疼痛消失,平时无症象,仅在气候变化时或劳累后出现踝部酸胀、乏力等感觉,能从事原工作。有效:经常性痛,但较术前减轻,能坚持原工作。无效:症象和功能均无改善,与术前相同。

二、典型病例

例1:李×德,男,62岁,退休工人。11个月前高处坠下发生左跟骨骨折。X线提示Boehler角变小,外院作石膏外固定3个月,拆除后残留左外踝后下方痛,逐渐加重,影响行走,不能工作,久治未愈,来我院治疗。检查:左外踝后下方腓肌腱鞘压痛敏感。踝内翻位引出外踝痛增重,外翻位内踝无痛。诊断为左陈旧性跟骨骨折合并外踝后下方软组织损害。1977年2月17日局麻下行左外踝后下方软组织松解术和小腿石膏外固定,2周后拆除,症象消失。10年10个月后复查,疗效属治愈。

例2:裴×良,男,30岁,体育教师。半年前自高处坠下发生右跟骨骨折。外院石膏外固定1个月,拆除后,踝痛和跟底痛未减,影响行走和生活。久治未愈,转来我院。检查:X线片提示Boehler角变小和跟骨向两侧膨出增宽;左内外踝后下方的胫骨后肌腱鞘和腓肌总腱鞘压痛敏感。诊断为左陈旧性跟骨骨折合并内外踝后下方软组织损害。1977年3月23日局麻下行左内外踝后下方软组织松解术和小腿石膏外固定,2周后拆除,症象消失。11年9个月复查,疗效属治愈。

例3:吴×林,男,52岁,教师。8个月前自高处坠下发生双跟骨粉碎性骨折。X线提示Boehler角均极度变负和跟骨向两侧膨出移位严重。外省有关医院仅作石膏外固定。3个月拆除再X线摄片,提示骨折骨性愈合畸形严重。但仍残留双踝痛,不能多站,站立时足跟不能与地面直接接触,需用跟垫垫高和双拐支撑,缓慢移行。1977年12月间笔者在昆明讲学时被邀会诊,查得双内外踝后下方胫骨后肌腱鞘,腓肌总腱鞘和跗骨窦脂肪垫压痛敏感。诊断为双阵旧性跟骨骨折合并踝关节周围软组织损害。同月12日局麻下行双内外踝后下方软组织松解术结合跗骨窦脂肪垫妥术和小腿石膏外固定,2周后拆除,疼痛消失,能丢拐快跑或起跳。但因Boehler角明显变负,足跟与地面的距离仍需跟垫垫高矫正。1981年4月笔者去昆明复查,疗效属治愈。

例4:夏×娣,女,59岁,退休工人。2年前高处跌下发生左跟骨骨折。X线提示Boehler角轻度变小。患者不接受撬拨复位,故仅作小腿石膏外固定。3个月后拆除,X线片提示骨折已骨性愈合,畸形不重。但仍有踝痛,逐步增重,影响行走和生活。左内外踝后下方胫骨后肌腱鞘和腓肌总腱鞘压痛敏感。诊断为左陈旧性跟骨骨折合并踝关节周围软组织损害。1984年4月14日局麻下行左内外踝后下方软组织松解术,2周拆除石膏,症象减轻。4年后复查,残留外踝前方痛和踝后方痛,疗效属有效。1988年4月12日局麻下补行左跗骨窦脂肪垫和踝后脂肪垫的松解术,症象消失。8个月后再复查,疗效提高为治愈。

三、讨论

高处坠(跌)下足跟着地的压缩作用可引起跟骨骨折。骨折类型较多,简略地可分为不波及距下关节与波及距下关节两大类型。前者的跟骨骨折因无Boehler角改变,治疗上并不困难;后者的跟骨骨折因有Boehler角变化,其骨折线涉及或损毁跟骨的距下关节面,骨折变位导致Boehler角发生变化及骨折块向两侧膨出移位等情况,会给治疗带来复杂性。这类波及距下关节的跟骨骨折治疗原则的重点除恢复距下关节的对位关系和 Boehler 角以外，还要纠正跟骨骨折块向两侧的膨出移位。如果对新鲜跟骨骨折一期施行长斯氏钉撬拨复位和短斯氏钉内固定以力争满意的 Boehler 角，应用 Boehler 跟骨夹纠正骨折块的侧方膨出变位，再加以无垫小腿管形石膏外固定和装置步行铁蹬进行徒手行走的功能锻炼，则可保证骨折在理想的位置上骨性愈合。在近 40 年中，经本院如此正规治疗的大量跟骨骨折病例多收到满意的治疗效果，很少有后遗症发生。如果不及时争取骨折一期复位和固定或放弃复位而只作石膏外固定，则日后骨折畸形愈合是势所难免的。由于跟骨在足部整体功能上具有重要作用，即使最轻的畸形也会有一定程度上影响足部功能。因此，跟骨骨折力求达到解剖或接近解剖的整复位置和正确的足够长时间的骨折固定，是保证良好的足部功能和减少后遗疼痛的重要措施。其次，陈旧性跟骨骨折的后遗疼痛，按传统概念认为是破损和变位的距下关节骨性愈合后会产生距下关节创伤性关节炎的结果，因此对晚期症象严重、荷重困难者采用距下关节乃至三关节融合术是常规的治疗手段。但手术疗效并非例例满意，术后因踝痛影响工作者临床中经常遇到。所以探索陈旧性跟骨骨折后遗痛的治疗这个研究课题，仍属骨科界的当务之急。

自从软组织外科学问世以后，我们对上述传统概念有如下 的新认识。众所周知，跟骨骨折时必附带踝关节周围软组织损伤。这种骨组织和软组织的破坏会导致出血。其血肿和坏死组织的分解会产生踝关节周围软组织的无菌性炎症病变。如果骨折复位后在正确的和足够长时间的固定下这种炎症病变多会自行消失。如果治疗不当（特别是骨折对位不正）或损伤严重，则骨折愈合后仍会在软组织内残留炎症的病理基础，其无菌性炎症的化学性刺激作用于踝部韧带、腱鞘、肌腱、脂肪垫等处的神经末梢，就会发生疼痛。距下关节的软骨因无神经感觉纤维存在即使出现创伤性骨关节变化，也不会引起疼痛。所以本病的治疗原则仍与腰椎滑脱症、髋关节骨关节病、股骨头缺血性坏死等疼痛一样，也不处理骨骼畸形，仅切开、剥离、游离踝关节周围的韧带、腱鞘、肌腱、脂肪垫等病变组织。通过明确跟骨畸形只是踝关节功能障碍的原发因素，而不是疼痛的原发因素；疼痛仍来源于踝关节周围软组织无菌性炎症的病变组织。有关这一新的认识，通过本文的临床实践的验证，是完全符合客观实践的，为此我们把此提供给疼痛理论研究工作者作参考。此外踝关节周围软组织松解术治疗陈旧性跟骨骨折后遗痛的疗效远较距下关节或三关节融合术优越得多，且操作简单，容易掌握，出血极少，疗效保证。这一新的治疗方法可在临床上推广应用。

宣垫人 姚德明 赵龙海
（原载《全国中西医结合软组织疼痛学术会议论文汇编》(上海)1989;63-65)

软组织松解术治疗三关节融合术后遗严重踝痛

三关节融合术是一富有成效的足部矫形手术。通过切除距下关节、跟骰关节和距舟关节使骨融合一体,为矫正先天性、创伤性或儿麻后遗的足内翻、足外翻、足下垂等畸形和重建肢体功能作出重大贡献。但是临床上仍有部分病侧术后残留或轻或重的踝痛,严重者影响工作和生活,成为骨科界亟需解决的问题。1975 年起,笔者应用踝关节周围软组织松解手术治疗 10 例三关节融合术后遗严重踝痛,取得满意的远期疗效,兹报告如下。

一、临床资料

(一)一般资料

男 2 例,女 8 例。年龄 21~43 岁,平均 27.6 岁。工人 8 例,职员 2 例。左侧 2 例,右侧 8 例。外伤后遗踝痛 1 例,陈旧性跟骨骨折后遗踝痛 1 例和儿麻后遗疼痛 8 例(下垂足 2 例,马蹄足 2 例和马蹄内翻足 4 例)。除 1 例马蹄足和 2 例马蹄内翻足由本院施行三关节融合术外,其余 7 例均由外院行相同手术,全部的畸形足均达到理想的矫正要求。术后病程 5 个月 ~ 11 年,平均 4.18 年。本组 10 例的术后残留痛,经针刺、推拿、理疗、氢泼尼松局封、中西药物内服、外敷、薰、洗等多种非手术疗法医治无效,因失却工作能力或生活能力而要求进一步手术治疗。

(二)症象和体征

患踝多呈肿胀。疼痛在踝关节周围,但以内外踝后下方明显。有的合并跟底痛,致足跟不能着地荷重,出现跛行步态;严重者需扶拐支撑,勉强行走。压痛点位于内踝后下方胫骨后肌腱鞘、外踝后下方腓肌总腱鞘、踝前关节囊附着处和踝后脂肪垫等处。跗骨窦脂肪垫由于三关节手术中早作切除,故不再现疼痛和压痛。

(三)诊断

作踝关节正侧位 X 线摄片,观察有无缺血性骨坏死、假关节形成或其他骨性疾患。然后根据压痛点的阳性体征决定踝关节周围软组织损害的诊断。

(四)治疗

皮内麻醉下施行内外踝后下方软组织松解手术。术中触压和切开未被麻醉的胫骨后肌或腓肠长短肌的腱鞘可引出敏感的疼痛;游离肌腱周围附着的炎性粘连结缔组织,则疼痛更剧;松解后触压这些原有疼痛的软组织却再无症象引出。此时患足感觉轻松舒服,前足用力踩时无痛引出,说明手术松解彻底,可缝合创口和小腿管形石膏外固定。2 周拆除,症象明显缓解。1988 年 6–12 月间复查,计治愈 6 例(60%),显效 3 例(30%),有效 1 例(10%),无无效病例,治愈显效率占 99%。显效组 3 例,平时无症象,但当天气改变时或过度劳累后会出现踝前方(2 例)和踝后方(1 例)的酸胀、乏力感,休息即好转。系踝前关节囊附着处和踝后脂肪垫的损害所引起。因症象极轻,不需处理。有效组 1 例为踝前和踝后两处软组织损害并存,引出踝前方痛和踝后方痛,压痛点强刺激推拿可使症象明显缓解,嘱其症象严重时再手术补课。

本组无手术并发症,无切口感染,观察时间最长 13 3/4 年,最短 5 2/3 年,平均 9.65 年,远期疗效满意。

（五）疗效评定标准

治愈:疼痛完全消失,从事原工作,未复发,无后遗症:疼痛消失,平时无症象,仅在气候改变时或劳累后出现踝部酸胀、乏力等感觉,能从事原工作。有效:经常性痛,但较术前减轻,能坚持原工作。无效:症象和功能均无改善,与术前相同。

二、典型病例

例1:曹×泽,男,30岁,职员,3岁时小儿麻痹右马蹄内翻足。1975年5月12日我院行右三关节融合术和小腿石膏外固定。3个月拆除,畸形完全矫正。但仍残留踝痛,跟底痛,足跟不能着地,需扶拐跛行。右内外踝后下方软组织压痛敏感。诊断为右踝关节周围软组织损害。1975年10月18日行右内外踝后下方软组织松解术,2周拆除石膏,症象消失。13年2个月后复查,疗效属治愈。

例2:秦×花,女,21岁,工人。3岁时患小儿麻痹症,后遗右马蹄翻足。1973年外院行右三关节融合术,畸形完全矫正。残留右踝隐痛,能坚持工作。不久,疼痛逐渐加剧,影响行走,转来我院治疗。右内外踝后下方软组织压痛敏感。诊断为右踝关节周围软组织损害。1978年4月15日行右内外踝后下方软组织松解术,2周拆除石膏,症象消失。10年8个月后复查,治疗属治愈。

例3:聂×彬,女,21岁,工人。2岁时因小儿麻痹症后遗马蹄内翻足。8岁时曾在外院行两侧肌腱移植手术,畸形均未完全矫正,行走不便,且有踝痛。1976年11月16日在我院行左三关节融合术,3个月拆除石膏畸形完全矫正,踝痛消失,行走方便。因左膝前下痛明显突出,遂于1977年6月4日补行左髌下脂肪垫松解术,膝痛也消失。由于左侧手术疗效优越,在患者的主动要求下,于1977年11月23日再行右三关节合融合术,畸形完全矫正,但1年多后出现右踝痛。右内外踝后下方软组织压痛敏感。诊断为右踝关节周围软组织损害。1988年12月行右内外踝后下方软组织松解术。2周拆除石膏,症象消失。8年后复查,疗效属治愈。

例4:黄×敏,男,25岁,工人。小儿麻痹症后遗右马蹄足。1975年本院施行右三关节固定术。3个月拆除石膏,畸形完全矫正,但行走时出现右踝痛,足跟不敢着地,只能前足踮起跛行,症象逐渐增重。右内外踝后下方软组织压痛敏感。诊断为右踝关节周围软组织损害。1981年8月3日行右内外踝后下方软组织松解术。2周拆除石膏,症象消失。7年半后复查,疗效属治愈。

三、讨论

传统概念认为,三关节融合术后遗踝痛的发生原因可概括为下列3点。①距骨体的缺血性坏死。距骨的血供本来就很少,距骨头和颈的大部分被切除后,影响血循环。如果出现此并发症而早期荷重,则踝关节会继发退行性病变,引起疼痛。②踝关节退行性关节炎。手术使原来分散在跗骨各关节的许多微小的内翻、外翻的牵拉应力和旋转应力均集中到踝关节。日久约有半数患者出现此并发症,使踝关节疼痛和活动限制。③假关节形成。绝大多数发生在距舟关节,主要与骨的两切面接触不良,对位不佳或固定时间不足等有关。手术后遗的踝痛大都由此并发症引起。我们对本组 10 病例的长期观察中,既无距骨体缺血性坏死发现,也无距舟关节的假关节形成见到,因此其手术后遗的踝痛与这些并发症无关。故对踝关节退行性关节炎引起疼痛的理论,恐需深入探讨。因为以软组织外科学的观点来看,所谓的退行性关节炎,其骨质增生的机械因素是会引起关节活动障碍的,但它决非疼痛的原发因素。通过本组病例的临床实践验证,疼痛—源于踝关节周围病变软组织无菌性炎症的化学性刺激。这种刺激作用于踝部韧带、腱鞘、关节囊、脂肪垫等附着处或所在部位的神经末梢,才引起疼痛。软组织松解术中切痕、切开、切断、分离、剥离、游离等操作在放松病变软组织的同时,也切断了所有神经末梢,从而阻断了疼痛的传导,达到无痛。本组病例虽少,但其远期疗效足可证明这一客观现象。为此我们应该重新认识对骨组织的退行性关节炎或骨骼畸形等引起三关节融合后遗踝痛的传统论据。

宣蛰人 陆国贤 赵龙海
(原载《全国中西医结合软组织疼痛学术会议论文汇编》(上海)1989;70-71)

髌下脂肪垫松解术或内外踝后下方软组织松解术治疗跟底痛(附 33 例临床观察)

跟底痛临床上并不少见,由于对跟底部的软组织或骨组织进行治疗,效果不能保证。因此本病仍属难以治愈的常见病之一。作者在软组织松解术治疗腰腿痛的医疗实践中发现,治愈的部分病例术后却出现同侧膝痛合并跟底痛或同侧踝痛合并跟底痛。前者补行髌下脂肪垫松解术、后者补行内外踝后下方软组织松解术解除膝痛或踝痛的同时,跟底痛也随之立即消失。这种不治而愈的客观事实促使我们开展软组织松解术治疗跟底痛的临床研究。1971-1984 年间治疗 33 例共 39 个严重跟底痛,远期疗效卓越,兹介绍如下:

一、临床资料

(一)一般资料

33 病例中男 27 例,女 6 例。年龄 22~67 岁,平均 43.06 岁。工人 18 例,农民 4 例,干部 8 例,医护人员 2 例,教师 1 例。病程 6 个月 ~ 10 年以上。左侧 14 例,右侧 13 例,双侧 6 例,共 39 个跟底痛。有外伤史者 17 例共 19 个跟底痛,计髌下脂肪垫损伤后遗 2 个跟底痛,内外踝后下方软组织损伤后遗 1 个跟底痛,跟骨骨折后遗 10 个跟底痛,三关节融合术后遗 2

个跟底痛,半月板——髌下脂肪垫损伤后遗 4 个跟底痛;无外伤史者 16 例共 20 个跟底痛,计髌下脂肪垫损害引起 12 个跟底痛, 内外踝后下方软组织损害引起 7 个跟底痛, 半月板——髌下脂肪垫损害引起 1 个跟底痛。

（二）临床表现

跟底痛轻者为针刺样痛,多走痛增重,足跟不能着地荷重,足底无法踩平,有的需前足跛行。跟底痛严重者需用拐支撑勉强移行,影响工作和生活。由髌下脂肪垫损害起病者,有的出现明显的膝痛合并同侧跟底痛,但有的膝痛不明显而仅感跟底痛,当髌尖粗面脂肪垫附着处作常规的压痛点检查引出 剧痛时,患者方知髌下脂肪垫损害的存在。由内外踝后下方软组织损害起病者的跟底痛也具有与上述类同的临床表现和体征。跟底痛可向上传导,引起小腿腹酸胀、酸痛、乏力或抽搐等症象。

（三）X 线表现

39 个跟骨作常规 X 线摄片提示,陈旧性跟骨骨折呈不同程度的 Boehler 角变小和畸形愈合者 11 个跟骨,跖筋膜附着处不同程度的骨刺形成者 7 个跟骨,其余 21 个跟骨属正常。

（四）诊断

通过各种实验室和 X 线等检查排除了其他疾病后, 根据压痛点检查决定本病的诊断。方法如下:助手紧压跟底部软组织引出剧痛时保持拇指尖的压力和位置不变,检查者立即按照髌下脂肪垫损害的压痛点检查方法,在髌尖粗面脂肪垫附着处作作滑动按压引出膝痛而使跟底压痛立即消失;但当检查者手指是停止滑动按压髌尖粗面髌下脂肪垫附着处并无压痛,或压痛明显而无跟底压痛改善,说明此髌下脂肪垫与跟底痛无因果关系。此时,检查者应更换检查部位,两拇指尖紧压内外踝后下方骨后肌、腓肌的腱鞘,引出剧烈踝痛而使跟底压痛立即消失;同样,去除踝部压迫而跟底压痛又会立即重演。对膝或踝部作如此 3 次反复检查的阳性病例,则可明确诊断前者为脂肪垫损害引起的跟底痛;后者为内外踝后下方软组织损害引起的跟底痛。跖筋膜附着的跟骨骨刺不是跟底痛的致痛病因,不需鉴别。

（五）治疗

16 个跟底痛行髌下脂肪垫松解术和 23 个跟底痛行内外踝后下方软组织松解术,均消除了症象(手术操作与术后处理见另文报道),近期疗效满意。1988 年 11 月 12 日间复查:39 个跟底痛完全消失,恢复原工作,症象未复发,无后遗症。观察时间最长 16 年 8 个月,最短 4 年 1 个月,平均观察为 9.75 年,远期疗效满意。

二、典型病例

例 1:雷×平,男,45 岁,干部。左腰痛并发坐骨神经痛于 1971 年 9 月间在我院行左腰臀部及大腿根部软组织松解术,腰腿症象消失后出现左膝痛、小腿腹酸痛及跟底痛。后者严重,足跟不能着地荷重,需前足踮起行走。久治未愈。根据髌下脂肪垫髌尖粗面附着处的敏感压痛而使跟底压痛立即消失的体征,诊断为左髌下脂肪垫损害引起的跟底痛。1972 年 2 月 25 日行左髌下脂肪垫松解术后膝痛消失, 小腿腹酸痛和跟底痛均不治而愈。16 年后复查,长期从事原工作,多次步行登上黄山,疼痛未复发,无后遗症。

例 2:黄×钦,男,41 岁,军人。双跟底痛 5 年。足跟不能着地荷重,足底无法踩平,多走疼痛加剧, 影响工作和生活。柳州和广州有关医院均诊断为跟骨骨刺痛, 多方医治无效。

1980年5月间,作者赴广州讲学,被邀会诊。患踝虽无自觉症象,但压痛点仍敏感。根据内外踝后下方软组织的压痛而使跟底压痛立即消失的体征,诊断为双内外踝后下方软组织损害引起的跟底痛。同年6月21日在我院行双内外踝后下方软组织松解术,2周拆除小腿石膏,跟底痛消失。8年后复查,术后1月回返部队从事原工作,症象未复发,无后遗症。曾两次上书中央卫生部反映其痛苦病情和治疗卓越效果,请求把这一新理论、新技术推广全国,为广大患者解除跟底痛。

三、讨论

软组织外科学新理论告诉我们,软组织疼痛的病理过程发展中有关对应补偿调节和系列补偿调节的结果,可使一侧的腰痛日久继发对侧的腰痛或腿痛;而单独的腰痛日久可向上继发背、肩胛、肘、腕、掌指、锁骨上窝、项颈、头痛及典型的臂神经传导痛等或向下继发骶尾、髋、臀、大腿根部、膝、踝、足、趾痛及典型的坐骨神经传导痛等。所以,髌下脂肪垫损害或内外踝后下方软组织损害的高位痛可以向低位传导而引起跟底痛,这一客观事实也是完全符合这两个调节的发展规律的。本组39个跟底痛不治疗跟底部疼痛的软组织,只治疗其上方病变的髌下脂肪垫或内外踝后下方软组织而消除了跟底痛,其远期疗效又可验证对应补偿调节和系列补偿调节的正确性。人体是统一的机体,也只有遵循祖国医学的整体概念,对病痛辩证论治,才能显著提高医疗质量。跟底痛新的诊疗认识和所取得的卓越疗效就是一好的例证。所以,传统的"头痛医头"的局部概念诊疗病痛的片面性认识,已到彻底摒弃的时候了。

有关非手术疗法治疗跟底痛的途径应该在手术疗法成功的基础上进行探索,两者是相辅相成的,决不相互矛盾。近10年来,作者只对陈旧性跟骨骨折后遗、三关节融合术后遗或半月板——髌下脂肪垫同后遗的跟底痛施行软组织松解术治疗;对单纯的髌下脂肪垫损害或内外踝后下方软组织损害引起的跟底痛按照手术疗法治病的原理,采用压痛点银质针针刺疗法,门诊中所治27病例也取得与软组织松解术完全一样的立竿见影的治疗效果。例如,本院急诊室护士樊×菊,右跟底痛2年,不能行走。每天上下班全靠其夫用自行车接送;上班时也只能做坐位工作,十分痛苦。患膝虽无自觉症象,但髌尖粗面脂肪垫附着处压痛点敏感,建议手术治疗,患者不接受。改用针对髌尖粗面脂肪垫附着的压痛点银质针针刺疗法,起针后跟底痛完全消失,步行方便。10年后随访,从事本职工作和家务劳动,疼痛未复发,无后遗症。所以,针对手术疗法中发掘出来的压痛点采用传统的针刺工具对跟底痛进行非手术疗法,既可彻底消除疼痛,又可避免患者的手术痛苦,应该说这是中西医结合治疗的丰硕成果之一,亟须提倡和推广。

宣蛰人　包祖良　赵龙海

(原载《全国中西医结合软组织疼痛学术会议论文汇编》(上海)1989;66-68)

软组织松解术治疗胫骨后肌副舟骨粗隆附着处损害 2 例报告

胫骨后肌腱附着于足舟粗隆,一般不易受伤。但当出现副舟骨畸形时,由于骨骼向前足内侧隆凸,也会发生损伤。如果未及时正确治疗,则常会后遗疼痛,严重者影响工作或生活。以往多认为副舟骨畸形是疼痛的原发因素,但施行副舟骨切除术未必能完全解除疼痛。本文报告 2 例严重的胫骨后肌腱副舟骨附着处疼痛病例,施行软组织松解术取得满意的远期治效果,兹将病例介绍如下。

例 1:王×英,女,34 岁,工人。右前足内侧掾伤,后遗痛 2 年多。起始痛不重,尚能坚持工作。以后症象逐渐加剧,行走不便。外院根据 X 线片提示,诊断为右副舟骨畸形痛,多种非手术疗法医治 8 个月之久,疼痛有增无减,影响行走工作,来我院诊治。检查:右足舟骨粗隆处骨性隆凸明显,局部压痛敏感。诊断为右胫骨后肌副舟骨粗隆附着处损害。1969 年 6 月 28 日局麻下行右胫骨后肌副舟骨粗隆附着处软组织松解术。1 个月拆除小腿石膏,疼痛消失。19 年半后复查,恢复原工作,长期从事强体力劳动无影响,疼痛未复发,无后遗症。

例 2:缪×忠,男,21 岁,农民。右前足内侧扭伤,后遗痛 4 个月。站立和行走时疼痛加重,影响工作。外院根据 X 线片提示,诊断为右副舟骨畸形痛,久治未愈。转来我院。检查:右前足内侧舟骨粗隆处骨性隆凸明显,局部压痛敏感。诊断为右胫骨后肌腱副舟骨粗隆附着处损害。1977 年 6 月 1 日局麻下行右胫骨后肌腱副舟骨附着处松解术。1 个月拆除小腿石膏,疼痛消失。11 年半后复查,长期从事农业劳动,疼痛未复发,无后遗症。

副舟骨畸形属足舟骨的先天性变异。按照软组织外科学新理论的认识,它不是疼痛的原发因素。上述 2 病例我们不处理骨骼畸形,仅切开付舟骨粗隆上面附着的胫骨后肌腱性组织,阻断了神经末梢对无菌性炎症化学性刺激的传导,达到无痛。实践验证,疼痛仍来源于无菌性炎症病变的软组织,故在软组织松解术治疗胫骨后肌副舟骨粗隆附着处损害有因果关系。

宣蛰人 赵龙海

(原载《全国中西医结合软组织疼痛学术会议论文汇编》(上海)1989;68)

软组织松解术治疗严重的踝后脂肪垫损害个案报告

1963 年,作者曾遇到 1 例严重的踝后方痛病例,施行踝后脂肪垫(亦称跟骨上脂肪垫)松解术获得治愈,特介绍如下。

顾×美,女,17 岁,上海舞蹈学校芭蕾舞演员。右踝肿块伴痛 2 年多,无外伤史。前足跖屈时肿块自踝后方外侧隆凸明显,引出踝后方痛;背屈时肿块和疼痛立即消失。2 年多来不能练功和演出。多种非手术疗法医治无效。外院曾作局部穿刺,抽出少量黄色积液,诊断不明。我院检查:右足外观无异常,踝关节活动灵活;但当前足极度跖屈时,外踝后方与跟腱外缘之间突起一拇指头大小的肿块,引出局限痛,并向上沿小腿外后方传导;肿块表面光滑,边缘整齐,压痛敏感;前足背屈时肿块和疼痛均消失。X 线片提示右踝关节诸骨均正常。诊断为右踝后脂肪垫损害。1963 年 2 月 1 日皮内麻醉下行右踝后脂肪垫松解术,先在踝后方跟腱两侧各作一 4cm 长的皮肤切口,沿跟腱边缘的前方纵行切开皮下组织和筋膜,即发现踝后脂肪垫,触痛敏感,质地较硬,容易与周围组织分离。将此变性脂肪垫在跟腱前方、跟骨上方和踝后方的中间区中剥离、切除,令患踝作极度跖屈动作再无疼痛引出时缝合创口。术后中间区形成了一空腔,故延长小腿石膏的固定时间为 2 个月,以利组织修复。石膏装置步行铁镫,5 天起床徒手行走。拆除石膏后踝痛消失。3 个月后恢复舞台生涯,长期担任《天鹅湖》、《白毛女》等舞剧主角,患踝无症象复发与健踝完全一样。现定居美国,任芭蕾舞教练工作。作者随访 15 年,远期疗效满意。

踝关节后方、跟腱前方和跟骨上方构成一中间区,期间被脂肪垫和疏松的结缔组织所充实。此脂肪垫在踝关节活动中起到衬垫和润滑作用,保证踝关节良好地完成各种活动能力。一般来讲,踝后脂肪垫损害单独发病者极少,多与内外踝后下方软组织损害并存,且无菌性炎症的病变程度不会如此严重。本病例因未合并踝关节周围其他部位的软组织损害,故属一稀有病例。其发病机制与患者职业有关。由于踝后脂肪垫当前足背屈时因中间区的容积增大而放松拉长,且无跟腱和骨骼的机械性压迫刺激的影响;当前足跖屈时因中间区的容积变小而缩短,就会遭受跟腱、跟骨和踝后方骨骼的机械性压迫的刺激。这种生物力学的作用对一般职业多不会引起单独的踝后方痛;但芭蕾舞演员是经常在踝关节极度跖屈位上用前足踮起踝后方痛。临床所见,本病例的踝后脂肪垫的组织变性极为严重,病理检验也证明脂肪结缔组织有玻璃样变性及管壁肥厚的大小血管和少数散在圆形细胞浸润,这完全符合脂肪垫的无菌性炎症病变,这类严重病例对非手术疗法已是非可逆性,因此采用软组织松解术是一彻底根治的疗法。

宣蛰人 赵龙海

(原载《全国中西医结合软组织疼痛学术会议论文汇编》(上海)1989;69)

软组织松解术治疗大骨节病
引起严重膝、踝痛 3 例报告

大骨节病是我国北方的地方病,主要分布于吉林、辽宁及黑龙江,陕西、河南、四川、内蒙及山东等地的山谷潮湿、寒冷地区也有发现。本病发生于儿童或青少年的四肢关节。病因尚未完全确定,目前认为以外源性毒性致病因子的可能性较大。起病缓慢,病变侵犯发育中的骨骼系统,引起软骨板的化骨障碍,造成干骺提前联合和发育停止,除影响骨发育生长外,还会造成关节粗大和身体矮小等畸形。膝和踝关节的负荷作用最大,是症象突出的部位。主要的临床表现是关节的功能障碍和疼痛。传统的认识是,疼痛与骨关节病变和畸形有密切关系。因此对有关节变形者采用截骨术或关节融合术是常规的治疗方法,但治痛的效果并不理想。作者于 1982–1985 年间对大骨节病的 2 例双侧踝痛和 1 例双侧膝踝痛应用软组织松解术治疗,经 3~5 年随访,远期疗效满意。现将病例报告如下。

例 1:曹 × 年,男,15 岁,学生。双踝痛 2 年。发病初期仅感双踝酸胀,关节无肿,不影响行走。以后症象逐渐增剧,一着地即踝痛,严重影响下肢功能。黑龙江有关医院均诊断大骨节病,久治无效,转来我院。检查:双踝关节粗大,内踝软组织稍肿,双内外踝后下方软组织压痛敏感,双平跖足畸形。双踝 X 线片提示距骨变形,胫距关节面凹凸不平,关节间隙变窄,距骨颈缩短,距骨头上翘,滑车低平;跟骨也有类似变化。诊断为大骨节病合并双踝关节周围软组织损害。1982 年 11 月 9 日局麻下行双内外踝后下方软组织松解术,2 周拆除小腿石膏,踝痛缓解。3 月 9 个月后复查,症状明显好转,行走 3 小时无内外踝痛;但不久出现双踝前方痛,要求手术治疗。检查:双踝前关节囊附着处压痛敏感。诊断为大骨节病合并双踝前关节囊附着处损害。1985 年 2 月 5 日皮内麻醉下补行双踝前关节囊松解术。术中纵行切开触痛敏感的胫骨前缘附着的关节囊,并向两侧剥离直至无痛组织出现,滑膜组织明显充血、水肿,其变性的增生滑膜嵌入关节间隙,触痛也极敏感,遂一并切除,对有病理改变的关节软骨不作处理;当患踝作有力的背屈和跖屈动作无痛引出时,才缝合创口。2 周拆除小腿石膏,症象消失。3 年后再复查:双踝痛未复发,行动灵活,参加各种活动和劳动,长期担任汽车驾驶员,工作无影响。

例 2:蒋 ×,男,13 岁,学生。双踝痛 3 年,时轻时重,无外伤史。近几月来踝痛增剧,活动或久站更甚,且伴有足跟的传导痛。黑龙江有关医院诊断大骨节病。久治无效,转来我院。检查:双踝关节粗大,双内外踝后下方软组织压痛。双踝 X 线片提示大骨节病表现。诊断为大骨节病合并双踝关节周围软组织损害。1985 年 3 月 2 日腰麻下行双内外踝后下方软组织松解术。2 周拆除小腿石膏,疼痛消失。3 年半复查:双踝痛未复发,行动灵活,长期从事农业劳动无影响。

例 3:苏 × 杰,女,57 岁,干部。双膝踝酸痛 30 年,合并双膝内翻畸形,近半年来膝部痛增重,下肢乏力,易跌,行走不便,需双拐支撑。丹东和北京有关医院均诊断大骨节病。1983 年来上海,某著名骨科专家专函介绍给北京积水潭医院建议做胫骨近端截骨矫形术治疗。

患者因年龄关系对骨科手术有顾虑。同年8月来我院诊治。检查:双膝踝关节粗大;双膝内翻形成O形腿畸形严重,徒手行走不稳,呈摇摆步态;双腰臀部、大腿根部、髌下脂肪垫、内外踝后下方、右内侧膝关节间隙压痛均敏感。X线片提示双髋、膝、踝、手腕呈典型的大骨节病表现。诊断为大骨节病合并双腰臀部、股内收肌群耻骨附着处、膝踝关节周围软组织损害合并右膝关节内游离体及内侧半月板病损。1983年9月3日先行双股内收肌群松解术,大腿根部痛消失,坐位站起困难的体征也消失。同年10月5日行右膝探查术,见滑膜水肿、充血、增厚、软骨旁骨质增生,髌股关节和股胫关节软骨面变性、不平、磨损,内侧半月板变性,关节内游离体2颗,遂作右髌下脂肪垫松解术、内侧半月板切除和关节内游离体移除术。术后右膝痛缓解,但踝痛明显突出。同年11月5日按原定治疗计划补行左髌下脂肪垫松解术和双内外踝后下方软组织松解术。关节软骨和滑膜的病变与右膝相同。2周拆除下肢石膏,疼痛缓解。1988年5月1日作者专程飞北京复查,发现右膝和双膝和双踝痛消失;残留左膝内侧隐约酸痛,久走后症象明显;双膝只能屈成90°。双腰、臀、髋部软组织损害性压痛点敏感,经银质针针刺治疗消除腰、臀、髋痛以后,尽管患膝的软骨严重生和变形,就能立即完全下蹲和起立,行走时较针刺前有力和稳妥。残留左膝内侧酸痛系半月板病损所致。同年6月20日来我院补行左内侧变性的半月板切除术,症象缓解。9个月后复查,双膝踝痛消失,下蹲和起立无困难,步态呈摇摆但不影响行走,每日至公园练习舞剑无妨碍,通过较长时期行走锻炼,摇摆步态也消失。曾赴丹东和上海各出差1次,无不良反应。所要补充的是,1989年4月间,全国中西医结合软组织疼痛学术会议在上海召开,患者专程自北京赶来,在开幕式中主动介绍良好的治疗效果,引起与会代表的注意。1990年秋患者来信说左膝痛复发,要求治疗。同年10月作者去北京检查,诊断为软组织损害,建议仍采用压痛点银质针针刺治疗,由于患者的劳保关系不能转上海而未果,以后失却联系。听说在北京某医院作了左膝关节冲洗术,疗效不明。根据作者的经验,其疼痛的复发以腰臀部软组织损害向膝部的传导痛的可能性极大。

临床实践证明,大骨节病的软骨病变和关节变形与腰椎滑脱症、髋关节骨关节病、股骨头缺血性坏死、髌股关节和股胫关节软骨病,波及距下关节的陈旧性跟骨骨折等所造成的软骨病变和关节变形一样,由于软骨组织内无神经感觉纤维存在,也非疼痛的原发因素,疼痛来源于无菌性炎症病变的关节周围的软组织。所以不处理软骨病变和关节变形,只作软组织松解术,可以达到消除疼痛的治疗目的。但是软组织松解不论是手术疗法还是非手术疗法,只能解除因软化痉挛因素导致的功能障碍。以例3为例,当银质针针刺治愈腰臀部软组织损害后,患膝就能立即从90°屈曲位恢复到完全下蹲位,这就是一典型的例证。众所周知,软组织松解术无法消除真正的因关节变形的骨性因素引起的功能障碍,这就需要用骨科矫形手术改变力线而重建患肢功能。但是,任何截骨矫形手术难以治愈关节周围软组织的无菌性炎症病变引起的疼痛,因此在软组织松解术前或后视需要施行骨性矫形手术,既可解除关节疼痛,又能改善肢体功能,达到显著提高大骨节病疼痛的治疗效果。上海不属大骨节病的发病地区,故此种病例不多。但从其远期疗效来看,这一治疗原则和治疗方法是符合客观实际的。为此,我们把它推荐给北方发病地区的医界同道,作为一种治疗大骨节病疼痛可供选择的方法。

宣蛰人 刘云吉 赵龙海

(原载《全国中西医结合软组织疼痛学术会议论文汇编》(上海)1989;70~71)

软组织松解术治疗崩裂性腰椎
滑脱畸形合并严重腰腿痛

在临床上崩裂性腰椎滑脱并非少见。有此畸形者多数无症象出现，仅少数合并腰腿痛。前者毋需处理;后者传统的常规治疗是脊柱融合术,但疗效多不够理想。1974-1986年间,作者收治6例这类骨骼畸形合并严重腰腿痛,其中5例合并腰臀部软组织损害行椎管外软组织松解术;1例合并以椎管内为主的混合型软组织损害,先行椎管内软组织松解术,后行椎管外软组织松解的非手术疗法。经5-15年观察,远期疗效满意。本症的发病机制和诊疗方法尚未见之于文献。现将所治6例作如下报道,并对传统的机械性压迫致痛机理作一重新认识。

一、临床资料

(一)一般分析

男3例,女3例。年龄35岁1例,40~47岁3例,53~55岁2例,平均46.5岁。工人3例,职员1例,干部1例,医师1例。病程4~20年以上。有外伤史者3例,无外伤史者3例。双侧腰臀痛3例(其中并发放射性大腿后侧痛和小腿外侧痛麻1例,并发自臀部放射至大腿后侧和小腿外侧间歇性抽搐痛1例以及并发双下肢后外侧放射痛1例),左腰臀痛并发下肢后侧放射痛麻1例,左臀痛并发整个下肢放射痛麻1例和右臀痛并发小腿外侧放射痛1例。按传统诊断标准,此6例的临床表现属崩裂性腰椎滑脱症的机械性压迫刺激神经根所引起。

(二)外院诊疗情况

本组6例作X线正侧和斜位摄片,均诊断崩裂性1度腰椎滑脱症。经针灸、推拿、牵引、局封、多种理疗、中西药物(外敷、内服、浸浴)、土丹土方等久治无效,症象不断增重,失却生活能力。患者对外院建议脊柱融合术有顾虑而来我院诊治。

(三)本院诊疗情况

本组6例中,有5例因体检发现腰脊柱"三种试验"检查(脊柱侧弯试验、俯卧腰脊柱伸屈位加压试验和胫神经弹拨试验)阴性就排除了椎管内病变致痛的可能性;再根据腰部、臀部及大腿根部的敏感压痛点而诊断崩裂性腰椎滑脱畸形合并椎管外软组织损害性腰腿痛,其中2例(单侧和双侧各1例)行腰臀部及大腿根部软组织松解术和3例行单侧臀部及大腿根部软组织松解术。另1例因腰脊柱"三种试验"检查强阳性结合臀部中度的软组织损害性压痛点,经椎管造影排除了其他骨性或占位性病变后诊断为合并以椎管内(滑脱脊柱上一个节段)为主的混合型软组织损害性腰腿痛,先施行腰椎管内软组织松解术和后期补行腰臀部压痛点银质针针刺疗法(例2)。所有病例术后症象均消失,近期疗效满意。

本组6例的观察时间最长15年,最短5年,平均观察为9.5年,平均观察为9.5年,远期疗效全属治愈(标准是术后恢复原工作或正常劳动,症象未复发,无后遗症)。X线复查片证明,5 例的腰椎滑脱度无改变;仅 1 例(4 例)术前 I 度增加为术后 II 度(图 1),但临床上无任何症象发生。

二、病例介绍

例 1:王×生,男,47 岁,工人。双腰腿痛 4 年多。1970 年抬石块"闪腰",引出右腰痛,半月后出现右侧放射性大腿后侧痛和小腿外侧痛麻,传导至第 1-5 趾。不久左侧也出现相同的腰腿症象。腰挺不直,不能坐、立或平仰卧,步行超过 100m 因痛需下蹲 15 分钟,呈间歇性跛行。多种非手术疗法医治无效,失却活能力。外院诊断崩裂性腰椎滑脱症,建议脊柱融合术,由杭州转来。我院检查:腰肌痉挛,直腿弯腰手指距地 50cm 和伸腰动作困难;直腿抬高各 90°;上述各动作均引出剧痛。双腰臀部和大腿根部压痛点敏感,双伸拇肌肌力减弱。X线片提示腰椎体向前 1 度滑脱。因腰脊柱"三种试验",故诊断崩裂性腰椎脱畸形合并双椎管外软组织损害性腰腿痛。1974 年 11 月 12 日硬膜外麻醉下行双腰部软组织松解术,1975 年 6 月 18 日行双臀部软组织松解术和同年 7 月 23 日行双大腿根部软组织松解术。4 年后复查:自云第一次手术后腰痛消失,能挺直,双腿痛显著减轻和麻感消失,但双臀痛逐渐增重;第二次手术后臀腿痛明显好转,但感双大腿根部痛;第三次手术后残留症象完全消失,腰腿功能恢复正常。长期从事重体力劳动,疗效属治愈。15 年后通讯联系,情况同上述。

例 2:徐×娟,女,49 岁,职员。腰腿痛 4 年多。无外伤史。初起感右臀针刺样痛;以后出现左臀针刺样痛;1 年后出现双腰骶痛,腰挺不直,呈半屈位并向右侧倾斜;最后出现自腰骶部沿双臀、大腿后方直至小腿外侧间歇性抽搐痛,每隔半小时抽搐 1 次,剧痛难忍,抽过就好,连续如此;偶有整天不发作,但为数极少。抽搐无诱发因素,卧、坐、站位均会发生。患者不能弯腰,需攀扶他人肩膀短暂跛行。多种非手术疗法医治无效,失却生活能力。外院诊断崩裂性腰椎骨脱症,建议脊柱融合术。我院检查:脊柱向右侧弯,腰肌痉挛,前屈和后伸明显受限,双踝反射消失,双腰臀部压痛点存在,但腰$_{3-5}$深层部位的压痛极为敏感。因腰脊柱"三种试验"检查强阳性,故诊断崩裂性腰椎滑脱畸形合并椎管内为主的混合型软组织损害性腰腿痛。1977 年 3 月 26 日硬膜外麻醉下行腰 3-5 椎管内软组织松解术,发现①腰$_{3-4}$椎管内黄韧带变性增厚以及硬膜外和神经根鞘膜外炎性脂肪组织粘连严重,该处硬膜囊压成葫芦型压迹;②腰$_{3-4}$和 $_{4-5}$椎体后缘肥大,腰$_3$—骶$_1$处椎体

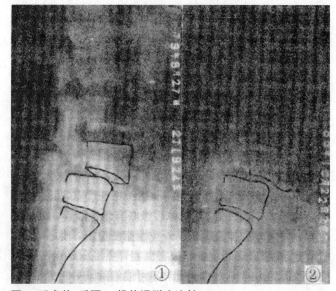

图 1 手术前、后腰$_{4-5}$椎体滑脱度比较
①手术前腰$_4$椎体向前 I 度滑脱;
②手术 6 年后腰$_4$椎体向前滑脱离增至 II 度,但无任何腰腿症象。

后缘略有骨性隆起,此 3 处均无椎间盘突出。切除黄韧带,松解双腰 $_{3-6}$ 椎间孔,不可解除该处神经根的卡压,所以这种椎管内病变的最后诊断属本畸形合并的腰 $_{3-4}$ 椎管狭窄症,并非崩裂性腰 $_{4-5}$ 椎滑脱症。12 年后复查,疗效属治愈。

例 3:王×娥,女,55 岁,退休工人。右臀腿痛 20 多年。自幼就感右髋外展不适。20 多年前生育第一胎后感右臀酸痛,时发时好,逐渐加重,近 3 年来变为持续性右臀痛并发小腿外侧痛,右髋迈不开步,仅能勉强跛行。多种非手术疗法医治无效,失却生活能力。外院诊断崩裂性腰椎滑脱症,建议脊柱融合术,转来我院。入院检查腰脊柱轻度前突;前屈、后伸或侧屈动作均正常,但引出右臀痛增剧;右大腿肌萎缩,肌力减弱,但胫骨前肌和伸拇肌肌力以及膝、跟反射均正常;直腿抬高右 50°引出臀腿痛加重;右髋外展动作受限;右臀和大腿根部压痛点敏感。X 线片提示:①右髋关节呈半脱位,②腰 $_5$ 椎体向前 I 度滑脱。因腰脊柱"三种试验"检查阴性,故诊断崩裂性腰椎滑脱畸形合并右椎管外软组织损害性腰腿痛和右髋关节半脱位。鉴于这两种骨骼畸形均非致痛原因,于 1979 年 6 月 19 日硬膜外麻醉下行右臀部及大腿根部软组织松解术。10 年后复查,步态恢复正常;右髋因半脱位的骨性障碍只得屈至90°,无疼痛引出,不需治疗。疗效属治愈。

例 4:游×贞,女 40 岁,医师。腰痛 7 年多。1972 年有腰撞伤史,反复发作增重,变为持续性双腰臀痛并发双下肢后外侧放射痛,左重于右。多种非手术疗法医治无效,由桂林转来上海。外院均诊断崩裂性腰椎滑脱症,建议椎体间植骨融合术。我院检查:腰肌痉挛,前屈、后伸或侧屈等活动均受限;直腿抬高左 25 度,右 30 度;所有检查动作均引出腰臀痛增重。双腰臀及大腿根部压痛点敏感,左重于右。X 线片提示腰 $_5$ 椎体向前 I 度滑脱(图 1①)。因腰脊柱"三种试验"检查阴性,故诊断崩裂性腰椎滑脱畸形合并双椎管外软组织损害性腰腿痛。1979 年 9 月 25 日硬膜外麻醉下行左腰臀部及大腿根部软组织松解术。6 年后复查,左腰腿痛消失,右侧症象也不治而愈,曾参加桂林医专运动会,在障碍跑比赛中荣获冠军。疗效属治愈。可是 X 线复查片提示腰椎滑脱度由术前 I 度变为术后 II 度(图 1②),尽管滑脱部椎管和椎间孔的内径进一步缩小,按传统概念必然加重骨性卡压进一步刺激椎管内神经组织,但临床上无症象引出。

例 5:高×方,男,35 岁,干部。左腰腿痛 5 年余。1957 年 6 月跌伤左腰臀部,外院治疗后疼痛改善,但未根治,经常发作加重,发展为左下肢放射性痛麻,行动不便。多种非手术疗法医治无效。外院诊断崩裂性腰椎滑脱症,建议脊柱融合术。我院检查:脊柱畸形不明显;腰肌痉挛,前屈和后伸受限,左直腿抬高 30°。上述检查动作均增重坐骨神经放射痛。X 线片提示腰 $_5$ 椎体向前 I 度滑脱。当时作者对骨骼畸形非致痛原因和压痛点对诊断椎管外软组织损害的重要性等认识还未完全明确,仍按传统概念诊治。1962 年 2 月 26 日行腰 $_2$—骶 $_2$ 后路脊柱融合术。术后卧石膏床绝对休息 3 个月,改作石膏包扎起床活动,再固定 3 个月拆除石膏,X 线复查片证明腰骶脊柱后方植入的义骨早已牢固地与椎板骨性融合,而且临床症象也完全消失。1969 年患者受"文革"冲击入狱 10 年,从事强体力劳动,无症象复发。但平反出狱后渐感左臀痛并发下肢整个麻木;腰脊柱伸屈动作部分受限和左直腿抬高 60°,均引出臀腿症象增剧。右臀部和大腿根部压痛点敏感,但腰部压痛点消失仅骶棘肌髂嵴附着处仍有压痛,这是因为前者上于植骨手术中把软组织损害性病变的腰部深层肌广泛切开和剥离而消灭了附着处的压痛点;后者附着处的损害性病变软组织未经手术处理故仍保持阳性体征不变。X 线复查片提示,腰骶脊柱虽经 6 个月不间断的固定抽动,而骨性融合牢固的义骨仍因腰部活动所产生各种应力的作用完全吸收,故在伸屈动作的对比片中可见腰骶脊柱仍恢复了术前的活动度。发人深思的是,为什么这位患者在 10 年强迫劳动中没再发生腰痛呢? 尽管外院仍诊断崩裂性腰椎滑脱症而建议椎体间融合术,但作者根据腰脊柱"三种试验"检查阴性仍诊断崩裂性腰椎滑脱畸形合并右臀部软组织损害并发左下肢麻木。1980 年 2月 27 日硬膜外麻醉下行左臀部及大腿根部软组织松解术,麻醉消失后即感臀痛缓解和麻木消逝。9 年后复查,疗效属治愈。

例 6:徐×根,男,53 岁,工人。左腰腿痛 13 年。始时为左腰臀部抽搐痛,时发时好,近 1年来出现沿下肢后侧放射的持续性抽搐痛伴麻刺感;步行 100m 就需下蹲,呈间歇性跛行。失却生活能力。多种非手术疗法医治无效。外院诊断崩裂性腰椎滑脱症,建议脊柱融合术。我院检查:腰脊柱后突明显,轻度向左侧屈,前屈和后伸均受限,动作时引出左下肢放射性痛麻加剧。左臀部和大腿根部压痛点敏感,腰椎滑脱处无扣击痛或由此而引出的传导症象,仅骶棘肌髂嵴附着处是唯一的腰部敏感压痛点。X 线片提示 4 椎体向前 I 度滑脱。椎管造影证明腰 $_{4-5}$ 滑脱处碘柱虽有明显扭曲和狭窄,但腰脊柱"三种试验"检查阴性,作者仍诊断崩裂性腰椎滑脱畸形合并左椎管外软组织损害性腰腿痛。1986 年 12 月 10 日硬膜外麻醉下行左臀部及大腿根部软组织松解术,此手术常规地包括骶棘肌下端附着处的全部切开,因而同时消除了由髂嵴压痛点引起的腰痛或腿痛。5 年后复查,恢复高空建筑的强体力劳动。疗效属治愈。

三、讨论

(一)发病机制

传统的概念是患病腰椎由于椎弓峡部断裂而分成两个部分,即病变腰椎的椎体、横突、椎弓根、上关节突以及断裂面近端的峡部为一个部分;断裂面远侧的峡部、下关节突、椎板以及棘突成为另一部分。两者失却骨性连接,造成病变腰椎的前半部与下一个椎体间的滑脱。椎弓峡部断裂处产生大量纤维软骨样组织,这些组织以及腰椎滑脱所引起的椎管和椎间孔的内径缩小所造成的骨性卡压,都可以刺激马尾神经和神经根产生疼痛和麻木、麻痹等压迫症象。这种畸形的机械性压迫既涉及马尾神经,又涉及神经根,卡压的程度和范围远超腰椎间盘突出症等,所以在传统的机械性压迫致痛机理的病种中居首位。

随着时间的推移,发现这一长期占统治地位的机械性压迫致痛机理与客观实际不相符合,作者在临床工作中曾常常遇到:①不少接受常规体格检查的健康人虽则 X 线片提示崩裂性 I 度——II 度腰椎滑脱畸形的存在,但临床中却无任何症象。②2 例 X 线片证明本症者,因急性腰腿痛第一次发作来我院医治,其中 1 例门诊检查发现,症象已在火车中 3 天卧床休息而自行消失;另 1 例考虑脊柱融合术者, 在住院等待手术期间卧石膏床休息不满 10天,也不治而愈。两者经 20 年以上的观察,无疼痛复发。③有些脊柱融合术失败者,虽则义骨被吸疏通致滑脱腰椎的活动度恢复如归,但腰腿症象显著缓解或消失。④有些手术成功病例所植入的义骨与椎体已牢固地融合,但腰腿痛并未因此而有丝毫减轻;可是改用治疗腰臀部的病变。软组织压痛点的非手术疗法,却可完全消除其症象。上述 4 点客观事实促使作者对本症的机械性压迫致痛机理产生异议,又鉴于传统理论公认的骨骼畸形引起疼痛的病种如腰椎骨折、踝关节骨折脱位、跟骨骨折等愈合后的骨骼畸形以及扁平髋、髋关节骨关节病、股骨头缺血性坏死等所形成的骨骼畸形,可依据无菌性炎症致痛机理通过施行不同部位的软组织松解术,能收到非常满意的疗效,因此再度启迪作者对崩裂性腰椎滑脱畸形合并疼痛者施行椎管内外软组织松解术治疗,本组 6 例均收到满意的近远期疗效。这颇可证明无菌性炎症致痛机理的客观性和机械性压迫致痛机理的非客观性。用正确的机理指导临床实践和提高诊疗质量,正是崭新的软组织外科学在疼痛研究中的一个重要方面。对于这一点,作者早在 1979 年就著述强调过。

国外学者对本症发病机制也有类似的新认识。我国近期出版的医学丛书《矫形外科学》和《黄家驷外科学》的编者在引述有关本症的一些外国资料时,前者是这样记载的:"多数患者无症状。X 线发现和症状并不配合。据统计,美洲爱斯基摩人约有 50%的脊椎滑脱,但很少发生腰痛,所以有脊椎滑脱者,可以只有轻微腰痛,严重时可有间隙性严重腰痛,或神经根刺激引起的放射痛、感觉异常、麻木或刺痛、腿部肌肉萎缩";后者是这样记载的:"X 线片所示的椎弓缺损本身不一定是疼痛的原因","目前的问题是 X 线片所示的椎弓缺损是否就是疼痛的原因,是否还有其他原因引起下背痛。"根据 Macnab 的统计,25 岁以下有椎弓缺损者占 18.9%;25~40 岁者占 7.5%;40 岁以上者占 5.2%,因此 25 岁以下的患者,而有下背痛者椎弓缺损可能是引起症状的原因,25~40 岁者,它可能是原因之一,而 40 岁以上者椎弓缺损很少是疼痛的唯一原因。所以在处理这种崩裂性脊柱滑脱患者时, 年龄是很重要的因素"。上述两书中的这些记载反映出当今国际医坛中所察觉到的一个新的事实,即机械性压迫致痛理论在实践面前所面临的不可克服的矛盾。但当然这并不等于他们对疼痛机理的认识问题上出现了根本性的改变。由于他们对软组织外科学新理论还没有足够的认识,因此无法解答下列问题:①既然崩裂性腰椎滑脱症对椎管内神经组织的骨性卡压的程度和范围远较椎间盘突出症严重,为什么"多数患者无症状"? ②既然明确了"X 线发现和症状并不配合",说明 X 线检查在本症诊断中推动了决定性价值,那么临床医师将应用哪种可靠的方法和标准去对本症作出正确的诊断呢?既然肯定了在处理本症患者时 "年龄是很重要的因素",也就是说 25 岁以下的腰痛多是机械性压迫引起;40 岁以上的腰痛多是其他原因引起;而 25~40 岁的腰痛可能是机械性压迫,也可能是其他原因引起。试问这种仅依年龄而不是依病理变化来区分疼痛机理的依据的科学性在哪里呢? 所谓的"其他原因"又是指什么呢?临床中对上述三者的各不相同年龄的疼痛机理又将如何鉴别呢?

反之,用机械性压迫致痛机理无法回答的这些难题,用无菌性炎症致痛机理却可圆满地予以解释。

软组织外科学告诉人们:①无论是头颈背肩臂痛或腰骶臀腿痛,均应该按解剖分型,可分为椎管内、椎管外和椎管内外混合型 3 种诊断;②疼痛来自椎管外骨骼肌、筋膜、韧带、关节囊、骨膜、脂肪组织等附着处的无菌性炎症病变的软组织;或来自椎管内神经根鞘膜外或硬膜外无菌性炎症病变的脂肪组织;③两者的单纯化学性刺激作用于上述病变组织中的神经末梢,必然引起原发性疼痛(只痛不麻);④相反,单纯机械性压迫作用于正常神经组织本身,只会引起原发性麻木或麻痹(只麻不痛);⑤化学性刺激引起的原发性疼痛会导致所属软组织的痉挛或挛缩,又会进一步压迫神经组织产生继发性麻感(先痛后麻);⑥机械性压迫导致原发性麻感的后期又使得神经周围组织的无菌性炎症反应产生原发性疼痛(先麻后痛);⑦但是,神经组织受渐增的慢性机械性压迫有很强的抗压作用,一般不易引起症象;如果压力过强,则也会引起程度不重的麻木或麻痹;对这种神经组织受压未引起机能障碍以及神经周围的脂肪组织无无菌性炎症病变者,临床上就和正常人完全一样没有任何不适出现(无症象)。所以崩裂性腰椎滑脱刺激神经根时根据上述机理与腰椎间盘突出完全相同,也可出现"无症象"、"有痛无麻"、"有麻无痛"和"既麻又痛"4种不同的临床表现。但滑脱椎管内部的脂肪组织很少出现无菌性炎症病变,故临床上本畸形的绝大多数人无症象出现;对合并痛麻者多为椎管外软组织损害引起,已在本组病例中加以证实。上述解释结合临床看,是完全符合客观实际的。

值得一提的是,《黄家驷外科学》的编者引述了一段1977年国外学者提出有关疼痛的新认识,即"周围神经的机械性压迫不会引起疼痛,它只会产生感觉异常。实验证明正常神经根压迫只会产生感觉异常或麻刺感觉,而红肿炎性神经根受压后才会复制出坐骨神经痛的痛感;说明病初起时,只会感觉异常,一旦有炎性肿胀后,压迫才会产生痛觉。所以疼痛与神经根周围的炎性反应有关"。这段引述与作者早他们5年前提出的结论基本类似。遗憾的是,上述所引的资料中没有区分"炎性反应"的性质和阐明神经根周围组织发生哪类"炎性肿胀"等问题。这说明他们对于新的疼痛机理的认识,从认识论的角度来讲,就好比当初我们刚处于软组织外科学的"萌芽期"一般,难免存在着某种片面和粗糙;但是,这些资料的可贵之处是在于它已经彻底显露了机械性压迫致痛机理"阴错阳差"的实质。作者为了弄清楚神经受压的真实情况,1973年曾在局麻手术中附带地对未被麻醉的1例正中神经、3例尺神经和4例臂丛进行了机械性压迫的试探性测定;又于1974年–1978年间对28例腰神经根作了同样的测定,由患者自己在手术中从感觉上鉴别"痛"与"麻"的不同反应和传导部位,完全证实了上述的无菌性炎症致痛机理。这种实验结果远较国外任何"复制出坐骨神经痛的痛感"更具有精确性;其触痛的神经根鞘膜外和硬膜外粘连变性组织送病理检验的结果,均证明为了脂肪结缔组织的无菌性炎症病变。现在,作者以此作为鉴别"不是由于化脓性细菌引起"炎性疼痛的诊断名称,具有可靠的组织病理学基础,这总比"红肿炎性神经根"或"炎性反应"等模糊概念要正确得多。这篇科学论文曾于1982年中华医学会骨科学会举办的全国性学术会议中作了交流。

我国软组织外科学的产生和发展可追溯到1954年。它从无到有,历经了38年的艰难曲折,目前它的学术思想不仅在中国普及,而且还跨入了国际医坛。这说明"科学的东西具有强大生命力",任何困难或阻挠都无法阻止它的前进。

(二)诊断

只有正确认识"痛和麻必须分'家'"、"骨骼畸形非原发性疼痛病因"以及"椎管外软组织损害是腰腿痛和下肢麻木、麻痹的多见病因"这3点客观事实,才能提高本症的诊断质量。常规地作腰脊柱正侧和斜位X线摄片的目的,在于①排除其他骨性病变,②明确脊柱滑脱和椎弓峡部断裂的移位程度,从而与先天性、退变性或病理性脊椎滑脱作出鉴别。对创伤性只能在骨折新鲜时作出判断,但陈旧性骨折因骨折面的骨质吸收很难鉴别。单纯峡部断裂而无脊柱滑脱者因无椎管内骨性卡压,不应该列入"脊椎滑脱"范畴之内;一旦发生滑脱,其病理变化就与崩裂性者完全相同。两者必须严格区分。应该指出,椎管造影、CT或核磁共振成象等辅助检查只能提示椎管内骨性卡压的存在,但它们无法提示这种阳性物有无症象引出,因此仍无助于本症作出正确诊断。

软组织外科学对本症的诊断标准有三:

1、体检中发现腰部、臀部和大腿根部出现一系列规律性压痛点阳性及腰脊柱"三种试验"检查阴性者,就可明确腰椎滑脱畸形合并椎管外软组织损害性腰腿痛的临床诊断,毋需再作椎管造影等检查。

2、对腰臀部压痛点阴性结合腰脊柱"三种试验"检查阳性者,应考虑椎管内病变的初步诊断;再通过椎管造影等辅助检查,当完全排除了有关的骨性病变'其他占位性病变以及滑脱脊柱的上或下节段可能发生的腰椎间盘突出症或腰椎管狭窄症等以后,根据滑脱部位椎管狭窄可能继发炎性脂肪组织而考虑合并椎管内软组织损害性腰腿痛的临床诊断。

3、对既有腰臀部压痛点阳性又有腰脊柱"三种试验"检查阳性的病例,应该考虑合并椎管内外混合型病变的初步诊断,与上述相同,也需通过椎管造影等辅助检查排除其他的发病因素明确合并椎管内外混合型软组织损害性腰腿痛的临床诊断。实际上,滑脱部位的椎管狭窄处所发生脂肪组织的无菌性炎症病变惹起疼痛者极为少见;相反,滑脱脊柱的上或下节段可罹及类同的椎管内病变是这种腰腿痛多见的发病原因, 正如例2的手术所见一样,应该说,上述的诊断标准也是符合客观实际的。

（三）治疗

本症的治疗不外乎非手术疗法和手术疗法两类。传统的这两类不同的疗法可归纳为下列几法及其原理:①常用的非手术疗法如背肌锻炼、腰围固定、按摩手法以解除粘连和改善病情;②若因站立而持续于缺损处产生机械应力,产生症状者,可用脊柱前屈功能锻炼,使腰椎曲线得到平衡,并锻炼背肌、恢复其弹性,就能改善症状;③如果治疗无效,则考虑手术,其目的在于解除神经根挤压和脊柱不稳而引起的疼痛;④如系椎间孔缩小,可作诊断性的普鲁卡因神经根浸润的证实,而行椎间孔切开术;⑤若脊髓腔造影证实椎板挤压,说明神经根在"隐匿区"束缚,应作椎板切除术;⑥为了恢复脊柱稳定,可作脊柱融合术。由于假关节发生的机会较多,有人主张作环绕式融合术,即先作后融合术。由于假关节发生的机会较多,有人主张作绕式融合术,即先作后融合术和横突间融合术,3周后作椎体间前融合术。

作者对此有不同的看法。非手术疗法方面:①背肌锻炼、腰围固定和按摩手法不可能解除椎管内的骨性卡压和炎性"粘连",故对有效病例的治疗原理仍是缓解椎管外软组织损害性病变;②脊椎前屈功能锻炼只会增添病变脊柱向前滑脱的机械应力而增重症象,不可能减少卡压作用。对治疗有效者,应该说属于合并椎管外软组织损害性病变。由于腰脊柱前屈放松了腰部深层的病变软组织(特别是痉挛或挛缩的多裂肌和旋椎肌),达到"以松治痛"的目的。这样的解释可以纠正传统的非手术疗法原理"张冠李戴"的错误认识,是比较合理的。手术疗法方面:①诊断性普鲁卡因神经根浸润的阳性结果作为椎间孔切开术的指证是不可靠的。因为以硬膜外注射方式进行神经根袖浸润,这种麻醉作用所造成的腰腿痛暂时性消失在诊断上无鉴别意义;如果由椎间孔注入,则普鲁卡因必然由其狭窄的通道中溢出,使椎管外病变软组织广泛浸润地麻醉,起到"去痛致松"的暂时性治疗作用,因此也无鉴别诊断的意义。②本症的无菌性炎症致痛机理过去从未被人们所认识,因此以机械性压迫致痛机理指导本症的治疗,包括各型脊柱融合术在内的一切疗法的疗效不理想是必然的结果。

软组织外科学对本症治疗原理的认识是:①崩裂性腰椎滑脱畸形而无症象者,不论移位程度多少,毋需治疗。②对合并椎管外软组织损害性腰腿痛麻者,可采用医治椎管外软组织损害一切有效的非手术疗法,如压痛点强刺激推拿、压痛点银质针针刺等,常有显著效果;仅对久治无效的少数顽固性重症病例,需行椎管外软组织松解术,多可治愈(例1,3-6)。③对合并椎管内软组织损害性腰腿痛麻者,须行椎管内软组织松解术(完全去除骨性或软组织损害性的卡压和彻底松解炎性病变的软组织),方可治愈。④对合并椎管内外混合型软组织损害性腰腿痛麻者,则选择症象突出的一方作为首治对象,如属以椎管内病变为主者,应先作椎管内软组织松解术,以后视情况补行腰臀部压痛点银质针针刺,就简化了治疗手续;如属椎管外病变为主者或椎管内外病变的症象相等者,应该先考虑椎管外软组织松解的非手术疗法或手术疗法后,再行椎管内软组织松解术,如此,在治疗过程中就可筛选出椎管内软组织损害性病变固有的症象和体征,可提高鉴别诊断的认识。⑤不论非手术疗法或手术疗法的治愈病例,要定期随访,以观察其移位脊柱的滑脱度变化。只要无症象出现,即使象例 4 那样由术前 I 度变为术后的 I 度的滑脱,也不需处理;一旦出现症象,则需行脊柱融合术。采用环绕式脊柱融合术,其成功率远比其他类型的脊柱融合术要高。

宣蛰人

(原载《全国中西医结合软组织疼痛学术会议论文汇编》(湖北襄樊)1992;21-28)

软组织松解术治疗腰椎管狭窄症合并腰臀部及大腿根部软组织损害（50 例远期疗效分析）

　　腰椎管狭窄症(简称腰狭症)多与同侧腰臀部及大腿根部软组织损害并存。这一客观事物过去未被人们所认识。1973-1982 年之间,作者以软组织外科学新理论指导本病的临床实践,但是用扩大的腰椎管内多节段软组织松解术(简称腰椎管内手术)治疗 50 例本病,并对其中 21 病例术前或术后进行腰臀部结合大腿根部软组织松解术(简称腰椎管外手术)或术后补行密集型压痛点银质针针刺疗法。随访证实,这种腰椎管内外相结合疗法的远期疗效远超单独的传统的"开窗"式、半椎板式或单一全椎板式切除的腰椎管内减压术。从而对传统的腰狭症发病机制、诊断标准和治疗原则须作重新认识。现报道如下。

一、临床资料

（一）一般资料

　　男 35 例(70%),女 15 例(30%)。工人 21 例(42%),农民 6 例(12%),职员 7 例(14%),干部 8 例(16%),教师 5 例(10%),医师 1 例(2%),学生 1 例(2%)和军人 1 例(2%)。年龄 19~64 岁,平均 41.22 岁,其中 19~40 岁共 24 例,占 48%;41~64 岁共 26 例,占 52%。说明传统的腰狭症多限于 40 岁以上以及 40 岁以下的根性痛以间盘破裂最多见的论述,是不符合客观实际的。病程 2 个月~31 年,平均 6.34 年。有外伤史可联系者 21 例(42%),无外伤史者 29 例(58%),说明外伤并非腰狭症的主要病因。

二、临床表现

(一)这内外软组织损害的共有症象和共有体征

1、腰腿痛或麻的分布及其伴随症象:与传统概念相反,本文病例的单侧多于双侧。单侧32病例(64%)中,左侧21例(42%),右侧11例(22%);双侧18例(36%)中,左等于右1例(2%),右重于右10例(20%)和左轻于右7例(14%)。

(1)单侧腰骶痛伴同侧:①无臀腿症象1例;②下肢外侧直至外踝痛2例(其中1例继发不同侧下肢完全瘫痪,但大小便正常);③下肢后侧痛1例;④下肢后侧直至足底和5趾麻1例;⑤大腿外侧痛麻(先痛后麻)伴拇趾痛麻1例;⑥小腿外侧直至足底麻伴足背痛2例;⑦小腿外侧痛4例(其中1例伴同侧足底痛);⑧小腿外侧麻痛2例。

(2)单侧腰骶臀痛伴同侧:①下肢外侧直至足趾麻1例;②下肢后侧直至足跟痛1例;③大腿后侧麻1例;④大腿外侧触电样麻刺感1例;⑤大腿后外侧麻和第3、4、5趾痛麻1例;⑥腘窝痛麻伴3、4、5趾痛麻1例;⑦先小腿外后侧痛麻,以后出现同侧臀、下肢和会阴的感觉障碍、两便失禁以及胫骨前肌肌力减弱继发下垂足1例;⑧小腿抽搐伴足底和足趾麻1例。

(3)单侧臀痛伴同侧:①下肢后侧痛2例(其中1例痛至足跟;另1例伴足底外侧痛);②小腿内侧痛麻伴下肢外侧(上起髂嵴外中线,下至外踝)束条样放射痛麻1例。

(4)单侧不规则症象:①臀痛伴同侧腰骶麻、大腿根部麻和下肢外侧直至外踝麻1例;②腰骶酸胀伴同侧臀和大腿后侧痛1例;③先下肢酸麻、腘窝牵吊和足底、足背痛,以后出现同侧臀酸胀1例;④下肢外侧直至足背麻,步行100m出现痛,但无间歇性跛行1例;⑤小腿外侧上1/3段麻,步行稍久出现痛,也无间歇性跛行1例;⑥左腰骶部牵吊、拉紧、酸胀、沉重感,愈走愈重,似有几十斤重物压腰样,难以忍受1例;⑦站、走、卧、坐无症象,但挺腰坐位立即诱发病侧腰骶痛和整个下肢麻1例。

(5)双侧腰骶痛伴:①28岁起闭经10年,无臀腿痛1例;②双下肢外侧麻2例;③双下肢外侧麻痛(先麻后痛)2例;④双下肢外侧痛麻3例(其中1例合并阳萎和睾丸痛);⑤左下肢外侧痛伴小腿后侧痛1例;⑥右下肢外侧直至足跟痛1例;⑦左小腿前侧麻和第2、3、4趾麻1例;⑧双小腿外侧直至足背麻1例。

本组50例的腰腿症按照痛或麻不同的临床表现、症象发生的先后和不同的传导部位来分类,有31病例的症象各不相同;所剩19病例分别组成8个组,计4例1组、3例1组和2例6组。可见混合型病例中合并腰狭症的腰腿症象与合并腰狭突症相同,也是多种多样的。如果按照传统的典型坐骨神经放射痛分类,则有小腿外侧痛或合并麻18例(36%)(不包括小腿的前、外后或内侧痛或合并麻)和小腿外侧痛9例(18%)(不包括小腿前、外后、后或内侧麻);两者的总和为27例(54%)。再按照膝关节上或下的症象分类,则又可分为无下肢放射症象5例(10%)和有下肢症象45例(90%)。后者又可分为膝上症象5例(10%)、膝下症象14例(28%)和两者兼有26例(52%)。上述3点证明,传统的腰狭症放射症象多限于膝关节以上,极少有典型的坐骨神经痛的论述,也是正确的。软组织外科学的临床验证:所谓的典型坐骨神经放射痛多由腰椎管外软组织损害所引起;腰椎管内病变引起者少见。以此推论,与腰狭突症相同,本组混合型中某些小腿外侧的典型放射症象也多来自腰、臀和大腿根部的软组织损害。所以，有关传统的放射性坐骨神经痛、反射性坐骨神经痛和牵涉痛 3 类包括现今有人取代它们的"根性痛"、"干性痛"和"丛性痛"3 类的描述，全是不符合客观实际的。作者认为，目前对"放射"、"反射"和"牵涉"的不同含义十分模糊，一时难以搞清楚，为此采用传导症象(痛、麻、痛麻或麻痛)的总称取代旧的分类法，这总比继续维护非客观性认识要好得多。如果按照症象的规律性和非规律性分类(表 1)，又可分为①规律性腰放射症象11 例。②规律性腰骶臀痛伴同侧：无下肢症象 1 例；有连贯性下肢放射症象 9 例；有非连贯性下肢放射症象 4 例。③非规律性症象，如单独臀痛有连贯性下肢放射症象 3 例和痛麻部位不规则或放射途径上下颠倒 7 例。

综上分析，腰椎管内病变中，单独的腰狭症可以引出上述各型的腰腿症象；但腰椎管外病变中，单独的腰臀部结合大腿根部软组织损害同样会引起上述症象。因此，与腰狭突症一样，两者均属腰椎管内外病变的共有症象。

2、用力咳嗽、打喷嚏、大声说话或排便等症象增重：共 4 例(8%)。腰椎管内病变时，这种腹压增加的动作会压迫下腔静脉引起椎管内静脉回流障碍而出现静脉暂时性怒张；结合蛛网膜内脑脊液压力增高，两者均会增重炎性神经根的机械性压迫而使症象增剧。但腰椎管外病变时，这种腹压增加动作促使腰骶部病变腰肌突然紧张，其牵拉性刺激作用于骨骼附着处的炎性软组织，也可使症象增重。所以，这也是腰椎管内外病变的共有症象。

表 1　按照腰臀症象的规律性或非规律性分类

			单侧病例	双侧病例	共计	百分比(%)
规律性	腰骶痛	无臀和下肢症象	1	1	2	4.0
		无臀而有连贯性下肢放射症象	4	9	13	26.0
		无臀而有非连贯性下肢放射症象	9	2	11	22.0
	腰骶臀痛	无下肢症象		1	1	2.0
		有连贯性下肢放射症象	5	4	9	18.0
		有非连贯性下肢放射症象	3	1	4	8.0
非规律性	臀痛	有连贯性下肢放射症象	3		3	6.0
	痛麻部位不规则或放射途径上下颠倒		7		7	14.0
小　　计			32	18	50	

3、间歇性跛行：共 13 例(26%)，发生率只占本组病例的 1/4。传统概念把它当作腰狭症主要的主诉和诊断依据，现在看来仍有待于重新认识，因为这一症象常在腰狭突症中发现。此外，腰臀部及大腿根部软组织损害时同样会出现间歇性跛行，说明它也是腰椎管内外病变的共有症象。

4、直腿弯腰试验(表 2)：未受限 16 例(3.2%)、轻度受限 24 例(48%)、中度受限 6 例(12%)和严重受限 4 例(8%)。前两组的总和为 40 例(80%)。腰椎管内病变时，直腿弯腰动作会使椎管内容积增大，变性黄韧带压迫炎性神经组织的刺激就减少，对单独腰狭症可显著缓解症象。腰椎管外病变时，仅有多裂肌、旋椎肌和腰背筋膜前叶(简称多裂肌等)而无骶棘肌、腰背筋膜后叶和皮下组织(简称骶棘肌等)病变者，此弯腰动作放松了病变的多裂肌等，也能显著缓解症象，所以临床上引出"未受限"或"轻度受限"。后两组的总和为 10 例(20%)。如果仅有骶棘肌等病变者，则当直腿弯腰时由于病变骶棘肌等拉长和紧张导致症象增剧,临床上视此肌病变不同的严重度,引出"中度受限"或"严重受限"。由于腰狭症后期必合并椎管外软组织损害,因此合并骶棘肌等严重损害者也会引出"中度受限"或"严重受限"。所以,本试验的阳性体征也是两者的共有体征。

表 2 直腿弯腰试验

	未受限(16例)	轻度受限(24例)					中度受限(6例)				严重受限(4例)				共计
	手指触地	10cm	15cm	20cm	25cm	30cm	35cm	40cm	45cm	50cm	55cm	60cm	65cm	不能弯腰	
单侧病例	7	2	3	3	2	10	0	0	1	1	1	1	0	1	32
双侧病例	5	2	2	1	0	3	1	1	2	0	0	0	1	0	18
小计	12	4	5	4	2	13	1	1	3	1	1	1	1		50
%	24.0	8.0	10.0	8.0	4.0	26.0	2.0	2.0	6.0	2.0	2.0	2.0	2.0		100

5、直腿伸腰试验(表 3):因痛受限 27 例(54%),有痛未受限 9 例(18%)和无痛不受限 14 例(28%)。腰椎管内病变时,直腿伸腰动作会使椎管内容积变小,变性黄韧带压迫炎性脂肪和炎性神经组织的刺激增强,因此腰狭症象的增重,其疼痛足可引出后伸障碍。腰椎管外病变时,单独的多裂肌等损害性病变严重的人,则伸腰动作可导致此肌等拉长和紧张,其疼痛同样会引出后伸障碍。如此,临床上引出"因痛受限"。在混合型病变中,如果椎管内病变较轻,或仅有严重的骶棘肌等而无多裂肌等损害性病变时,则两者的伸腰动作均会引出"有痛未受限",因为单独的病变骶棘肌只能在后伸位上缩短和放松,故而可缓解症象。如果椎管内病变极轻或又伴有骶棘肌等损害,则伸腰动作时也会引出"无痛不受限"。所以,本试验的阳性体征也是两者的共有体征。

表 3 直腿伸腰试验

	因痛受限	有痛未受限	无痛不受限	共计	百分比(%)
单侧病例双侧病例	17 10	6 3	9 5	32 18	64.0 36.0
小计	27	9	14	50	
%	54.0	18.0	28.0		100.0

6、肌萎缩和肌力减弱:股四头肌萎缩 1 例,胫骨前肌萎缩 3 例和两者兼有萎缩 2 例,共6 例(12%);伸拇肌肌力减弱 8 例(16%)。腰椎管内变性黄韧带压迫炎性神经根除引出疼痛外,还可使所支配的肌肉出现萎缩和肌力减弱;但是,由此正常神经根延伸出来的腰椎管外炎性神经干受痉挛或挛缩的腰臀部病变软组织之机械性压迫,也可出现与腰椎管内病变完全相同的临床表现。因此,肌萎缩和肌力减弱也是腰椎管内外病变两者的共有体征。

7、直腿抬高试验(表 4):严重受限 11 例(22%),中度受限 14 例(28%),轻度受限 9 例(18%)和正常 16 例(32%)。从前两组和后两组的总和各为 25 例(50%)来看,传统概念关于"腰狭症直腿抬高很少有明显限制"的论述,并不符合客观实际。由于直腿抬高时,腰椎管内炎性神经根受变性黄韧带和炎性脂肪的压迫引出疼痛导致椎管外的肌痉挛。以及椎管外腰臀和大腿根部软组织损害性疼痛导致的肌痉挛,两者均会阻碍直腿抬高动作,视病变的轻重出现不同的受限度。所以,这也是两者的共有体征。

8、本组 9 例下列系统性检查:计①直腿抬高伸踝试验阳性 2 例,阴性 7 例;②坐位紧张试验阳性 3 例,阴性 6 例;③屈颈试验阳性零例,阴性 9 例;④仰卧挺腹试验阳性 2 例,阴性 7 例;⑤股神经紧张试验阳性 3 例,阴性 6 例。与腰狭突症一样,这些阳性体征的发生率虽则不像传统概念公认的那么高,但是它们也是腰椎管内外病变的共有体征。

表 4 直腿抬高试验

		10°	15°	20°	25°	30°	35°	40°	45°	50°	55°	60°	65°	70°	75°	80°	85°	90°	共计	百分比(%)
单侧病例	低于健侧			1		3			4	2		7	1	3					21	42.0
	两侧相等													1	1	2		7	11	22.0
双侧病例	低于轻侧	1		1		3						1		1					7	14.0
	两侧相等				1	1								2		1	1	5	11	22.0
小计		1	0	2	1	7			4	2		8	1	7	1	3	1	12	50	
%		2.0	4.0	2.0	14.0				8.0	4.0		16.0	2.0	14.0	2.0	6.0	2.0	24.0		
		22.0					28.0					18.0				32.0				100.0

9、小腿外侧感觉测定和膝、跟反射测定(表 5):前者 22 病例中正常 12 例(54.54%)和异常 10 例(45.46%);后者 26 病例中正常 12 例(46.15%)和异常 14 例(53.85%)。腰椎管内病变的变性黄韧带和炎性脂肪压迫炎性神经根时,除在所支配的皮区出现放射性疼痛外,还可合并感觉障碍;以及腰椎管外病变惹起的肌痉挛或挛缩压迫炎性神经干,只要受压的神经纤维是上述正常神经根的延伸或继续,则会与这一神经根本身受压一样,在所支配的皮区出现完全相同的疼痛或合并感觉障碍。一般讲,正常神经根或神经干对渐增的慢性机械性压迫的抗压作用极强,不易引起压迫症候;但当神经组织的周围出现炎性脂肪的化学性刺激时,这种机械性压迫除引出疼痛外会引起合并的感觉障碍。同样情况,当炎性神经根或神经干受压过久或压力过大均会引起变性反应,导致膝、跟反射障碍。所以,这两者也是腰椎管内外病变的共有体征。

表 5 小腿外侧感觉测定和膝、跟互射测定

	A、小腿外侧感觉测定				共计	B、膝、跟反射测定				共计
	正常	过敏	减弱	消失		正常	亢进	减弱	消失	
单侧病例	9	1	8	1	16	8	0	跟 3	跟 5	16
双侧病例	3	0	3	0	6	4	0	膝 3	膝1 跟2>3	10
小　计	12	1	8		22	12		6	8	26
%	54.54	4.55	36.36	4.55	100.0	46.15	0.00	23.68	30.77	100.0

10、直立位腰脊柱姿势检查(表 6):无侧凸 9 例(18%),健(轻)侧凸 23 例(46%)和痛(重)侧凸 18 例(36%)。这种正位腰脊柱侧凸受累腰椎间隙开口方向相吻合,将并入"(四)辅助检查"结合表 8 一起讨论。但是,这 3 种腰脊柱姿势均可以在腰椎管内外病变中出现,故也是两者的共有体征。

表6　直立位腰脊柱姿势检查

	无侧凸	健(轻)侧凸	痛(重)侧凸	共计
单侧病例	4	16	12	32
双侧病例	5	7	6	18
小　计	9	23	18	50
百分比(%)	18.0	46.0	36.0	100.0

（二）腰椎管内软组织损害的特异性体征——腰脊柱"三种试验"检查

这是指①脊柱侧弯试验;②俯卧腰脊柱伸屈位加压试验(简称胸部腹部垫枕试验)和③胫神经弹拨试验的检查。临床实践证明,三者全属阳性者或上下两种试验(指①结合③或②结合③)阳性者均属腰椎管内炎性神经根受累的特异性体征,故腰狭症也不例外。50病例中49例首次手术前就完成了这"三种试验"检查;仅1例合并单侧软组织损害性下肢完全瘫痪者,在腰椎管外手术恢复肢体的感觉和功能后,补行"三种试验"检查。本组中"三种试验"检查全属阳性者44例(88%);①结合③阳性者或②结合③阳性者各3例(6%)。作者根据这些阳性体征早期快速地作出合并椎管内病变的初步诊断,在临床应用中有极高的正确性(表7)。

表7　腰脊柱"三种试验"检查

	"三种试验"全阳性	脊柱侧弯和胫神经弹拨两种试验阳性	胸部腹部垫枕和胫神经弹拨两种试验阳性	共计	%
单侧病例	29	2	1	32	64.0
双侧病例	15	1	2	18	36.0
小　计	44	3	3	50	
百分比(%)	88.0	6.0	6.0		100.0

（三）腰椎管外软组织损害性压痛点检查

这是指腰、臀和大腿根部病变软组织中出现的一系列规律性压痛点的检查。本组混合型的软组织压痛点均极敏感,在术前早就明确合并腰椎管外软组织损害的诊断。

（四）辅助检查

1、X线正侧位腰痛常规摄片检查(表8):50位混合型病例均经腰椎管内手术验证,排除了腰椎盘突出的存在, 然后明确硬膜受压最窄部位的正常腰椎间隙对照X线表现进行分析,发现如下3类情况。

（1）正位片上腰椎间隙出现平行和临床上腰脊柱无侧凸9例(18%),健(轻)侧开口和临床上腰脊柱健(轻)侧凸23例(46%)以及痛(重)侧开口和临床上腰脊柱痛(重)侧凸18例(36%)。这与前述直立位腰脊柱姿势检查中表6数字完全符合,故将机理一并分析。从腰椎管内病变来看, 单独的腰狭症由于无突出物存在必然出现受累椎间隙向健侧适度开口,临床上形成一较轻的腰脊柱健侧凸,以缩短和放松炎性神经根以减轻症象。由于腰狭症痛侧的神经根和后纵韧带及黄韧带通过炎性脂肪粘成一体,所以过度的腰脊柱屈向痛侧使椎管腔的容积进一步变小,产生正常椎间盘受成角的椎间隙的挤压而鼓起等机械因素,仍会刺激炎性神经根和加剧疼痛,就阻碍腰脊柱进一步屈向痛侧,因此单独腰狭症不会产生特大的椎间隙向健侧开口和显著的腰脊柱健侧凸。从腰椎管外病变来看,单独的骶棘肌等或多裂肌等损害性疼痛会导致腰脊柱显著的健侧凸或痛侧凸。因此在混合型病例中合并同侧原发性骶棘肌等损害的严重疼痛时,就使腰脊柱健侧凸变得显著,腰椎间隙的健侧开口也随着增大;以及合并同侧原发性多裂肌等损害的严重疼痛时,则视健侧补偿性肌痉挛的不同强度出现腰脊柱无侧凸和椎间隙平行;或转化为腰脊柱痛侧凸和椎间隙向痛侧开口。这方面的机理已在另文中报道。

表8 X线正侧位腰痛常规摄片检查

		X线正位片			X线侧位片						X线正侧位片	
		腰椎间隙			腰脊柱曲度			腰椎间隙			腰椎间隙	
		平行	身健(轻)侧开口	向痛(重)侧开口	正常	变直或后凸	过度前凸	平行	向后开口	向前开口	变窄	未变窄
单侧病例	无侧凸	4 8%			4 8%	11 22%		1 2%		3 6%		4 8%
	健侧凸		16 32%		5 10%	8 16%		13 26%	2 4%	3 6%	3 6%	13 26%
	痛侧凸			12 24%	4 8%			8 16%		2 4%		12 24%
双侧病例	无侧凸	5 10%				5 10%		5 10%				5 10%
	健侧凸		7 14%			7 14%		4 8%	2 4%	1 2%	2 4%	5 10%
	痛侧凸			6 12%		6 12%		6 12%				6 12%
小计		9	23	18	13	37	0	37	4	9	5	45
合计			50			50			50			50	
%		18	46	36	26.0	74.0	0	74.0	8.0	18.0	10.0	90.0

(2)侧位片上腰脊柱曲度出现正常13例(26%),变直或后凸37例(74%)和过度前凸为0例。腰椎管内病变中,单独的腰狭症为了达到受累椎管腔扩大容积以缓解变性黄韧带对炎性神经根的机械性刺激,促使腰脊柱处于前屈位形成曲度变直或后凸。但腰椎管外病变中,单独多裂肌等损害只能在腰脊柱前屈位上缩短和放松时缓解疼痛以及单独骶棘肌等损害只能在腰脊柱后伸位上缩短和放松时缓解疼痛。所以在混合型病例中,如果腰狭症单独合并多裂肌等损害就会使腰脊柱曲度的后凸增重;如果腰狭症单独合并骶棘肌等损害,则视肌痉挛的不同强度促使腰脊柱曲度从变直或后凸转化为正常(即生理性前凸)甚至出现腰脊柱曲度过度前凸。虽则本文未发现过度前凸病例,但不应排除这一可能性。此外,侧位片上还提示腰椎间隙出现平行37例(74%),向后开口4例(8%)和向前开口9例(18%)。与上述腰脊柱曲度正常、变直或后凸相对比并不一致,其机理有待进一步探索。

(3)正侧位片上出现腰椎间隙变窄 5 例(10%)和未变窄 45 例(90%)。这 10%变窄者只能说成正常腰椎间隙的变异。

综上 3 点分析,上述的腰椎间隙和腰脊柱曲度的 X 线表现,仍属腰椎管内外软组织病变的共有体征。

2、肌电图检查(表 9):50 病例中 37 例作肌电图检查,经手术验证,完全符合诊断 15 例(40.54%),有上或下节段的椎管内病变但部位不符 14 例(37.84%)和阳性病变误诊阴性 8 例(21.62%)。所以,肌电图检查诊断腰椎管内病变只能作参考,并无决定性意义。

表 9 肌电图检查

	符合诊断	部分不符	误诊阴性	共计	百分比(%)
单侧病例	10	10	7	27	72.9
双侧病例	5	4	1	10	72
小　计	15	14	8	37	7.03
%	40.54	37.84	21.62		100.0

3、椎管造影检查:本组中 48 例每人作 1 次的 Conray、Dimer-X 或 Amipaque 等碘水椎管脊髓造影检查全属阳性;1 例在外院已作硬膜外碘油造影阳性和另 1 例因过敏未作检查,单凭腰脊柱"三种试验"检查的阳性体征决定诊断。腰狭症的 X 线表现有的病变部位的碘柱呈"蜂腰"型;有的出现压迹(或充盈缺损)、神经根中断或碘柱中断、堵塞等。这种椎管造影的阳性表现与传统的腰突症极难鉴别,最后诊断仍有赖于手术中所见。本组病例均在腰椎管内手术中筛选椎间盘突出以后,才确定腰狭症。

三、外院诊治情况

26 病例中,曾被外院诊断腰狭症 2 例,腰突症 18 例,两者均有可能 1 例,移行性腰骶 1 例,腰肌挫伤 1 例,下肢脉管炎 1 例,风湿和诊断不明各 1 例,均经下列多种非手术疗法加针灸、推拿、骨盆牵引、火罐、中西药物内服、外敷、熏洗或局封、多种理疗包括温泉浴在内以及正骨术等久治无效,其中 2 例误诊"腰突症"经"开窗"式椎板减压术探查阴性而症象未减。这些病例因疗效不佳而来我院诊治。

四、我院诊疗情况

(一)诊断

以临床检查为主。先根据腰、臀和大腿根部出现的一系列规律性敏感的压痛点,结合腓总神经按压试验阳性体征,以判断椎管外软组织损害性腰腿痛;再根据腰脊柱"三种试验"检查的阳性体征,以判断椎管内软组织损害性腰腿痛。手术病例术前应作椎管造影,进一步明确病变的部位、性质和范围,然后作出合并腰椎管内病变的临床诊断。这种辅助检查应该在"三种试验"检查的阳性基础上方有指征。如果忽视这一重要的临床检查而单凭椎管造影所得,包括 CT 或磁共振成像等检查所得在内,轻率地作出腰狭症的诊断是极不可靠的。因为它们只能提示腰椎管内阳性物的存在;根本无法提示这些阳性物属椎管内炎性组织引起症象的压迫，还是非炎性的生理退变组织无症象引出的压迫；更无法提示混合型病例中有关腰椎管外软组织损害的诊断依据了。还有，腰狭症传统的诊断标准是根据"病史、体检和常规X线摄片"。现在软组织外科学新理论指出，病史和X线摄片只能当作混合型腰腿痛诊断的参考，并无决定诊断的作用。对传统的一系列腰椎管内病变的体检所得阳性的主观症象和客观体征经本文上述的逐项分析，均是腰椎管内外软组织损害的共有症象和共有体征。过去以此作为腰狭症的诊断依据全是缺乏科学性的。

（二）椎管内多节段软组织松解术

本组50例全行腰椎管内手术。其中14例术前已行腰椎管外手术；4例术后补做腰椎管手术（2例附加髌下脂肪垫松解术和2例附加内外踝后下方软组织松解术）和3例术后补行腰臀部结合大腿根部密集型压痛点银质针针刺疗法。有关各型软组织松解手术和这类针刺疗法早已报道。本文着重简介腰椎管内手术的要点：患者俯卧位，双侧髂部用长圆枕垫高以避免腹部受压，摇低手术台后端，使双髋适度前屈以减少腰脊柱前凸，就使手术区变浅，便于操作。沿腰$_2$棘突—骶$_2$中嵴作一皮肤直切口，适度剥离两旁深层肌，彻底显露腰$_3$—骶$_1$间的椎板和部分后关节，尽可能多地消灭腰部深层肌附着处的无菌性炎症病变区，以缓解由此而引起的椎管外软组织损害性症象和体征。利用腰$_5$棘突的活动性和骶$_1$中嵴的固定性就在术中无误地定出病椎节段，所以术前毋需定位。先切除病椎节段上下两节的全椎板，以显露主要病变区；但操作中要保护其下的黄韧带的完整性勿受损坏。然后视黄韧带变性的严重度再切除上节或下节的全椎板，就可观察到多节段黄韧带变性和压迫的全貌。以后切开黄韧带，彻底分离其下粘连生的炎性脂肪（勿损坏）。当将黄韧带完全切除和减压后，又可观察到一片多节段变性的炎性脂肪黏附和压迫硬膜和神经根的全貌。视炎性脂肪的粘连范围相应地再扩大手术显露野，直至正常的硬膜出现为止。以后钝性松解和彻底移除病变脂肪，使各节段的硬膜彻底减压和神经根完全游离滑动无碍。对椎间孔变窄者只咬除内缘的部分骨质，使之减压即可，不考虑椎间孔切开术；对椎体后缘骨赘不作处理；对椎板前缘骨赘已在手术中咬除；对上关节突增生轻者不需处理，重者作适度咬除。但这类骨骼的生理性退变决非疼痛的病因。最后检查各个椎间隙以排除椎间盘突出或纤维环膨隆等存在。仔细止血，创腔内放置引流片（术后48小时移除），逐层缝合创口。在无体温增高和无疼痛的情况下7天起床行走练习，但禁止用拐支撑。10天后拆除皮肤缝线。一般术后2周出院，作系统性功能锻炼。3个月后多恢复原工作。从而说明扩大的腰椎管内手术的康复速度决不低于传统的"开窗"式等腰椎管内减压术。术中发现：

1、49例的脂肪均呈慢性炎症变化；仅1例呈亚急性变和脂肪水肿、充血等病理变化。一般说，慢性病例的脂肪炎症愈重，则组织变性愈重，其内外周接触的组织之间的炎性粘连也愈重，往往在手术中难以从神经根鞘膜和硬膜表面上钝性分离。

2、在单侧或整个多节段的病变区中，有一片弥漫性炎性脂肪与硬膜和神经根鞘膜相粘连，其上的变性黄韧带压迫硬膜和神经根，轻者出现一般压迹，重者出现葫芦形压迹。两者可多节段发生，往往当去除压迫组织后鞘膜上仍残留两者压迫痕迹不能完全恢复其正常形态；少数病例的神经根因之出现增粗现象。50病例中在腰$_1$—骶$_1$之间咬除椎板数（表10）计5节2组、4节2组、3节2组和2节2组。手术显露区中还发现单侧病例5个葫芦形压迹中有1节压迫1例、2节压迫3例和3节压迫1例；27个一般压迹中有1节压迫16例，2节压迫9例和3节压迫2例。双侧病例16个葫芦形压迹中有1节压迫5例、2节压迫9例和 3 节压迫 2 例;2 个一般压迹中有 1 节压迫 1 例和 3 节压迫 1 例。咬除的椎板数不一定与压迹数成正比,但与显露的炎性脂肪的粘连区成正比。变性黄韧带的厚度在 0.6-1.0cm 之间,与腰狭突症所见相同。单侧病例中葫芦形压迹的健侧神经根均呈完全游离,无炎性脂肪粘连发现,所以临床上无症象引出。少数病例的变性脂肪中还可见细线样纤维束条横行压迫硬膜或神经根以及 1 例合并鞘膜囊肿。

表 10 扩大的腰椎管内软组织松解术中咬除的椎板数和发现的压迹数

	单 侧 病 例						双 侧 病 例						共计	百分比(%)
	葫芦形压迹			一般压迹			葫芦压迹			一般压迹				
	1节	2节	3节	1节	2节	3节	1节	2节	3节	1节	2节	3节		
腰$_{1-5}$(5节)													1	2.0
腰$_{2-5}$(4节)		1						1					2	4.0
腰$_2$-骶$_1$(5节)								1	1				2	4.0
腰$_3$-骶$_1$(4节)	1	1	1	2	1	2	3	2	1	1		1	17	34.10
腰$_{3-5}$(3节)				3				2					5	10.0
腰$_{4-5}$(2节)				2									3	6.0
腰$_4$-骶$_1$(3节)		1		6	6		2	2					17	34.0
腰$_5$-骶$_1$(2节)				3									3	6.0
小 计		3	1	16	9	2		9	2	1$_0$	0	1	50	
	5			27			16			2				
%	2.0	6.0	2.0	32.0	18.0	4.0	10.0	18.0	4.0	2.0	/	2.0		100.0
	10			54.0			32.0			4.0				

3、合并椎板后缘骨赘 6 例,椎板前缘骨赘 5 例,下节段腰椎 I 度前滑 1 例和先天性腰椎管骨性狭窄畸形 1 例。这些合并的退变性、发育性或先天性骨骼变异按照软组织外科学新观点来看,决非疼痛的原发因素。

4、还发现外院"开窗"式手术不彻底,后遗瘢痕组织压迫炎性神经根引起起症象 2 例,说明这种手术后遗症倒是多见于显露不彻底的减压手术,却未见于本文的腰椎管内手术。

上述的实践证明,腰狭症的椎管内这么多重要的病理变化,只能通过作者提倡的扩大的腰椎管内多节段软组织松解手术才能完整地认识和处理,既可彻底消除无菌性炎症的病变基础,又能完全移除机械性压迫,达到治疗目的;由于"开窗"式、半椎板式或单一全椎板式椎板切除的手术显露区太局限,不可能全面地清楚认识其众多的病理变化,因此手术疗效不佳乃是必然的结果。

(三)疗效评定标准

1、治愈:症象完全消失,恢复正常工作和劳动,未复发,无后遗症。

2、显效:症象消失,仅劳累或气候改变时感腰、臀或腿部不适,但无痛或麻出现,恢复正常工作或劳动,未复发。

3、有效:症象部分或明显改善,残留不同程度的痛或麻,或症象完全消失的后期仍复发较轻的痛或麻,能从事一般劳动或正常工作。

4、无效:症象略有改善或根本无效;或症象完全消失的后期又复发严重的痛或麻。

(四)治疗效果

1、第一组(表11):14 病例在腰椎管内手术前先行腰椎管外手术,术后疗效是治愈 5 例(35.7%),显效 1 例(7.1%)和有效 8 例(57.2%),其治愈显效率为 42.8%;无无效病例。但治愈组 5 例中,术后 25 天、7 年、8 年突发不典型腰腿症象各 1 例(例 1、例 2、例 3);术后 2.5 年复发病侧腰骶牵吊、拉紧、酸胀、沉重感低收入有几十斤重物压腰样难忍 1 例(例 4);左腰腿痛继发同侧下肢完全瘫痪,腰椎管外手术治愈 2 年后出现挺腰坐位立即诱发左腰骶酸痛并发下肢后侧麻 1 例(例 5)。显效组 1 例典型坐骨神经放射痛治愈 3 个月出现不典型腰腿痛(例 6)。有效组 8 例术后症象部分改善,不久又逐渐增剧。如此就使这 14 例的椎管外手术的后期疗效变为有效 10 例(71.43%)和无效 4 例(28.57%),其治愈显效率自 42.8%下降为零;而有效无效率上升到 100%。全部病例根据腰脊柱"三种试验"检查和椎管造影的阳性体征补行腰椎管内手术,却使远期疗效提高到治愈 13 例(92.3%)和显效 1 例(7.1%),其治愈显效率自零提高到 100%,而有效无效率就下降为零。

表 11　第一组的手术疗效分析

	A、14 病例先行腰臀部结合大腿根部软组织松解术										B、全部病例补行扩大的腰椎管内软组织松解术				
	术　后　疗　效					后　期　疗　效					远　期　疗　效				
	治愈	显效	有效	无效	共计	治愈	显效	有效	无效	共计	治愈	显效	有效	无效	共计
单侧病例	5	1	5		11			7	4	11	11				11
双侧病例			3		3			3		3	2	1			3
小　计	5	1	8	0	14	0	0	10	4	14	13	1	0	0	14
%	35.7 42.8	7.1	57.2 57.2	0	100.0	0 0	0	71.43	28.57	100.0 100.0	92.9 100.0	7.1	0 0	0	100.0

为什么混合型病变性腰腿痛单行腰椎管外手术可有 42.8%的近期治愈显效率?为什么术后 25 天—8 年间这个不甚满意的疗效又会因症象复发下降到 100%的后期有效无效率?对此作者作出如下分析:早期腰痛可由单一的发病因素引起,不是椎管内就是椎管外。两者互为因果,日久演变成椎管内外混合型软组织损害性腰痛或腰腿痛。一般来说,单独的原发性腰椎管内软组织损害性疼痛会向炎性神经根所支配的椎管外发展,继发腰部软组织痛。如果这种原发性痛早期治愈,则继发性痛会自行消失,不会残留任何后遗症。如果原发性痛经久不愈,则腰部软组织附着处必会继发无菌性炎症的病理基础;即使原发性痛彻底治愈,其继发性病变仍会残留或日久复发腰椎管外软组织痛。这就是单独的腰椎管内手术无法治愈混合型损害性腰痛或腰腿痛的简单道理。同样,单独的原发性腰椎管外软组织损害性疼痛的反射性肌痉挛导致腰脊柱出现侧凸或曲度改变。疼痛经久不愈,则痛侧腰椎管内脂肪长期被限制在缩短或拉长的非生理性位置上,发生粘连与变性,极易继发无菌性炎症的病理基础。即使椎管外原发性痛彻底治愈,它也不会自行消失。病变轻者腰椎管外手术后症象可明显减轻或暂时性消失,但不久或几年后又复发,且多出现不典型下肢放射痛,例 1–6 腰椎管内的继发因素多属此类;病变重者术后仍残留腰椎管内软组织痛,其中仅少数属典型坐骨神经放射痛。这就是此 6 例混合型腰腿痛单行腰椎管外手术收到 42.8%近期的治愈显效率和术后 25 天~8 年症象复发变为有效 4 例和无效 2 例以及结合有效组 8 例中的 2 例变为无效,而使这个不甚满意的疗效下降到 100%的后期有效无效率的解释。有关上述两种

由内及外和由外及内的疼痛发展规律,也可用对应补偿调节理论作解释。其差异仅在于椎管内的病变软组织不是骨骼肌而是无收缩力的炎性脂肪而已。

所剩 36 病例先行单独的腰椎管内手术的疗效,分下列的第二组和第三组进行分析。

2、第二组:7 例因合并腰臀部和大腿根部软组织损害的病变严重,术后症象如旧,近期疗效极差。计有效 5 例(71%)和无效 2 例(29%)(例 7、例 8),其有效无效率为 100%,而治愈显效率为零(表 12A)。治疗补课中,4 例行腰椎管外手术和 3 例行腰臀部结合大腿根部密集型压痛点银质针针刺疗法,术后的远期疗效就提高到治愈 5 例(71%)和显效 2 例(29%),其治愈显效率自零提高到 100%,而有效无效率下降为零(表 12B)。从而认识到,在混合型病例中单独腰椎管内手术的疗效欠佳补行腰椎管外手术或有效的非手术疗法的重要性。

表 12　第二组的手术疗效分析

	A、7 例先行扩大的腰椎管内软组织松解术					B、4 例补行腰臀部结合大腿根部软组织松解术和 3 例补行腰臀部银质针针刺疗法				
	术 后 和 后 期 疗 效					远 期 疗 效				
	治愈	显效	有效	无效	共计	治愈	显效	有效	无效	共计
单侧病例			3	2	5	4	1			5
双侧病例			2	2		1	1			2
小　计	0	0	5	2	7	5	2			7
百分比	0	0	71.0	29.0	100.0	71.0	29.0	0	0	100.0
(%)	0		100.0			100.0		0		

3、第三组:再看 36 例中所乘的不需腰椎管外手术补课的 29 位混合型病例,单独腰椎管内手术的远期疗效却比较满意(表 13)。计治愈 1 例(3.45%)、显效 6 例(20.69%)和有效 22 例(75.86%),其无效率为零。虽则本组每一病例术后均有不同程度的症象改善,但遗憾的是治愈显效率(24.14%)仅 1/4 弱,而有效率(75.86%)却占 3/4 强。严格地说其治疗效果仍不够理想。尽管残余症象不重,无腰椎管外手术补课指征以及患者尚能坚持一般劳动,不愿接受银质针针刺补课,但这种不重的后遗症仍影响工作和健康。至于为什么这 29 位混合型病例单行腰椎管内手术也有不同程度的疗效?究其原因不外乎下列两点:①本组病例全属严重的原发性椎管内软组织损害性腰腿病,其继发性腰椎管外病变极轻或较轻,所以单独的腰椎管内手术可以收到不同程度的疗效。②本组病例所继发的椎管外病变仅局限于腰部软组织,还未涉及臀或大腿根部等软组织。当腰椎管内手术显露骨骼的手术野时,必须自棘突、椎板和部分小关节广泛剥离病变的腰部深层肌,这样就不自觉地消除或大部分消除了该肌附着处的病理基础。所以,单独的椎管内手术治疗这类混合型腰腿痛的疗效就显得比较突出(例 9、例 10)。在远期随访中,作者还对表 13 的有效组 22 例及时地针对病侧骶棘肌髂嵴附着处(也是腰部软组织的主要病变区,当椎管内手术剥离腰肌显露骨骼时无法触及处)、臀、大腿根部、膝或踝等部软组织附着处的压痛点补行 1 次性强刺激推拿疗法,却又使残余症象立即消失或显著缓解。从而证明这些后遗症与腰椎管外软组织损害有因果关系。现将后两组 36 例单独施行腰椎管内手术的疗效总和起来分析(表 14),则第二和第三组的后期疗效的总治愈显效率仅有 38.89%,这个数字不能代表本文介绍的腰椎管内软组织松解术的后期疗效,因为后两组手术中包含着病例选择性。由于第一组的症象最严重,如果先行

腰椎管内手术的话,则后期疗效将会更差,把此一起计算进去,必然降低总治愈显效率。应该说,本组病例如果全行腰椎管内手术,则真正的后期疗效的总治愈显效率不是等于而是低于38.89%;而"开窗"式、半椎板式或单一全椎板式手术的治疗极不彻底,难以与腰椎管内手术相比拟;其后期疗效的治愈显效率无疑地又会比38.89%还要低得多,这样的推理腰狭症"开窗"式、半椎板式或单一全椎板式手术真正的后期疗效的治愈显效率是符合科学分析的。这方面的分析也同下一篇腰狭突症125例疗效分析中所述类同。

表13 第三组的远期疗效

病　例	治　愈	显　效	有　效	无　效	共　计
单侧病例	1	2	13		16
双侧病例		4	9		13
小　计	1	6	22		29
%	3.45	20.69	75.86	0	100.0
	24.14		75.86	0	

表14 36例单独腰椎管内手术的术后疗效和后期疗效

	治愈	显效	有效	无效	共计	治愈	显效	有效	无效	共计
第二组 第三组 小　计	11	66	52 227	22	72 936	516	268	2222		72 936
%	2.78	16.67	74.99	5.56	100.0	16.67	22.22	61.11	0	100.0
	19.45		80.55			38.89		61.11	0	

通过上述3组的疗效分析,完全证明那些需行手术治疗的腰狭症必然合并腰、臀等部软组织损害,这属客观存在的事物。只有遵循软组织外科学新理论彻底消灭椎管内外两种发病因素的治疗原则办事,才能保证这类混合型腰腿痛具有确切的远期效效。本文报道的治疗效果,就是一有力的证明。

本文病例的观察时间最长者18年4个月,最短者9年3个月,平均观察为14.06年,远期疗效满意。手术无并发症或死亡率。说明腰椎管内手术采用多节段全椎板切除术的治式是安全可靠的。

五、典型病例

例1:肖×奎,男,39岁,工人。右腰腿痛5年,有外伤史。疼痛放射至右下肢外侧直至足跟。身体立不直,需用拐支撑行动。本市骨科读片会诊断"腰突症"。多种非手术疗法医治无效。入院检查:脊柱侧凸,直腿弯腰指尖距地10cm,症象减轻;直腿伸腰引出右腰骶和下肢放射痛增重;直腿抬高右40° 引出右腰骶痛放射至足跟增重;右腰、臀和大腿根部软组织压痛点敏感。因腰脊柱"三种试验"检查阴性,故诊断右腰臀部结合大腿根部软组织损害。1973年6月10日行右腰椎管外手术,症象完全消失。但至第25天又出现右腰骶痛传导至大腿后侧,但无小腿放射痛。腰脊柱"三种试验"检查由术前阴性变为术后阳性。再入院,椎管造影提示右腰 $_5$—骶 $_1$ 间碘柱有压迹,于同年 7 月 26 日补行腰 $_5$—骶 $_1$ 椎管内手术,见该处右侧黄韧带增厚,硬膜呈一般压迹,脂肪变性,部分腰 $_5$ 神经根支被一指甲样大小的囊肿所包围,脂肪与硬膜及神经根和囊肿粘连甚紧。病理检验结果:炎性纤维囊壁样组织和炎性脂肪结缔组织。20 年后复查,疗效属治愈。

例 2:马×章,男,52 岁,干部。双腰痛并发左下肢外侧放射痛 31 年。1961 年外院作石膏背心外固定治疗无效;1964 年我院诊断双股内收肌群耻骨附着处损害性双大腿根部软组织松解术,症象缓解。但是不久症象又加重而再入院,诊断为左腰臀部软组织损害,于 1970 年 8 月 24 日补行左腰椎管外手术后治愈,长期恢复原工作无不良反应。7 年后出现难以忍受的左腰痛并发下肢麻直至五趾。入院检查:脊柱侧侧凸;直腿弯腰指尖距地 20cm,引出左臀和小腿外侧麻;直腿伸腰有痛未受限;直腿抬高左 60° 出现下肢后侧牵吊痛,右侧 90° 无症象。左小腿肌肉略萎缩,但肌力正常。因腰脊柱"三种试验"检查阳性和椎管造影提示腰 $_{4-5}$ 和腰 $_5$—骶 $_1$ 间两处碘柱有压迹,故诊断腰椎管内软组织损害。1979 年 2 月 17 日补行腰 $_4$—骶 $_1$ 椎管内手术,见两节黄韧带肥厚约 1cm,上下两处硬膜呈葫芦形压迹,炎性脂肪增殖,与左腰 $_4$、腰 $_5$ 两神经根及硬膜粘连;左腰 $_5$ 神经根略增粗。病理检查结果:神经根周围脂肪见胶元纤维变性和断裂,部分区域软骨化生及钙化;硬膜外脂肪见部分区域血管较多,管壁增厚伴充血、出血及少量炎细胞浸润。13 年后复查,疗效属治愈。

例 3:李×鳌,男,61 岁,工人。左腰腿痛突发 7 天。左腰痛并发典型坐骨神经放射痛 1 年多,我院诊断左腰臀部和大腿根部软组织损害于 1972 年 2 月 2 日行左腰椎管外手术而治愈,恢复原工作,未复发,无后遗症。入院前 7 天弯腰拾物感骶部发声立即引出左腰臀剧痛,沿下肢后侧放射痛和足底外侧麻。脊柱侧凸,腰挺不直;直腿弯腰指尖距地 33cm,呈僵腰;直腿伸腰因痛受限;直腿抬高左 60° 引出左臀酸胀增重,右 90° 无症象。腰脊柱"三种试验"检查由术前阴性变为术后阳性和椎管造影提示腰 $_{4-5}$ 和腰 $_5$—骶 $_1$ 两处碘柱有压迹,故诊断腰椎管内软组织损害。1980 年 2 月 11 日行腰 $_3$—骶 $_1$ 椎管内手术。术中见上述两节黄韧带均肥厚,上下两处硬膜呈葫芦形压迹,脂肪略有充血和水肿,与左侧两神经根粘连。病理检验结果:黄韧带呈纤维变和断裂;脂肪结缔组织富于血管及炎细胞。12 年后复查,疗效属治愈。

例 4:王×珍,女,48 岁,工人。左腰骶部牵吊、拉紧、酸胀、沉重感(无腰腿痛或麻);愈走愈重,似有几十斤重物压腰样,难以忍受。1964 年因左大腿根部牵吊痛,我院诊断左股内收肌群耻骨附着处损害性大腿根部软组织松解术治愈,迄今未复发。1967 年出现左腰痛并发典型坐骨神经放射痛和 1973 年合并左肩背痛,久治未愈。我院诊断左腰臀部软组织损害和左肩背部软组织损害,于 1974 年 5 月 10 日先行腰椎管外手术,腰腿痛消失,肩背痛也不治而愈。2 年半后出现上述主诉,无法工作。入院检查:脊柱无畸形,直腿弯腰指尖距地 30cm,呈僵腰;直腿伸腰无痛不受限;直腿抬高左 45° 引出臀痛向股内侧传导,无麻感。腰脊柱"三种试验"检查的后两种均阳性。市骨科读片会讨论不考虑腰椎管内病变的诊断。我院根据上述的腰椎内病变阳性的特异性体征仍诊断腰椎管内软组织损害。再根据椎管造影提示左腰 $_5$—骶 $_1$ 间的压迹,于 1978 年 3 月 8 日行腰 $_3$—骶 $_1$ 椎管内手术,见左腰 $_{4-6}$ 和腰 $_5$—骶 $_1$ 间两节黄韧带肥厚,上下两处硬膜呈葫芦形压迹,后者有 $1×1×1.2cm$ 的钙化物压迫硬膜;炎性脂肪与神经根粘连较轻。病理检查结果:两节黄韧带均呈纤维变性和断裂;脂肪纤维组织见血管增生和炎细胞。14 年后复查,疗效属治愈。

例 5:孙×,25 岁,林场知青(杠木工)。左腰痛 5 年,并发典型坐骨神经放射痛 4 年和下肢完全瘫痪 3 年多,1968 年起,工作中多次掠伤左腰部,疼痛未根治就坚持出工。1969 年 8 月出现左坐骨神经放射痛合并下肢少力和感觉迟钝,需双拐支撑勉强跛行。大兴安岭林场、哈尔滨和大连有关医院均诊断"腰突症",于 1971 年转来上海。本市有关医院根据椎管碘油造影所得均诊断"腰突症",某研究所还肯定是该所以来遇到的第四例最严重的"腰突症",因此后不佳而不肯承担手术。多种非手术疗法包括上万贴中药内服医治无效,症象反而进一步恶化,最后发展为并发左下肢完全瘫痪。因治疗绝望,患者几次试图自杀未遂。经上海市卫生局医政处介绍来我院诊治。入院检查:患者卧床不能动,即使轻微震动床铺或稍微移动患肢,就立即引出左腰臀部剧痛。直腿抬高左 20° 和右 40° ,也引出相同剧痛。左下肢及脐下水平开始的皮肤感觉和自主性活动消失,呈完全瘫痪,但大小便功能正常和踝阵挛阴性。我院认为单一神经根受压不可能引出下肢全瘫,仍根据左腰、臀和大腿根部软组织敏感痛点诊断为左腰臀部结合大腿根部软组织损害并发下肢瘫痪。1974 年 1 月 4 日行左腰椎管外手术,腰臀痛立即消失;当天麻醉消逝后下肢的感觉恢复正常,五趾恢复自主性活动。1 周后起床行走锻炼,3 个月后能徒手步行本市西郊公园游览。这一卓越疗效促进了市卫生局领导对这一新生事物的重视,积极支持我院开展软组织疼痛这一研究工作。2 年后复查,疗效属治愈。第三年再复查,自云坐、卧、站、走均正常;自感近 1 年出现挺腰坐位半小时立即诱发左下肢整个麻木;但改作微屈坐位此症象又会立即消失;腰脊柱"三种试验"检查阳性和椎管造影提示左腰$_5$神经根不显影,诊断左腰椎管内软组织损害。劝说患者于 1977 年 5 月 18 日接受腰$_4$—骶$_1$椎管内手术,见腰$_5$—骶$_1$之间黄韧带约 0.8cm 肥厚,硬膜呈一般压足亦,也压迫腰$_5$神经根,炎性脂肪与神经根粘连较重。病理检验结果:黄韧带呈纤维玻璃样变及钙化;脂肪纤维组织内见少量出血及少许炎细胞。术后症象消失,长期从事正常工作和强体力劳动无不良反应,结婚后育两孩,一切正常。14 年后复查,疗效属治愈。

例 6:胡×雪,女,39 岁,工人。1971 年抬重物伤腰,后遗左腰痛。2 年后并发严重的左典型坐骨神经痛放射至足跟,行走时足跟不能着地。外院行多种非手术疗法医治无效。1977 年我院根据腰脊柱"三种试验"检查阴性和腰臀部及大腿根部软组织压痛点敏感诊断为左腰臀部结合大腿根部软组织损害,于 7 月 5 日行左腰椎管外手术,疗效属显效。但 6 个月后出现左腰臀痛伴大腿皮肤触电样感觉。入院检查:脊柱无畸形;直腿弯腰指尖触地无症象;直腿伸腰受限,引出左腰骶痛增重,放射至大腿外侧;直腿抬高左 90° ,右 70° ,均无症象引出。腰脊柱"三种试验"检查仅后两种属阳性。诊断左腰椎管内软组织损害。1978 年 3 月 4 日行腰$_4$—骶$_1$椎管内手术,见腰$_{4,5}$和腰$_5$—骶$_1$间两节黄韧带均呈葫芦形压迹,厚度达 1.0cm。炎性脂肪增多,与左腰$_4$与腰$_5$神经根粘连较重。病理检验结果:黄韧带呈纤维变性、断裂并钙化;脂肪纤维组织显著血管增生及炎细胞浸润。14 年后复查,疗效属治愈。

例 7:马×玲,女,40 岁,工人。左腰腿痛 1 年半,有外伤史。开始为腰骶痛和臀部沉重感,逐渐严重,发展为合并小腿后侧直至足跟的牵吊感,无麻木。腰挺不直,间歇性跛行。晨起症象较轻,晚上加剧。外院行多种非手术疗法久治无效。入院检查:脊柱侧凸,直腿弯腰指尖距地 35cm,引出症象增重;直腿伸腰有痛未受限;直腿抬高左 60° 疼痛加剧,右 90° 无症象。左腰、臀和大腿根部软组织压痛点敏感。腰脊柱"三种试验"检查阳性。椎管造影提示左腰$_4$和腰$_5$神经根不显影以及该两处碘柱前缘见压迹。诊断腰椎管内外混合型软组织损害。1978

年 3 月 27 日先行腰椎管内手术，见腰 $_{4-5}$ 间黄韧带增厚约 1.0cm，腰 $_5$—骶 $_1$ 间黄韧带为 0.8cm，上下两处硬膜呈葫芦形压迹，炎性脂肪与腰 $_4$ 和腰 $_5$ 神经根粘连严重。病理检验结果：黄韧带呈纤维性断裂、钙化及骨化；脂肪纤维组织富于血管。术后症象改善，腰能挺直，左臀沉重感消失，左下肢牵吊感变为小腿发胀。但术后第 11 天出现左臀沿下肢后侧直至足跟、足底和五趾的放射性痛麻。症象较术前更严重。腰脊柱"三种试验"检查阴性。1974 年 4 月 5 日补行左腰椎管外手术，症象消失。14 年后复查，疗效属治愈。

例 8：范×权，男，38 岁，干部。1969 年间文革中受冲击伤腰，后遗左腰痛。6 年内多次突发加重，合并严重的左坐骨神经典型放射痛和第 3、4、5 趾麻，卧床不起。外地医院诊断移行性腰骶，于 1977 年 10 月起连续行左 Heyman 手术，左臀上皮神经切断术，左腰 $_5$ 横突部分切除术和左骶棘肌松解术。术后症象更重，出现左下肢灼性放射痛和小便失禁，还出现左下肢肌萎缩；行动不便，需用拐支撑。曾作硬膜外碘油造影提示左腰 $_{4-5}$ 间压迹。由昆明转来。入院检查：腰脊柱无畸形；直腿弯腰指尖距地 25cm，引出自左腰骶沿下肢后侧放射至足背、足趾的痛麻；直腿伸腰只引出自左腰骶放射至足跟的痛麻；直腿抬高左 70° 引出自左腰骶放射至小腿的痛麻，右 70° 无症象；左下肢肌萎缩明显；左踝反射消失，左伸拇肌肌力减弱和小腿外侧痛觉过敏；左踝肿痛。腰脊柱"三种试验"检查阳性；左腰、臀和大腿根部软组织压痛点敏感。市骨科读片会同我院作出的左腰椎管内外混合型病变的诊断，但建议先采用胶原酶溶解术治疗"腰突症"。1978 年 1 月 26 日邀请上海市从事这一研究的骨科专家来院作胶原酶注射的治疗示范，术后症象显著好转，能徒手行走，不再需拐支撑，但 5 天后症象恢复如旧。同年 2 月 22 日经患者要求先行腰 $_4$—骶 $_1$ 椎管内手术，见黄韧带稍肥厚，腰 $_{4-5}$ 间节段的硬膜外脂肪粘连严重及少量碘油存在，椎间隙正常，未发现椎间盘突出。术后症象有改善，原来左五趾仅能并在一起方能伸屈，现可各趾分开活动；左小腿外侧痛和足外侧痛消失，起床和行走方便，但臀痛严重，下肢放射痛时轻时重和小腿仍麻。同年 4 月 1 日行左内外踝后下方软组织松解术；同年 22 日补行左腰椎管外手术和同年 7 月 27 日补行左外侧半月板—髌下脂肪垫联合手术后症象完全消失。14 年后复查，疗效属治愈。应该指出的是，本病例经手术验证并无椎间盘突出存在，应该说胶原酶无治疗作用而不能解除症象，可是本病例注射胶原酶治疗后却可出现 5 天症象缓解。作者对此治疗原理作如下解释：观察他们的进针部位刚好位于腰骶部，恰恰是软组织损害发痛的重要部位之一。该处多次用注射长针直达骨骼的穿刺，无形中起到与银质针的冷针刺相似的治疗作用，可以收到相当的治疗效果。正因为这种多次穿刺的治疗仍不彻底，所以 5 天后症象又会复发如旧。以后采用彻底的腰椎管外手术获得治愈，更证明了这种解释是符合客观实际的。

例 9：高×珍，女，40 岁，工人。双腰腿痛，间隙发作加重 10 多年，无外伤史。早期闭经 10 年，外院妇科诊断原发性不孕。腰骶痛经多种非手术疗法医治无效。由江苏转来。入院检查：脊柱无畸形；直腿弯腰指尖距地 25cm，有腰骶痛；直腿伸腰因痛受限；直腿抬高各 90°，无症象引出。腰部软组织压痛点敏感，臀部压痛点极轻；腰脊柱"三种试验"阳性；椎管造影提示腰 $_{3-4}$ 和 $_{4-5}$ 两处碘柱均呈压迹，硬膜囊末段光滑，致神经根不显影。诊断腰椎管内外混合型软组织损害。1976 年 5 月 12 日行腰 $_{3-5}$ 椎管内手术，见椎板较厚，但椎管腔末狭窄；双腰 $_{3-4}$ 和 $_{4-5}$ 间两节黄韧带约 1.0cm 厚，呈葫芦形压迫硬膜和脂肪，硬膜外粘连严重，神经根粘连极轻。病理检验结果：黄韧带呈纤维断裂、浊肿；脂肪结缔组织伴少量血管及少量炎细胞。术后疼痛消失。意想不到的是，术后第一天半夜闭经 10 年的月经重新来潮，从此行经月月正常。说明月经紊乱与腰椎内外软组织损害也有因果关系。16 年后复查,疗效属治愈。

例 10:陈×,男,27 岁,工人。3 年前腰部扭伤,后遗腰骶痛,反复发作加重,左大于右。青岛有关医院行持续牵引疗法和北京行端坐旋转疗法均无效,均诊断"腰突症"。由山东转来,入院检查:脊柱无畸形;直腿弯腰和伸腰均属有痛不受限;直腿抬高左 50° 和右 70° 均无臀腿症象引出;左小腿轻度肌萎缩,但肌力正常。腰部软组织压痛点敏感,臀部压痛点极轻。腰脊柱"三种试验"检查阳性;椎管造影提示腰 $_{4-5}$ 间碘柱有压迹。诊断腰椎管内病变为主的混合型软组织损害。1976 年 11 月 13 日先行腰 $_{3-5}$ 椎管内手术,见腰椎板增厚约1.2cm,属先天性腰椎管骨性狭窄畸形;黄韧带肥厚致硬膜出现葫芦形压迹,炎性脂肪与硬膜粘连。病理检验结果:黄韧带见纤维断裂及轻度浊肿,脂肪结缔组织见少量炎细胞及钙化。16 年后复查,疗效属治愈。

六、讨论

(一)发病机制

本病属腰椎管内外混合型病变性腰腿痛之一。对所合并的腰椎管外软组织损害的发病机制,早已有报道。这里重点研讨的是合并的腰狭病的发病机制问题。长期以来,腰狭症的发病机制始终是模糊不清的。以往基于传统的机械性压迫致痛学说占统治地位,人们很自然地把椎管内径变小的形态改变全部搜集在一起当作致痛的压迫因素来看待,造成了腰狭症在分类学上的五花八门。既包括先天性或发育性腰狭症,其下分为特发性和软骨发育性两类;又包括后天性腰狭症,下分退变性(中央型、外围型和脊柱滑脱型)和混合型(先天性和后天性混合在一起)两类。综合这么多类型的发病因素不外乎椎管内骨骼或软组织的退行性变(椎板变厚、骨质增生黄韧带肥厚)和发育畸形两种,由此形成的骨性或软组织性狭窄压迫静脉丛、神经根或马尾神经引出根性痛和马尾神经的压迫症象。

作者对此有不同的见解。软组织外科学告诉人们:

1、不论正常的椎管内神经根或椎管外神经干受到单纯的机械性压迫只会引出麻木或麻痹;只有当两者的鞘膜外周脂肪罹得无菌性炎症病变时,其化学性刺激作用于鞘膜外神经末梢才会引出疼痛。所以传统的机械性压迫致痛学说是完全不符合客观实际的。

2、先天性椎管骨性狭窄是生而固的骨骼畸形;发育性骨性狭窄是机体在生长过程中形成的骨骼变异。两者的椎管腔狭窄环境的发育过程均十分缓慢。脊髓或马尾神经和神经根居于这个狭窄的椎管腔之内,当神经组织在自身发育成长过程中也早具备一种适应狭窄环境中正常生存而不产生压迫症象的本能。正象幼儿胸椎结核病骨性愈合和长大成人所继发的严重驼背一样,脊髓和神经根处于这一胸脊柱过度前屈畸形和十分狭窄的椎管腔之内,也不易引出麻木或麻痹。这是因为神经组织对渐增的慢性机械性压迫具有强大的抗压作用,故而不易引起压迫症象;只要椎管内脂肪没有无菌性炎症病变存在,则临床上就不会出现疼痛。

3、椎管内径的骨骼或软组织发生退行性病变惹起组织增生全属机体"老化"过程的产物,是无痛的生理性改变,并非有痛的病变。机械性压迫致痛学说把它当作原发性疼痛因素看待,这完全是认识上的一大阴错阳差。以此来指导临床实践,腰腿痛的治疗效果焉能提高?

4、过强的作用力惹起腰椎骨折或脱位，由于治疗不当后遗骨性或软组织性椎管狭窄的可能性是客观存在的；但对一般的作用力仅能惹起椎管外软组织急性损伤者是否属于腰狭症的发病机制，恐需重新认识。众所周知，脊髓或马尾神经和神经根处于躯干内部，外周被骨骼和韧带所包围，而脊柱骨外周又有多组肌肉的覆盖和保护。外力作用于腰骶部时首先受伤的应该是椎管外软组织，而深部的骨骼和其周围的支持韧带所遭遇的作用力远较外周软组织要小得多。只要脊椎骨和其周围支持韧带未遭破坏，那么这种作用力不可能透过骨骼进入椎管腔伤及其内的骨或软组织，怎能使这些椎管内组织产生增生、肥大等形态改变而形成椎管狭窄呢？如今有人仍把没有脊柱骨折或脱位的腰部软组织外伤史当作腰狭症的发病机制的主要原因及作者早期也曾一度把此当作发病原因看待，可以说这也是认识上的又一阴错阳差。

5、腰狭症真正的原发性疼痛因素是椎管内脂肪的无菌性炎症病变。它处于黄韧带和神经组织的鞘膜之间，正常情况下起到衬垫、润滑的缓冲神经鞘膜与黄韧带之间的摩擦作用；如果长期的过度应用，则与髌下脂肪垫损害一样会惹起无菌性炎症病变。炎性脂肪的化学性刺激作用于内周硬膜外和神经根鞘膜外丰富的神经末梢，会引起疼痛；作用于外周黄韧带使之变性和增厚，形成软组织性椎管狭窄，这种渐增的慢性机械性压迫只能刺激炎性神经根时，方能引出疼痛或合并麻；如果的这种机械性压迫累及马尾神经时，则也会引出相应的神经压迫症象。上述3点全属腰狭症椎管内发病机制的原发因素。有关腰椎管外软组织痛由外及内发展的影响形成腰狭症椎管内炎性病理基础者在混合型病例中多见，其发病机制的继发因素已见本文"治疗效果"中分析。至于腰椎管内神经根和腰椎管外神经干受机械性压迫和炎症的化学性刺激引起不同的临床表现及其病因，也早作报道。所以腰狭症的神经根或腰部软组织损害的神经干与腰狭突症或腰椎滑脱症的情况一样，也可出现"无症象"、"有麻无痛"、"有痛无麻"和"既麻又痛"（内中又可区分为"先麻后痛"和"先痛后麻"）4种不同的临床表现，鉴于上述几点理由，可知应用无菌性炎症致痛学说解释腰狭症的椎管内发病机制结合已经明确的腰臀部软组织损害的椎管外发病机制，可以圆满地解释这种混合型腰腿痛全部临床现象的。

（二）诊断标准

本病创新的诊断标准已在本文"临床资料"中作了介绍。此处着重讨论关于本病新的诊断名称问题。作者认为，对早期腰狭症尚未形成腰椎管外软组织继发性病理变化者，可称为单纯性原发性腰狭症；对后期继发腰椎管外软组织病理变化者，可称为椎管性腰臀部软组织损害；对腰椎管外软组织损害继发椎管内软组织损害性狭窄者，可称为腰臀部软组织损害性腰狭症。但是后两者的"原发"和"继发"关系临床上常难分清，故统称为腰狭症合并腰臀部及大腿根部软组织损害。这样的不同诊断命名，应该说也是符合本病发病机制的。可是，现在有人引进"神经根骨性卡压综合征"取代传统的腰狭症的诊断名称，制造了学术思想上的混乱。顾名思义，这一"新"的诊断名称把腰狭症传统的致痛原因全部归咎于椎管内神经根受骨性卡压引起根性痛一种，即使传统概念公认的且经手术验证的黄韧带这个软组织压迫致痛因素也被删掉，可见这样的诊断名称的变革似乎离开本病的真正发病机制的差距较传统概念更远了。既然这一"新"的诊断已经肯定了神经根受骨性卡压是腰狭症根性痛的唯一病因，那么理该对本病发病机制有更确切的理解和肯定，又何必再在这个诊断的末尾冠以一个发病原因不明的"综合征"呢？说明引进这一诊断名称的编者在腰狭症发病机制上的认识仍是完全模糊的。

（三）治疗原则

对单纯的早期急性原发性腰狭症采用半卧坐位式绝对卧硬床休息（或结合下支持续皮牵引）1个月，使椎管内脂肪的急性炎症反应自行消退，是有可能缓解症象的。对后期腰椎管内脂肪已形成炎性粘连、炎性纤维组织增生或炎性组织变性或挛缩者，上述疗法以及目前常用的治疗本病的任何非手术疗法均是难以奏效的。即使应用类固醇激素作硬膜外封闭，由于椎管内炎性组织粘连、变性严重，药液难以完全渗入病变区，多半不能完全缓解症象。何况这些后期病例必合并腰椎管外软组织损害，更会影响治疗效果。对混合型病例应该针对椎管内外两种发病因素分别进行治疗，即对椎管内病因采用本文介绍的腰椎管内多节段软组织松解手术；对椎管外病因先考虑密集型压痛点银质针针刺疗法，无效时改用腰椎管外手术。只有彻底消除两者的发病因素，才能提高本病的治疗效果。对混合型病例如果先施行椎管外手术或银质针针刺疗法，则可筛选出腰椎管内病变固有的症象和体征，有助于提高本病鉴别诊断的质量。必须指出，卧床休息、骨盆牵引、抗炎药物、腹肌锻炼、各种理疗、推拿、针刺或腰围等非手术疗法，由于无法消除椎管内的机械性压迫因素和化学性炎症因素，所以不可能治愈原发性或继发性腰狭症。对其有效病例，应该说这全是施治者不自觉地治疗了腰臀部软组织损害的结果，与腰狭症的治疗无半点因果联系。些病例经过CT或核磁共振成像等检查在治疗前已明确了腰狭症的诊断，但这些检查所提示的阳性物恐全属无症象引出的骨性或软组织性的生理性退变，只要通过腰脊柱"三种试验"检查就可作出正确的鉴别。这方面张冠李戴的诊断标准和治疗原则应该摒弃。

宣蛰人　韩惠珍

（原载于《软组织外科理论与实践》人民军医出版社 1994.54—73）

软组织松解术治疗腰椎管狭窄症伴椎间盘突出合并腰臀部及大腿根部软组织损害（125 例远期疗效分析）

本文是前一篇文件的续篇。半个多世纪以来，传统的"腰椎间盘突出症"（简称"腰突症"）被公认为引起腰腿痛的独立疾病。但是本文的临床实践证明，凡有"腰椎间盘突出症"必合并腰椎管狭窄症（简称腰狭症），而且这种慢性混合型病例又必与腰臀部及大腿根部软组织损害并存，所以作者对此命名为腰椎管狭窄症伴椎间盘突出合并腰臀部及大腿根部软组织损害，简称腰狭突症合并腰椎管外软组织损害。这一客观事物过去未被人们所认识。1973–1983 年整 10 年中，作者以软组织外科学新理论指导本病的临床实践，但是用扩大的腰椎管内多节段软组织松解术（简称腰椎管内手术）治疗本病 125 例，并对其中 29 例术前或术后进行腰臀部及大腿根部软组织松解术（简称腰椎管外手术）或术后补行密集型压痛点银质针针刺疗法。随访证实，这种腰椎管内外相结合治式的远期疗效远远超过单独的各型腰椎间盘切除术。从而对传统的"腰突症"的发病机制、诊断标准和治疗原则须作重新认识。现报道如下。

一、临床资料

（一）椎间盘突出症的临床分型

变性椎间盘受上下椎体相对的挤压作用继发向椎体外周的推移应力,促使深层变性髓核及纤维环向椎间隙后方的旁侧或中央部位一局限性突起,或沿椎体后缘环形膨隆。作者从临床角度出发把此生理性退变分为下列 3 型。

1、突起型:属型的丘状突起。

（1）纤维环完整的局限性软骨突起,即深层变性组织还未突破纤维环。手术切开后纵韧带和外层软骨无变性组织取出。少数病例的这种突起的软骨可出现钙化。

（2）纤维环的内层软骨被深层变性组织突破,但外层软骨仍完整。手术切开后纵韧带和外层软骨可取出变性组织。

（3）纤维环完全突破和后纵韧带也出现破孔,较小的变性组织呈乳头样或稍大的变性组织呈菜花样自破孔部分脱出,与神经根鞘膜或硬膜直接接触,但大部分变性组织仍受后纵韧带的约束而未进入椎管腔,手术扩大破孔可取出变性组织。

2、游离型:旁侧突起的变性组织自稍大的后纵韧带的破孔整个逸出,进入椎管腔游离于同侧侧隐窝或向中央部位移位,与神经根鞘膜或硬膜直接接触;少数中央突起的部分或整个变性组织可破入硬膜前壁,有的继续破入蛛网膜下腔,与马尾神经直接接触。前者需切开硬膜将蛛网膜向中央方向推离;后者需同时切开蛛网膜,方能取出变性组织。

3、膨隆型:变性髓核连同变性纤维环的后部分呈环形鼓起,受完整的后纵韧带的约束与硬膜连两侧神经根鞘膜相间隔。切开后纵韧带或外层软骨,多元或仅少许变性组织取出;仅少数纤维环严重变性者,常可取出大块变性组织。部分病例可出现鼓起物的钙化,不需手术处理。

（二）一般资料

男 79 例（63.2%）,女 46 例（36.8%）。工人 78 例（62.4%）,农民 20 例（16.0%）,职员 12 例（9.6%）,干部 5 例（4.0%）,教师 5 例（4.0%）,医师 3 例（2.4%）,杂技演员 1 例（0.8%）,军人 1例（90.8%）。年龄 20~74 岁,平均 36.25 岁,以 21~45 岁的发病率最高,共 105 例,占 84.0%。病程 2 个月 ~ 30 年, 平均 4.9 年。有外伤史可联系者 42 例 （33.6%）, 无外伤史者 83 例（66.4%）。

（三）临床表现

1、腰椎管内外软组织损害的共有症象和共有体征

（1）腰腿痛或麻的分类及其伴随症象,125 病例的症象单侧多于双侧。单侧 106 例（84.8%）中有左侧 59 例（47.2%）和右侧 47 例（37.6%）;双侧 19 例（15.2%）中有左重于右 14 例（11.2%）和右重于左 5 例（4.0%）。

第一组——单侧痛病例旁侧突侧突起型: 痛侧一处旁侧突起, 单一神经根受累60 例（48.2%）中,①单侧腰骶痛伴同侧:无臀腿症象 3 例;下肢外侧痛麻（先痛后麻）1 例;下肢外侧痛麻,麻至足跟 1 例;下肢后侧痛和足底麻 1 例;大腿后侧直至小腿后中 1/3 处痛麻 1 例;

大腿后侧直至小腿外侧痛和足跟痛 1 例;膝痛和足底、五趾痛麻 1 例;膝痛和下肢直至足底痛 1 例;小腿外侧痛和下肢麻 1 例;小腿外侧直至足底、足趾麻 1 例;足跟痛麻 1 例。②单侧腰骶臀痛伴同侧:无下肢症象 2 例;下肢前侧痛麻 1 例;下肢外侧痛 1 例;臀沿下肢后侧直至足底、足趾痛 1 例;大腿后侧痛麻和小腿后外侧麻 1 例;大腿后侧直至小腿外侧痛 2 例;大腿后侧直至小腿外侧痛合并足趾麻 1 例;大腿前侧直至膝前侧痛和下肢后侧直至足底痛 1 例;腘窝痛麻 2 例;小腿外侧麻痛(先麻后痛)1 例;小腿外侧痛和足底麻 1 例;小腿外侧及足底、足趾痛 1 例;腘窝直至膝外下侧痛和内、外踝痛及足底痛 1 例;小腿后侧痛 1 例;整个下肢痛 1 例;下肢后外侧痛麻 1 例。③单侧臀痛伴同侧;下肢外侧直至足跟痛 1 例;大腿后侧痛和下肢外侧直至足趾麻 1 例;大腿后侧直至小腿后外侧酸、胀、麻、冷感 1 例;大腿后侧直至小腿后外侧痛和下肢外侧麻 1 例;小腿外侧痛 1 例。④单侧不规则症象:先小腿麻后变为整个下肢痛 1 例;整个下肢痛 1 例;先小腿麻后出现腰骶痛 1 例;先下肢外侧痛后出现腰骶痛 1 例;先外踝痛后出现臀痛和小腿外侧直至足背麻 1 例;先臀痛后出现小腿外侧直至足背麻,最后出现腰骶痛 1 例;先臀痛后出现臀横纹下侧痛 1 例;先小腿外侧痛伴足背和足跟麻,后出现臀痛和小腿后外侧痛和足底外侧痛 1 例。

第二组——单侧痛病例旁侧突出型:痛侧上下节段两处旁侧突起,同侧上下神经根受累 7 例(5.6%)中,①单侧腰骶痛伴同侧:下肢外侧直至足跟痛麻和足背麻 1 例;小腿外侧痛麻 1 例;下肢外侧直至足跟痛麻 1 例。②单侧腰骶臀痛伴同侧:小腿外侧痛麻 1 例;小腿后侧酸胀 1 例。③单侧臀痛伴同侧整个下肢麻 2 例。

第三组——单侧痛病例旁侧突起型:同节段(6 例)或上下节段(3 例)左右两处旁侧突起,痛侧和健侧神经根均受累 9 例(7.2%)中,①单侧腰骶痛伴同侧:大腿后侧沿小腿外侧直至外踝痛以及大腿后侧直至腘窝和足底直至拇趾麻 1 例;下肢后侧直至足跟痛麻 1 例。②单侧腰骶臀痛伴同侧: 无下肢症象 1 例;小腿外侧痛麻 1 例;大腿后侧痛和整个下肢麻 1 例;下肢后侧直至足底痛 2 例。③单侧臀痛伴同侧:大腿外后侧痛麻 1 例;大腿后侧直至足跟麻痛 1 例。

第四组——单侧痛病例中央突起型:中央一处或中央上下节段两处突起,硬膜受累 2 例(1.6%)中,①单侧腰骶痛伴小腿外侧痛 1 例。②单侧整个下肢痛、麻、冷 1 例。

第五组——单侧痛病例中央突起型:中央偏痛侧一处突起,痛侧硬膜受累 12 例(9.6%)中,①单侧腰骶痛伴同侧:下肢外侧直至足趾痛 1 例;整个下肢痛 1 例;大腿后上侧痛和足背麻 1 例。②单侧腰骶臀痛伴同侧:下肢后侧直至足底麻 1 例;下肢外侧痛麻 2 例;小腿外侧痛麻 2 例;小腿外侧麻 1 例;小腿后上侧痛 1 例。③单侧臀痛伴同侧足跟痛 1 例。④单侧大腿后侧痛伴同侧足背麻 1 例。

第六组——单侧痛病例中央突起型:中央偏痛侧一处突起,硬膜受累合并下节段痛侧一处旁侧突起,单一神经根受累 1 例(0.8%),即单侧腰骶痛伴小腿外侧痛。

第七组——单侧痛病例游离型:痛侧一处后纵韧带旁侧突起破裂,游离物全部逸起,进入椎管腔累及神经根 7 例(5.6%)中,①单侧腰骶痛伴同侧;小腿后侧痛 1 例;小腿外侧痛 1 例;小腿外侧直至足外侧痛 1 例;臀沿下肢后侧直至五趾痛 1 例;臀横纹下侧痛 1 例;大腿和足背、足底麻 1 例。②单侧腰骶臀痛伴同侧下肢后侧直至拇趾和足背麻 1 例。

第八组——单侧痛病例膨隆型:同节段痛侧神经根和硬膜连健侧硬膜和神经根一起受累 8 例(6.4%)中,①单侧腰骶痛伴同侧:下肢后外侧痛麻 1 例; 大腿后侧痛和足跟麻 1

侧; 窝直至足跟牵吊感 1 例。②单侧腰骶臀痛伴同侧:无下肢症象 1 例;下肢外侧痛 1 例;下肢外侧麻 1 例;外踝痛及足背外侧痛 1 例。③单侧下肢外侧痛 1 例。

第九组——双侧痛病例旁侧突起型:同节段左右两处旁侧突起,两侧神经根受累 3 例 (2.4%)中①双侧腰骶痛伴双侧:无臀腿症象 1 例;小腿外侧直至足趾痛麻 1 例。②双侧小腿下 1/3 段以下麻以后出现双侧小腿后外侧痛,最后出现双侧臀痛 1 例。

第十组——双侧痛病例中央突起型:中央一处突起(2 例)或中央上下两处突起(1 例),硬膜受累 3 例(2.4%),即双腰骶臀痛伴双侧:下肢外侧酸痛 1 例;先足跟、足底痛,后出现小腿后侧牵吊感 1 例;下肢外侧直至足趾痛 1 例。

第十一组——双侧痛病例中央突起型:中央偏重侧一处突起,硬膜受累 2 例(1.6%)中、先腰骶臀痛伴左下肢外侧直至足趾痛麻,以后出现左腰骶痛伴右下肢麻、酸胀 1 例;右腰骶臀痛伴双下肢后侧痛麻 1 例。

第十二组——双侧痛病例中央突起型:中央一处突起,硬膜受累合并重侧上节段一处旁侧突起,神经根受累 1 例(0.8%),即先小腿后下 1/3 段痛发展为后下 1/2 段痛,以后出现整个小腿和足底麻,最后出现右小腿后侧痛 1 例。

第十三组——双侧痛病例游离型:中央偏重侧后纵韧带连硬膜一处突起破裂,游离物全部逸出进入椎管腔累及重侧蛛网膜 1 例(0.8%),即先左小腿外侧痛发展为左腰痛伴大腿外侧、足背、足底麻,以后出现右腰骶痛伴右臀麻 1 例(0.8%)。

第十四组——双侧痛病例膨隆型: 同节段硬膜连左右两侧神经根一起受累 9 例 (7.2%),①双侧腰骶痛伴:左臀痛 1 例;肢后侧痛麻 1 例;双整个下肢麻胀 1 例;双小腿后外侧痛麻和拇趾痛 1 例。②双侧腰骶有伴双侧:无下肢症象 1 例;大腿后侧和下肢外侧和前侧直至全足麻 1 例;下肢后侧、下肢外侧和前侧直至全足麻 1 例;下肢后侧痛 1 例;足背痛 1 例,③双侧臀痛伴双侧大腿后侧痛和左足底麻、牵吊感 1 例。

上列 125 例腰腿症象按照痛或麻不同的临床表现、症象发生的先后和不同的放射部位分类,则可分为 98 种各不相同的类型。其中 85 病列各占 1 个型;所剩 40 病例又分别组成 3 类共 13 个型,后者计①腰骶痛伴同侧:无臀腿症象 5 例,大腿后侧直至小腿外侧痛 3 例,小腿外侧痛 3 例和下肢外侧直至足趾痛 3 例;②腰骶臀痛伴同侧:无下肢症象 5 例,下肢外侧痛 3 例,臀沿下肢后侧直至足底麻 2 例,大腿后侧直至小腿外侧痛 2 例,腘窝伴同侧整个下肢麻 2 例。如果按照传统的小腿外侧典型坐骨神经放射痛(麻)的部位分类,则 125 例中仅 59 病例(47.2%)有连贯性或非连贯性小腿外侧放射症象,其中合并小腿外侧痛 29 例,小腿外侧痛麻 15 例和小腿外侧麻 115 例,即膝上症象 2 例,腘窝症象 3 例,膝下症象 36 例和大小腿兼有症象 74 例。如果按照症象的规律性和非规律性分类(表 1),又可分为①规律性腰骶痛,同侧无臀腿症象 5 例,无臀而有连贯下肢放射症象 31 例和无臀而有非连贯性下肢放射症象 18 例;②非规律性腰骶臀痛同侧无下肢症象 5 例,有连贯性下肢放射症象 27 例和有非连贯性下肢放射症象 16 例;以及③非规律性症象如单独臀痛有连贯性下肢放射症象 7 例,臀痛而有非连贯性下肢放射症象 4 例和痛麻部位不规则,甚至放射途径出现上下颠倒 12 例。

综上分析,可知腰椎管内外混合型软组织损害引起腰腿痛(麻)的临床表现是多种多样的。从腰椎管内病变来看,传统概念认为髓核直接压迫后纵韧带,牵拉支配后纵韧带上的窦椎神经等感觉神经纤维引起腰痛;髓核进一步突出直接压迫腰神经根而引起坐骨神经放射

表 1　按照症象的规律性或非规律性分类

分类	第一组	第二组	第三组	第四组	第五组	第六组	第七组	第八组	第九组	第十组	第十一组	第十二组	第十三组	第十四组	共计	百分比(%)
	单侧痛病例								双侧痛病例							
	突起型						游离型	膨隆型	突起型				游离型	膨隆型		
规律性·腰骶痛 无臀征肢症象	3								1					1	5	4.0
无臀而有连贯性下肢放射症象	17	2	2	1	2		1	1		2	1			2	31	24.81
无臀而有非连贯性下肢放射症象	4	2	2		1	1	1	4	1					2	18	14.4
规律性·腰骶臀 无下肢症象	2		1											2	5	4.0
有连贯性下肢放射症象	13	1	4	1	3		2	1			1			1	27	21.6
有非连贯性下肢放射症象	8				4		3	1							16	12.8
非规律性·臀痛 有连贯性下肢放射症象	4	2						1							7	5.6
有非连贯性下肢放射症象	1				2									1	4	3.2
非规律性 痛麻部位不规则或放射途径上下颠倒	8								1	1		1	1		12	9.6
小　计	60	7	9	2	12	1	7	8	3	3	2	1	1	9	125	100.0

痛,并使受压迫的神经根所支配的肌肉萎缩,反射减弱和感觉减退;而且把自腰骶向臀、大腿后侧、小腿外侧和足部的连贯性放射痛公认为腰$_4$或腰$_5$神经根受压的典型坐骨神经痛。这种机械性压迫致痛学说通过半个多世纪的临床验证,不能全面地解释腰腿痛的客观现象,因此作者通过 40 年对疼痛的临床研究,创用椎管内外软组织无菌性炎症致痛学说,全面地取代了这一传统理论,并肯定硬膜外和神经根鞘膜外神经末梢受炎性脂肪的化学性刺激是引起上述各型腰腿痛主要的椎管内发病因素。但从椎管外病变来看,腰、臀和大腿根部软组织损害同样会引起相同症象,只是典型坐骨神经放射痛的发生率远超腰椎管内病变,已被临床实践所验证。因此与腰狭症合并腰椎管外软组织损害一样,两者全属腰椎管内外病变的共有症象。

(2)腰肌僵硬和腰部功能障碍,125 病例均有不同程度的这类症象。严重者影响生活,如只能侧卧不能平卧 15 例(12.0%)。其中需屈膝位、屈髋位或紧抱双膝位方能侧卧各 1 例(0.8%);立位膝不能伸直,否则痛增重 1 例(0.8%);卧床不能翻身 2 例(1.6%);需双拐支撑勉强行走几步路 6 例(4.8%);双手支撑膝盖的屈膝、屈髋和屈腰位方能勉强行走,但坐位或驾驶汽车时无症象 1 例(0.8%)以及多走无麻,休息片刻再走即麻 1 例(0.8%)。从腰椎管内病变来看,腰狭症与腰突症并存(简称腰狭突症)时,当椎间盘巨大突出时这类腰部功能障碍的发生率来看,这类症象在单独的严重腰臀部软组织损害病例中也属常见。所以与腰狭症一样,这也是腰椎管内外病变的共有症象。

(3)用力咳嗽、打嚏、排便或大声说话等症象增重,共 23 例(18.4%),与腰狭症一样,这也是腰椎管内外病变的共有症象。

（4）间歇性跛行，共 25 例（20.0%）。对腰椎管内病变来讲，需手术治疗的腰突症必合并腰狭症，所以腰狭突症出现间歇性跛行是不足为怪的。过去把这一症象当作腰狭症的主要主诉和诊断依据，乃是认识上的片面性。对腰椎管外病变来讲，腰臀部软组织损害同样可以出现间歇性跛行，所以与腰狭症一样，这也是两者的共有症象。

（5）直腿弯腰试验（表 2），未受限 14 例（11.2%），轻度受限 50 例（40.0%），中度受限 40 例（32.0%）和严重受限 21 例（16.8%）。从腰椎管内病变看，腰狭突症引起上述 4 种不同的临床表现也可以同样出现于腰狭症，其差异仅在于后者的严重受限率（8.0%）低于前者一半以上。其原因在于这类腰突症所合并的腰狭症较单独腰狭症而无椎间盘突出者的椎管腔容积更小所致。但从腰椎管外病变来看，直腿弯腰试验的 4 种临床表现完全可以与腰狭突症一样出现于腰臀部及大腿根部软组织损害，恐有过之而不及。所以与腰狭症相同，这也是两者的共有体征。

表 2 直腿弯腰试验

病例	型	组别	未受限		轻度受限				中度受限				严重受限				共计	百分比(%)
			指尖触地	距地10cm	15cm	20cm	25cm	30cm	35cm	40cm	45cm	50cm	55cm	60cm	65cm	不能弯腰		
单侧痛病例	突起型	第一组	4	3	4	1		19		9	9	3		4		4	60	48.0
		第二组		1		1		2	1	1					1		7	5.6
		第三组	1				2	3		2				1			9	7.2
		第四组					1			1							2	1.6
		第五组			1			1	2	3	4			1			12	9.6
		第六组									1						1	0.8
	游离型	第七组			1	1	1	2		1				1			7	5.6
	膨隆型	第八组			1	2		1		1			1	1			8	6.4
双侧痛病例	突起型	第九组			1	1								1			3	2.4
		第十组						1						1			3	2.4
		第十一组						1							1		2	1.6
		第十二组		1													1	0.8
	游离型	第十三组			1												1	0.8
	膨隆型	第十四组	1			2		2		1	1			2			9	7.2
小计			6	8	12	3	3	32	3	16	16	3	0	9	5	7	125	
%			4.8	6.4	9.6	2.4	2.4	25.6	2.4	12.8	12.8	2.4	0.0	7.2	4.0	5.6		100.0

（6）直腿伸腰试验（表 3），因痛受限 106 例（84.0%），有痛未受限 4 例（3.2%）和无痛不受限 15 例（12.0%）。从腰椎管内病变来看腰狭突症引起上述 3 种不同的临床表现可以出现于腰狭症，其差异也在于后者的因痛受限率低于前者，其机理同前述。再从腰椎管外病变来看，直腿伸腰试验的 3 种临床表现完全可以出现于腰臀部及大腿根部软组织损害，所以与腰狭症相同，这也是两者的共有体征。

表3 直腿伸腰试验

			因痛受限	有病未受限	无痛不受限	共计	%
单侧痛病例	突起型	第一组	52	3	5	60	48.0
		第二组	5	1	1	7	5.6
		第三组	6		3	9	7.2
		第四组	1		1	2	1.6
		第五组	12			12	9.6
		第六组	1			1	0.8
	游离型	第七组	7			7	5.6
	膨隆型	第八组	4		4	8	6.4
双侧痛病型	突起型	第九组	2		1	3	2.4
		第十组	3			3	2.4
		第十一组	2			2	1.6
		第十二组	1			1	0.8
	游离型	第十三组	1			1	0.8
	膨隆型	第十四组	9			9	7.2
小计			106	4	15	125	
百分比(%)			84.8	3.2	12.0		100.0

(7)肌萎缩和肌力减弱,臀肌萎缩1例,股四头肌萎缩11例,胫骨前肌萎缩7例和后两者兼有萎缩4例,共23例(18.4%);伸拇肌肌力减弱33例(26.0%)。从腰椎管内病变来看,本文腰狭突症的上述症象比腰狭症多见,这是因为腰狭突症的炎性神经根在狭窄的椎管腔内受到增厚黄韧带和突出椎间盘的双重压迫就较腰狭症受变性黄韧带单一的压迫更重之故。再从腰椎管外病变来看,任何一条正常神经根延伸出来的神经干,受周围炎性组织痉挛或挛缩的机械性刺激所出现的肌萎缩和肌力减弱,与其上支配的炎性神经根受累引出的临床表现是相同的,所以与腰狭症相同,这也是腰椎管内外病变的共有体征。

(8)直腿抬高试验(表4),常规地作两侧对比检查,严重受限51例(40.8%),中度受限45例(36.0%),轻度受限12例(9.6%)和正常17例(13.6%)。从腰椎管内病变来看,本组中单独腰狭突症的严重受限率远超腰狭症(22.0%),其机理与直腿弯腰试验又完全相同。再从腰椎管外病变来看,腰臀部及大腿根部软组织损害引出直腿抬高试验的严重受限率较腰椎管内病变更高。所以与腰狭症一样,这也是两者的共有体征。

(9)本组中部分例作下列系统性检查,28病例作①直腿抬高伸踝试验阳性2例,阴性26例;②坐位紧张试验阳性16例,阴性12例;③屈颈试验阳性2例,阴性26例;④仰卧挺腹试验阳性14例,阴性14例;⑤股神经紧张试验(怀疑)腰$_3$神经根以上受累者28例中,阳性9例(经手术验证其中腰$_3$神经根以上受累者仅1例),阴性19例。125病例作健腿抬高试验阳性3例,阴性122例。从腰椎管内病变来看,腰狭突症的这类系统性检查的阳性率不高,与腰狭症完全类同,从腰椎管外病变来看,腰狭突症的这类系统性检查的阳性率不高,与腰狭症完全类同,从腰椎管外病变来看,这类是两者的共有体征。

(10)小腿外侧感觉测定膝、跟反射测定(表5),前者32病例中有小腿外侧感觉正常8例(25.0%)和异常24例(75.0%);后者26病例中有膝、跟反射正常25例(27.18%)和异常

表4 直腿

				严重受限(51例)					
				下肢伸不直无法检查	10°	15°	20°	25°	30°
单侧痛病例	突起型	第一组	低于健侧	1		1	3		17
			两侧相等						
		第二组	低于健侧		1				3
			两侧相等						
		第三组	低于健侧			1			5
			两侧相等						
		第四组	低于健侧						
			两侧相等						
		第五组	低于健侧			2			4
			两侧相等						
		第六组	低于健侧						
			两侧相等						
	游离型	第七组	低于健侧						4
			两侧相等						
	膨隆型	第八组	低于健侧						1
			两侧相等						1
双侧痛病例	突起型	第九组	低于健侧						
			两侧相等						
		第十组	低于健侧						
			两侧相等						1
		第十一组	低于健侧						1
			两侧相等						
		第十二组	低于健侧				1		
			两侧相等						
	游离型	第十三组	低于健侧						
			两侧相等						
	膨隆型	第十四组	低于健侧						2
			两侧相等				1		
小计				1	4	2	5	0	39
百分比(%)				0.8	3.2	1.6	4.0	0.0	31.2

抬高试验

中度受限(45)例						轻度受限(12例)			正常(17例)			共计		百分比(%)
35°	40°	45°	50°	55°	60°	65°	70°	75°	80°	85°	90°			
1	10	6	2		4	1	5		2			53	60	48.0
							2		2		3	7		
	1		1									6	7	5.6
					1							1		
						1						7	9	7.2
					1							2		
			1		1							2	2	1.6
												0		
	2				2				2			12	12	9.6
												0		
											1	1	1	0.8
												0		
	1						1					6	7	5.6
											1	1		
		1	1		1							4	8	6.4
		1									2	4		
	1								1			2	3	2.4
							1					1		
							1					1	3	2.4
					1							2		
			1									2	2	1.6
												0		
											1	1	1	0.8
												0		
	1											1	1	0.8
												0		
	1				1				1			6	9	7.2
			1							1		3		
1	17	8	7	0	12	2	10	0	8	1	8		125	
0.8	13.6	6.4	5.6	0.0	9.6	1.6	8.0	0.0	6.4	0.8	6.4			100.0

表5 下肢感觉测定和膝、跟反射测定

	A.下肢感觉悟测定			共计	B.膝、跟反射测定					共计
	正常	减弱	消失		正常	亢进	减弱	消失	减弱和消失	
单侧痛病侧	5	小腿外侧18 整个下肢1	小腿外侧1	25	20	膝跟3 膝1	膝跟3 膝1 跟2	膝跟2 跟9	膝减弱 跟消失1	42
双侧痛病侧	3	双小腿外侧4		7	5	双膝1	双膝1	双膝跟1 轻侧膝1 重侧膝1 双跟1		11
小计	8	23	1	32	25	3	9	15	1	53
%	25.0	71.9	3.1	100.0	47.17	5.66	16.98	28.3	1.89	100.0

表6 直立位腰脊柱姿势检查

			无侧凸	健(轻)侧凸	痛(重)侧凸	共计
单侧痛病例	突起型	第一组	3	8	49	60
		第二组	1	0	6	7
		第三组	1	1	7	9
		第四组	0	0	2	2
		第五组	0	3	9	12
		第六组	0	1	0	1
	游离型	第七组	1	1	5	7
	膨隆型	第八组	1	2	5	8
双侧痛病例	突起型	第九组	0	0	3	3
		第十组	1	0	2	3
		第十一组	0	0	2	2
		第十二组	0	1	0	1
	游离型	第十三组	0	1	0	1
	膨隆型	第十四组	0	0	9	9
小计			8	18	99	125
百分比(%)			6.4	14.4	79.2	100.0

28例(52.83%)。从腰椎管内病变来看,本组腰狭突症小腿外侧感觉测定的异常率较高于腰狭症(45.46%),但膝、跟反射测定的异常率低于腰狭症(53.85%)。前者由于腰狭突症对炎性神经根的压迫较单独腰狭症更重所致;后者的机理目前虽暂无法解释,但总离不开炎性神经根受机械性压迫的影响。从腰椎管外病变来看,炎性神经干受腰臀部病变软组织痉挛或挛缩的压迫时,只要受压部位的神经纤维是上部腰神经根的延伸或继续,就会与这一炎性神经根本身受压一样,在所支配的皮区出现相应的感觉减退或消失。所以与腰狭症相同,这也是腰椎管内外病变的共有体征。

2、腰椎管内软组织损害的特导性体征——腰脊柱"三种试验"检查(表7):3种试验全属阳性98例(78.4%);仅有脊柱侧弯试验和胫神经弹拨试验的阳性6例(4.8%);仅有胸腹部垫枕试验和胫神经弹拨试验阳性21例(16.8%)。从腰椎管内病变来看,本组腰狭突症的腰脊柱"三种试验"检查的结果与腰狭症三者的检查结果(88.0%、6.0%、和6.0%)相比较,基本相同。从腰椎管外病变来看,腰臀部及大腿根部软组织损害偶尔可出现"三种试验"检查中的一种试验阳性;不可能引出本试验的3种阳性体征或上下结合的两种阳性体征。因此,这一特异性体征检查对腰椎管内病变及炎性神经根者在临床应用中有极高的诊断正确率。

3、腰椎管外软组织损害性压痛点检查:本组腰狭突症病例均属合并椎管外软组织病变的混合型腰腿痛,因此,腰臀部和大腿根部必具有一系列规律性敏感的压痛点,作为本病重要的诊断依据之一。对混合型病例来说,其压痛点可以由腰椎管内软组织损害性疼痛向腰骶部软组织放射或腰骶部软组织损害性疼痛经久不愈所形成。根据患者的主诉症象和敏感的椎管外软组织损害者,其主诉症象严重和压痛点敏感;合并原发性腰椎管内软组织损害早期病例,主诉症象重而压痛点常不很敏感。

4、辅助检查:

(1)X线正侧位腰痛常规摄片检查(表8):125位腰椎管内外混合型软组织损害均经腰

表 7 腰脊柱"三种试验"检查

			腰脊柱"三种试验"检查全阳性	脊柱侧弯和胫神经弹拨两种试验阳性	胸部腹部垫枕和胫神经弹拨两种试验阳性	共计
单侧痛病例	突起型	第一组	46	5	9	60
		第二组	6	0	1	7
		第三组	7	1	1	9
		第四组	0	0	2	2
		第五组	10	0	2	12
		第六组	1	0	0	1
	游离型	第七组	6	0	1	7
	膨隆型	第八组	7	0	1	8
双侧痛病例	突起型	第九组	2	0	1	3
		第十组	2	0	1	3
		第十一组	2	0	0	2
		第十二组	1	0	0	1
	游离型	第十三组	0	0	1	1
	膨隆型	第十四组	8	0	1	9
小计			98	6	21	125
百分比(%)			78.1	4.8	16.8	100.0

表 8 125 例 X 线正侧位腰痛常规摄片检查

分型				X 线正位片		
				病椎间隙		
				平行	向(健)(轻)侧开口	向痛(重)侧开口
单侧痛病例	突起型	第一组	无侧凸组	3		
			健侧凸组		8	
			痛侧凸组			49
		第二组	无侧凸组	1		
			痛侧凸组			6
		第三组	无侧凸组	1		
			健侧凸组		1	
			痛侧凸组			7
		第四组	痛侧凸组			2
		第五组	健侧凸组		3	
			痛侧凸组			9
		第六组	健侧凸组		1	
	游离型	第七组	无侧凸组	1		
			健侧凸组		1	
			痛侧凸组			5
	膨隆型	第八组	无侧凸组	1		
			健侧凸组		2	
			痛侧凸组			5

分型			X线正位片		
			病椎间隙		
			平行	向健（轻）侧开口	向痛（重）侧开口
双侧痛病型	突起型	第九组 重侧凸组			3
		第十组 无侧凸组	1		
		第十组 重侧凸组			2
		第十一组 重侧凸组			2
		第十二组 轻侧凸组		1	
	游离型	第十三组 轻侧凸组		1	
	膨隆型	第十四组 重侧凸组			9
小计			8	18	99
百分比（%）			125		
			6.4	14.4	79.5

椎管内手术验证,明确了腰狭症的全部病理变化和腰椎间盘突出物的存在。现将病椎间隙的形态改变对照X线表现进行分析。

正位片上病椎间隙出现平行和临床上腰脊柱无侧凸8例(6.4%)、健(轻)侧开口和临床上腰脊柱健(轻)侧凸18例(14.4%)以及痛(重)侧开口和临床上腰脊柱痛(重)侧凸99例(79.2%)。这与前述"(11)直立位腰脊柱姿势检查"中表6数字完全符合,故将机理一并分析。从腰椎管内病变来看,单独的腰狭突症由于突出物的存在,必然出现腰椎间隙向痛侧较大的开口,以扩大痛侧椎管腔的容积和减少突出物对炎性神经根的压迫而缓解疼痛,临床上形成一明显的腰脊性痛侧凸。这与单独的无椎间盘突出物的腰狭症的腰椎间隙向健侧适度开口和临床上腰脊柱较轻的健侧凸完全相反。从椎管外病变来看,单独的原发性髂嵴和骶骨背面附着的骶棘肌等损害性痛的反射性肌痉挛,会使腰脊柱屈向痛(重)侧,形成正常腰椎间隙向健(轻)侧开口,多出现于下腰椎间隙。但腰$_5$—骶$_1$椎间隙因周围支持韧带左右侧的固定作用特别强,一般不易出现椎间隙的左或右开口,腰狭突症也不例外。同样单独的多裂肌等骶骨背面附着处原发性损害也会引起与前者相同的疼痛(指上端附着于腰$_5$棘突上的肌组成部分),其反射性肌痉挛也使腰脊柱屈向痛(重)侧,形成正常腰椎间隙向健侧开口,正因腰$_5$—骶$_1$椎间隙不易发生左或右侧开口,故其健侧开口多出现于腰$_5$以上的正常椎间隙。骶棘肌等和多裂肌等原发性痛引起的反射性肌痉挛均会破坏身体的动力性平衡。机体为了保持重新的平衡而进行调节(即对应补偿调节和系列补偿调节)。骶棘肌等肌痉挛的重点调节部位是在胸腰椎段,故在调节过程中下腰椎段的侧凸方向无改变,仍保持腰$_{3-4}$和腰$_{4-5}$椎间隙向健(轻)侧开口和临床上腰脊柱健(轻)侧凸(图1①);多裂肌等肌痉挛的重点调节部位却在下腰椎段,因而在调节过程中就使原来屈向痛(重)侧的腰脊柱变为突向痛(重)侧,致腰$_{3-4}$和腰$_{4-5}$椎间隙也随着变为向痛(重)侧开口和临床上出现补偿腰脊柱痛(重)侧凸(图1②)。再从腰椎管内外混合型病变来看,慢性腰狭突症与腰狭症相同必合并腰椎管外软组织损害,如果合并同侧原发性骶棘肌等损害性疼痛的痛侧肌痉挛强于腰狭突症疼痛的健侧骶棘肌反射性肌痉挛时,则视其不同强度出现病椎间隙开口度变小、间隙平行或转化为向健侧开口,临床上相应地形成腰脊柱痛(重)侧凸减轻、腰脊柱无侧凸或转化为腰则凸;如果合并同侧原发性多裂肌等损害性疼痛继发健侧补偿性骶棘肌等反射性肌痉挛特别强,则会增加腰狭突症健侧

124 例腰椎管造影片提示的神经根囊变

X线侧位片							X线正侧位片		腰椎管造影提示神经根囊变
腰脊柱曲度			病椎间隙				病椎间隙		
正常	变直或后凸	过度前凸	轻度向前开口	平行	向后开口	过度向前开口	变窄	未变窄	
3				2		1	2	1	1
2	5	1		3	5		5	3	3
20	29		12	12	25		35	14	25
1				1			1		0
1	5		1	1	4		5	1	1
1				1			1		0
	1			1			1		1
2	5		2	2	3		4	3	6
2				2			2		1
1	2		1	2	1		2	1	1
3	6			2	6		8	1	6
					1			1	0
	1			1			1		0
1							1		1
2	3				3		3	2	4
1								1	0
	2				2		1	1	0
2	3		1		1		4	1	4
	3				2		3		1
1				1				1	0
	2				2			2	0
1	1			1	1		1	1	0
1								1	0
	1				1		1		0
2	7		1	2	6		6	3	0
47	77	1	19	42	63	1	87	38	6
125			125				125		61
37.6	61.6	0.8	15.2	33.6	50.4	0.8	69.6	30.4	49.21

骶棘肌等反射性肌痉挛,两者方向一致,就使病椎间隙向痛(重)侧的开口度进一步扩大,和临床上腰脊柱痛(重)侧凸现加明显。这方面的机理见下一篇的叙述。

　　侧位片上腰脊柱曲度正常 47 例(37.6%)(相当于正常椎间隙轻度向前开口)变直或后凸77 例(61.6%)(相当于正常椎间隙平等或向后开口)和过度前凸 1 例(0.8%)(相当于正常椎间隙过度向前开口)。虽则与侧位病椎间隙开口度对比在数字上有些差异,但不影响本文分析。从腰椎管内病变来看,单独的腰狭突病于突出物的存在,必然出现病椎间隙向后开口,以扩大痛侧椎管腔的容积和减少突出物对炎性神经根的缓解疼痛,临床上形成一明显的腰脊柱曲度变直或后凸。这与单独的腰狭症情况基本一样。从腰椎管外病变来看，单独原发性骶棘肌等损害性痛的反射性肌痉挛可使正常腰脊柱曲度变为过度前凸；相反，单独原发性多裂肌等损害性痛所继发的肌痉挛又可使正常的腰脊柱曲度变直或后凸。再从腰椎管内外混合型病变来看，原发性多裂肌等痛的肌痉挛强于腰狭突症痛的肌痉挛，则会增重腰脊柱曲度变直或后凸和病椎间隙平行或向后开口；若原发性骶棘肌等痛的肌痉挛强于腰狭突症痛的肌痉挛，则引出腰脊柱曲度从变直或后凸转化为正常或过度前凸和病椎间隙平行或从轻度直至过度向前开口。

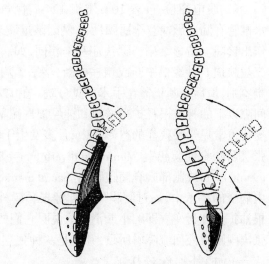

图 1 腰部深层股浅层和深层损害的腰脊柱侧凸方向

混合型病例中合并腰狭突症与合并腰狭症 X 线表现对比(表 9)：①正位片：病椎间隙平行率方面，合并的腰狭突症(6.4%)和合并的腰狭症(8%)均属少数，但后者超过前者 2 倍以上；痛(重)侧开口率方面，合并的腰狭突症(79.2%)超过合并腰狭症(36.0%)1 倍以上，以及健(轻)侧开口率方面，合并的腰狭突症(14.4%)明显降低，仅及合并的腰狭症(46.0%)的1/3弱。②侧位片：腰脊柱曲度正常率方面，合并的腰狭突症(37.6%)较合并的腰狭症(26.0%)偏高；变直或后凸率方面，合并的腰狭症(616%)较合并的腰狭症(74.0%)偏低；过度前凸率方面，合并的腰狭突症仅 1 例(0.8%)，而合并的腰狭症为 0 例。③正侧位片上：病椎间隙变窄率方面，合并的腰狭突症病椎间隙窄 87 例(69.6%)和未变窄 38 例(30.4%)。腰狭突症的病椎间隙变窄率较腰狭症高出将近 7 倍，这是由于前者的椎间盘多有退行性变而出现变窄；后者的椎间盘全属正常，仅少数属先天性变异而变窄。

综上所述，说明腰椎间隙和腰脊柱曲度等 X 线表现仍属腰椎管内外病变的共有体征，摄片的目的主要在于排除有疼痛引出的骨性病变和无疼痛引出的骨性退变，但对腰痛或腰腿痛的诊断是不起决定性作用的。

表 9 腰椎管外软组织损害合并腰狭突症与合并腰狭症的 X 线表现对比

X 线表现			腰椎管外软组织损害合并			
			腰狭突症		腰狭症	
			病例数	百分比(%)	病例数	百分比(%)
正位片	病椎间隙	平行、腰脊柱无侧凸	8	6.4	9	18.0
		痛(重)侧开口、腰脊柱痛(重)侧凸	99	79.2	18	36.0
		健(轻)侧开口、腰脊柱健(轻)侧凸	18	14.4	23	46.0
侧位片	腰脊柱曲度	正常	47	37.6	13	26.0
		变直或后凸	77	61.6	37	74.0
		过度前凸	1	0.8	0	0
正侧位片	病椎间隙	变窄	87	69.6	5	10.0
		未变窄	38	30.4	45	90.0

（2）肌电图检查（表 10）：本组 124 病例每人作 1 次 Conray、Dimer-X 或 Amipaque 等碘水椎管脊髓造影检查全属阳性；1 例因碘过敏未造影，凭腰脊柱"三种试验"检查的阳性体征作出诊断。造影结果与腰狭症基本相同，如病变部位的碘柱呈"蜂腰"型，有的出现压迹（或充盈缺损）、神经根中断或碘柱中断、堵塞等均会在本病中出现。这些阳性体征与腰狭症极难鉴别，最后诊断仍需在手术中见分晓。在 124 例碘水造影的 X 线片中，还附带地发现病椎间隙以下的神经根视扩张增粗和神经根盲端呈球形的变化（表 8），共 61 例（49.49%）。这种变化也常见于腰狭症的造影片中，且多发生于骶$_1$、骶$_2$神经根部位。有人称为脊神经根袖扩张又名脑脊髓膜憩室（Meningeal divertulum）或神经根袖囊变扩张，又称神经周围囊肿（Perineural cyst）或骶部脑脊髓膜膨出（Sacral meningocele），诊断名称未能一致。作者在治疗椎管内病变的手术中，通过硬膜外和神经根鞘膜外挛缩变性的炎性脂肪的彻底松解，可使神经根袖扩大和囊变立即缩小或消失。说明它们的形成是由于受机械性压迫的神经根鞘膜过紧张出现脑脊液回流障碍所致，并非是一种独立的疾病。

（四）外院诊治情况

125 病例均经本市或国内有相当骨科水平的医院处理。曾被诊断为：① "腰突症"21 例（16.8%），②腰狭症 11 例（88%），③诊断不明 30 例（24.0%），④坐骨神经痛 35 例（28.0%），⑤腰肌劳损 13 例（10.4%），⑥梨状肌综合征 5 例（4.0%），⑦臀上皮神经炎 2 例（1.6%），⑧风湿 2 例（1.6%），⑨下肢脉管炎 1 例（0.8%），⑩肌筋膜综合征 1 例（0.8%），⑪脊神经炎 1 例（0.8%），⑫腰椎骨质增生 1 例（0.8%），⑬致密性骶髂关节炎 1 例（0.8%）和⑭腰椎骶化 1 例（0.8%）。为什么本组"腰突症"中外院的诊断竟出现 87.2% 的谬误呢？主要原因是他们根据传统的机械性压迫致痛学说作出"腰突症"的诊断依据太狭窄，许多不同于传统诊断标准的"腰突症"临床表现和体征未被正确认识，所以在临床诊断中就出现如此巨大的谬误，说明传统的"腰突症"的诊断标准无法全面地反映出客观实际。与腰狭症的情况相同，只有应用腰脊柱"三种试验"检查的阳性体征取代传统的诊断标准，才能明确腰椎管内病变的正确诊断。

表 10 肌电图检查分析

检查结果			符合诊断	部分不符	误诊阴性	共计	%
单侧痛病侧	突起型	第一组	13	14	12	39	47.55
		第二组	2	2	0	4	4.88
		第三组		2	4	6	7.32
		第四组			1	1	1.22
		第五组		6	1	7	8.54
		第六组		1		1	1.22
	游离型	第七组	3	2		5	6.10
	膨隆型	第八组	1	5	2	8	9.75
双侧痛病例	突起型	第九组	1		1	2	2.44
		第十组		1	1	2	2.44
		第十一组				0	
		第十二组		1		1	1.22
	游离型	第十三组			1	1	1.22
	膨隆型	第十四组	2	1	2	5	6.10
小计			22	36	24	82	
百分比(%)			26.83	43.90	29.27		100.0

（五）我院诊治情况

1、诊断：与腰狭症完全相同，本病的诊断也以临床检查为主。先根据腰、臀和大腿根部出现的规律性敏感压痛点，结合腓总神经按压试验阳性体征，以判断椎管外软组织损害性腰腿痛；再根据腰脊柱"三种试验"检查的阳性体征，以判断椎管内软组织损害性腰腿痛。手术病例术前应作椎管造影检查，进一步明确病变的部位、性质和范围，然后作出合并腰椎管内病变的临床诊断。这种辅助检查应该在"三种试验"检查的阳性基础上方有指征。如果忽视这一重要的临床检查而单凭椎管造影所得，包括 CT 或核磁共振成像等检查所得在内，轻率地作出"腰突症"的诊断，是极不可靠的。因为它们只能提示腰椎管内阳性物的存在，根本无法提示这些阳性物属椎管内炎性组织引起症象的压迫，还是椎管内非炎性的生理性退变无症象引起的压迫；更无法提示腰椎管外软组织损害诊断依据了。传统的"腰突症"诊断标准是根据病史、体检和常规 X 线摄片。现在软组织外科学新理论指出，"病史和 X 线摄片"只能当作混合型腰腿痛诊断的参考，无决定诊断的作用。对传统的一系列腰椎管内病变的主观症象和客观体征通过本文上述的逐项分析，均是腰椎管内外软组织损害的共有症象和共有体征，以此作为"腰突症"的诊断依据是非科学性的。

2、治疗：本组 125 病例全行腰椎管内手术治疗。其中 17 例术前已行腰椎管外手术（其中 1 例补行外侧半月板——髌下脂肪垫联合手术和踝关节周围软组织松解术）；6 例术后补行腰椎管外手术（1 例附加与前者相同的膝、踝手术）和 6 例补行腰臀部及大腿根部密集型压痛点银质针针刺疗法。有关各型腰椎管外手术及银质针针刺疗法已早作报道。至扩大的腰椎管内软组织松解术的患者体位和手术操作与腰狭症完全相同，故不重复介绍；本文只补充有关突出椎间盘的手术处理。

（1）当术中切除多节段椎板和变性黄韧带以后，用示指端自上而下地抚摸椎管腔的前壁，发现椎间隙有局限性突起或半环形隆起者，均属椎间盘的退变性表现。

（2）对旁侧突起型病例先用神经分离器将突出物与硬膜和神经根鞘膜之间变性挛缩和炎性粘连的脂肪彻底分离；因粘连较紧，均需用较大的推移力方能分开。这说明传统的整骨手法促使受压神经根向突出物旁侧移位和减压以缓解症象的推理判断，是完全不现实的。再用蚊式止血钳分离、剥离和移除硬膜外和神经根鞘膜外的炎性脂肪，务求干净。一般而论，慢性病变容易剥离，少数严急性病变因炎性脂肪仍充血和水肿未完全消退，剥离比较困难，须仔细处理。如果麻醉不全致椎管内感觉正常者，则①当分离炎性脂肪时均引出剧痛。②分离前用无齿镊轻夹被炎性脂肪包围的神经根引出既痛又麻的放射症象。不论是腰$_4$或腰$_5$神经根，其引出的放射痛部位多不相同，且均传导到术前主诉的部位为止；而放射麻均沿臀和下肢后侧直达足底和五趾，不受术前主诉部位的限制。但当将此神经根鞘膜外炎性脂肪彻底松解和移除后再轻夹，仅引出只麻不痛的临床表现，但麻的传导部位仍直达足底和五趾。由此可知，痛和麻的发病原因是两码事，传统理论关于"痛麻一家"的认识实属一是非不分的模糊概念。对这一疼痛生理学上的基本现象新认识的机理，有待基础和临床研究工作者去实践、去研讨，只有正确贯彻基础理论与临床实践相结合的科研方针，才有可能提高疼痛的诊疗水平。③对有炎性脂肪黏附的和后纵韧带完整的突出物触压时有痛，彻底剥离粘连脂肪后再触压就再无疼痛引出，这说明传统的突出的髓核直接压迫后纵韧带，牵拉支配后纵韧带上的窦椎神经等感觉神经纤维"单纯的机械性刺激"引起腰痛的理论是完全错误的。④作者对上述旁侧突出物常用压迫器械向椎间隙作强迫复位，无 1 例获得回纳，这说明传统的有关整复突出椎间盘的任何非手术疗法的治疗原理仅是想象代替现实的推测。⑤用神经分离器轻巧地拨开神经根完全暴露突出物以后，以尖刀端"十"字形切开完整的后纵韧带（有的还须切开外层软骨）；对后纵韧带破孔较小者可适当切开与扩大，便于取出变性组织。作者偏爱用长柄弯曲细尖头的止血钳或长柄无齿镊以取代髓核钳，则操作更为方便。只对完全脱离的变性组织从椎间隙破孔中全部移除。对尚未脱落的残留的变性组织作适当切除，但禁用任何器械探入椎间隙深处盲目性夹或刮，如此可以避免髂总动脉或静脉的损伤；保留这些尚有部分生活力的变性组织，有利于椎间隙破孔的瘢痕愈合。⑥常规地检查健侧椎管腔，有椎间盘突出者并非罕见，且有突出物比痛侧还要大，但由于该处不存在无菌性炎症的病理基础，这一正常神经根在突出物上仍可自由滑动，临床上就无任何症象引出，故只要附带地处理突出物就可。⑦最后彻底松解和移除多节段硬膜外和各节段神经根鞘膜外的炎性脂肪后清理和冲洗创腔；对骨赘的处理和创口的处理同前一篇腰狭症所述。

（3）对游离型和膨隆型病例的膜、神经根膜和突出物之间的炎性脂肪的处理同上述；对游离型的椎间盘变性组织以及膨隆型的隆起物之处理见本文"临床分型"所介绍。

本组125例的椎板切除数为2-4节。扩大手术显露野的目的在于完全彻底地消除椎管内一片弥漫的炎性脂肪和解除炎性神经根的机械性压迫，所以处理好这片炎性脂肪是预防腰椎管内手术后遗痛的必要措施。手术病例多在术后7天起床徒手行走练习，禁止用拐支撑。10天拆除创口缝线。一般术后2周内出院，作系统性功能锻炼，3个月后多恢复原工作。可见扩大的椎管内手术的康复速度决不低于"开窗"式椎板切除术。

手术直视下发现（表11）：先天性腰椎管骨性狭窄2例（1.6%）；突起部位的椎板增厚变硬5例（4.0%）；突起部位的硬膜表面一片弥漫性脂肪粘连125例（100%），其中上见到变性增厚的黄韧带连同变性的炎性脂肪压迫硬膜和神经根鞘膜，也可多节段发生（表12）。腰$_1$—骶$_1$之间咬除的椎板数计4节1组（共1例），3节3组（共104例）和2节2组（共20例）。在手术显露区还发现双侧病例9个葫芦形压迹（其中1节压迫6例和2节压迫3例）和10个一般压迹（其中1节压迫7例和2节压迫3例）；单侧病例44个葫芦形压迹（其中1节压迫26例、2节压迫14例和3节压迫4例）和62个一般压迹（其中1节压迫44例、2节压迫15例和3节压迫3例）。变性黄韧带的厚度一般均超过0.6cm，最厚者达1.0cm，共3例，但以0.7-0.8cm为多见。痛侧炎性脂肪与黄韧带、硬膜和神经根鞘膜以及突出物之间相互粘连125例（100%）；健侧腰椎间盘突出8例（6.4%），均属正常脂肪，与突出物或黄韧带之间无炎性粘连。突出物突破后纵韧带现破孔5例（4.0%）。切开突起部的后纵韧带取出变性组织后突起消失110例（88.0%）；切开软骨突起部少量变性组织后仍突起6例（4.8%）和无变性组织取出而突起如旧1例（0.8%）。以及切开突起部钙化椎间盘，取出少量变性组织后仍突起5例（4.0%）和无变性组织取出而突出的3例（2.4%）。取出的椎间盘变性组织的重量不等，较重者有1g1例2.5g1例3.1g1例和数量重者5g1例。这种2-5g重的退变组织已不是单纯的髓核变性，而是合并部分纤维环变性。除掉纤维环完整的局限性软组织骨突起者以外，其余的即使最小的变性髓核突出时也有小部分纤维环同时变性和突出，因此，作者用椎间盘突出这个名称取代髓核突出的描述更比较符合客观实际。后关节骨7例（5.6%）和椎体后缘骨1例（0.8%）。

此外，还发现9例经外院行"开窗"式椎间盘切除手术无效者，经我院再手术证明属①定位错误，上节段或下节段突出物漏诊5例；②定位正确，但对中央部位的巨大突出物漏诊

表 11 手术发现和病理检验人数

手术发现	单侧痛病例								双侧痛病例						共计	百分比(%)
	突起型						游离型	膨隆型	突起型				游离型	膨隆型		
	第一组	第二组	第三组	第四组	第五组	第六组	第七组	第八组	第九组	第十组	第十一组	第十二组	第十三组	第十四组		
先天性腰椎管骨性狭窄					1								1		2	1.6
突出部位　椎板增厚变硬	5														5	4.0
变性增厚的黄韧带和炎性脂肪压迫硬膜及神经根鞘膜形成——一般压迹葫芦	34	1	8	2	7	1	5	5	1	2	1		1	4	72	57.6
葫芦形压迹形成	26	6	1		5		2	3	2	1	1		1	5	53	42.4
痛侧炎性脂肪与黄韧带、硬膜和神经根鞘膜以及突出物之间相互粘连	60	7	9	2	12	1	7	8	3	3	2	1	1	9	125	100.0
健侧椎间突出，无炎性脂肪粘连	6										2				8	6.4
痛侧突出物突破后纵韧带出现破孔	5														5	4.0
后关节骨质增生	3		2											2	7	5.6
椎体后缘骨质增生	1														1	0.8
突起部取出变性组织后突起消失	54	7	7	2	11		7	3	3	3	2	1	1	9	110	88.0
软骨突起部　取出少量变性组织后仍突起如旧	3													3	6	4.8
软骨突起部　无变性组织取出，突起如旧	1														1	0.8
钙化突起部　取出少量变性组织后仍突出，突起如旧	1							4							5	4.0
钙化突起部　无变性组织取出，突起如旧	1													2	3	2.4
病理检验人数	49	7	9	2	8		8	7	2	2	3	1	1	6	105	84.0

表 12 扩大的腰椎管内软组织松解术中咬除的椎板数和发现的压迹数

咬除椎板数	单侧痛病例						双侧痛病例						共计	百分比（%）
	葫芦形压迹			一般压迹			葫芦形压迹			一般压迹				
	1节	2节	3节	1节	2节	3节	1节	2节	3节	1节	2节	3节		
腰 $_{2-4}$（3节）	3	1	1				1				2		8	6.4
腰 $_2$~骶 $_1$（4节）	1												1	0.8
腰 $_{3-4}$（2节）	10			2			1						13	10.4
腰 $_{3-5}$（3节）	6	6	3	14	5	2	3	1		1			41	32.8
腰 $_4$~骶 $_1$（3节）	4	7		23	10	1		2		1	6		55	44.0
腰 $_5$~骶 $_1$（2节）	2			5									7	5.6
共计	26	14	4	44	15	3	6	3	0	7	3	0	125	
%	20.8	11.2	3.2	35.2	12.0	2.4	4.8	2.4	0					100.0
小计	44			62			9			10			125	
%	35.2			49.6			7.2			8.0				100.0

2 例;③定位正确,突出物取出,但"窗口"内遗漏小骨块压迫神经根 1 例和④游离型的变性组织遗漏 1 例。这些无效病例占本组病例的 4.2%。这种后遗症只能在"开窗"式手术中出现,在多节段椎板切除术式中由于椎管腔的显露野远较前者广阔,这种手术后遗症是完全可以避免的。

术中还明确突出椎间盘可分别在腰神经根的前侧、外侧或内前侧 3 个部位发现,该处的炎性脂肪与神经根鞘膜或硬膜牢固粘连。突出物位于外前侧或前侧者不但可以出现腰脊柱无侧凸或突向痛(重)侧,也可以突向健(轻)侧;而突出物位于神经根内前侧或前侧者可以出现腰脊柱无侧凸或突向健(轻)侧,而且也可以突向痛(重)侧。这个在多节段椎板切除术中发现的新认识与传统的神经根避开突出物压迫牵张的代偿体征有悖;更因突出物与神经根之间炎性脂肪粘连牢固,与腰狭症完全一样,所以这种传统的神经根避开突出物的机械性刺激出现的痛(重)侧凸或健(轻)侧凸的推理判断是不符合客观实际的。这方面情况请参阅下篇文章。

3、疗效评定标准:与前一篇腰狭症完全相同。

4、治疗效果:125 病例分下列 3 组进行分析。

表 13 第一组的手术疗效分析

	A.17 病例先行腰臀部结合大腿根部软组织松解术										B. 全部病例补行扩大的椎管内软组织松解术				
	术后疗效					后期疗效					远期疗效				
	治愈	显效	有效	无效	共计	治愈	显效	有效	无效	共计	治愈	显效	有效	无效	共计
单侧治病例 双侧痛病例	5	6	5	1	17			5	12	17	14	3			17
小　　计	5	6	5	1	17			5	12	17	14	3			17
%	29.41	35.30	29.41	5.88	100.0	0	0	29.41	70.59	100.0	82.35	17.65	0	0	100.0
	64.71		35.29			0		100.0			100.0		0		

(1)第 1 组(表 13):17 病例在腰椎管内手术前先行腰椎管外手术。术后疗效是治愈 5 例(29.41%)、显效 6 例(35.30%)、有效 5 例(29.41%)和无效 1 例(5.88%),其治愈显效率为 64.71%;有效无效率为 35.29%。但在治愈组 5 例中,术后 3 个月、4 年和 11 年复发不典型腰腿症象变为无效各 1 例(例 1、例 2、例 3),术后 10 年出现典型腰痛并发坐骨神经放射痛变为无效 1 例(例 4)和术后 3 年出现端坐不超过小时引出下肢麻经再次手术变为有效 1 例(例 5)。显效组 6 例中,术后 3 个月出现臀痛并发不典型下肢痛变为无效 1 例(例 6);术后 1 年出现单独的腰骶痛并发下肢麻和并发大腿麻变为无效各 1 例(例 7、例 8);术后 2 年出现不典型下肢痛和小腿外侧直至足部痛麻变为无效各 1 例(例 9、例 10);术后 6 年出现臀痛并发下肢前侧症象变为无效 1 例(例 11)。如此就使这 17 病例的腰椎管外手术的后期疗效变为有效 5 例(29.41%)和无效 12 例(70.59%),其治愈显效率自 64.71%下降为 0;而有效无效率上升到 100%。上述 11 病例结合有效组 5 例(例 12、例 13、例 14、例 15、例 16)和无效组 1 例(例 7)根据腰脊柱"三种试验"检查和椎管造影的阳性体征诊断腰椎管内病变,补行腰椎管内手术(其中 2 例附加银质针针刺疗法治疗腰臀部软组织手术的残余痛),却使远期疗效提高到治愈 14 例(82.35%)和显效 3 例(17.65%),其治愈显效率自 0 提高到 100%,而有效无效率就下降为 0。

表 14 第二组的手术疗效分析

	A.12 病例先行扩大的腰椎管内软组织松解术										B. 6 病例补行腰臀部结合大腿根部软组织松解术和另 6 病例补行腰臀部结合大腿根部银质针针刺疗法				
	术后疗效					后期疗效					远期疗效				
	治愈	显效	有效	无效	共计	治愈	显效	有效	无效	共计	治愈	显效	有效	无效	共计
单侧治病例	3	1	4	1	9			5	4	9	7	2			9
双侧痛病例	1		2		3			2	1	3	2	1			3
小　计	1	1	6	1	12			7		12	9	3			12
%	33.33 41.66	8.33	50.01 58.34	8.33	100.0	0 0	0	58.33 100.0	41.67	100.0	75.00 100.0	25.00	0 0	0	100.0

为什么混合型软组织损害性腰腿痛单行腰椎管外手术可有 64.7%的近期治愈显效率?为什么术后 3 个月～11 年间这个比较满意的疗效又会因症象复发全部下降为和无效呢?这方面的机理与前一篇腰狭症相同。

所剩 108 病例先行单独的腰椎管内手术,分下列两组(第二组和第三组)进行分析。

(2)第二组(表 14):12 例混合型病例因合并的椎管外软组织损害的病变严重,以致腰椎管内手术后症象如旧或增重,近期疗效极差。计治愈 4 例(33.33%)、显效 1 例(8.33%)、有效 6 例(50.01%)和无效 1 例(8.33%),其治愈显效率为 41.66%,而有效无效率为 58.34%。由于治愈组 4 例在术后 18 天、3 年、4 年和 6 年变为有效 1 例(例 18)和无效 3 例(例 19、例 20、例 21),显效组 1 例术后 8 年变为无效(例 22)和有效组 6 例术后症象部分改善不久又逐渐增重(例 23、例 24、例 25、例 26、例 27、例 28),再结合无效组 1 例(例 29)一起分析,如此就使这 12 病例的腰椎管内手术的后期疗效变为有效 7 例（58.33%）和无效 5 例（41.67%），其治愈显效率自 41.66% 下降为 0，而有效无效率上升为 100%。全部病例根据腰部、臀部和大腿根部软组织损害性压痛点检查和腰脊柱"三种试验"检查的阴性体征诊断腰椎管外病变，其中 6 例补行腰椎管外手术和 6 例补行银质针针刺疗法，却使远期疗效提高到治愈 9 例（75.0%）、显效 3 例（25.0%），其治愈显效率自 0 提高到 100%，而有效无效率下降为 0，这一情况与第一组的手术补课的结果相同；也与腰狭症病例补行椎管外手术的结果完全一样。由此可知，无论是腰突症合并腰狭症或单纯的腰狭症均合并腰椎管外软组织损害，必须针对腰椎管内外病变进行治疗，方能提高腰痛或腰腿痛的医疗质量。传统概念均把腰突症或腰狭症当作引起腰痛或腰腿痛的独立疾病看待，这全是具有片面性的。

表 15　第三组的疗效分析

96 例扩大的腰椎管内软组织松解术未行椎管外手术的后期疗效				
	治愈	显效	有效	无效	共计
单侧治病例	1	16	59	4	80
双侧痛病例	1	6	6	3	16
小　　计	2	22	65	7	96
百分比(%)	2.08	22.92	67.70	7.30	100
	25.00		75.00		

（3）第三组（表 15）：96 例混合型病例单做腰椎管内手术的远期疗效尚可，毋需作腰椎管外手术补课。计治愈 2 例（2.08%）（例 30、例 31）、显效 22 例（22.92%）、有效 65 例（67.70%）和无效 7 例（7.30%），但治愈显效率只占 25.0% 和有效无效率却高到 75.0%。从两者的明显差距来看，远期疗效仍不够理想。尽管残余症象不重还无椎管外手术补课指证和患者尚能坚持一般劳动不愿接受银质针针刺补课治疗，但这种不重的后遗症仍影响工作和身体健康，因此社会上普遍形成患者对腰椎间盘手术有莫大的顾虑和担忧，缘由就在于此。现将 108 例单独施行腰椎管内手术的疗效综合起来分析（表 16），则第二组和第三组的后期疗效的治愈显效率的总和只有 22.22%。虽则这是一个令人极不满意的后期疗效，但它却远超"开窗"式、半椎板式或单一全椎板式腰椎间盘切除术后期疗效的治愈显效率。因为，一是作者不可能把先行腰椎管外手术的第一组混合型病列统计进去一起分析。但是这 17 病例所合并的腰椎管外病变是最为严重的。如果先行腰椎管内手术的话，则后期有效无效率将会更高。所以，真正的椎管内多节段软组织松解术的后期疗效不是等于而是低于 22.22%。只

表 16　108 例单独腰椎管内手术的术后疗效和后期疗效对比

	术后疗效					后期疗效				
	治愈	显效	有效	无效	共计	治愈	显效	有效	无效	共计
第二组	4	1	6	1	12			7	5	12
第三组	2	22	65	7	96	2	22	65	7	96
小计	6	23	71	8	108	2	22	72	12	108
	5.56	21.30	65.74	7.40		1.85	20.37	66.67	11.11	100.0
百分比(%)	26.86		73.14			22.22		77.78		

有排除了上述的病例选择性,方能与"开窗"式、半椎板式或单一全椎板式腰椎间盘手术的后期疗效作出正确的对比。二是"开窗"式等 3 种手术的治疗目的在于单一地解除突出物压迫神经根的机械因素。但在解除机械因素的同时,不自觉地松解了突出物与神经根之间粘连的部分炎性脂肪,因而术后也可以取得某些暂时性或短期缓解疼痛的疗效。但它不可能彻底消除椎管内存留的一片与硬膜或上下节段神经根粘连的炎性脂肪,这就成为术后疗效不理想或后期症象复发主要的椎管内发病因素;而腰椎管内多节段软组织松解术的治疗目的在于完全彻底地消除椎管内致麻的机械因素和致痛的化学因素,因此其手术疗效必然比"开窗"式等 3 种手术要好得多。三是"开窗"式等 3 种手术的椎管腔显露野太小,容易出现误诊、漏诊或碎骨屑遗留等形成的后遗症。本文的外院手术 7 例(7.6%)均如此,严重地影响了手术疗效。而多节段全椎板切除术有足够宽阔的手术显露野,可以完全避免这些误诊、漏诊或后遗症等发生。鉴于上述 3 点理由,可以肯定"开窗"式等 3 种腰椎间盘切除术的后期治愈显效率要比扩大的腰椎管内多节段软组织松解术 "低于 22.22%的后期治愈显效率"更要低得多;后期疗效不佳,则远期疗效无疑地将会更差。这样对"开窗"式、半椎板式或单一全椎板式腰椎间盘切除术远期疗效的估价,应该说是完全符合科学分析的。

至于为什么这 96 例混合型病例单行腰椎管内手术也有不同程度的疗效?与前一篇腰狭症完全一样有下列两点解释:①本组病例全属严重的原发性椎管内损害性腰腿痛,其继发性腰椎管外病变极轻或较轻,所以单独的腰椎管内手术可以收到不同程度的疗效。②本组病例所继发的椎管外病变仅局限于腰部软组织,还未涉及臀或大腿根部等软组织。当腰椎管内手术显露骨骼的手术野必须自棘突、椎板和部分后关节广泛剥离腰部深层肌,这样就不自觉地消灭了该肌附着处的病理基础。所以单独的椎管内手术治疗这类混合型腰腿痛的疗效就显得比较突出(例 30、例 31)。在随访中作者还对表 15 的有效无效组 72 病例及时地针对痛侧骶棘肌髂嵴附着处(即腰部软组织的主要病变区,也是椎管内手术的腰肌剥离时无法触及的部位)、臀部、大腿根部、膝部或踝部等压痛点补行一次性强刺激推拿疗法,却又使残余症象立即消失或显著缓解,从而证明这些后遗痛与腰椎管外软组织损害有因果关系。

本文病例的观察时间最长 19 年,最短 9 年,平均观察为 14.18 年。远期疗效满意。手术无并发症,腰椎间盘突出无复发。说明腰椎管内病变采用扩大的多节段全椎板切除术的治式是安全可靠的。

二、病例介绍

例 1:黄×桂,男,39 岁,农民。左腰痛并发典型坐骨神经放射痛 1 年。我院诊断左腰椎管外软组织损害。1976 年 11 月 23 日行左腰臀部结合大腿根部软组织松解术,疗效属治愈。但术后第一个月起感左臀痛和左髂后上棘部时有牵吊感,症象较轻,不影响工作。第七个月起出现严重的左臀直至足跟、足背和足底的放射痛合并小腿后外侧直至足底和五趾的麻感,但无腰骶痛。再入院检查,发现腰脊柱轻度侧凸;直腿率腰指尖距地 50cm 引出左下肢麻刺感增重,无僵腰;直腿抬高右 40° 无症象;左 30° 引出左下肢麻刺感增重;左股四头肌轻度萎缩,左伸拇肌肌力减弱;左小腿后外侧皮肤感觉减退。腰脊柱"三种试验"检查由术前阴性变为阳性。椎管造影提示腰$_{3-4}$ 和 $_{4-5}$ 椎间隙处碘柱有压迹。肌电图检查提示左骶$_1$ 神经根受压可能。故诊断腰椎管内病变。于 1977 年 7 月 9 日行腰$_3$—骶$_1$ 全椎板切除术,见两节黄韧带增厚,硬膜呈葫芦形压迹,左侧硬膜外和腰$_3$及腰$_4$神经根鞘膜周围的炎性脂肪粘连严重,各作切除和松解;发现左腰$_{3-4}$椎间隙处有中央偏左和左腰$_{4-5}$椎间隙处有神经根前外侧两处椎间盘突出,前者大于后者;松解其上的炎性脂肪和切开两处后纵韧带,均取出少量变性组织,但软骨突起如旧,未作处理。病理检查结果:腰$_3$—骶$_1$硬膜外和神经根鞘膜周围脂肪组织见少许炎细胞;黄韧带见纤维变性及软骨化;椎间盘见纤维及软骨组织。术后症象消失,从事原工作,经常挑75kg重担,症象未复发,无后遗症。14年半后复查:腰脊柱形态正常,直腿弯腰指尖距地1横掌宽,后伸无碍;直腿抬高左80°,右70°均无症象引出;"三种试验"检查均变为阴性;伸拇肌力正常,疗效属治愈。

例2:朱×英,女,34岁,工人。1962年起腰痛逐渐发展为合并典型坐骨神经放射痛。我院诊断双腰臀部及双腿根部软组织损害,于1969和1972年分别行左右两侧腰臀部结合大腿根部软组织松解术,疗效属治愈,即赴香港长期打工。1976年左腰骶复发,行走稍久出现左下肢麻而无臀痛和腿痛。再入院检查,腰脊柱明显侧凸和后凸;直腿弯腰指尖距地20cm,后伸受限,均感腰骶痛增重。腰脊柱"三种试验"检查由术前阴性变为阳性。椎管造影提示左腰$_5$—骶$_1$间碘柱有压迹。肌电图检查未见异常。诊断腰椎管内病变。1978年11月23日行腰$_4$—骶$_1$全椎板切除术,见腰$_5$—骶$_1$间黄韧带增厚,硬膜呈葫芦形压迹,炎性脂肪与硬膜和神经根粘连的炎性脂肪彻底清除,但不作钙化椎间盘的处理。还发现左腰$_5$椎间孔的内孔骨赘形成而变窄,作适当咬除。病理检查结果:左腰$_4$和腰$_5$黄韧带见胶元纤维变性断裂,部分区域已钙化,伴少量炎细胞浸润;硬膜外脂肪和左腰$_5$神经根鞘膜周围脂肪组织内见血管增多,部分管壁增厚,伴少量慢性炎细胞浸润,术后症象消失,从事原工作。14年后复查:疗效属治愈。

例3:刘×生,男,35岁,工人。1964年9月间因双腰痛并发典型坐骨神经放射痛在我院诊断双腰椎管外软组织损害,施行双臀部及大腿根部软组织松解术,疗效属治愈。11年后感腰挺不直,左臀痛放射至足跟,仅痛无麻,不能多走路,影响生活。入院检查:腰脊柱侧凸;直腿弯腰指尖距地34cm感右臀牵吊痛,后伸因痛受限;直腿抬高左90°无症象,有80°引出下肢放射痛增重;双腰部压痛点严重,右臀压痛点稍敏感;腰脊柱"三种试验"检查由术前阴性变为阳性。肌电图检查无异常发现。椎管造影提示腰$_{4-5}$椎间隙处碘柱中断。诊断腰$_{4-5}$椎管内病变。1979年11月21日行腰$_3$—骶$_1$全椎板切除术,见腰$_{4-5}$椎间盘中央偏右突出,紧压硬膜和部分神经根,其间有炎性脂肪牢固粘连,松解后由于突出物较大只能从硬膜内切开后纵韧带的手术途径取出变性组织重2g;右腰$_{4-5}$椎间孔的内孔骨赘形成有变窄,咬除部分骨赘以缓解神经根挤压的可能。病理检验结果:黄韧带见纤维变性,部分断裂;脂肪结缔组织内见少许炎细胞浸润;椎间盘见少许纤维软骨,纤维轻度变性。术后症象消失。13年后复查,疗效属治愈。

例4:夏×端,男,46岁,干部。右臀痛并发典型坐骨神经放射痛和间歇性跛行10多年。1965年起症象增重,我院诊断右臀部和大腿根部软组织损害,于同年7月8日行右臀Ⅰ手术和右大腿根部软组织松解术,10年中从事强体力劳动无症象复发。疗效属治愈。但在第11年的整年中渐感自右腰骶沿臀至大腿后侧、小腿外侧直至五趾麻木,以拇趾最重。坐位无麻且感腰部舒适;但坐低凳或骑自行车时可引出生殖器的麻木和感觉减退现象;平仰卧、俯卧、久站或弯腰均有腰骶痛和右下肢麻。入院检查:腰脊柱侧凸和后凸,不能站正;不麻时咳嗽无下肢麻增重,但当下肢麻时咳嗽则又可使麻加剧;直腿抬高左80°无症象,但跟反射消失,右 30° 引出右下肢直至足趾的放射麻增重,但跟反射存在;右小腿外侧感觉迟钝,股四头肌稍萎缩,伸拇肌肌力正常。椎管造影证明右腰 $_{3-4}$、$_{4-5}$ 椎间隙处碘柱均有压迹。肌电图检查提示左骶根受压可能。诊断腰椎管内病变。于 1976 年 3 月 24 日行腰 $_{3-5}$ 全椎板切除术,见腰 $_{4-5}$ 间黄韧带呈葫芦形压迹压迫硬膜,腰 $_{3-4}$ 间黄韧带略增厚,硬膜外脂肪炎性粘连不重;切除和松解后发现腰 $_{4-5}$ 椎间盘中央偏右由后纵韧带的破孔呈花菜样部分脱出,与硬膜及神经根粘连,扩大破孔取出变性组织;同节段左侧也有软骨突起,切开探查无变性组织;左腰 $_{3-4}$ 椎间隙也有软骨突起,切开探查也无变性组织取出。术后三者的软骨突起如旧,均不作处理。病理检验结果:黄韧带呈透明变性;硬膜外脂肪属脂肪纤维组织见出血及炎细胞浸润;椎间盘见纤维组织及软骨。术后症象消失;直腿弯腰手掌触地,后伸好;直腿抬高左 100°,右 120°。16 年后复查,疗效属治愈。

例 5:余×清,男,38 岁,工人。左腰痛并发典型坐骨神经放射痛,南京有关医院行"开窗"式椎间盘切除术无效。我院诊断左腰椎管外软组织损害,于 1975 年 9 月行左腰臀部及大腿根部软组织松解术,疗效属治愈。1978 年复查:自云症象全消 3 年后,渐感久坐不超过 1 小时引出整个下肢麻,其他均正常。因腰脊柱"三种试验"检查的后两种阳性、故劝告患者再入院诊治。体检:直腿弯腰指尖离地一横掌宽仅感腰骶部拉紧,后伸无症象引出,且感舒适;直腿抬高各 80° 无症象引出。肌电图检查提示正尖波(+)。椎管造影提示左腰 $_4$ 和腰 $_5$ 神经根两处压迹。诊断左腰椎管内病变。1978 年 11 月 21 日行腰 $_4$ —骶 $_1$ 全椎板切除术,见左 2 节黄韧带增厚,致硬膜呈一般压迹,左腰 $_{4-5}$ 和腰 $_5$ —骶 $_1$ 原椎板"开窗"处瘢痕组织与硬膜及神经根鞘膜粘连明显,左腰 $_4$ 和腰 $_5$ 神经根前方均有钙化椎间盘两处突出。估计外院第一次手术时未作处理。松解时触压神经根引出只麻不痛,说明此瘢痕组织无炎性基础存在;又在腰 $_{4-5}$ 椎板"开窗"处见一小指甲大小的骨块与瘢痕组织连在一起,可能在久坐位上就是这一机械性压迫刺激神经根引出下肢麻的重要病因。此病例可能属生理性退变无症象引出的腰椎间盘突出,其脂肪无炎性粘连出现,故导致"开窗"式椎板切除术无效;相反,通过腰椎管外手术消除合并的腰椎管外软组织损害的重要病因,却消除了症象;但由于"开窗"手术中遗留小骨屑,在 3 年中化生变大形成上述的骨块,导致腰 $_4$ 神经根的机械性压迫,故术后第四年又出现麻症象,术后症象全消。14 年后复查,疗效属治愈。

例 6:孙×新,男,39 岁,教师。左腰痛并发典型坐骨神经放射痛 7 年,仅痛无麻。1975 年症象增重,出现间歇性跛行。外院诊断左腰椎管外软组织损害,于 1978 年行左腰臀部结合大腿根部软组织松解术,疗效属显效。但术后第四个月出现左臀部痛并发不典型下肢痛,影响工作和生活,转入我院,检查:直腿弯腰指尖距地 40cm,引出腰肌僵硬和臀痛增重,后伸受限但无臀痛增重;直腿抬高左 40° 感臀痛加剧,右 60° 无症象引出;腰脊柱"三种试验"检查阳性。椎管造影提示腰 $_{4-5}$ 椎间隙处碘柱有压迹。诊断左腰椎管内病变。1977 年 10 月 26 日行腰 $_3$ 下 1/2—骶 $_1$ 上 1/2 例椎板切除术,见左腰 $_5$ —骶 $_1$ 间黄韧带 0.8cm 厚,硬膜呈一般压迹。硬膜外一片炎性脂肪与腰 $_5$ 神经根鞘膜及其前内侧突出的椎间盘粘连牢固。切除和松解后再切开后纵韧带,取出少量变性组织,但软骨突起如旧,不再处理。病理检验结果:硬膜外脂肪和左腰 $_5$ 神经根鞘膜外脂肪显出血,少许炎细胞浸,毛细血管增生;椎间盘见纤维及软骨,黄韧带中纤维显变性断裂及钙化和软骨化。术后症象消失。15 年后复查,疗效属治愈。

例 7:王×兴,男,43 岁,农民。双腰痛并发左典型坐骨神经放射痛 1 年,于 1968 年 7 月间在苏州行"开窗"式腰椎间盘切除术,有一定疗效。1974 年 10 月间左腰腿痛复发,我院诊断双腰椎管外软组织损害,于 1976 年 2 月 14 日行双臀部及大腿根部软组织松解术和 1977 年 3 月 5 日加行双腰部软组织松解术,疗效属显效。术后 1 年出现左腰骶痛,影响工作。入院检查:脊柱无畸形;直腿弯腰指尖距地 33cm,引出左腰骶痛增重和双下肢放射麻直至足趾,后伸无症象;直腿抬高各 60°,仅引出左腰骶痛;腰脊柱"三种试验"检查的后两种阳性。椎管造影提示腰 $_{4-5}$ 椎间隙处碘柱压迹和左腰 4 神经根不显影。肌电图检查提示无神经根压迫现象,诊断腰椎管内病变。于 1978 年 11 月 22 日行腰 $_4$—骶 $_1$ 全椎板切除术,见腰 $_{4-6}$ 和腰 $_5$—骶 $_1$ 黄韧带增厚,硬膜呈葫芦形压迹,硬膜外脂肪和左腰 4 神经根鞘膜周围脂肪中度粘连,其前侧有椎间盘突出;右腰 4 神经根侧也有一椎间盘突出,因无炎性粘连,故临床上无右侧症象。该节段左右两侧椎间盘均钙化,也未作处理;术中仅切除黄韧带和松解炎性脂肪。在左腰 $_5$ 神经根部位有"开窗"式手术痕迹,神经根有瘢痕粘连,其前方的后纵韧带破孔已瘢痕愈合,说明这属第一次手术的椎间盘突出处;正由于"开窗"式手术显露野太局限,就把上节段两处椎间盘突出漏诊。术后症象消失。14 年后复查,疗效属治愈。

例 8:胡 × 昌,男,41 岁,干部。腰痛 9 年,逐渐发展 右腰痛并发典型坐骨神经放射痛伴小腿麻。我院诊断右腰椎管外软组织损害,于 1974 年 7 月 15 日行右腰臀部结合大腿根部软组织松解术,疗效属显效。1 年后复发右腰骶痛和右大腿麻。体检发现腰脊柱"三种试验"检查阳性而再入院,椎管造影提示腰 $_{4-5}$ 椎间隙处碘柱有压迹。诊断腰椎管内病变。于 1975 年 11 月 29 日行腰 $_4$—骶 $_1$ 全椎板切除术,见腰 $_{4-5}$ 黄韧带稍肥厚,右硬膜外炎性脂肪粘连涉及右腰 $_4$ 神经根鞘膜周围,呈一般压迹。切除松解后发现腰 $_{4-5}$ 椎间盘中央偏右巨大突出,只能从硬膜内进入中央切开后纵韧带取出一块质地坚硬的钙化变性组织。病理检验结果:黄韧带透明变性,硬膜外脂肪有轻度炎症(有吞噬细胞),椎间盘变性。术后症象消失。17 年后复查,右腰腿症象全消,残留右腔下脂肪垫和右踝周围软组织损害偶有不适,疗效属显效。

例 9:金 × 福,男,39 岁,干部。左腰痛并发典型坐骨神经放射痛 1 年,于 1965 年 4 月 26 日外院行"开窗"式腰 $_{4-5}$ 椎间盘切除术,疗效属有效。8 年后症象突发如旧,1976 年我院诊断左腰椎管外软组织损害,行左臀部及大腿根部软组织松解术,疗效属显效。但 2 年后出现左大腿后 1/2 处痛放射至外踝。入院检查:腰脊柱侧凸;直腿弯腰指尖距地 34cm,感左大腿放射麻至踝周围和五趾,后伸受限,引出放射麻至跟腱;直腿抬高左 30°引出大腿后侧痛增重。右 80° 无症象;左足底经常性酸麻;腰脊柱"三种试验"检查由术前阴性变为阳性。椎管造影提示左腰 $_5$—骶 $_1$ 椎间隙处有压迹。诊断腰椎管内病变。1978 年 9 月 6 日行腰 $_4$—骶 $_1$ 全椎板切除术,见腰 $_{4-5}$ 黄韧带增厚,硬膜呈葫芦形压迹,硬膜外炎性脂肪粘连,腰 $_{4-5}$ 左侧手术瘢痕粘连,各作切除和松解;发现游离的椎间盘变性组织与左腰 $_5$ 神经根前外侧粘连,神经根增粗,其腰 $_5$—骶 $_1$ 椎间隙破孔已平坦地纤维愈合,遂作松解和移除。病理检验结果:黄韧带见胶元纤维变性断裂,硬膜外脂肪见脂肪组织内毛细血管较显著,伴出血及少量慢性炎细胞浸润,椎间盘见胶元纤维的部分区域毛细血管增生和少量慢性炎细胞浸润。术后症象消失。14 年后复查,疗效属治愈。

例 10:余 × 孝,男,67 岁,退休工人。右腰骶痛并发典型坐骨神经痛 2 年,最后 1 个月症象增剧。我院诊断右腰椎管外软组织损害,自 1965 年 8 月起分别行右臀Ⅰ手术、右臀Ⅲ手术和右大腿根部软组织松解术,每次术后均有症象改善,由于这种较小的手术松解程度不彻底,以致疗效不巩固;最后于 1975 年 8 月间行右臀部软组织松解术,症象消失,疗效属显效。2 年后出现小腿外前侧痛麻,咳嗽无痛,大便有痛;腰脊柱侧凸;直腿弯腰部分受限,引出右下肢痛麻好转,后伸时反而右下肢痛麻加重;直腿抬高均 70°,但右侧引出下肢痛麻增重;右伸拇肌肌力减弱;右小腿外侧皮肤感觉减退;腰脊柱"三种试验"检查阳性。椎管造影提示右腰$_{4-5}$椎间隙处碘柱较大缺损的压迹。诊断腰椎管内病变。1977 年 8 月 3 日行腰$_3$下 1/2—腰$_5$上 1/2 例椎板切除术,见腰$_{4-5}$黄韧带肥厚约 1cm,硬膜呈葫芦形压迹,硬膜外炎性脂肪粘连,右腰$_4$神经根鞘膜周围与其前外侧突出的椎间盘之间有炎性脂肪粘连牢固,各作切除和松解;再切开右侧后纵韧带,取出变性组织。病理检验结果:黄韧带见变性纤维组织及软骨;硬膜外富于血管的脂肪组织中见少许炎细胞浸润;椎间盘见变性的纤维组织及软骨。术后症象消失。15 年后复查,患者可登山涉水,常挑 40kg 重担,经常外出走 30km 长路等无不良反应。疗效属治愈。

例 11:夏×明,男,49 岁,干部。双腰骶痛并发典型坐骨神经痛,于 1969 年 1972 年两年中经我院诊断双腰椎管外软组织损害行双腰臀部及大腿根部软组织松解术但臀部手术不全面,未自骼翼外面广泛剥离阔筋膜张肌和臀中、小肌,疗效属显效。6 年后症象复发,左臀痛麻沿下肢前侧向下放射,开始时尚能用双拐支撑勉强走几步路,以后就卧床不起,左下肢只能屈曲位不能伸直,十分痛苦,自新疆飞上海再住我院。检查:因痛不能站立而未作有关检查;因左膝屈曲位也无法作有关检查;左胸部腹部垫枕试验与左胫神经弹拨试验均阳性。椎管造影提示左腰$_{4-5}$和腰$_5$—骶$_1$椎间隙处碘柱有压迹。肌电图提示左腰$_4$、腰$_5$神经根受压。诊断腰椎管腰椎管内病变。1978 年 5 月 2 日行腰$_3$—骶$_1$全椎板切除术,见腰$_{4-5}$和腰$_5$—骶$_1$间黄韧带增厚和硬膜呈葫芦形压迹;左腰$_{3-5}$神经根鞘膜外炎性脂肪增殖和左硬膜外炎性脂肪粘连严重;左腰$_4$神经根前内侧有椎间盘突出和椎体后缘骨赘形成。各作切除和松解,椎间盘突出物不大,取出少量变性组织后骨性突起如旧,不再作处理。病理检验结果:黄韧带见纤维变性断裂、钙化和骨化;脂肪结缔组织见毛细血管增生,炎细胞浸润少许;椎间盘见纤维变性;有钙化,未见软骨。术后左膝痛突出,诊断左髌下脂肪垫损害,于1978 年 5 月 22 日补行左髌下脂肪垫松解术。术后每天作 20km 行走锻炼,疗效属显效。残留左大腿外侧麻,系左阔筋膜张肌和臀中、小肌未曾剥离所致,补行密集型压痛点银质针针刺疗法而消除症象。14 年后复查,疗效属治愈。

例 12:定×彩,女,38 岁,工人。左腰痛并发典型坐骨神经放射痛 10 年,有外伤史。因腰脊柱"三种试验"检查阴性和腰臀部、大腿根部等软组织压痛点检查阳性,诊断左腰椎管外软组织损害,于 1974 年 6 月 12 日行左腰臀部及大腿根部软组织松解术,术后腰臀痛消失,残留左小腿外侧及足背麻,多走麻感增重,疗效属有效。1977 年复查,腰脊柱侧凸;直腿弯腰指尖距地 30cm,引出左腰骶痛和下肢麻增重,后伸因痛受限;直腿抬高右 80° 无症象,左 30° 引出腰骶痛和下肢麻加剧;左腰臀部和大腿根部压痛点不敏感;腰脊柱"三种试验"检查前阴性变为阳性。椎管造影提示腰$_{4-5}$和腰$_5$—骶$_1$处碘柱有压迹。诊断腰椎管内病变。1977 年 11 月 8 日行腰$_4$—骶$_1$全椎板切除术,见两节黄韧带约 1cm 厚,硬膜呈葫芦形压迹,硬膜外脂肪与左腰$_{3-5}$神经根轻度粘连,切除和松解后发现左腰$_4$神经根前内侧椎间盘突出,切开后纵韧带和软骨无变性组织取出;腰$_5$—骶$_1$间有一较大的椎间盘中央偏左突出,切开后纵韧带,取出变性组织后突起部消失。病理检验结果:黄韧带显纤维变性断裂和钙化;硬膜外脂肪显出血及炎细胞,毛细血管增生;椎间盘见疏松结缔组织及软骨。术后症象消失,直腿抬高各 90°,直腿弯腰指尖触地,均无痛麻引出。15 年后复查,疗效属治愈。

例 13:葛×卫,女,45 岁,干部。1974 年起左臀腿痛。2 个月前有外伤史;2 个月后出现腿痛,坐位无痛,站立有痛;6个月后坐位也痛,腿痛先局限于左臀横纹与腘窝之间,后涉及小腿外侧向足部放射;热天无麻木,但冬天有下肢发凉和麻木;左股四头肌轻度萎缩;间歇性跛行。腰脊柱侧凸;直腿弯腰指尖距地35cm引出左臀腿症象增重,后伸因痛受限;直腿抬高左30°有腰臀痛增重,右90°无症象;左跟反射消失。腰$_{4-5}$椎间隙处深压痛放射至左臀;左臀部和大腿根部软组织压痛点极为敏感;腰脊柱"三种试验"检查阳性。肌电图检查提示左腰$_5$神经根受压迫。椎管造影提示腰$_5$—骶$_1$椎间隙处碘柱压迹。诊断左腰椎管内外混合型软组织损害。于1976年10月26日行左臀结合大腿根部软组织松解术,疗效属有效。1977年2月1日按原定治疗计划行腰$_2$下1/2—骶$_1$全椎板切除术,见3节黄韧带增厚,硬膜均呈葫芦形压迹;切除黄韧带,硬膜博动仍消失;松解其外周严重的炎性脂肪粘连后搏动才恢复;发现左腰$_5$神经根前侧有椎间盘突出,与神经根牢固粘连;松解后切开后纵韧带取出变性组织,突起部消失。病理检验结果;黄韧带见纤维断裂和钙化;硬膜外脂肪和腰$_5$神经根鞘膜外脂肪见纤维组织断裂及变性、出血和毛细血管增生以及炎细胞浸润;椎间盘呈胶元变性。术后症象消失。15年后复查,腰脊柱无畸形,直腿弯腰指尖触地,后伸无碍;直腿抬高均90°无症象;"三种试验"检查均阴性。疗效属治愈。

例14:姚×娟,女,30岁,工人。右腰痛4年,后2年中并发右臀痛和下肢酸痛,白天步行不便,夜间不能入眠。腰脊柱轻度侧凸;直腿弯腰指尖触地,引出腰骶痛增重,后伸症象减轻;直腿抬高左90°无症象,右40°有髋痛,右下肢皮肤感觉减退;右臀部和大腿根部软组织压痛点敏感;腰脊柱"三种试验"检查阳性。肌电图检查阴性。椎管造影提示腰$_{4-5}$椎间隙处正位碘柱间断和侧位较大压迹。诊断右腰椎管内外混合型软组织损害。于1977年3月28日行右臀结合大腿根部软组织松解术,术后原有症象消失,残留右腰骶部酸胀痛,右小腿前外侧麻木,不能多走路,需用手托住右腰骶部方能多行走,并出现间歇性跛行。为此按原定治疗计划于1979年4月3日补行腰$_4$—骶$_1$全椎板切除术,见腰$_{4-5}$黄韧带增厚,硬膜呈葫芦形压迹;硬膜外脂肪粘连较轻,腰$_{4-5}$硬膜和两侧神经根均被膨隆型椎间盘顶压;右侧腰$_4$神经根与膨隆物之间有炎性脂肪粘连,而左侧缺损:椎间盘已钙化,松解粘连脂肪后不作处理。病理检验结果:黄韧带见纤维变性及软骨化;右腰$_4$神经根外脂肪显出血、毛细血管增生和少许炎细胞浸润。术后症象消失。15年后昨查,疗效属治愈。

例15:陈×秋,女,35岁,工人。1974年起右腿痛,逐渐加重,并发右典型坐骨神经放射痛,影响工作由山东转来。由于右腰臀部和大腿根部软组织压痛点敏感,腰脊柱"三种试验"检查阴性和第一次椎管造影阴性。我院诊断右腰椎管外软组织损害,于1977年9月17日行右腰臀部及大腿根部软组织松解术,腰臀症象消失;因右膝痛于1977年10月22日行右外侧半月板—髌下脂肪垫联合手术,症象好转;但右踝痛突出,行走时有下肢外侧牵吊感,于1978年4月4日行右内外踝后下方软组织松解术,症象消失。可是总感觉右腰骶不适,直腿抬高90°时引出右臀横纹下方痛和下肢外侧牵吊感。再入院检查:腰脊柱无畸形,直腿弯腰指尖触地,引出右臀痛增重,后伸因痛受限;腰脊柱"三种试验"检查由术前阴性变为阳性。肌电图检查提示右腰$_5$或骶$_1$神经根受压。第二次椎管造影提示腰$_{4-5}$和骶$_1$椎管狭窄,故诊断腰椎管内病变。于1978年5月2日行腰$_4$—骶$_1$全椎板切除术,见黄韧带约1cm增厚,硬膜呈葫芦形压迹;硬膜外脂肪明显粘连,切除和松解后发现右腰$_5$神经根外侧有一突出椎间盘,但未压及神经根:右腰$_5$神经根周围脂肪水肿,呈亚急性炎性变;彻底松解后切开后纵韧带,取出少许变性组织。病理检验结果:黄韧带呈纤维变性断裂并钙化;硬膜外及右腰₅神经根鞘膜外脂肪血管增生、炎细胞浸润。术后症象消失。14年后复查,疗效属治愈。

例16:张×昌,男,56岁,工人。右腰痛并发典型坐骨神经放射痛3年,痛至外踝与足背外侧,不能行走。本市某教学医院诊断"腰突症",于1977年2月间行"开窗"式椎间盘切除术,术后腰痛略有减轻,但右臀痛如旧。近7个月中出现右第1、2趾麻和间歇性跛行,由该院转来。入院检查:腰脊柱侧凸;直腿弯腰指尖距地20cm引出小腿和足背痛,后伸受限引出右腰骶和臀痛及大腿痛增重;小腿外侧皮肤感觉减退,伸拇肌肌力变弱;腰脊柱"三种试验"检查阳性;右腰臀部和大腿根部软组织压痛点敏感。肌电图检查提示右腓肠长肌正尖波(+)。椎管造影提示腰₄和腰₅椎间隙处碘柱有压迹。诊断腰椎管内外混合型软组织损害。于1978年10月24日先行右腰臀部及大腿根部软组织松解术,疗效属有效。1979年间再入院,腰脊柱仍侧凸;自云症象有好转,原有腰腿痛术后变为右腰骶痛和足背外侧痛,行走多增重,右腘窝酸胀不适。直腿抬高两侧均80°。"三种试验"检查仍阳性。按原治疗计划于同年2月7日行腰₃—骶₁全椎板切除术,由原皮肤切口进入,切除手术的瘢痕组织,扩大右腰₄₋₅椎板"开窗"处作上述全椎板切除后,见硬膜外脂肪粘连严重,硬膜呈葫芦形压迹,腰₄₋₅膨隆型椎间盘压迫硬膜和两侧腰₄神经根,右侧两者间有炎性脂肪粘连,左侧无;松解后切开后纵韧带取出变性组织3g重。说明"开窗"式手术是难以完成这个治疗任务的。病理检验结果:硬膜外和右腰₄神经根鞘膜外脂肪组织内血管增多,有少量慢性炎细胞浸润。13年半后复查,疗效属治愈。

例17:周×初,男,41岁,工人。右腰痛并发坐骨神经放射痛9个月。我院诊断腰椎管外病变,1975年9月9日行右腰臀部及大腿根部软组织松解术后,原有的腰痛和坐骨神经痛消失,残留腰脊柱侧凸,直腿抬高右侧仍30°,右臀部及大腿外侧残余痛,小腿外侧痛消失变为牵吊感以及间歇性跛行。胸部腹部垫枕试验和胫神经弹拨试验均阳性。肌电图检查是提示右腰₅神经根受压。椎管造影提示腰₄₋₅椎间隙处碘柱压迹。诊断腰椎管内病变。于1975年2月26日局麻下行腰₄₋₅全椎板切除术,见该处黄韧带增厚,硬膜呈葫芦形压迹,硬膜外脂肪粘连,切除和松解后见右腰₄神经根前方有突出的椎间盘,两者间有炎性脂肪粘连牢固。由于椎管内未用麻醉,不知完全正常。所以当松解前轻夹此神经根就引出放射痛至右臀,与原来主诉痛部位相符合,而放射麻却沿下肢后侧直达足底和五趾;彻底松解神经根鞘膜外炎性脂肪后再轻夹,仅引出只麻不痛的放射症象。术后症象消失。病理检验结果:黄韧带呈纤维变性断裂右腰₄神经根鞘膜外脂肪显毛细血管增生和炎细胞浸润。17年后复查,疗效属治愈。

例18:吴×祥,男43岁,工人。左髋部弹响和酸痛6年。逐渐发展为左腰臀痛、下肢后侧麻木和牵吊感。近1年中腰痛好转,但左臀部及下肢症象增剧。腰脊柱侧凸;直腿弯腰指尖距地32cm,无腰肌僵硬,但感左臀腿麻增重,后伸感左臀痛麻;直腿抬高左70°引出大腿后方牵吊感,右80°仅感腘窝轻度牵吊感;其他均正常;腰脊柱"三种试验"检查阳性;左腰臀部和大腿根部软组织压痛点检查阳性。肌电图检查提示左腰₅(腰₄)神经根压迫。椎管造影提示腰₅—骶₁全椎板切除术,见各节黄韧带轻度增厚,但硬膜外炎性脂肪粘连变性形成束扎样压迹,腰₅神经根鞘膜外炎性脂肪与其前侧突出的椎间盘粘连牢固,各作切除和松解;切开后纵韧带取出变性组织。病理检验结果:黄韧带见纤维透明变性;脂肪组织见小血管和少许炎细胞,脂肪纤维组织并部分钙化;椎间盘见纤维及软骨,部分钙化。术后症象消失。但第11天感左臀痛突出,不能起床,卧床不能翻身。左臀部软组织各压痛点极为敏感。诊断左腰椎管外软组织损害。于1978年4月20日补行左臀部及大腿根部软组织松解术,发现臀大肌筋膜深层面结缔组织水肿,坐骨神经周围炎性脂肪粘连明显和梨状肌变异。病理检验结果;坐骨神经鞘膜外脂肪见少量血管;梨状肌腱性组织呈轻度变性。术后症象消失。14 年后复查,疗效属治愈。

例 19:谭×明,男,25 岁,工人。1972 年起先右大腿后中 1/2 段痛;半月后又出现左大腿后中 1/2 段痛,延及左小腿后下 1/3 段痛,整个左小腿直至左中底麻;多走不感麻,休息再走又麻;1974 年 12 月起右大腿症象加重,左大腿减轻,左大腿减轻,均为固定性大腿后侧痛而无麻。现步行时痛加剧,影响行走。入院检查:腰脊柱无侧凸,曲线正常;直腿弯腰指尖距地 25cm,左下肢症象增重,后伸因痛受限;直腿抬高左 25° 引出左足底麻和大腿后中 1/2 段痛加重,右 30° 引出大腿后中 1/2 段痛;双腰臀部和大腿根部软组织压痛点检查阳性;双腰脊柱"三种试验"检查阳性。肌电图检查提示左腰 $_5$ 和双骶 $_1$ 神经根受压。椎管造影提示腰 $_{4-5}$ 椎间隙处碘柱压迹。上海市骨科读片会一致诊断"腰椎管狭窄症",但我院诊断腰椎管内外混合型软组织损害。1975 年 4 月 8 日行腰 $_2$ —骶 $_1$ 全椎板切除术,见该处骨性椎管较正常者狭窄,但腰 $_2$ 以上开始正常;腰 $_{3-4、4-5}$ 和腰 $_5$ —骶 $_{13}$ 节黄韧带呈葫芦形压迹,压迫硬膜,硬膜外脂肪变性,厚薄不一;切除黄韧带未见硬膜博动,完全去除脂肪后才见搏动,可见变性的炎性脂肪也是硬膜外机械性压迫因素之一;硬膜表面粗糙,色泽不正常,左 3 节神经根鞘膜外炎性脂肪粘连,松解后患者顿觉左下肢轻松舒适;左腰 $_{4-5}$ 后关节突下位于神经根前外侧见黄豆大小的椎间盘突出,其上有一同样大小的囊肿,前者切开后纵韧带和软骨无变性组织取出;后者切除。松解前轻夹该处神经根引出酸痛放射至大腿后侧的原来痛处和小腿麻放射至足底和五趾;彻底松解后再轻夹神经根仅出现电击样麻放射至足底和五趾;再无痛引出。腰 $_5$ —骶 $_1$ 椎间隙见中央型椎间盘突出,约蚕豆大小,切开后纵韧带取出变性组织 1g,患者顿觉臀部和大腿后中部疼痛缓解。病理检验结果;黄韧带见纤维变性断裂;脂肪结缔组织有散在出血;椎间盘见纤维软骨。术后症象消失。3 年中疗效属治愈。1979 年 10 月间突感左腰臀痛,放射至左下肢外侧,合并麻,不能行走。腰脊柱"三种试验"检查由术前阳性变为阴性,诊断左腰椎管外软组织损害。同年 10 月 31 日补行左腰臀部及大腿根部软组织松解术,症象显著缓解。1979 年 1 月间补行左内外踝后下方软组织松解术,当手术完毕后患者顿感左腰臀残余痛消失,两周拆除小腿管形石膏,左踝痛也治愈,可知软组织外科学关于"低位痛可以向高位发展"的新理论通过本例治愈原发性踝痛就消除腰臀痛的客观事实进一步获得证实。因后遗左小腿外前侧牵吊不适感,影响走长路,于 1979 年 2 月 28 日补行左外侧半月板——髌下脂肪垫联合手术,症象全消失。13 年后复查:腰脊柱无畸形,直腿弯腰和伸腰均正常直腿抬高两侧均 80° 无症象;术前走路不超过 5 分钟,术后连续行走 8 小时无症象,恢复原工作。疗效属治愈。

例 20:朱×珠,女,32 岁,工人。腰臀痛 3 年,有外伤史,经常左右交替发作。近半年来症象增重,并发持续性左下肢直至足跟的放射痛麻,不能平仰卧,影响生活。入院检查:腰脊柱侧凸;直腿弯腰指尖距地 30cm,无腰肌僵硬,引出左臀痛增剧,后伸因臀痛受限,均不放射;直腿抬高左 80° 感腘窝拉紧不适,右 90° 无症象;左腰、臀和大腿根部软组织压痛点敏感;腰脊柱"三种试验"检查阳性。肌电图检查提示左腰 $_5$ 神经根受压。椎管造影提示腰 $_5$ —骶 $_1$ 椎间隙处碘柱压迹。诊断腰椎管内外混合型软组织损害。在患者坚持下于 1979 年 8 月 21 日先行腰 $_4$ —骶 $_1$ 全椎板切除术,见腰 $_{4-5}$ 椎板 0.8cm 厚、质硬、腰 $_{4-5}$ 间黄韧带增厚,硬膜呈一般压迹;硬膜外脂肪增殖和粘连,与腰 $_5$ 神经根及其前侧突出的钙化椎间盘粘连牢固,各作切除和松解;突出的椎间盘中取出少量硬化骨样组织,但突起如旧;凿除腰$_5$—骶$_1$椎间孔的内孔边缘的部分骨质,使神经根自由。病理检验结果:黄韧带见纤维变性断裂,部分钙化;脂肪组织显血管增生;纤维及软骨符合椎间盘纤维轻度变性。术后症象消失。疗效属治愈。但术后第四年突发左腰痛并发典型坐骨神经放射痛,左腰臀部和大腿根部软组织压痛点敏感,诊断左腰椎管外软组织损害。1983年9月间行密集型压痛点银质针针刺疗法5次,症象又消失。9年后复查,疗效属显效。

例21:刘×来,男,24岁。1972年初挑重担伤腰,卧床2个月症象好转,偶有疼痛小发作。11个月后腰骶痛突发严重,左重于右。先到杭州作麻醉下大推拿无效;后至南宁行左"开窗"式腰$_{4-5}$椎间盘切除术,症象略改善,但左腰臀痛未减。由桂林转来我院。检查:腰脊柱侧凸;直腿弯腰指尖距地35cm,引出左腰骶痛增重,后伸受限,也引出腰骶痛加剧,弯腰痛比后伸痛更厉害;直腿抬高左20°和右30°,均引出腰骶痛增重;腰臀部软组织压痛点检查阳性,左重于右;腰脊柱"三种试验"检查阳性。椎管造影提示腰$_{3-4}$椎间隙处碘柱有压迹,前侧和左侧均有较大缺损。诊断腰椎管内外混合型软组织损害。1978年10月18日行腰$_3$—骶$_1$全椎板切除术,见腰$_{3-4}$神经根鞘膜外炎性脂肪粘连均作松解,两侧腰$_3$神经根内侧各有一突出的椎间盘,其间有炎性脂肪粘连牢固,松解后切开后纵韧带取出变性组织,左腰$_{4-5}$椎间隙"开窗"处后纵韧带全属正常,未发现切取椎间盘瘢痕的痕迹,可见第一次手术全属误诊和漏诊。病理检验结果:黄韧带见变性并断裂,部分钙化;脂肪见血管增生和少许炎细胞浸润,椎间盘见纤维软骨。术后症象消失,患者不愿意按原治疗计划补行腰椎管外手术。疗效属治愈。但6年后突发左腰痛并发典型坐骨神经放射痛,左腰臀和大腿根部软组织压痛点敏感,腰脊柱"三种试验"检查由术前阳性变为术后阴性,故诊断左腰椎管外软组织损害。1984年9月间行左腰臀部和大腿根部银质针针刺疗法,疗效属治愈。可是1年后突发右腰痛并发典型坐骨神经放射痛而左侧无症象,也根据上述标准诊断右腰椎管外软组织损害施行相同的非手术疗法医治就消除症象。8年后复查,疗效属治愈。

例22:陈×康,男,23岁,工人。左腰臀痛2年多。起始仅左臀痛,以后合并左腰痛。近2个月来左臀痛加重,夜间最剧。疼痛放射至臀横纹下方,不向左下肢发展,无麻木。入院检查:腰脊柱侧凸,不易站立;直腿弯腰指尖距地35cm,左臀痛加剧,后伸因痛受碍。直腿抬高左20°有放射痛至臀横纹,右60°无症象。左腰臀和大腿根部软组织压痛点敏感。腰脊柱"三种试验"检查阳性。肌电图检查提示腰$_5$或骶$_1$神经根受压。椎管造影提示腰$_1$—骶$_1$全椎板切除术,见腰$_{3-4}$和腰$_{4-5}$黄韧带增厚1.0cm,腰$_5$—骶$_1$黄韧带厚0.8cm。硬膜呈一般压迹硬膜外脂肪增殖,各作切除和松解;左腰$_5$神经根内侧见一椎间是盘突出,两者间脂肪组织牢固粘连,切开后纵韧带取出变性组织。左腰$_3$和腰$_4$神经根鞘膜外炎性脂肪粘连也严重,分别松解。病理检验结果:黄韧带呈纤维变性断裂并钙化;硬膜外和神经根鞘膜外脂肪显毛细血管增生及炎细胞浸润。术后症象消失,疗效属显效。因此患者不考虑补做左腰椎管外手术。术后9年逐渐发生左腰痛并发坐骨神经放射痛,但腰脊柱"三种试验"检查上述前阳性变为阴性。于1987年补行密集型压痛点银质针针刺疗法,又消除症象。5年后复查,疗效属显效。

例23:江×宝,男,28岁,农民。双腰腿痛6年。1969年起病,1973年好转,1974年又发作,症象严重,影响工作。天津有关医院诊断坐骨神经痛、脊髓肿瘤等,意见不一致。由甘肃转入我院。检查:腰脊柱无畸形;直腿弯腰指尖距地35cm,有腰腿痛增重,腰肌无僵硬,后伸因痛受限;直腿抬高两侧各 20° 引起腰痛并发坐骨神经放射痛增重;双腰臀部和大腿根部软组织压痛点敏感;腰脊柱"三种试验"检查阳性。椎管造影提示腰₄₋₅椎间隙处碘柱有压迹并堵塞。诊断腰椎管内外混合型软组织损害。1975 年 5 月 28 日行腰₄—骶₁全椎板切除术,见腰₄₋₅和腰₅—骶₁黄韧带增厚,硬膜呈葫芦形压迹;硬膜外炎性脂肪粘连严重,各作切除和松解;双侧腰₄神经根鞘膜外也有脂肪粘连,一齐松解。术后症象明显好转;残留双腰臀部软组织痛经 7 次银质针针刺治疗,症象基本消失。恢复农业劳动 1 年多无影响。疗效属有效。1977 年 8 月 22 日复查,自云近半年来出现双小腿后侧和前足外侧酸胀痛合并轻度麻,再经银质针治疗消除。15 年后复查,疗效属显效。

例 23:朱×全,男,45 岁,工人。1970 年起右腰痛并发坐骨神经放射痛麻,10 年前有腰外伤史。不能久站和走路,否则痛麻难忍,下蹲位症象稍减轻;1974 年起左腰腿痛同左侧,但症象较轻;需双拐支撑勉强行走。武汉有关医院诊断臀上皮神经炎。入院检查:腰脊柱侧凸,站立时左下肢麻木;直腿弯腰指尖距地 60cm,腰肌僵硬,引出左腰腿痛麻加剧,后伸受限,左下肢麻增重;左小腿肌萎缩、左伸拇肌肌力减弱,双膝及跟反射减退,左下肢皮肤感觉减退,直腿抬高左 30° 引出腰腿症象增重,右 45° 有腰骶痛增重而无下肢放射痛;双腰臀部和大腿根部软组织压痛点敏感;腰脊柱"三种试验"检查双侧阳性。椎管造影提示腰₄₋₅椎间隙处碘柱压迹。诊断双腰椎管内外混合型软组织损害。1978 年 4 月 5 日先行腰₄—骶₁全椎板切除术,见腰₄₋₅黄韧带增厚约 1cm,左侧硬膜呈一般压迹,硬膜外脂肪炎性粘连,双腰₄和腰₅神经根鞘膜外炎性脂肪粘连各作切除和松解;腰₄₋₅椎间盘中央偏左突出,切开后纵韧带外脂肪见纤维脂肪组织显出血、炎细胞及血管增生,左侧显血管壁增厚;椎间盘见纤维软骨组织。术后症象显明好转,"三种试验"检查由术前阳性变为阴性。按原治疗计划于1970 年 2 月6 日行双臀部结合大腿根部软组织松解术和 1 月后补行双髋下脂肪垫松解术,症象消失。13 年后复查,疗效属治愈。

例 25:胡×敏,女,24 岁,工人。右腰腿 3 月余,外伤后遗,经久未愈。近 2 周内右腰痛增重,呈持续性,夜间更剧,咳嗽,大声说话和排便使劲时出现右腰腿痛增重;间歇性跛行。外院诊断右坐骨神经痛,转来我院。检查:腰脊柱侧凸;直腿弯腰指尖距地 60cm,引出右腰腿痛增重,后伸受限;直腿抬高两侧均 45°,右侧感臀痛增重;右腰臀部和大腿根部软组织压痛点敏感;腰脊柱"三种试验"检查阳性。肌电图检查提示右骶₁神经根受压。椎管造影提示腰₄₋₅椎间隙处碘柱压迹和右腰₄神经根未显影。诊断右腰椎管内外混合型软组织损害。1978 年 7 月29 日行腰₄—骶₁全椎板切除术,见腰₄₋₅黄韧带增厚约 1.0cm,硬膜呈葫芦形压迹,硬膜外和右腰₄神经根鞘膜外炎性脂肪粘连,各作切除和松解后见两侧腰₄神经根连同硬膜均受一膨隆型椎间盘的压迫,已钙化,两侧切开,各取出少量变性组织。术后症象明显好转,残留右腰腿不适补行银质针针刺疗法消除。14 年后复查,一切正常,仅久坐 3 小时后引出双腰骶酸胀。疗效属显效。

例 26:俞×清,男,39 岁,工人。13 年前抬重物作伤腰引起左腰痛,反复发作。近 4 年来变为持续性左腰骶痛并发左下肢后侧痛放射至足跟伴足背麻。检查:腰脊柱侧凸,直腿弯腰指尖距地 30cm,腰肌僵硬,引出左腰腿症象增重,后伸受限,直腿抬高左 30° 引出左下肢后侧牵吊感,右 85° 无症象;左腰臀部和大腿根部软组织压痛点敏感;腰脊柱"三种试验"检查阳性。椎管造影提示腰₅—骶₁椎间隙处碘柱压迹。诊断左腰椎管内外混合型软组织损害。于1976 年 4 月 21 日先行腰₅—骶₁,全椎板切除术,见该节黄韧带增厚,硬膜呈葫芦形压迹;硬膜外和左腰₅除其间的粘连脂肪后切开后纵韧带,取出变性组织。术后症象明显改善,疗效属有效,对后遗左腰臀部软组织松解术后补行压痛点银质针针刺疗法有良好效果。16年后复查,疗效属显效。

例27:张×瑜,女,38岁,干部。1971年产有左腰外伤史,常有疼痛小发作。1975年起并发左臀痛伴下肢外侧放射痛和第2、3趾麻,严重时不能站立和行走,卧床也无法翻身,新疆有关医院诊断左坐骨神经痛、脊神经根炎,"腰突症"等,意见不一致转入我院。检查:腰脊柱侧凸,站立时有左大腿后侧痛;直腿弯腰指尖距地50cm,引出左腰骶痛增重,但无腰肌僵硬,后伸有左腰骶痛而不受限;左小腿肌萎缩,左伸拇肌肌力减弱,左跟反射消失;直腿抬高左60°引出大腿放射症象增重。有90°无症象;左腰臀部和大腿根部软组织压痛点敏感;腰脊柱"三种试验"检查阳性。肌电图检查提示左腰₅或骶₁神经根受压可疑。椎管造影提示腰₅—骶₁椎间隙处碘柱压迹。诊断腰椎管内外混合型软组织损害。1979年3月14日行腰₄—骶₁全板板切除术,见腰₄₋₅和腰₅—骶₁间黄韧带均约0.6cm厚,硬膜呈一般压迹,左硬膜外和左腰₅神经根鞘膜外脂肪粘连严重,切除和松解后发现该神经根前内侧有一椎间盘突出,松解其间的炎性脂肪时后纵韧带在突起处自行破裂,取出指甲大小的变性组织后仍有骨性肥大的突起部如旧。病理检验结果:黄韧带呈胶元纤维变性断裂伴少量钙化;脂肪结缔组织的血管较丰富、充血和炎细胞浸润;椎间盘组织胶元纤维变性及散在小钙化灶。术后症象明显好转,"三种试验"检查由术前阳性变为阴性,但仍残留左臀和大腿根部痛。按原治疗计划于同年4月28日补行左臀部结合大腿根部软组织松解术后,症象消失。13年后复查,疗效属治愈。

例28:朱×立,男,30岁,工人。1976年起左腰痛,1个月后发展为左坐骨神经放射痛。发病1年后左小腿麻自左膝直至整个足底及足趾。咳嗽时症象增剧。间歇性跛行。以往有外伤史。西安市有关医院诊断"腰突症"。经多种非手术疗法医治,症象稍好有好转,但左下肢痛始终存在,转入我院。体检:直立位腰脊柱无畸形,也无痛或麻。直腿弯腰指尖距地35cm和腰后伸受限,两者均引出左腰骶痛放射至左下肢外侧直至踝部但无麻。直腿抬高左70°引出下肢放射痛直至足跟,右90°无症象。左腰臀部、大腿根部和左髂下脂肪垫损害性压痛点敏感。腰脊柱"三种试验"检查左侧阳性。肌电图检查提示骶₁神经根受压可疑。椎管造影提示腰₄₋₅椎间隙处碘柱左侧压迹。诊断左腰椎管内外混合型软组织损害。1978年9月1日行腰₄₋₅全椎板切除术,见腰₄₋₅间黄韧带肥厚,左侧硬膜形成一般压迹;左硬膜外和左腰₄神经根鞘膜外炎性脂肪粘连;此神经根前方有一5cm×5cm×5cm大小的突出物。切除或松解后再切开后纵韧带和外层软骨,无变性组织取出,突起如旧。术后腰痛消失,但左臀腿痛如旧。按原治疗计划于同年10月5日再行左腰臀部及大腿根部软组织松解术,腰腿痛消失。14年后复查,偶感左髂下脂肪垫损害引起酸胀外,腰腿痛未复发,疗效属显效。

例29:庞×云,男,39岁,工人。右腰腿痛9年。平时症象不重,但每年突发1~2次右腰臀和下肢外侧刀割样痛放射至足底和足趾;近半年来变为持续性加剧,影响生活。由安徽转来我院。检查:腰脊柱侧凸;直腿弯腰指尖距地45cm,引出腰腿痛增重,后伸受限;直腿抬高左90°无症象,右45°就引出右腰腿痛加剧;右腰臀部和大腿根部软组织压痛点敏感;腰脊住"三种试验"检查阳性。椎管造影提示腰₅—骶₁椎间隙处压迹。诊断腰椎管内外混合型软组织损害。1986年12月3日行腰₄—骶₁全椎板切除术,见右腰₅—骶₁黄韧带增厚,右硬膜呈一般压迹,右硬膜外和腰₄神经根鞘膜外炎性脂肪粘连严重,切除和松解后发现右腰₅神经根前外侧有一椎间盘突出,松解其间的炎性脂肪,再切开后纵韧带取出变性组织大于1g重。

术后症象略有改进，"三种试验"检查由术前阳性变为阴性，疗效属无效，23天后按原治疗计划补行右阔筋膜张肌和部分臀中、小肌髂翼外面松解术，症象消失。6年后复查，疗效属治愈。

例30：诸×莲，女，52岁，农民。双腰臀痛8年，左重于右，疼痛不向下肢放射。起始尚能从事农业劳动，以后症象逐渐增重，站立片刻感双下肢麻木，不能多走路，且有间歇性跛行。检查：腰脊柱无畸形；直腿弯腰指尖距地15cm，后伸受限，均引出腰臀痛增重；直腿抬高两侧均85°，均有下肢麻，双腰骶部软组织压痛点敏感，但双臀部和大腿根部软组织压痛点不敏感；腰脊柱"三种试验"检查阳性。椎管造影提示腰$_{4-5}$椎间隙处有压迹。诊断双腰椎管内外混合型软组织损害。1975年4月26日行腰$_{4-5}$全椎板切除术，见腰$_{4-5}$黄韧带增厚，硬膜呈葫芦形压迹，硬膜外和两侧腰$_4$神经根鞘膜外炎性脂肪粘连，各作切除和松解；发现两侧腰$_4$神经根连硬膜受膨隆型椎间盘压迫，松解其间的炎性脂肪和切开后纵韧带后，取出巨大的变性组织，膨隆部消失，术后症象消失。17年后复查，疗效属治愈。这是因为患者的腰椎管外病变还未涉及臀部和大腿根部，仅有的腰骶部软组织损害已在腰椎管内手术剥离腰部深层肌时不自觉地消除了发痛因素，故而远期疗效显得突出。

例31：朱×梅，女，42岁，杂技演员。右腰痛并发坐骨神经放射痛5年。因腰脊柱"三种试验"检查阴性和右腰臀部及大腿根部软组织压痛点敏感，诊断右腰椎管外软组织损害。于1974年12月14日行右腰臀部结合大腿根部软组织松解术，疗效属治愈。近1年3个月前打嚏时突感左下肢痛，逐渐加重，影响行走。再入院检查：腰脊柱无畸形，活动好，无症象加重；直腿抬高右110°无症象，左50°引出下肢痛明显；左腰部软组织压痛点中度敏感，但同侧臀和大腿根部软组织压痛点不敏感，腰脊柱"三种试验"检查阳性。椎管造影提示腰$_5$—骶$_1$椎间隙处碘柱压迹。肌电图检查提示双骶$_1$神经根受压。诊断左腰椎管内外混合型软组织损害。1976年11月10日行腰$_4$—骶$_1$全椎板切除术，见腰$_5$—骶$_1$黄韧带增厚；硬膜呈葫芦形压迹，硬膜外和左腰$_5$神经根鞘膜外炎性脂肪粘连，各作切除和松解；两侧腰$_5$神经根连硬膜受膨隆型椎间盘压迫；右侧腰$_5$神经根虽受压迫，但活动自由，无炎性脂肪粘连，故临床上无症象；膨隆物钙化，左侧取出小块变性椎间盘组织；再从硬膜内蛛网膜外的膨隆物上切下少许骨样组织；术后神经根和硬膜受压如旧。病理检验结果：黄韧带水肿变性、断裂，硬膜外脂肪结缔组织中血管增生，见炎细胞浸润；椎间盘粘液变性；骨样组织符合粘液变性的椎间盘组织。术后症象消失。16年后复查，长期登台演出，疗效属治愈。此病例的左腰椎管外软组织损害也仅局限于左腰部深层肌，与例30情况完全相同，腰椎管内手术中不自觉地消除了椎管内外两种发痛因素，故而疗效变得突出。

三、讨论

（一）发病机制

本文报道的腰狭突症合并腰椎管外软组织损害也是腰椎管内外混合型软组织损害中多见的病种之一。根据作者临床实践的新认识，其发病机制与腰狭症合并腰椎管外软组织损害相同。也就是说"腰突症"真正的原发性疼痛因素与腰狭症完全一样，仍是椎管内神经鞘膜外脂肪因慢性劳损形成的无菌性炎症病变。椎管内脂肪处于黄韧带和神经组织的鞘膜之间，正常情况下起到衬垫、润滑和缓冲硬膜及神经根鞘膜与黄韧带之间的摩擦作用；如果长期的过度应用,则与髌下脂肪垫损害一样地会惹起无菌性炎症病变。炎性脂肪的化学性刺激作用于内周硬膜外和神经根鞘膜外丰富的神经末梢,会引起疼痛;作用于外周黄韧带使之变性和增厚,与生理性退变一样,会形成软组织性椎管狭窄。这种渐增的慢性机械性压迫只有刺激炎性神经根时方能引出疼痛或合并麻;如果过强的这种刺激炎性硬膜的机械性压迫累及马尾神经时,则也会引出相应的神经压迫症象。至于腰狭突症和腰狭症两者合并的腰椎管外原发性软组织痛的发病机制,则与机体其他各个部位的软组织损害一样,全属椎管外软组织附着处因急性损伤后遗或慢性劳损形成无菌性炎症的化学性刺激,作用于该处的神经末梢而引起疼痛;以及因原发性疼痛引起反射性肌痉挛或肌挛缩,其机械性压迫作用于有关连的炎性周围神经也会惹起肢体的放射痛、放射麻或麻痹,包括下肢完全瘫痪在内。这种椎管外软组织损害的发病机制早已报道过。

本文重点讨论的是合并的"腰突症"引起痛麻的发病机制问题。经手术验证,凡有"腰突症"者必伴有腰狭症的存在。因此这种腰狭突症的椎管内病理变化,如1—3个节段黄韧带变性增厚形成的葫芦形压迹或一般压迹、多节段较大面积的弥漫性硬膜外炎性脂肪粘连和痛侧神经根鞘膜外炎性脂肪粘连以及病理检验的结果等均与腰狭症的椎管内病理变化相一致,所以两者的主观症象和客观体征也就基本一样;由于腰狭症伴有退变性椎间盘突出物就促使椎管腔的容积变得更小,其椎管内病理变化所继发的机械因素对炎性神经组织的刺激就比单独的腰狭症显得更强,由此而引起的症象和体征就更为典型了。

50多年来,人们对无菌性炎症致痛学说很不理解,也没有人像我们那样敢作扩大的腰椎管内多节段软组织松解术以认识其病理本质。总认为疼痛与神经受刺激有关,所以误认为压迫神经组织必然无疑地会引起疼痛。因此自1934年Mixter和Barr发表了手术治疗"腰突症"以后,这种机械性压迫致痛学说就引起国际上普遍的重视、支持和推广,半个多世纪以来,在腰腿痛诊疗领域中占有绝对的统治地位,形成了一个"椎间盘王朝"。早期,作者对此是深信无疑的,也曾充当过一名机械性压迫致痛学说的坚决信奉者。并于1953—1957年间连续做了106例"开窗"式、半椎板式或单一全椎板式腰椎间盘切除术,但远期疗效并非想象中那样满意;再因1975年间作者自己患了按传统标准诊断的"腰突症",却经腰部垫枕仰卧硬床的绝对休息疗法(2个月)完全治愈。从此放弃了椎间盘手术而改用上述的非手术疗法,两周后再换过伸位石膏背心外固定(3个月)取得与手术疗法相同的效果。虽则弄不清这种非手术疗法的原理,但开始埋下了怀疑"腰突症"的种子。

1962年起,作者在从事软组织疼痛这项科研工作中,首先开展腰椎管外软组织松解术和1973年起对疗效不满意合并腰椎管内病变者开展了扩大的腰椎管内多节段软组织松解术治疗腰腿痛的研究,于1978年间创立了软组织外科学。早期的重点研究成果是1965年~1979年间对国内具有卓越骨科水平的医院确诊"腰突症"而行"开窗"式椎间盘切除术失败的30例,按软组织外科学新概念,其中25例诊断为腰椎管外软组织损害性腰腿痛,5例经外院行"开窗"式椎间盘切除术不彻底而失败,以后诊断椎管内外混合型软组织损害性腰腿痛。全部病例先行腰椎管外手术,其中5例后期补行上述的椎管内手术,经平均5年以上的随访,远期治愈显效率达86.7%和有效13.3%;1973~1974年间局麻下附带地对未被麻醉的1例正中神经、3例尺神经和4例臀丛进行同下操作的机械性压迫的试探性测定和1974~1978年间在上述的腰椎管内手术中对28例局麻而椎管内未作麻醉或硬膜外麻醉不全而椎管内感觉完全正常的病例, 在施行硬膜外和神经根鞘膜外粘连脂肪松解术的前与后,用无齿镊轻触硬膜和轻夹神经根进行对比,由患者自己分辩清楚痛或麻的不同感觉及其部位,就明确了痛与麻的发病机制是截然不同的两码事。前者是椎管内外神经组织的鞘膜外脂肪因无菌性炎症的化学性刺激作用于鞘膜外神经末梢的反应;后者是神经组织本身机械性压迫产生神经机能障碍的结果,此其一。其二是进一步发现机械性压迫刺激正常神经组织(神经根或神经干)只能引出麻木或麻痹;但正常神经组织对渐增的慢性机械性压迫有良好的抗压作用,一般不易引起压迫症象;只有当神经组织的周围脂肪罹得无菌性炎症病变时,则这种渐增的机械因素不但会引出痛,也会引出麻。应该分清这种疼痛仍来源于炎性脂肪对神经末梢刺激的化学因素而决不是来源于机械因素。因而将无椎管外发病因素的单独腰椎间盘突出的临床表现分为"无症象"、"有麻无痛"、"有痛无麻"和"既麻又痛"(内又分"先痛后麻"和"先麻后痛")4种类型,从而纠正了长期以来基础研究和临床研究在发病机制上"痛麻一家"的错误认识,并在实践检验面前促使作者敢于提出与传统理论完全相反的无菌性炎症致痛学说来指导临床工作。

虽则当时早就明确了椎间盘突出物对神经组织的压迫不是疼痛的原发因素,但考虑到突出物长期作用于硬膜外和神经根鞘膜外的机械因素是否会惹起脂肪组织的继发性无菌性炎症病变导致疼痛呢?那时作者对此还无正确的认识。因此在1994年以前发表的有关论文中,仍保留"或由于长期的机械性压迫,刺激硬膜外和神经根鞘膜外脂肪产生继发性无菌性料症有密切关系"的可能性。这种认识仍原封不动地刊出于本书的部分论文中。

随着时间的推移和大量腰椎管内手术经验的累积,对上述保留的继发性无菌性炎症问题的认识又有所改变。

1、体检中经常发现腰椎间隙的后缘有较大的鸟嘴样骨赘形成,与较大的膨隆型腰椎间盘突出一样地压迫着硬膜和两侧神经根,但一生中从无腰腿痛病史。

2、尸体解剖中常有不少死者有较大的椎间盘突出,但生前无腰腿痛病史。

3、幼儿胸椎结核病骨性愈合成长后胸脊柱逐渐形成小于90°的驼背,其骨性和软组织性压迫对脊髓和神经根的机械性刺激最为严重,但作者观察到不少这类病例到老年也未发现任何症象。

4、崩裂性腰椎滑脱畸形形成的椎管腔和椎间孔显著缩小和引起马尾神经根的机械性压迫也最重,可是大多数病例可以无症象:对外院按传统标准诊断的"崩裂性腰椎滑脱症"5位严重腰腿痛病例,作者仅行腰椎管外手术而不处理腰椎滑脱畸形,均完全治愈,其中1例6年后复查,滑脱度由术前Ⅰ°变为术后Ⅱ°,但是这种长期的逐渐增加的慢性机械性压迫,并没有导致硬膜和外神经根鞘膜外脂肪产生继发性无菌性炎症病变而引出疼痛。

5、本组中发现8例的健侧各有大小不等的腰椎间盘突出物顶压神经根,有的突出物反而是比病侧更大,但临床上未产生症象。

6、本组中还发现7例软骨突起和8例突出物钙化,手术处理后突出物仍压迫神经组织如旧,通过腰椎管内外手术治愈或缓解症象后,经10年以上的观察并无神经根的继发性症象出现。

这些客观事物的正确反映,再度启迪作者对椎间盘突出物长期接触神经组织鞘膜外脂肪惹起继发性无菌性炎症病变作出重新认识。考虑椎间盘突出属生理性退变,它与椎管内鸟嘴样骨赘的形成过程和性质基本类似,其渐增的慢性机械性压迫刺激神经根即使压迫过久,也不会惹起椎管内脂肪继发性无菌性炎症病变的。通过上述的临床实践的检验,从而在认识上彻底否定了过去指导"腰突症"发病机制现非科学性的传统机械性压迫致痛学说；只有以科学性的无菌性炎症痛学说指导临床实践，彻底摧毁这个"椎间盘王朝"，才能提高腰腿痛的诊疗质量。

附带地说明，本文讨论仅涉及后纵韧带完整的88.8%腰狭突症。对所剩11.2%后纵韧带破游离型腰狭突症，因变性组织直接与神经根鞘膜或硬膜接触是否会引起原发性疼痛，作者仍持保留态度。这方面有待基础学科进行研究。如果在椎间盘的变性组织中确有致痛物质存在，则这种先由机械因素而后期转化为化学因素对神经组织的刺激，无疑会产生疼痛，如果没有致痛物质存在，则这种变性组织与后纵韧带完整的椎间盘突出物一样地不会引起疼痛，仅不过起到椎管腔容积进一步缩小的作用。

（二）诊断标准

大量腰椎管内外手术验证，腰椎管外软组织损害中有少数病例可以合并腰狭突症或腰狭症，但有腰狭突症或腰狭症者后期必合并腰椎管外软组织损害；以及在腰椎管内软组织损害中可以只有腰狭症而不一定合并"腰突症"，但有"腰突症"者必合并腰狭症。再因椎管内两者的发病机制千篇一律地均属神经组织鞘膜外无菌性炎症的化学性刺激并非是椎间盘突出物的机械性压迫。所以传统概念把"腰突症"当作引出腰腿痛一种主要的独立疾病看待，这全属认识上的片面性。可以这样说，半个多世纪以来的大量临床实践证明腰椎间盘手术的远期疗效之所以不佳，关键就在于此。为此作者把腰椎管内外这两种不同性质的致病因素结合起来考虑，对传统的"腰突症"的诊断改正，简称为腰狭突症以及对合并腰臀部及大腿根部软组织损害的诊断改正，简称为腰狭突症合并腰椎管外软组织损害，是符合客观实际的。

其次，长期以来，在机械性压迫致痛学说的指导下，传统的"腰突症"是以病史、临床表现和X线表现作为诊断依据的；在需要时再作椎管造影、CT或核磁共振成像等辅助检查，应该说，用来自正确发病机制的诊断指导治疗，因主客观相结合必然获得理想的远期疗效是属因果关系。如果远期疗效不佳，则就该反过来检验这个指导诊断的发病机制正确与否的思考。如今大量病例的腰椎间盘切除术经历半个多世纪时间的考验，当手术解除神经根的机械性压迫以后并无因果相连的关系出现，以及多数病例的远期疗效不够满意，这就得对这个"腰突症"的发病机制进行有必要慎审研讨，并作出推陈出新的选择，决不可以因近期疗效"尚可"或"满意"而墨守成规。还得考虑的是，传统的诊断依据中病史仅能作为诊断的参考，无决定诊断的作用；其临床表现和X线表现按照软组织外科学新观点仅是"腰突症"和腰狭症以及腰椎管外软组织损害所共有，决不是"腰突症"固有的临床表现和X线表现。即使是用先进的辅助检查，也无法提示这些阳性体征（特）属椎管内有症象引出的病变，还是无症象引出的退变；更无法提示椎管外软组织损害性病变的诊断依据了。因此单凭椎管造影、CT或核磁共振成像等辅助检查所得的阳性体征（物）作出的"腰突症"诊断，仍与传统的各种临床检查一样地缺乏科学性。可以这样说，"腰突症"经历了半个多世纪的基础和临床的研究，迄今为止，目前还无一种真正符合客观实际的和可以信赖的诊断依据乃是不可否定的事实。现在作者对软组织损害性腰骶臀腿痛与头颈背肩臂痛一样，也按解剖分型，分为椎管内、椎管外和椎管内外混合型3种诊断；并创用了腰脊柱"三种试验"检查，经过多年的临床检验，其阳性体征可以明确为椎管内病变及炎性神经根者的临床诊断依据，正确性极高（见本文表7所示）；再结合腰臀部和大腿根部软组织损害性压痛点检查的阳性体征，不确诊腰椎管内软组织损害，而且还可清楚地鉴别腰椎管内外混合型软组织损害的临床诊断。上述的辅助检查只能在手术前为了明确病变的部位和范围才有指征;任何忽视上述的临床检查轻率地单凭辅助检查所得的阳性体征(特),贸然作出腰椎管内病变的诊断是盲目性的,应该避免。目前"腰突症"传统的诊断标准在国内外仍占统治地位,为了启迪人们对腰腿痛的认识有所变革,特提出下列 3 类资料以供参考。

1、作者曾报道:"在椎管外软组织松解手术的治疗腰椎间盘手术失败的腰骶臀腿痛病例中所取得的显著疗效启示下,再在 1968.5–1972.6 间对 133 例经外院按照传统标准诊断为'腰椎间盘突出症'的腰腿痛病例,进行椎管外软组织松解手术,取得了同样满意的疗效。"这里的外院是指作者规定的本市 6 个医学院校附属的教学医院骨科和 2 个市级医院骨科,每一患者必须完成这 8 个医院门诊取得"腰突症"临床诊断后,才能入院接受腰椎管外手术。可见它们的"腰突症"症象诊断是代表传统标准的典型。如果当时把这批腰椎管外软组织损害性腰腿痛病例仍按传统的"腰突症"的诊断而行腰椎管内手术的话,即使采用扩大的腰椎管中多节段软组织松解术,其远期疗效也必然与"开窗"式等腰椎间盘手术一样地不满意。

2、1979 年许竟斌发表 55 例软组织分离术的远期疗效,并报道了 1 位典型病例:"殷某,33 岁。患有极重度的左下腰椎间盘突出症,坐骨神经痛极重,步行十分困难,各种重要检查都属强阳性,夜间须打止痛针解决睡觉。术中探察椎间盘实为重度突出,未切除椎间盘,仅作了正规的臀部软组织分离术,手术当天痛苦即完全解除,术后能挑抬 100kg 步行 2.5–5km,追访已 3 年,完全正常。"虽则许氏没有说明重度突出的椎间盘与神经根之间有无炎性脂肪的粘连存在,作者对此病例仍可作出两种不同诊断可能的探讨。一是无炎性脂肪粘连不会引出症象的退变性椎间盘突出合并臀部软组织损害性坐骨神经痛;二是有疼痛引出的受累神经根周围有炎性脂肪粘连经手术松解后变为无疼痛引出的"腰突症"合并臀部软组织损害性坐骨神经痛,因之臀部软组织分离术就有卓越的远期疗效。如果此病例只根据传统的"各种重要检查"所得的阳性体征而单行腰椎间盘手术,必然也会导致此病例的近期疗效出现无效。

3、作者曾于 1980 年在疑难痛症专家门诊中共接受了 30 例经外院核磁共振成像检查诊断"腰突症"并建议住院手术的患者,对其中 28 例腰脊柱"三种试验"检查阴性的腰痛并发坐骨神经痛,仅在腰臀部和大腿根部软组织损害性压痛点施行密集型银质针针刺,2–5 次治疗后完全治愈;对 2 例"三种试验"检查阳性者,经腰椎管内手术显著缓解症象明确了腰狭突症为主的混合型软组织损害的诊断。如果这 28 例不作"三种试验"检查,仍按照传统"腰突症"诊断标准和辅助检查的阳性体征而施行腰椎间盘手术,则其近、远期疗效也不可能令人满意。通过上述临床检验,一是肯定了在腰腿痛的临床诊断中如何正确地鉴别腰狭突症合并腰椎管外软组织损害与单独腰椎管外软组织损害的重要性;二是明确了前者在整个腰腿痛发病率中适与传统概念相反,仅占极少数,而后者却占极大多数。如果作者把近 10年中诊疗的腰痛或腰腿痛病例仍按照传统标准错误地诊断为"腰突症"而进行椎间盘手术的话,则"腰突症"的手术率与其他医院的报道一样,也会出现大幅度的惊人数字的升高,恐有过之而不及,但治疗效果将会出现不满意的反比。

(三)治疗原则

从无菌性炎症致痛学说考虑,如果要取得腰狭突症合并腰椎管外软组织损害预期的满意疗效,只有把椎管内外两种发病因素全部消除,方能达到治疗目的。这方面早被临床实践所证实。对合并椎管外软组织损害者可采用密集型压痛点银质针针刺,具有比其他的任何一种非手术疗法有更快速的治疗效果；只有对银质针针刺失效的严重病例可改用软组织松解术，又可使大多数病例获得治愈。对合并椎管内软组织损害者由于变性增厚的黄韧带和突出的椎间盘通过炎性脂肪，粘连成一个实体，即使应用类固醇激素作硬膜外或神经根袖注射，由于这类有消除无菌性炎症作用的药液难以完全进入如此狭窄的环境，更无法全面地渗入这个病灶区，怎能谈得上完全消除致痛的化学性刺激呢？所以这种注射疗法只能消除椎管内药液可能到达的部分病变区的炎症，减轻症象而不可能根治。所以说，目前尚无一种可以治愈椎管内软组织损害的非手术疗法问世。可是，目前社会上广泛流行着多种多样的治疗"腰突症"的非手术疗法，而且有的在医治腰腿痛方面也有相当的近期疗效。关键在于这些非手术疗法能否治愈真正的腰狭突症。这方面作者早已作报道，其治疗原理全是不自觉地按传统标准误诊为"腰突症"的单独腰椎管外软组织损害或混合型病例中合并的腰椎管外软组织损害起治疗作用，与治疗腰椎管内软组织损害根本无关。现在明确了本病正确的发病机制和诊断标准以后，对上述传统的非手术疗法长期被混淆的治疗原理要作重新认识，也是十分重要的。目前作者对合并的腰椎管内病变的治疗原则仍主张手术疗法为主导；但对合并的椎管外软组织损害主张先采用非手术疗法，无效时才改用手术疗法。这样的考虑应该说是符合全面地解决腰椎管内外两个发病因素要求的。但是先采用椎管外软组织损害的治疗就可以筛选出椎管内软组织损害固有的症象和体征，有利于提高腰痛或腰腿痛鉴别诊断的认识。

如今在椎管内软组织损害的手术方式方面仍存有两种不同的意见，即采用创新的扩大的腰椎管内多节段软组织松解术，还是采用传统的"开窗"式、半椎板式或单一全椎板式切除的腰椎间盘切除术的问题。许多学者对无菌性炎症致痛学说没有足够的理解，总认为椎管内多节段软组织松解的手术创伤较大，思想上难以接受；有的还认为多节段椎板切除会导致腰椎不稳定而产生后遗痛；以及椎管内硬膜和神经根鞘膜显露的手术野会导致瘢痕粘连的压迫而产生后遗痛，因此仍维护传统的"开窗"式等3种腰椎间盘切除术不变。作者对上述3点持有完全不同的看法。

1、多节段椎板切除的手术创伤必然比"开窗"式等椎板切除要大得多，但它可以彻底松解椎管内病变组织达到治疗目的。而"开窗"式等手术方式只能解除突出的椎间盘对神经根的机械性压迫，无法全面地消除椎管内整个无菌性炎症的病理基础，会导致疗效欠佳。考虑到任何一个手术切口的大小主要是为手术显露的需要而服务的，则多节段椎板切除手术也不例外。缩小不必要的椎板切除的范围是完全必要的；但是不考虑椎管内手术野显露的需要而坚持过小的"开窗"式等手术方式而影响治疗效果，这对患者决不是极端负责的表现。从本文治疗效果分析，证明这种重视椎管内病理变化的范围而施行2-4节全椎板切除术是治疗的需要，是无可非议的。但是同道们若能提供比本手术的创伤更小的术式包括非手术疗法在内，只要能达到彻底消除椎管内一切致痛的病理基础的要求，作者一定乐意放弃腰椎管内多节段软组织松解术。

2、扩大的多节段椎板切除导致腰椎不稳定产生后遗痛的结论是不正确的。传统概念早就明确椎板切除术中只要不破坏后关节，日后腰椎不会产生不稳定。多节段椎板切除术从未破坏后关节，怎么会产生腰椎不稳定呢？实践证明，我院175例腰狭突症和腰狭症的多节段椎板切除术后期复查中并无腰椎滑脱等发现，说明这种术式仍是安全可靠的。至于腰椎不稳定必然后遗疼痛的论述更是不符合客观实际。作者早就提出骨骼畸形非原发性疼痛因素，即使最不稳定的崩裂性腰椎滑脱畸形大多数也无腰痛；只要滑脱部位的椎管内脂肪没有无菌性炎症病变或腰椎管外软组织无损害性病变,则腰椎滑脱畸形是不可能惹起疼痛的。目前有人对软组织的无菌性炎症致痛学说很不理解,一味地把"开窗"式等3种手术不彻底而后遗的以及腰椎管外软组织损害引起的疼痛,推诿给多节段全椎板切除术是极不恰当的。这种传统的错误认识严重地影响了腰腿痛诊疗质量的提高,应该引起人们应有的注意。

3、手术瘢痕的粘连与无菌性炎症的粘连是截然不同的两码事。手术初期的皮肤切口愈合后因创伤性无菌性炎症的存在,可出现瘢痕痛,但日后会逐渐自行消失;硬结的切口瘢痕也会逐渐软化,对正常组织不再形成机械性压迫,所以椎管内手术显露区的瘢痕应该与皮肤的手术瘢痕的恢复一样,不会产生不良后果。作者自身经历过3次手术均有如此感受。如果手术瘢痕必然产生永恒性疼痛或手术瘢痕必然越来越硬结而长期刺激椎管内外软组织引起症象的话,那么所有的外科手术就无法开展了。同样神经周围的手术瘢痕必然产生疼痛的话,则后遗瘢痕痛最敏感的是神经吻合术更该禁忌,可是临床上并非如此。作者认为,彻底手术松解炎性脂肪所形成的神经根周围瘢痕粘连不可能后遗疼痛;只有当"开窗"式等手术未把炎性脂肪有意识地从神经组织鞘膜外剥离干净的手术瘢痕,因仍包含有某些致痛的病理基础,就会出现后遗痛;正因多节段椎板切除对神经组织周围的炎性脂肪可以完全彻底地松解,故而不可能产生后遗痛。

此外,还须讨论的是腰腿痛治疗评价的标准问题。作者认为科学是研究人们所不知道的东西。那么就得对科研工作中每个细节都要突出实践性和实在性。腰腿痛研究中有关疗效评定的标准也不例外。患者对疼痛的治疗要求往往过高,这是完全合理的。因为在疼痛治疗方面即使99%的症象解除,而1%的残余痛仍会影响患者的情绪、工作和身体健康的,所以医务人员在疼痛治疗中就得贯彻一个彻底性,否则仍不能达到治疗的目的。因此作者对疗效评定是高标准和严要求的。一是强调远期疗效作为评定对象而不是满足于近期疗效。二是严格评定疗效标准,例如,对经过椎管内外手术消除了腰腿痛两种发病因素的病例,只要伴有同侧下肢原发性或继发性髌下脂肪垫损害或踝周围软组织损害轻重不等的疼痛,由于仍影响工作其疗效只能评定为有效而不能评定为显效。因为显效的评定标准是无半点腰腿痛或麻,仅在劳累或气候改变时有腰腿不适而已。疗效评定从严的结果可以如实地反映出客观情况,促使我们对存在的问题进行再研讨,有利于疼痛临床研究的质量不断提高。

另外,作者在本文"治疗效果"分析中肯定了单独的"开窗"式等3种腰椎简盘切除术的远期疗效要比单独的扩大的腰椎管内多节段软组织松解术"低于22.22%的治愈显效率"更要低得多,这个估计是基本符合客观实际的。有人报道,"腰椎间盘切除术仅美国每年就高达17~20万人次。术后症象缓解率为70%~85%,但仍有相当数量的患者术后症象未缓解甚至加重。近年来国外学者提出下腰部手术失败综合征(Failed Back Surgery Syndrome,FBSS)的新概念。"作者分析,症象缓解不等于治愈或显效,仍有某些或部分症象残留。所以其"70%~85%之间的缓解率"的大多数病例属于本文疗效评定标准中的有效,这样就与本文的统计数字十分接近。这颇可说明目前国际上传统的腰椎间盘切除术仍无法圆满地解决腰腿痛的治疗问题。尽管国内有人(1980年中华医学会骨科学会第一届全国会议论文汇编)报道过较好的传统的腰椎间盘切除术的远期疗效(优占62%~64%或优与良共88.1%),可是他们对手术疗效评定的标准要求不高,把"主要症象消失,恢复原工作或症象基本消失,恢复原工作"作为最高疗效评定的标准。他们疗效评定中的"优"与本文标准的有效极相类似。由此可知,这个"优"缺乏可比性和实在性,不能反映腰椎间盘切除术的远期疗效如其报道的那样好。还有,1981~1991年间,国内有5篇关于"开窗"式等3种腰椎间盘切除术疗效的报道。其中一篇238例的优良率占91.6%,但随访时间不明确;另一篇95病例的优良率占97.9%,但随访时间太短,仅平均7.1个月,因此两者只能作参考而不能参加评比。其余3篇的随访时间各为平均12.2年、8年半和5年,其远期优良率各占91.6%、82.5%和95.2%。应该说,这是一个超国际水平的可喜的治疗效果。但遗憾的是,综观这5篇论文中有关"腰突症"的发病机制仍属机械性压迫致痛理论,诊断标准全是沿袭传统概念以及手术方法又是遵循古老的治疗原则均没有丝毫变革,即对旁侧突起型采用自黄韧带"开窗"式、椎板"开窗"式到半椎板式的椎间盘切除术和对中央突起型采用单一全椎板切除术。既然这5篇论文在上述3个方面没有半点创新性突破,其治疗效果理该与国内外其他医疗机构传统的腰椎间盘切除术基本一样。如今这5篇论文应用旧理论和老疗法竟有如此卓越的突破性治疗效果而远超国内外同道的有关报道,实难令人理解,故而不敢作进一步分析。

综上所述,作者以扩大的腰椎管内多节段软组织松解术显著疗效病例的治疗原理检验本病传统的发病机制,得出如下的结论。

1、传统的机械性压迫致痛学说全属阴错阳差,应该以腰椎管内外无菌性炎症致痛学说取代。

2、传统的针对退变性腰椎间盘突出物治疗本病的原理属张冠李戴,应该以针对椎管内外软组织损害的治疗原则取代。

3、"腰椎间盘突出症"的诊断名称不能完整地反映客观实际,应该以腰椎管伴椎间盘突出合并腰臀部及大腿根部软组织损害简称腰狭突症合并腰椎管外软组织损害取代。

4、传统的典型的病史、临床表现和X线表现的诊断标准不适用于"腰椎间盘突出症"和腰椎管内外软组织损害,应该摒弃。

5、软组织损害性腰骶臀腿痛也要按解剖分型,分为椎管内、椎管外和椎管内外混合型3种诊断;采用作者但是用的腰脊柱"三种试验"检查结合腰椎管外软组织损害性压痛点检查,对上述3型可以作出精确的鉴别。

6、椎管内外混合型软组织损害性腰腿痛的治疗必须贯彻完全消除椎管内外两种发病因素的原则。对合并的腰椎管外软组织损害先考虑密集型压痛点银质针针刺,无效时再考虑腰臀部及大腿根部软组织松解术;对合并的腰椎管内软组织损害可考虑扩大的腰椎管内多节段软组织松解术。

7、传统的"开窗"式、半椎板式或单一椎板式椎板切除术无法彻底消除腰椎管内化学性刺激和机械性压迫的病理基础,应该以作者倡用的腰椎管内多节段软组织松解术取代。

8、传统概念认为全椎板切除术导致腰椎不稳定以及椎管内显露的手术野的瘢痕粘连必然后遗疼痛的推理不符合客观实际,应该纠偏。

宣蛰人 韩惠珍

(原载《软组织外科理论与实践》人民军医出版社,1994.73-114)

闭合分段折骨术治疗佝偻病后遗膝外翻畸形

膝外翻畸形亦称"X"形腿。在幼儿时期以佝偻病后遗较多见。这种较重的畸形很难在生长发育中自行矫正，往往日后形成严重的畸形，早期治疗实属必要。

1958 年间作者设计了闭合分段折骨术，治 2~6 岁小儿佝偻病后遗"X"形腿，经较长时间观察，获有良好疗效。

病理解剖

小儿佝偻病比"X"形腿可单侧或双侧发生。骨骼的弯曲部位好发于股骨、胫、腓骨或两者同时存在，但以后两处为多见。膝外翻结果常会引起胫骨下关节面外翻，与其上关节面形成偏斜。根据我们临床观察，在小儿生长过程中外翻的胫、腓骨远端又会沿着身体重力线方向发育，所以在早期的佝偻病后遗"X"形腿常呈轻度"S"形，又重行造成胫骨上、下关节面接近平衡或相互平衡。

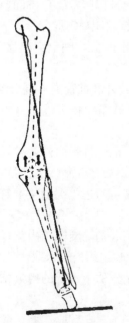

图1 膝外翻畸形侨正前——下肢载重线向外移位，大腿与小腿形成一向外开口的角度、股骨与胫、腓骨直轴线间的外角变小。膝关节内侧部分减压与外侧部分加压，跟骨显著外翻

正常的下肢载重线是由股骨头中心通过股骨远端的髁间窝指向髁关节中心，与身体重力线相一致。膝外翻畸形时下肢载重线就发生变化，它并不通过股骨髁间窝而是移向股骨外髁外方或膝关节外方变位，此时大腿与小腿形成一向外开口的角度，就使两者的直轴线间的外角也就变小(图1)。又因小腿相互分开成角与两侧内踝相互分离产生一不同长度的距离，荷重时就使身体的站立基础增宽，行走时两侧股骨内髁部相对地撞挤而形成"X"形。这种畸形还可使髋关节和踝关节发生外翻，小儿肌肉柔弱的足部往往会产生纵弓变平与跟骨外展而形成平足。膝外翻所引起的主要病理变化在于膝关节部，荷重时共内侧副韧带发生过度扩张与拉长和外侧副韧带发生皱缩与缩短，特别在膝外侧部分的股骨外髁与胫骨外髁相互挤压甚紧，而其内侧部分的股骨内髁与胫骨内髁相互分离，由于两小腿在分叉位置上所引起的站立基础增宽与因此而造成的平足畸形更可促使膝关节外侧部分加压与其内侧部分减压。这种持续性加压作用就使股骨外髁与胫骨外髁的骨骺软骨的生长作用受到阻碍、局部骨骼发育因之变慢，而两者的内髁部由于持续性减压作用使骨骺软骨的生长不受阻碍，其局部骨骼的发育较膝外侧部为速，如此就使原先由于韧带性因素引起的或佝偻病性骨骼轻度向外弯曲引

起的膝关节面偏斜所造成的"X"形腿畸形日益严重,所以一般中型或重型畸形往往很难随身体发育自行完全矫正。

此外"X"形腿常伴有膝关节松动症,有时并发膝反张畸形、膝关节肿胀或积液,小腿常有外旋发生。单侧病例还会引起骨盆倾斜与脊柱侧弯。

治疗

一般治疗:在佝偻病进行期应先进行佝偻病的治疗,使病变完全静止。同时禁止病儿站立、行走或在两腿分开位置上屈膝下蹲或下跪,以免增加畸形程度。

闭合分段折骨术:

一、矫正原理:通过胫、腓骨闭合分段折骨术将佝偻病后遗"X"型腿的下肢载重线纳入正常的载重线位置上,从而改变膝关节内侧与外侧的力学关系,利用局部骨骼在生长过程中的修复作用,使膝关节逐渐发育正常。通过这种矫正手续并使胫骨两端的关节面达到相互平衡,"X"形腿畸形因之消失(图2)。骨折在矫正位置上愈合后当荷重时原先受压最大的膝关节外侧部分变为减压,而原先减压的膝关节内侧部分变为加压。外侧减压部分因压力减小促使骨骼发育加速,而内侧加压部分因压力增强促使骨骼发育得到部分抑制,通过膝关节内、外侧压力的相互更换,再依赖病儿生长发育过程中的调节作用,就可使原先外翻的膝关节逐渐修复至正常要求。

骨折愈合后,胫、腓骨骨干上的两个相反方向的屈角可在生长过程中自行矫正,骨骼的凹面部分骨质逐渐增生,凸面部分骨质逐渐吸收,一般在2年内胫、腓骨骨干可修复变直。

二、适应症:2~5岁小儿"X"形腿畸形的佝偻病病变已属完全静止者可施行闭合分段折骨术,6岁以内病儿尚可争取作尝试性闭合折骨。对折骨术失败的病例可早期改作一般常用的切骨术或与闭合分段折骨术原理相同的切骨术,只需在胫骨上、下两切骨点上各作一皮下不完全切骨术后再用手力将胫、腓骨一齐折断矫正。

三、折骨技术:

1.病儿在全麻下侧卧于手术台上,若先矫正右腿,则应使病儿向左方侧卧,并将伸直的右小腿内侧妥置于有厚衬垫的楔形木顶椽,用与矫正"O"形腿相反方向的闭合折骨术将右侧胫、腓骨上 1/3 段在理想的折骨点上一齐折断(图3),骨干折

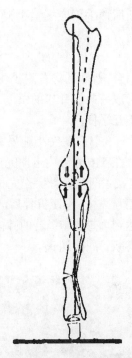

图2 膝外翻畸形施行闭合分段折骨术后——下肢载重线纳入正常位置,膝外翻畸形消失,股骨与胫、腓骨直轴线间的外角恢复正常。膝关节内侧部分由加压变为减压,与其外侧部分由加压变为减压,跟骨恢复正常位置

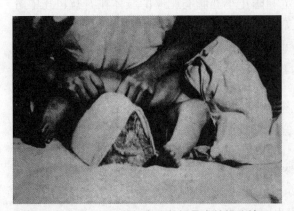

图3 右小腿上 1/3 段闭合分段折骨术的操作情况

断后两手仍应握紧小腿,用力向内侧作过度弯曲,方能使小腿远端处于正常下肢载重线的内方。

2.然后使病儿向右方侧卧,将右小腿外侧置于楔形木上,用与矫正"O"形腿相同方向的闭合折骨术,将右侧胫、腓骨下 1/3 段在理想的折骨点上一齐折断,并作适度的向外侧弯曲,形成一向外开口的角度,就可使小腿远端纳入正常下肢载重线上,以求得胫骨上、下关节面相互平衡。

3.以后在右小腿妥善保护下用相同的操作进行左小腿闭合分段折骨术,一般两侧操作可在 5、6 分钟内迅速完成。

4.两侧折骨操作完成后,使病儿平仰卧,将下肢伸直,已可使两膝内侧部与两踝内侧部相互靠拢,并使折骨后的小腿直轴线在正常下肢载重线上通过,说明折骨后的畸形矫正已达到理想要求。若两膝内侧靠拢时而两踝内侧间尚有距离,说明矫正程度不够,可再用手法将断骨屈曲纠正。

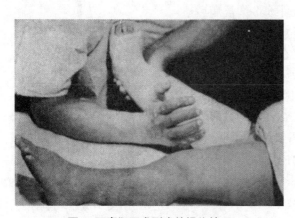

图 4 石膏塑压成型术的操作情况

5. 在膝关节伸直与踝关节直角位上作下肢有衬垫石膏包扎,包扎范围自大腿中上1/3 段直至脚趾。注意膝关节不宜像矫正"O"形腿那样地作 90° 屈曲,应完全伸直,否则畸形的矫正程度无法控制。当石膏变硬之际施行石膏塑压成型术 (图4)。方法如下:当右下肢操作时施术者以右前胸抵住右足第 5 蹠骨远端部位,使踝部保持直角位,并避免前足内翻。手术者右手拇指向上,用鱼际横置于小腿上 1/3 段折骨点内侧,左手拇指向下,用鱼际横置于小腿下 1/3 段折骨点外侧,在第 2 趾准对髌骨的位置上两手鱼际相对地用力压迫,使上 1/3 段折骨角度向内方过度屈曲,同时左手第 2~5 指置于小腿远端内侧与跟骨内侧,用力将远骨折段向外屈曲,使小腿远端纳入正常下肢载重线中,以求得胫骨上、下关节面相互平衡。压迫力量须待石膏完全变硬时方可放松,这种用手掌鱼际在折骨角度开口处的平面压迫不易产生软组织压迫溃疡,且可使石膏在肢体内、外侧各有一凹面,有利于骨折固定和防止小儿脂肪肥厚的肢体在石膏包扎中滑脱。以后用相同的方法将对侧肢体作石膏包扎。

6.术后立即作 X 线摄片复查,若畸形矫正良好,可送返病室。若畸形矫正不够,可在石膏干硬后分别施行石膏分段楔形切开,以矫正轴线。过度矫正也可通过相反方向的石膏楔形切开作还原矫正。

四、术后处理:(1)回返病室后患肢高举,经常观察脚趾血运情况。若 24~48 小时内无肿胀发生可出院休养。出院前足底部用厚毡妥衬,以石膏卷缠绕固定,就可保护石膏在站立时勿受损毁。(2) 4、5 天后令病儿作站立练习。(3) 4 星期后拆除石膏作 X 线摄片复查,一般骨折已骨性愈合,可令病儿作肢体活动,但不鼓励或强迫其站立或行走,应随小儿意图和自发需要逐渐开始荷重。通常拆除石膏后两星期内就能行走,因下肢载重线正常,"X"形腿畸形也就消失。骨干屈曲部软组织常有凹形,短期内就会恢复。

五、后期观察:拆除石膏 3 个月后作临床与 X 线摄片复查,以后每隔半年各复查一次,以观察膝关节面与骨干的修复作用,一般可在两年内恢复正常。

治疗效果

我院在 1958 年 7 月 ~1964 年 7 月间共收治重型小儿佝偻病后遗膝外翻畸形 15 例,计男性 7 例,女性 8 例。双侧 12 例,单侧 3 例(其中左侧 2 例,右侧一例) ,共 27 个畸形腿。最低治疗年龄为 2 岁,最高治疗年龄 6 岁 3 个月,平均年龄为 4.3 岁。治疗方法全部采用闭合分段折骨术均达到理想的矫正要求,术中未曾遭遇因折骨术失败而改作切骨术的情况,术后亦无任何并发症发生。虽则闭合分段折骨术的组织损伤稍较矫正"O"形腿的闭合折骨术大,但从未遇到因肿胀而切开石膏等情形。观察时间 6 年 3 例,5 年以上 3 例,4 年以上 2 例,3 年以上一例,2 年以上 2 例,一年一例与 8~3 个月 3 例。复查所得:15 个病例的 27 个膝外翻畸形完全消失,功能正常。从(图 5~8)的病例报告中证实效果良好,并且所有病例在治疗前均伴有不同程度的膝反张、平足和小腿轻度外旋畸形,在治疗后也同时得到矫正,疗效满意。

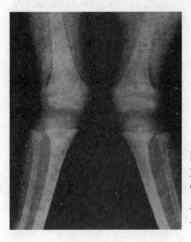

图 5 4 岁女孩,双侧佝偻病遗"X"形腿,1958 年 7 月施行闭合分段折骨术

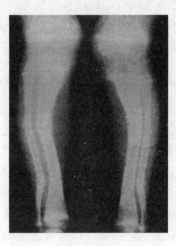

图 6 石膏固定一月后临床检查,下肢畸形消失,X 线证实下肢载重线已矫正与胫骨上、下关节面已达到相互平衡(病例同图 5)

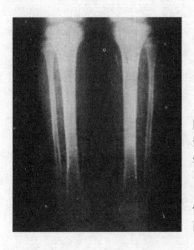

图 7 6 年后复查,两面三刀侧外翻的膝关节面已修复正常与屈曲的下腿骨干已修复变直(病例同图 5)

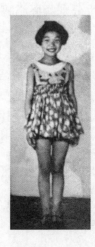

图 8 临床外观与肢体功能均达到完全正常(病例同图 5)

讨论

小儿佝偻病后遗"X"形腿也是一种常见的下肢畸形,发生率虽低于佝偻病后遗"O"形腿,而治疗上远较"O"形腿困难得多。一般常用穿着内侧垫高的鞋托矫正。这种方法仅适用于轻型膝外翻畸形,对中型或重型畸形并不一定生效。同时由于鞋托内侧垫高就迫使前足内翻和纵弓变平,日后容易形成平足畸形,且治疗时间往往需几年以上,常会使家长失却耐心和信心。Pitzen设计了"X"形腿牵引矫正法[1],即病儿每日午睡时在仰卧位上将两下肢伸直,髌骨保持水平位,双足踝用皮带扣紧,两膝部分别用布带向外牵引,牵引重量一般依年龄计算为每岁一磅。此矫正法对轻型"X"形腿有效,但对较重畸形或骨骼较硬的病儿也不能保证一定疗效,同时病儿的合作与家长长时期的日常工作负担,均是问题。国内陆氏[2]创制的螺旋撑开器纠正佝偻病性"X"形腿一肯定有相当疗效,不过操作比较复杂,护理手续也较麻烦,若无良好的石膏操作技术,很难避免在石膏楔形切开部位常会惹起的软组织压迫溃疡。同时这种矫正方法对年幼的或佝偻病尚未静止的骨骼较软病儿容易矫正,而对年龄稍大的或佝偻病已静止的骨骼较硬病儿仍难完全矫正畸形。赵氏[3]提出与治疗"O"形腿相反方向的闭合折骨术矫正的方法,我们考虑此法造成的胫、腓骨骨干较大的向内开口的弯曲畸形与因之所形成的小腿弯曲外观的修复变直时间远较闭合分段折骨术要迟缓得多,并且在折骨矫正畸形后制造了胫骨上、下关节面相互偏斜,这些仍属美中不足之处。

闭合折骨术治疗"O"形腿优于手术疗法,早为大众周知,所以闭合分段折骨术治疗"X"形腿因具有相同的优越性也非手术疗法可比拟。在矫正佝偻病后遗"X"形腿的不少非手术疗法中闭合分段折骨术确实具有其突出的优点,主要在于折骨后下肢载重线得随意矫正,可一次完成,方法可靠,且对年龄稍长的佝偻病已静止和骨骼较硬的病儿一般均可达到矫正目的。此外,还可解决因其他保守疗法所不能收效的问题,故此值得介绍与推荐。

鉴于非手术疗法矫正佝偻病后遗畸形腿符合多快好省的要求,所以手术疗法的指征仅能在非手术疗法失败时方可施行。这些看法虽早已明确,但在闭合折骨术与切骨术的使用上的意见目前并非完全一致。有人认为年龄较大的儿童或骨质坚硬者,若其胫骨坚质骨超过一厘米,以为折骨术往往无效而考虑切骨术。我们认为2~5岁的小儿骨骼质地软,即使胫骨坚质骨在自行矫正变直时因骨质增生而变厚,只要准确掌握折骨技术,也容易成功。操作中应该强调施术者以两手分别紧握小腿靠近折骨点的上、下段,置于楔形木顶缘上将软组织相对挤紧后,再用两侧肋弓分别顶住手腕虎口部,当两手徐徐用力将骨干向下屈折时,肋弓也同时用力向下顶压,有节奏地将胫、腓骨分别折断(图3)。主要依靠手腕的屈曲折骨力,同时利用体重(通过肋弓)顶压的作用,就会增强手腕折骨力量,而决不是依赖单纯的下压力。这种方法不但折骨力量较大,同时操作稳当,即使在小腿上、下1/3段折骨时,也可避免并发关节与骨骼损伤。我们在300多病例的治疗中,包括6岁小孩在内,其中有不少骨质坚硬的与胫骨坚质骨超过一厘米者,应用这种操作方法尚未遭遇因折骨术失败而改作切骨

---

① Pitzen, P.: Kurzgefasstes Lehrbuch derorthop dischen Krankheiten, S. 204. Urban & Schwarzenberg, Munchen·Berlin·Wien·1957.

②陆裕朴等:应用螺旋撑开器纠正幼儿佝偻病性膝内外翻畸形,中华外科杂志,11:619,1963.

③赵师义:小儿弓状腿18例人工折骨疗法之疗效分析,武汉医学院学报,2:222,1960.

术的情况。实践证实 2~5 岁的佝偻病后遗畸形腿的手术疗法只在极个别的特殊病例中遇到，所以决不能因 X 线所表现的胫骨坚质骨增厚就放弃作闭合折骨术的尝试而贸然进行切骨术，如此就会丧失一非手术疗法可能成功的机会。因此我们主张切骨术的指征也只能在闭合折骨术失败时才能适应。在闭合折骨术的操作方面也有人主张用两手稳握小腿上、下端，两肘伸直，再用持久的垂直压力，将胫、腓骨分别折断。这种折骨方法只对年龄较小的或骨质较软的病儿可以成功，对年龄较大的或骨质坚硬的病儿，由于没有利用手腕的屈曲折骨力与体重顶压的联合作用而单凭垂直压力，常会因折骨力量较小而遭遇失败，这方面我们在不少困难病例中进行对比后证实之。所以如何准确掌握闭合折骨术的正规操作，以提高治疗效率，极为重要。除此以外，施术者的手腕折骨力的强弱与体重的轻重也会影响折骨术的成败，可在遭遇困难时另换腕力较强与体重较重者进行操作，我们也有不少骨质坚硬病例通过更换施术者而完成折骨术的治疗。

还有人顾虑到折骨部位在小腿上、下 1/3 段，操作中容易并发关节与骨骼损伤，而主张采用切骨术矫正[①]。这些并发症本文病例中未曾遇到。这方面我们早在闭合折骨术治疗小儿佝偻病后遗膝内翻畸形[②]的治疗经验中通过 110 次在小腿上、下 1/3 段折骨也未曾发生，证实只要选择折骨点得当和操作方法准确，在这些部位折骨仍是适应的。

宣垫人　李探　赵常修

(原载《小儿外科副刊》1965 年第二卷第 4 期)

---

① 颜道其等:切骨术治疗小儿佝偻病后遗下肢畸形,武汉区学杂志小儿外科附刊,1:219,19 64.

② 屠开元、宣垫人等:应用闭合折骨术治疗小儿佝偻病后遗膝内翻畸形,中华外科杂志,4:345,1960.

粗隆间内移成角截骨加弯曲髓内钉内固定术
治疗股骨颈骨折不愈合合并腰腿痛

股骨颈内收型骨折不愈合合并腰腿痛的治疗，目前仍为老年外科中亟待解决的课题。1959 年 11 月 –1983 年 2 月,作者等创用粗隆间内移成角截骨加弯曲髓内钉内固定术(简称截骨弯钉内固定术)治疗股骨颈内收型骨折不愈合合并腰腿痛共 47 例,计:①三刃钉内固定术后遗假关节者 13 例及多螺纹钉内固定术后钉身断裂形成假关节者 1 例；②陈旧性骨折不愈合者 24 例；③新鲜骨折复位失败或患肢属偏瘫恢复等不适应三刃钉内固定术和具有骨折不愈合预后的特殊情况者 9 例,疗效满意,现报告如下。

一、手术指征

对 45 岁以上的股骨颈骨折不愈合或后遗颈部骨质吸收等病例,因年老体弱或合并心血管等病属躯干石膏禁忌者,可用本方法治疗,仅对 70 岁以上肌力衰弱,估计术后患肢难以恢复主动活动功能者不适宜。对 45 岁以下的同类病例,因心、肺、肾等内脏功能不佳,不适应躯干石膏者,本方法也可试用;但对内脏功能正常者, 因无躯干石膏禁忌症仍采用本截骨术加髋人字形石膏外固定,使手术更简化。

二、手术方法

(一)原理

参考 Lorenz–Putti 粗隆间支撑截骨术治疗股骨颈假关节的原理,创用弯钉内固定取代传统髋人字形石膏外固定(图 1),以避免老年人最易发生和危险的躯干石膏包扎的并发症。截骨矫正后,两截骨段在髋臼部形成一向外、向后开口的角度,弯钉在此成角位置中产生确实的内固定,促使推向内侧、处于股骨头下方的远侧截骨端,对假关节部位起到坚强的支撑作用。如果股骨颈已吸收,则将截骨端对准残留的股骨头下方或髋臼,使近侧截骨段对骨盆起到一稳定的撑托作用。

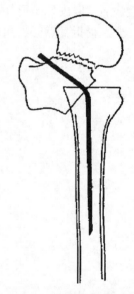

图 1　精隆间内移成角截骨加弯曲髓内钉内固定术示意图

在此外展成角位上截骨端骨性愈合后,患肢站立时,股骨由外展变为直立内收位而使大粗隆相应下移,增强了臀小肌的紧张力,促使屈氏试验从阳性变为阴性,可改善因肌性因素所产生的跛行步态。这种内固定术能使患肢早期负重,徒步行走,迅速重建满意功能,并在理想的矫正位置上达到骨性愈合。截骨后的患肢外展位,把股骨颈倾斜的骨折面从垂直倾向变为接近水平位置,使原先阻碍骨折愈合的推移力与剪力转化为促进骨折愈合的牵引力与压力,不用任何外固定也有机会促使假关节获得骨性愈合,本组 39 例随该病例中就有 5 例(12.8%)。如此,本手术除重建患肢功能外,还间接地放松了因无菌性炎症病变致痛引起髋部软组织的痉挛或挛缩,特别当改善了肌附着处的牵拉性刺激后,就显著地缓解了术前的疼痛。

(二)术前准备

对骨折端移位不重者,术前不需特殊处理。如果错位严重,则需先作持久性骨牵引术,把向上重叠的远侧骨折端牵拉至理想位置,再行手术。

(三)麻醉

常规地采用硬膜外阻滞麻醉。

(四)弯钉的准备

选用 V 形髓内钉 2 支,钉粗 8mm,长 250mm,厚 1.5mm。1 支系捶孔用,毋需弯曲;另 1 支系内固定用,应选在距离钉尾约 7cm 处扳成 140° 角,最好短到钉尾外露于股骨颈上缘不越过 2cm,以避免过长钉尾嵌入臀肌间引起局限痛和影响功能。

(五)手术

患者侧卧、患侧向上。健侧下肢伸直;患髋向前屈约 140°,患膝向后屈约 90°,使股骨大粗隆向后、向下移位、凸起于臀外后方,便于定位和手术。

手术开始,自大粗隆顶端向下作一纵行皮肤切口 15cm,切开髂胫束,钝性分离股外侧肌,暴露大粗隆与其下有股骨外侧骨皮质。用骨膜剥离器先向前内侧剥离骨膜;再向后侧切开股骨臀粗隆附着的臀大肌,手指由此探入即可触得小粗隆。定出自小粗隆上缘作一垂直股骨直轴的横轴线,直达外侧骨皮质,作一骨性记号,此线为理想的截骨线。

定位完毕,用两股骨板将股骨截骨部相对地撬起,以保护其下的软组织免受手术损伤。先用一直钉由大粗隆内方(即股骨颈上缘健康骨皮质的凹陷处)沿股骨直轴线插入髓腔,至截骨线水平位再拔除;另换一弯钉自原捶孔插入,保持成角的开口向外方,也捶至相同部位。钉尖不可超越截骨线,以免截骨时产生金属障碍。用长骨钻沿截骨线周围作多孔钻刺,贯穿前后、内外等多处骨皮质,再沿钻孔作横形股骨粗隆间截骨术,可避免操作中发生骨质豁裂、骨骼截断后,则将远侧截骨面推向内侧,处于股骨头下方;并在近侧截骨面中找到钉尖,纳入远侧截骨面中再捶入少许,以防止其滑脱。以后将大腿适度内旋至髌骨处于躯干的正前方为止,以纠正股骨颈骨折的远侧骨折端受臀肌向后上方牵拉造成的下股外旋畸形。再在近侧截骨面的内侧皮质远侧截骨面外侧骨皮质接触处,用咬骨钳咬成一矢状小骨槽(便于以后大腿外展时两截骨端相互紧嵌,以阻止截骨段的旋转作用),在手术者手指保持远侧截骨端处于内移位置上捶入弯钉。当其成角部进入接近截骨面时,专职助手才可把伸直的下肢相应地顺势外展,直至弯钉成角部完全抵达截骨间隙。此时近侧截骨段自然地呈内收位,与远侧截骨段形成一向外、向后开口的角度,其间的弯钉起到阻止远侧截骨段的内收作用。如患肢外展后出现股内收肌群过度拉紧者,可同时行股内收肌群皮下切断术。专职助手持续地维持患肢于外展位置下缝合创口,直至患者身体改成仰卧位,将患肢置于勃朗氏架上为止,返回病室作皮肤牵引;或术后立即置于骨科牵引架上作短髋人字形石膏暂时性包扎。此石膏型从髂嵴上方开始,向下包括足趾;腹部的石膏边缘向下作弧形切除,暴露脐下 3 横指宽的腹壁,可避免外固定对老年患者的心、肺、肾等功能影响。这种短髋人字形石膏对股骨上段的骨折是难起固定作用的,但它能维持弯钉内固定的患肢外展位置不变,防止肢体遭受粗暴的内收动作强迫弯钉改变方向。1967 年起我们改用短髋人字形石膏外固定,治疗 17 例,术后仅感创口酸胀或针刺样痛,再无剧痛发生,这对老年患者的康复起到重要的支持作用。

（六）术后处理

常规地应用抗生素以预防创口感染，并做好石膏护理常规。术后 10 天拆除石膏和缝线,起床步行锻炼,禁止用拐支撑。一般经 1 周的严格训练,可步行出院。

（七）后期治疗

定期门诊复查,鼓励患者外出,要求每日完成 10km 步行锻炼,1 个月后能恢复良好的下肢功能和从事一般工作，即使最年老的患者也应鼓励进行力所能及的行走和轻便劳动。因钉尾外露过长引起疼痛,争取手术 4 个月后局麻下拔钉。如拔钉后仍感臀、腿痛(仅少数病例),多系软组织损害引起,对残留这些严重症象者,可根据压痛点分布部位施行不同的定型的软组织松解术治疗。

三、临床资料

本组 47 例中,男 24 例。年龄 42–77 岁,平均 59.6 岁。左侧 24 例,右侧 23 例。病程 1 个月 –4 年。多数患者合并高血压(其中 2 例并发偏瘫,属恢复期),2 例合并肺结核(空洞形成),个别合并风湿性心脏病、血吸虫病,1 例并发桡骨远端骨折。每一病例均有严重的或比较严重的髋、臀和大腿根部痛,有的传导到腘窝或小腿;患髋全呈内收、外旋、前屈的位置,出现功能障碍并丧失生活能力。全部病例用本手术治疗,近期疗效满意。1983 年 8 月–1984 年 3 月间随访 39 例,其中优 26 例(66.7%)、良 7 例(18.0%)、可 3 例(7.65%)、差 3 例(7.65%)。在可中的 3 例因钉尾外露稍长引起轻度髋痛,但患者不愿拔钉。在差中有 1 例术后原可外去徒步行走,后因风湿性心脏病多次发作,拔钉后仍有软组织劳损性臀痛;另 2 例为 75–77 岁高龄患者,术后无痛,但肌力衰弱。此 3 例只能室内扶拐行动和自理生活。观察时间 1 年 3 个月 –23 年,平均 8.84 年,远期疗效满意。

在钉尾过长的 24 例属可者，拔钉后有 21 例提高为优或良。在钉尾长短适当的 12 例中,有 11 例未拔钉的疗效也保持在优或良;另 1 例属可者系继发极为严重的臀部和大腿根部软组织损害和髋下脂肪垫损害,对这种用非手术疗法无效的软组织无菌性炎症病变分别施行软组织松解术提高为优。

四、典型病例

例 1:田×尧,男,44 岁,机器修理工。右股骨颈内收型骨折不愈合伴腰腿痛 1 个月。1961 年 8 月行截骨弯钉内固定术,10 天起床徒手行走,疼痛好转。半年后因残留钉尾痛拔钉,症象消失。疗效评定由可提高为优。23 年(76 岁)后复查,患肢功能满意,疼痛未复发,无后遗症,术后 3 个月恢复原工作直至老年退休,无不良反应。

例 2:毕×保,男,66 岁,退休工人。右股骨颈内收型骨折不愈合伴腰腿痛 11/4 年。1978 年 2 月行截骨弯钉内固定术。10 天起床徒手行走,疼痛消失。因无钉尾痛患者不愿拔钉。疗效评定为优。6 年(72 岁)后复查,患肢功能满意,疼痛未复发,无后遗症;71 岁的夏天游览峨嵋山,自山脚至山顶步行往返,也无不良反应。

例3:陆×民,女,68岁,退休教师。左股骨颈内收型骨折,三刃钉内固定术4个月后出现钢钉滑脱与骨折不愈合伴腰腿痛。1979年12月拔钉并行截骨弯钉内固定术,10天起床徒步行走,疼痛消失。因无钉尾痛患者不愿拔钉。疗效评定为优。4年9个月(73岁)后复查,患肢功能满意,疼痛未复发,无后遗症;多次外出旅游,翻山越岭无不良反应。

例4:沈×玉,女,65岁,退休工人。左股骨颈内收型骨折,外院行多螺纹钉内固定术,3个月后出现骨折不愈合,3支钢钉中的2支断成5截。又因钉尾外露过长,惹起腰腿痛,患髋不能伸直,只能在屈腰、屈髋位依赖方凳勉强移行。1983年2月拔螺钉并行截骨弯钉内固定术,9天徒步起床行走,疼痛消失。因无钉尾痛,患者不愿拔钉。疗效评定为优。1年后复查,患肢功能满意,疼痛未复发,无后遗症;长期从事家务劳动,无不良反应。

五、讨论

非手术疗法难以治愈股骨颈内收型骨折不愈合合并腰腿痛,传统的治疗手段均以手术为主。方法颇多,归纳起来有下列几种:①移除股骨头,作剩留的股骨颈部置入髋臼的成形术;②前述相同方法结合钢杯帽手术;③Lorenz-Putti粗隆重间支撑截骨术;④Pauwels粗隆下立直截骨术;⑤前述相同方法结合股骨颈内骨栓移植术;⑥关节外股骨颈钉或三刃钉内固定术等。实践证明,上述各法均有不同的手术指征及各自的治疗效果,但术后多需髋人字形石膏外固定,方能维持骨骼的矫正位置与达到骨性愈合。但是躯干石膏对45岁以上病例多属禁忌,致手术指征变得局限。关节外股骨颈钉或三刃钉内固定术虽不需外固定,但其平均治疗时间需9~12个月,对老年病例的康复仍非完全理想。

20年代起,不少学者在骨折治疗中曾为如何废弃石膏外固定作出努力。当螺丝钉钢板作为骨折内固定取得成功后,也曾试用于粗隆部成角截骨术。但事实上要使螺丝钉钢板在向外、向后开口成角的截骨端上获得确实固定成功而不影响矫正位置,在技术上存在有相当的困难。此外,这种内固定成功的肢体不能早期直接负重。即使起床,全赖健肢与双拐支撑行动,实际上患肢呈"悬挂"状态,不着地负重。日久,常会引起患肢的肌萎缩、骨质疏松、血运不良以及静脉回流变慢继发肢体水肿等静止性损害,会拖延治疗时间和影响治疗效果。鉴于螺丝钉钢板作为骨折内固定存有这些难以解决的问题,40年代起假体代替股骨头的置换术研究应时而生。国内在70年代曾风行一时,假体制作材料由不锈钢、各种合金、陶瓷等不断改进。单纯地从形态来看,人工股骨头重建了股骨近端的解剖结构,可以维护理想的髋关节功能,似属一种合乎生物力学工程要求的治疗方案。我们在1975-1977年间对新鲜股骨颈头下骨折以及复位失败的股骨颈骨折也做了15例。通过随访,发现不少患者的近期疗效还令人满意,但也有部分的疗效不够理想,特别是随着时间的推移,许多潜在并发症不断出现。因此,我们放弃了这一手术方法。不少学者曾为防止人工股骨头对髋臼的磨损或穿破进入盆腔等潜在并发症而改用人工髋关节置换术,但仍无法解决插入股骨近端髓腔的假体柄刺激骨组织引起萎缩,继发假体下沉与松动等重要难题。骨水泥作为粘合剂的应用徒然增多髓腔内的异物存留,它与金属柄粘合得确实坚固,却不能与有生活能力的骨较长时期粘合在一起,日久必然松动,因此没有应用价值。何况人工股骨头置换术的操作比较复杂,组织损伤与出血较多;而人工髋关节置换术则更甚。所以,这两种手术也很难适用于老年患者。

本文介绍的截骨弯钉内固定术治疗股骨颈内收型骨折不愈合合并腰腿痛,由于①弯钉在成角位置上防止了股骨干的内收或旋转作用,从 X 线片对比中明显地证明了这种内固定的稳定性;②患肢术后 10 天直接着地负重与行走,毋需用拐支撑,有利于加速截骨处骨性愈合和避免患肢继发静止性损害;③手术操作简易,时间短,多能在 30 分钟内完成;④手术损伤较小,出血不多,术中毋需输血;⑤弯钉的成角较大,又选在大粗隆内侧股骨颈上缘捶入,当截骨处骨性愈合后,拔钉变得容易。⑥本手术通过近截骨段的内收与远截骨段的外展,使髋臀部病变较轻的软组织得到间接地放松,达到"以松治痛"的目的,因此本组病例手术后遗痛的发生率远远低于人工股骨头或人工髋关节的置换术。正因为本手术的上述优点较其他手术更适应于老年患者的生理特点并具有卓越的远期疗效,故可完全取代人工股骨头置换术或人工髋关节置换术而值得推广应用。

宣蛰人 赵龙海 包祖良

（原载《中华骨科杂志》1987;428-431）

软组织松解术两病例的再报告
——答叶衍庆教授的《呼吁》一文

叶老在《腰背肌肉剥离后脊柱的病理生理改变——呼吁如何解决术后潜在并发症的治疗问题》一文中,对软组织松解手术提出了诸如"腰背痛消失的机理在解剖学方面如何解释","维持脊柱生理弧度的肌肉,经过剥离后是否有病理弧度出现"等等五个问题,笔者根据实际资料,试对此作一剖析,以作为对《呼吁》一文的答复。

一、叶文中涉及我院两个手术病例的诊疗与复查情况

例 1 李 X 英,女,46 岁,干部。1971 年 10 月 6 日入院。患腰痛发展为颈、肩、臂、背、胸、腰、腹、骶、臀、腿痛十一年,合并头痛、眼花发胀、视力减退、胸闷、背部发僵感并似有数十斤重物长期压背样、双手肿胀少力、腹胀、久坐后站不起、脚步开不大致行走困难,症状增剧时连卧床也无法翻身等。劳保医院——上海市伤骨科研究所(简称伤研所)诊断其为腰脊柱肥大性改变,经多种非手术疗法长期治疗无效。

骨科检查:腰脊柱呈过度前凸畸形,平仰卧时畸形无改变,如拱桥样可容一拳自由出入。根据软组织劳损性疼痛检查的体征,诊断为双软组织劳损性头、颈、肩、臂、背、胸、腰、腹、骶、臀、腿痛。

治疗:1971 年 10 月 15 日在持续硬膜外麻醉下行双腰部深层肌游离术,当术中切开左侧皮肤与剥离皮下脂肪后,患者即感原有呼吸不畅的胸部舒畅,可作深呼吸,当切开腰背筋膜后叶,顿感背部负重感消失,眼睛张得大、看得清;同时背痛、颈痛、头痛也消失。术后创口感染,游离的肌肉段完全坏死,创腔全由疤痕组织增生填充,约三个月时间才二期愈合。术后腰

骶部以上的症状均消失,但双臀腿症状如旧。1972 年 3 月 31 日按原计划于全麻下行双臀部软组组松解术与双股内收肌群切痕剥离术,创口均一期愈合。术后双臀腿症状也消失。

1981 年 12 月 11 日笔者根据叶文所述去复查:患者除上腰部残留拉紧不适感(约手掌大小,主诉无痛)外,其他全身症状全消失。因臀中肌部分剥离所出现的"摇摆步态",经 8 个月步行锻炼后完全消失。恢复正常劳动和工作,十年中无症状复发。退休后负责八口之家的家务劳动,常捎 50 市斤重口粮从粮店回家(图 1),也曾徒手登上 300 公尺高的山峰游玩,均无不良反应,远期疗效满意。体检发现。直腿抬高由术前的 15° ~20° 增高到接近 90° ,直腿弯腰手指由术前距地 1.5 市尺变为指尖离地 1 横掌(图 2);可向后伸腰(图 3)与左、右侧弯腰,均无不适。但作上述动作时腰脊柱过度前凸畸形仅略有改变。患者自觉术后腹部前凸有改善,腰脊柱过度前凸也有好转,臀腿正常,行走稳定。

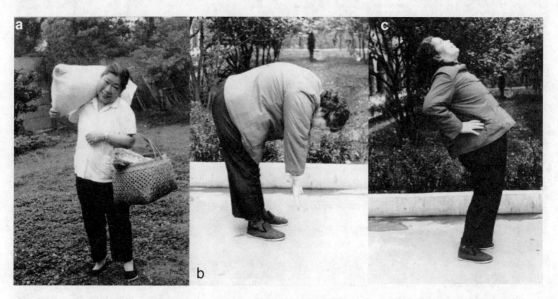

图 1 例 1 自菜场采购归来,右肩捎 50 市斤重面粉,左手拎 23 市斤重菜篮的情况　　图 2 例 1 的直腿弯腰情况　　图 3 例 1 的向后伸腰情况

例 2 祁 X 芸,女,23 岁,蹬技演员。1969 年 12 月 5 日入院。1963 年感腰痛,时好时发,逐渐发展为右侧持续性腰腿痛。外院诊断为右臀筋膜劳损和腰椎间盘突出症等。曾作推拿、针灸、局封、理疗以及两次住院作骨盆牵引与石膏背心包扎等治疗均无效。四年来无法练功和演出。1969 年冬带病下乡劳动两周,致症状更重,不能起床,不能翻动。

骨科检查:直腿弯腰手指距地约 2 市尺,向后伸腰困难,直腿抬高左 30° ,右 15° ,均出现腰腿痛加重。再根据软组织劳损性疼痛检查的体征,诊断为双软组织劳损性腰痛并发右坐骨神经痛。

治疗:1969 年 12 月 10 日在全麻下行右腰臀 II 手术(右腰$_1$棘突～骶$_2$中嵴切痕剥离加右髂后上棘内侧缘切痕剥离加右腰$_{1~5}$横突尖切痕剥离加髂胫束与臀筋膜"Z"字形切开后钝性游离坐骨神经干、骶丛、臀上神经与臀下神经加阔筋膜张肌与臀中肌髂翼外面 2 厘米阔切痕剥离等)和右股内收肌群切痕剥离术。术后症状明显好转,创口一期愈合。术后二个月出现右背胸痛和胸闷,涉及右中指麻感,残留右骶尾痛,影响右下肢抬举活动。1970 年 4 月 6 日再在局麻下根据压痛部位,分别作手术补课(右胸 $_{3\sim7}$ 棘突切痕剥离加右骶尾部软组织松解),上述症状随之消失。1981 年 12 月 12 日笔者根据叶文所述去复查:患者在直立位上腰脊柱的生理弧度与骨盆前倾角均正常,腰脊柱功能完全良好,前屈、后伸、侧弯与旋转等动作十分灵活,较对比者似还略胜一筹(图 4~5),站立时一侧直腿抬高被动可达 170° 左右(图 6)。复查时患者反映手术效果非常好,无半点残留症状,也未复发过,术后十二年中天天练蹬技(图 7),场场演出,出国表演两次。1980 年伤研所陆医师前去访问,因她的手术效果很好,约去该所,经叶老检查后,同样予以认可。

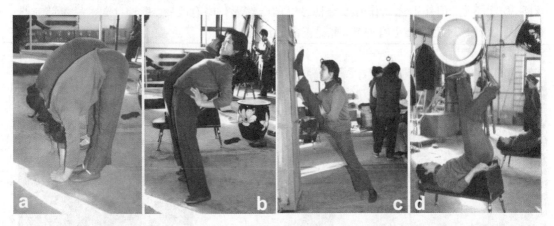

图 4 直腿弯腰情况:前者为例 2;后者为对比的蹬技女演员　图 5 向后伸腰情况:前者为例 2; 后者为对比的蹬技女演员　图 6 例 2 练功时右侧直腿被动抬高的情况　图 7 例 2 练蹬技的情况

二、叶文失实内容之剖析

(一)关于例 1:

1. 所谓"七个切口"和"患者不愿再增加刀口"的问题。叶文所举例 1 是在我院按常规作了双腰部、双臀部与双大腿根部等六个切口的病员李 X 英,而不是"七个切口"(着重号系笔者所加下同)。该病员第一次腰部手术后,头、颈、肩、背、胸、腹、臀等症状即消失,腰痛明显缓解;第二次臀部与大腿根部手术后,臀腿症状又消失;仅残留腰 $_{1\sim3}$ 棘突拉紧不适感,为该处软组织未彻底松解所致,因症状不重,暂不考虑手术补课,并非是"患者不愿再增加刀口"。至于叶文中提到病员到该所"长期治疗"的问题,这是因为病员的劳保在伤研所,该所在对其腰骶部作"擦药疗法"时由于引起皮肤广泛糜烂长期不愈,因此难以出院,而并非其他原因。

2. 关于"摇摆步态"和"形成凹背"问题。叶文在例 1 的有关第 1 次检查记录中说:"患者当时主诉是术后走路不稳,欲跌倒,但又不会跌倒,如在深水中走路。这种感觉是对失去背部重要抗重力肌肉的最好描写。检查为失去臀中肌的摇摆步态。"这里需要指出的是,他们的第一次检查是在例 1 作第二次手术三年后 (约 1975 年间),当时其臀腿症状已全部消失,直腿抬高已接近 90°。即使是所谓的"摇摆步态",据患者自述:术后通过 8 个月的行走锻炼也早已消失了。可见,根本不存在叶文中所说的那种可怕的后遗症——"摇摆步态"。这从他们在 1980 年作第二次检查时所作的描写:"躯干重心线接近正常,走路不稳症状好转",就是一个最好的说明。

　　至于所谓"腰部有严重的疤痕挛缩"问题,在本文介绍李X英的治疗情况时已经说明;这是因为患者在双腰部手术后创口感染严重,约三个月才二期愈合,故必有广泛疤痕形成。这里必须着重指出的是:并非像叶文所说的那样,由于"疤痕挛缩,形成凹背,腰椎无活动"。相反,"腰椎无活动"的成因是由于患者在十一年病程中,在接受劳保医院——伤研所的治疗过程中,病变的腰部深层肌不断地由痉挛变为挛缩,继发腰脊柱过度前凸,最后形成了非可逆性骨骼畸形,造成"腰椎无活动",而并非是"疤痕挛缩"所致。至于"形成凹背"更与疤痕形成无关。我院病史(192582)记录证明,"体检发现有严重的腰脊柱过度前凸畸形,不能平仰卧,勉强平仰卧时腰脊柱仍过度前凸如拱桥样,可容一拳自由出入……脊柱前屈、后伸时腰脊柱过度前凸畸形无改变";我院X线报告证明"腰脊柱过度前凸畸形",而且患者的门诊病历卡与手术前、后的X线片均被伤研所汤华丰医师借去久未归还患者,叶老对这些重要资料早作过详细研究,腰脊柱过度前凸畸形在手术前早已存在,与软组织松解术并无关系,为什么要张冠李戴抹煞客观事实呢?

　　叶文紧接着提出的"整个脊柱仍后倾,躯干重心线后移"问题,其实这只是暂时性现象,该文在例1第二次(1980年)检查时不是早已自己证明了"躯干重心线接近正常"吗? 但是这种好转的原因决非"由于骨质疏松出现,胸椎后凸增加"所致,因为我们最近的X线复查片上没有这种骨性改变出现(图8~9)。如今叶文中未把有关X线对比片拿出来作为证据,便作出这样的"结论",是不妥的。我们认为,软组织松解术解除疼痛以后,就不同程度地放松腰背部肌肉的紧张力,哪怕是最轻微的放松,均有助于"躯干重心线接近正常"。当然,此点仍应通过手术前、后X线片对比,但患者反映术后腹部前凸较术前改善,不就说明了这种可能性吗?

　　图8(略)

　　图9(略)

　　3. 所谓"骨质疏松"和"肌电图"等问题。叶文说,例1的"X线侧位片显示整个脊柱胸腰两段合成一"C"字形,第四腰椎以上即开始向后伸,有骨质疏松现象,上部腰椎体显示反应性骨质增生,腰4、5椎弓浓缩"。我们认为,这种骨骼畸形与骨质变化单凭后期X线片而无术前对比片,是难以作出科学分析的。例1手术前、后的X线片均在伤研所,可以作客观对比。其次,根据最近X线复查片(图8~9)的分析结论是:所谓"脊柱胸腰两段合成一'C'字形"是手术前早已形成的腰脊柱过度前凸畸形的必然结果,整个脊柱椎体的骨质密度十分清晰,并无"疏松"现象,腰4、5椎弓的轻度"浓缩"系该处创口感染、炎症刺激所后遗,并非软组织松解术引起。

　　至于"肌电图在凹背区显示右侧骶棘肌已成纤维组织为肌肉失去血液供应或神经支配的结果。左侧骶棘肌肌力变弱,强力收缩时动作电位振幅低下(0.5MV)"的问题,无须否认,这与第一次手术后腰部创口感染,游离的肌肉段完全坏死有一定关系。但是,叶文完全不提创口感染过程,只提在"凹背区"的广泛疤痕组织中所作肌电图的测试结果,这岂不失却其科学意义?

　　叶老送全国性会议审查的该稿说明中还指出:"某研究所1975年一病员的肌电图记录,剥离后21天,在第四腰椎平面测试,两侧骶棘肌都瘫痪。下线显示两个因肌瘫痪发生的纤维震颤电位"。这里需要提及的是,若把本研究所说成是"某研究所",以示有第三者支持的做法是欠妥的。我们的认识是,定型的腰部软组织松解术把腰$_1$~骶$_4$腰部深层肌完全游离必然会出现棘旁肌肉不同平面的失神经支配,但在正常情况下切断的神经可以再生,随着时间的增长,肌肉又会恢复正常功能。如今在手术后三周就去作肌电测试,未免过早。

顺便指出,叶文关于第一次检查所述"直腿高举左右各近 30°",也是不符合客观事实的。因为我院病史记载,例1手术前直腿抬高是右 15°,左 20°,且均出现腰臀腿痛加重。但当作了第二次手术后,直腿抬高已接近 90°,症状也消失。最近复查,患者直腿抬高仍保持达 80° 以上,从无臀腿症状出现。既然叶老在 1975 年第一次检查时已指出"直腿高举左右各近 30°,那么在 1980 年第二次检查时应把有关情况记录下来与第一次作对比,才能说明一些问题。又如,所谓"背部疤挛引起的严重不适仍为主诉",也非事实,患者反映仅是上腰部有拉紧不适感但并不严重。纵观上述情况, 软组织松解术对例1的疗效是不言而喻的了。

(二)关于例 2:

1. 所谓"跛行"和"两手发麻"问题。叶文说,例2(祁 X 芸)"手术后症状改善,但起床锻炼时有跛行。四个月后再作骶尾部剥离。因感两手发麻,在胸椎上、中两段处在棘突上作 15 厘米长切口"。根据我院病史(78438)记录,这位蹬技演员在第一次腰臀Ⅱ手术后二个月出现右胸背痛和胸闷,但仅涉及右中指麻感,并非"两手发麻"。四个月后局麻下通过右第 3~7 胸椎棘突和右骶尾部附着的病变软组织切开,患者在手术台上就立即感胸痛、胸闷和右中指麻感消失;右骶尾痛也消失,术后"跛行"亦即消失。

2. 关于"损伤重要的呼吸肌"问题。叶文说,"术后有胸闷史,因恐在胸椎旁剥离而损伤重要的呼吸肌,如后锯肌或肋骨粘连,影响呼吸,故作心电图及肺功能检查,两者都为正常"。这正如前面手术记录所表明的那样,第一次手术后二个月通过手术补课,症状完全消失,十二年中从未复发,何来"术后胸闷史"? 其实,上述的右第 3~7 胸椎棘突软组织手术很简单,组织损伤极小。既然叶老通过"作心电图及肺功能检查,两者都正常",就不应再把这种已被自己否定的东西写入论文。

3. 关于"臀大肌和骶棘肌剥离侧"的肌电图问题。叶文中提到"肌电图显示臀大肌在剥离侧于平常收缩时动作电位极低,在健侧为 0.5MV。在强力收缩时骶棘肌在健侧动作电位振幅为 1.25MV,剥离侧为 0.3MV,臀大肌在健铡为 1.5MV,剥离侧为 0.5MV"。1982 年 3 月间我院委托上海第一医学院附属中山医院对例 2 进行肌电测试,结论是病侧腰部与臀部的肌力与健侧基本相同(图 10~11)。如果退一步讲,就算软组织松解术对例 2 的支配肌肉的神经支已经"切断",那么事实告诉我们;棘旁肌肉不同平面的失神经支配,通过切断神经的再生是可以从所说的"瘫痪性的纤维震颤"恢复到满意的收缩功能的,因此对软组织松解术后肌肉暂时性失神经支配是毋需顾虑的。至于手术侧与健侧的肌电对比即使出现一些差异,也是不足为奇的。因为人体的任何组织手术后必有组织损伤,其测试数据会比正常组织的差一点。但这种差异在临床上究竟有多少影响,恐需依据临床效果方能作出正确的评价。这位蹬技演员术后十二年中从未复发,也无残留症状,完全恢复了生活能力并重登舞台已经十多年了(图 7),如果不作软组织松解术又将是怎样呢? 这好比一位病员因切除胆囊或脾脏而完全恢复了健康,我们能说不该作胆囊切除术或脾脏切除术吗? 我们不能无视临床效果,而只看某些测试的数据。

4. 关于"病理性平背"和"腰段和下胸段成强硬的直柱"问题。叶文中提到例 2 的"骨盆前倾角小于 30°,有一病理性平背","检查腰椎活动极受限制",经我们复查不存在这种情况。例 2 的脊柱形态、骨盆位置与腰椎活动度完全正常,与另一位对比的蹬技女演员完全一样(图4~5)。所谓"X线脊柱侧位片：腰段和下胸段失去正常的弧度成一强硬的直柱"更无其事,最近拍摄的动态X线复查片证明例2的腰脊柱保持着良好的生理弧度,脊柱前屈与后伸等动作完全正常。不知叶文(图7-4)像片的"强硬的直柱"是在哪样的"位置"上拍摄而成的？再研究叶文(图7-3)的像片,乃是叫患者一手高举向后按住枕骨部,使颈脊柱过度前屈,这就自然会形成腰脊柱的所谓"平背"与"骨盆前倾角变小",这绝不是一种正确的拍照法。

图10(略) 例2的骶棘肌重收缩时的肌电图图示,两侧肌力基本相同。上线为在(手术)侧,下线为左(健)侧

图11(略) 例2的臀大肌重收缩时的肌电图图示,两侧肌力基本相同。上线为右(手术)侧;下线为左(健)侧

图14(略) 例2的X线侧卧前屈位图

图15(略) 例2的X线侧卧后伸位图

5. 所谓"术后潜在并发症"的问题。叶文把例2的所谓"腰椎下部椎体缘骨质略有反应性骨质增生,表明早期骨质疏松"视作松解术的"潜在并发症"之说是论据不足的。在没有术前X线片对比的情况下,是难以作此断言的。众所周知,椎体缘的"骨质增生"多是退行性改变的表现,并非与软组织松解术有必然的联系。这位35岁的蹬技演员,腰脊柱因长期练功的影响,会不会出现"骨质增生"？这位女演员在早期未定型的松解术中,腰肌从棘突旁向外剥离(没有游离)的宽度小于一般的腰椎间盘手术或脊柱融合术等的剥离,根本没有暴露后关节,但是叶老却把它说成有"术后潜在并发症",按此推理,那么一切类似剥离腰肌的各种手术都应该禁绝了。再说,对临床上常见的许多没有作过腰肌剥离手术而腰脊柱"骨质增生"者又将作何解释呢？"略有"一点"反应性骨质增生"就肯定为"早期骨质疏松",这个结论未免太欠妥了。诚然对所谓的"术后潜在并发症"可以提出自己的想法和看法,但须以实践为基础,以事实为根据。当然,想象和猜测可以促进科学研究,但决不等于科学研究本身！如果按照上述那种逻辑推理下去,试问对现代医学中正在应用的许多新技术、新疗法,如"人工椎体置换手术"可能产生金属异物本身的氧化和电解以及金属异物刺激骨骼而引起骨质反应和变化等等,又将如何看待和论说呢？

难道也扣之以"术后潜在并发症"吗?!

在这次全国性会议上,叶老既然对软组织松解术提出了所谓"术后潜在并发症"等许多意见,但是,就在这同一场合中,伤研所却同时宣读一篇《腰椎假性滑脱症》的论文,介绍了"椎板切除、广泛的外侧神经根减压术、横突及髂骨上关节间融合术或'H'植骨动力性弹簧加压融合术"的手术疗法,其组织损伤的程度远超过腰部软组织松解术。这样广泛的"腰背肌肉剥离",按叶文"结论"不可避免地会出现五点"脊柱的病理生理改变",为什么对这种手术的"潜在并发症"却只字不提反在大会上推广呢？

(三)关于所谓的"硬化"和"切断"等问题。叶文中说,"剥离侧的髂骨和骶骨都硬化","纯骶尾部剥离多裂肌不可能不切断支配骶髂关节的骶神经1、2后支",与"剥离臀肌能损伤臀上神经到骶髂关节的关节支"。我们在例2施行的腰臀Ⅱ手术是早期比较简单的软组织松解术,手术记录证明,腰部手术未暴露后关节与骶骨孔,没有"切断骶神经1,2后支";臀部手术从未触及"臀上神经到骶髂关节的关节支",请问这样的手术是否定要对例2(图12)的右侧"髂骨和骶骨硬化"负责任呢？值得提请思考的是,例1施行双侧腰臀部手术其手术松解范

围远较例 2 要大得多,而且在腰部深层肌游离术中必然完全切断"骶神经 1、2 后支",然而例 1 的 X 线复查片(图 8)上并没有发生像叶文所说的骶髂关节的"神经原性关节炎"。

叶文中所说:"两侧肌力不对称,将来难免发生侧突";以及"剥离骶棘肌不是一个新手术,1920 年起国外为治疗臀肌瘫痪,即游离骶棘肌下部作为动力,以改善臀肌功能,术后仅注意髋关节外展后伸力量如何,而对于脊柱失去肌肉的骨骼改变如何,则从未注意到"。近 20 年中我们对 600 多位腰臀部软组织松解术病员的复查中,并没有发现像该文所说的"侧突",而且临床实践证明,软组织松解术彻底解除了因疼痛引起的肌痉挛或肌挛缩,相反,大量的单侧腰腿痛具有严重"侧突"者,术后却恢复了正常的形态和功能。正因为棘旁肌肉只做了游离而没有把骶尾部附着点切断,愈合后就不会像叶文所说那样因"肌力不对称"而产生"侧突"了。所以,这个手术与叶老介绍的"治疗臀肌瘫痪"的代臀肌手术在治疗的意义、目的和方法上又均是完全不同,这是不应该把它们混淆在一起的。按叶文观点,这种代臀肌手术"对于脊柱失去肌肉的骨骼改变"会产生种种"术后潜在并发症",那么它理该绝迹,但事实并非如此。

至于"切断窦椎神经可使椎间盘、后纵韧带、硬脊膜的本体感受、痛觉和交感兴奋都消失",我们在任何形式的腰部软组织松解术中从未暴露过此神经支,所以根本谈不上"切断"。不知"切断窦椎神经……"的事实安在?

叶老对软组织松解术治疗腰腿痛并无自己的实践经验,因此在例 1、例 2 的切口问题上未免以偏概全,有片面性。为此我们有必要阐明自己的观点。医之道,总是一个目的,为患者谋福利。非手术疗法治愈病痛符合患者最大利益;手术疗法会带来手术痛苦和造成手术损伤等等,对这些,我们未敢丝毫遗忘。但当非手术疗法无法达到治疗目的时,施用有效的手术疗法,应该说也是为患者解除病痛的一种治疗手段。尽管软组织松解术还存在着这样那样的缺点和不足之处,如初时松解不彻底,切口小而手术次数多,但它得到同道们的热心帮助与支持,使之不断改进和提高。20 年来,我们采用这种手术治疗许多经多种非手术疗法长期治疗无效、失却劳动能力和生活能力,有的曾几次自杀未遂的严重病例,取得 35% 的远期有效(优、良)率,而并无死亡率,尚未见到因手术越开越坏的病例。

此外,本手术毕竟解决了一部分按照传统标准来诊断的"难愈之症"或"不治之症",例如许多过去被诊断为内、外、妇、泌尿等科中的一些所谓"综合征"、"官能症"或"癔症"以及某些难以解决的疾病亦被治好了,这些都是客观存在的事实。至于软组织松解术切口的多少、大小与松解范围的深广度我们有如下的不同看法:手术切口的多少要根据机体存在病变的不同部位来决定;手术切口的大小要根据手术暴露的需要来决定;手术范围的深广度要根据治疗(即彻底松解机体部位压痛点上病变软组织)的需要来决定。任何违背上述客观规律的考虑和措施,必然会导致软组织松解术的失败而造成日后多次的重复手术,这方面过去我们有不少教训。但是我们仍为如何缩小不必要的软组织松解术的切口和手术范围而努力探索,为此继续希望得到同道们的帮助、指导和提供宝贵的改进意见或措施,使软组织松解术更好地为解除患者病痛而服务。我们在手术疗法与非手术疗法治疗腰腿痛的学术讨论中决不抱有任何偏见,也只有服从如何更好地为患者谋福利这个目的。

如果哪一位同道对这种常见病介绍更多更好的手术或非手术的疗法,我们愿意与之共同研讨,甚至放弃软组织松解术。但是总不能在还没有更有效的办法之前,嫌弃现有的能为患者解除病痛和恢复生活、劳动能力的医疗手段。

有鉴于叶文中单在病例方面已与客观事实完全不符,因此可见,该文提出的"这两例是代表两种不同的典型的脊柱病理弧度,亦说明手术后脊柱的改变都不能越出病理生理发展规律"这个"结论"是经不起推敲的!

在科学问题上只有一个原则,即实事求是。叶老对软组织松解术似缺乏全面的调查研究,仅凭我院两个早期的手术病例就写"呼吁"一文,以伤研所名义在这次全国性会议上声称该所"将遇到一些难以解决的问题,作一会诊方式提出。……希望诸位同道协助我所指示解决方法"等等,笔者认为甚为不妥。我院和伤研所都在上海市内,我们应该直接提出意见,交换看法。以利医学事业的发展。

科学的东西容不得半点虚假,对争论中的科学事实的是非问题如果不加彻底澄清,则无益于学术发展。为此我殷切地希望叶老积极支持上海市卫生局对这一争论要"明辨是非、加强团结"的决定,尽早同意复查这两病例。只有明辨客观事实的是与非以后,才能真正做到学术民主,开展学术争鸣,以利贯彻党的双百方针。

参考文献

1. 叶衍庆:腰背肌肉剥离后脊柱的病理生理改变——呼吁如何解决术后潜在并发症的治疗问题,中华骨科杂志:170,1982

2. 叶衍庆:腰背肌肉剥离后脊柱的病理生理改变——呼吁如何解决术后潜在并发症的治疗问题,送中华医学会骨科学会脊椎疾患及骨科基础理论专题学术会议的审查稿(复印本),1981

3. 软组织松解术治疗腰腿痛的初步探讨,第60页、第15页,上海市静安区中心医院外(骨)科编印,1975

4. 宣蛰人:软组织外科学,第106页、第107页、第103页,铁道部《软组织外科及创伤外科学习班》编印,1981

5. 冯德炎等:腰椎假性滑脱症,中华医学会骨科学会脊柱疾患及骨科基础理论专题学术会议论文(摘要)汇编,第45页,1982.5,贵阳

宣蛰人

(原载《中华骨科杂志》,1983,3(1):46-52)

备注:因年代久远,文中图7以后图片均已遗失。

第八章 临床病例分析

髌下脂肪垫损害（附 191 例临床分析）

无因可查的膝前下方痛或膝盖痛（以后统称膝前痛）及其功能受累是临床上常见的病损。按传统概念多诊断为髌腱末端病、膝关节滑膜炎、滑膜皱襞综合症等。至于把附着于髌尖粗面的脂肪垫无菌性炎症病变作为病因来认识，在 1963 年以前的文献中未见报道。1954 年起，作者从事体育创伤的研究工作，发现很多运动员、舞蹈和杂技演员多有膝前痛。体检中触得髌尖压痛敏感，曾误诊髌韧带损害而施行多种非手术治疗但效果不显；另 1 例曾行髌韧带髌尖游离术，也未缓解症象。在某次髌尖局封治疗的偶然发现中，当注射针刺入髌尖粗面的脂肪垫附着处立即引出剧痛，该处注入氢泼尼松，术后患者的膝前痛缓解。为了弄清受髌尖部究哪种软组织是发病因素，早期选择 5 例在皮内麻醉下行髌尖探查手术。当切开、触压未麻醉的皮下组织、浅深筋膜、关节囊、髌韧带下囊等，疼痛不敏感；切开髌尖下髌韧带后方附着的脂肪垫时，可感能忍受的疼痛；切开附着髌骨下缘，髌尖粗面的脂肪垫，却引出难以忍受的疼痛。彻底松解后手术台上令患者作自主性屈伸动作，均感症象消失。术中触压髌尖前方的髌韧带附着处及脂肪垫本身，均无疼痛引出。这 5 病例的手术探查的结果完全相同，远期疗效均满意。髌尖粗面脂肪组织的病理检验结果，均符合无菌性炎症病变。应该指出的是，其中 1 例合并膝关节积液以及病理检验明确为绒毛结节样滑膜炎者，术中未处理病变滑膜，术后疼痛和积液均消失，1 月后恢复足球生涯。另 1 例合并髌股关节软骨软化症和严重骨赘增生者未处理病变软骨和骨赘，术后也无不良影响。为此作者于 1963 年首先提出髌下脂肪垫损害（旧称劳损）是个新的独立的疾病。根据 29 年的临床实践，本病确属膝痛病中最为多见的病种，且常伴随半月板病损、骨关节病、韧带损伤等，涉及面很广。现将 1962 年 4 月—1985 年 12 月间作者创用的髌下脂肪垫松解术（旧称切痕剥离术）所治 191 例单纯性髌下脂肪垫损害的结果，分析如下。

一、临床资料

（一）一般资料

男 125 例，女 66 例。年龄 13~67 岁，平均 36.39 岁。病程 2 个月 ~ 40 年。工人 115 例，农民 12 例，职员 18 例，干部 17 例，运动员、舞蹈和杂技演员 16 例，教师 5 例，学生 2 例，医务人员 4 例，家务 2 例。有外伤史可联系者 55 例，其中髌骨骨折后遗痛 2 例，股骨髁间骨折后遗痛 1 例；无外伤史者 136 例。右侧 47 例，双侧 82 例，共 273 个膝关节。

（二）临床表现

起病缓慢,初起膝部不适、酸、隐痛,多走乏力,关节不稳,打软腿,易跌跤,膝冷感。症象时发时好,逐渐变为时轻时重,最后变为持续性膝前痛。个别急性突发者会出现膝部软组织轻度红、肿、热、痛现象。疼痛局限于膝前下方或膝盖周围,随关节活动度增多而加重。全部病例有膝半蹲痛和下蹲痛,不能持久屈膝;有的屈膝或久坐后因痛不易徒手站起。走不平路面痛和上下楼梯痛更突出。后者一般先有上楼梯痛,逐渐发展为并发下楼梯痛,均需用手拉紧栏杆而上下楼。多数病例感伸膝痛,因此膝关节不能完全伸直,也无法单腿负重。严重病例的膝关节不能伸屈,连静息时也感膝痛,夜间更甚,影响睡眠。此外,膝前痛常有可能向上方传导,引起股四头肌不适、酸胀等;向前下方沿胫骨传导,引起足背及第2-4趾不适、酸痛、吊筋感等,影响行走。腘窝症象又常向后下方传导,引起腓肠肌不适、酸胀、吊筋感、跟腱痛、后跟痛(常误诊为跟骨滑囊炎,2例)、跟底痛(常误诊跟骨骨刺痛,2例)。少数患膝冷感难忍,大热天仍需热水袋保暖(2例);膝痛往往夏季减轻,冬季增重,有的与气候改变有关,有的无影响。有些患膝活动时或体检中常会察觉关节内出现粗糙感、吱咔杂音以及交锁感(4例)等体征,但术中未见髌股关节软骨面的病变;有些病例合并严重的关节积液(15例)。这些阳性体征术后均消失。本组的76病例合并同侧中度或重度的腰、臀或腰臀部及大腿根部的软组织损害(即髋关节周围软组织损害)或并发坐骨神经痛以及15病例合并同侧严重的踝关节周围软组织损害,两者的向下、向上传导痛均会增重髌下脂肪垫损害的症象。

（三）外院诊疗情况

本组中半数以上病例外院诊断为类风湿膝关节炎、肥大性膝关节炎、髌腱末端病、髌骨或髌股关节软骨软化症、创伤性或慢性膝关节滑膜炎、滑膜增厚、滑膜皱襞综合症、半月板病损等,并给予中西药物内服、外敷、薰、洗、可的松局封、理疗、推拿、针灸、火罐、石膏外固定等多种中西医结合治疗,未能根治,仍影响工作和生活,最后转来我院。

（四）本院诊疗情况

191病例通过临床、X线和化验等检查排除了其他有因可查的病损后,根据髌尖粗面的压痛点阳性的体征进行髌下脂肪垫松解术,术后全部病例的膝前痛缓解,关节积液消失,由膝前痛引起的所有传导症象随之消失,近期疗效满意。仅在早期施行的膝前内侧切口进路的41病例中,有9例因髌尖外缘的松解不够彻底,后期重演局限痛,经手术补课再度消除。1988年1-6月间复查到169病例,计治愈109例(64.5%)、显效45例(26.62%)、有效12例(7.1%)、无效3例(1.78%),治愈显效率占91.12%。在治愈组中,有55例术前或术后分别施行同侧腰臀或臀部及大腿部或踝部的软组织松解术,彻底消除了向下、向上传导并能引起膝关节继发症的发病因素后,再无后遗症出现;其余54例在术前体检与后期复查中,均无同侧髋或踝关节周围的软组织损害存在,故在髌下脂肪垫松解术后也可以完全治愈。在显效组中,全部病例均合并同侧较轻的腰臀、臀、大腿根部或踝部的软组织损害,当劳累或气候改变时其向下、向上的传导影响常惹起泛力、酸胀等感觉,复查中经在上述原发部位的压痛点上行强刺激推拿或银质针针刺,又使传导症象在膝部消失,从而证明这些膝部不适不是髌下脂肪垫松解术的后遗症。在有效组中,2例后期明确为类风湿性膝关节炎;3例为膝前内侧单切口进路致髌尖外侧松解不彻底,后期出现较轻的局限痛;7例合并同侧腰臀,大腿根部或踝部的软组织损害,髌下脂肪垫松解术后膝部症象明显减轻,但患者不愿按术前治疗计划接受其他部位的松解手术。在无效组中,1例系膝前内侧单切口进路的松解不彻底,后期症象加重;2 例为内外侧切口进路的松解术病例,术后症象消失,但其中 1 例后期出现腰痛并发坐骨神经痛和另 1 例 2 年后出现严重的踝部软组织损害,其向下、向上的传导痛均影响髌下脂肪垫松解术的疗效。

无手术并发症,无切口感染,无死亡率。观察时间最长 26 年 2 个月,最短者 2 年半,平均观察 17.02 年。远期疗效满意。

（五）疗效评定标准

治愈:疼痛完全消失,功能佳,未复发,无后遗症,从事原工作。显效:疼痛消失,平均无症象,仅在劳累后或气候改变时出现膝部酸胀、乏力等感觉,功能佳,能从事原工作。有效:经常性痛但较术前有减轻或疼痛时发时好,功能尚可,能坚持原工作。无效:症象和功能均无改善。

二、压痛点检查及手术方法

压痛点检查对软组织损害十分重要,它既是疾病的诊断依据,又是治疗依据。对单纯的原发性髌下脂肪垫损害须作髌尖粗面的压痛点检查;对继发性髌下脂肪垫损害须同时进行同侧腰、臀、大腿根部和踝部的压痛点检查,以决定本病的诊断。

（一）检查方法

患者仰卧,检查者站立于患者右侧,便于用右拇指进行压痛点检查。先令患者放松股四头肌,检查者左拇、示两指端分别按住髌底的内外缘推向远侧,使髌尖向前凸出,容易触及其粗面。髌下脂肪垫损害时,推移髌底即引出髌底部痛,病变愈重,则痛度愈剧,这也是本病的诊断要点之一。检查者右拇指掌侧朝天,指尖针对髌尖粗面及髌下 1/2 段边缘,由下向上、由后向前方向进行适度触压,有脂肪垫无菌性炎症病变者即引出髌尖痛;其上进行轻巧的滑动按压手法,又将引出难以忍受的剧痛;与健侧对比,则更可分清。检查完毕患者自觉疼痛明显缓解者,是为本病的阳性体征,就可明确诊断。有关腰、臀、大腿根部与踝部的压痛点检查,不再赘述。

（二）手术方法（图 1、图 2、图 3）

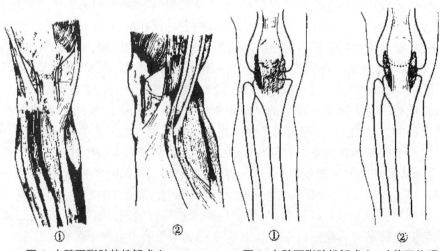

图 1 右髌下脂肪垫松解术之一　　　图 2 右髌下脂肪松解术之二（前正位观）
①前正位观（两侧粗黑线为皮肤切口）　①手术前;②手术后（粗弧形虚线所示为髌
②侧位观（粗黑线为皮肤切口）　　　下脂肪垫在髌骨下 1/2 段的切痕范围）

腰麻或硬膜外麻醉。患者仰卧。患肢先行驱血和缚上止血带后再处于伸直位。无菌操作下在膝前方内外侧平行髌韧带各作纵行皮肤切口。上起髌骨下 1/2 段，下齐胫骨结节。自深筋膜下向旁侧钝性分离皮下组织，暴露关节囊作一纵行小切口，然后在膝伸直位上用止血钳探入，平行髌韧带再扩大切口，上达髌骨，下齐胫骨结节水平位，即暴露髌韧带下囊的囊腔。示指由此探入，摸得髌韧带内侧缘，也在膝微屈位上纵行切开关节囊。再用拉钩将髌韧带向前拉起，所显示的滑囊后壁与髌下脂肪垫紧密相连。以手术刀刃分别由两侧切口探入，先沿

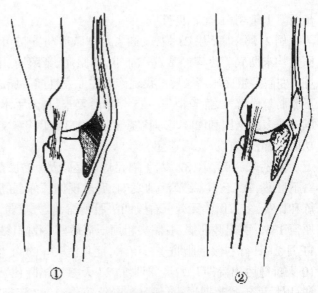

图 3 右髌下脂肪垫松解术之三（侧位观）
①手术前；②手术后（髌下脂肪垫
自髌尖粗面和髌韧带附着处松解）

髌韧带后侧将囊切开至胫骨水平位；向上沿滑囊上端切开后，紧贴髌韧带上段后侧，髌尖粗面及髌骨下 1/2 段边缘将其上附着的病变脂肪垫一点不留地，连刮带切地分离，直至粗面上缘的滑膜完全切开为止。此时脂肪垫与髌骨完全脱离，关节腔敞开，可以探查有无髌股或股胫关节软骨病变、骨关节病、游离体、骨赘、半月板前角病损、滑膜病变、关节积液等。必要时向上延长一侧切口，作进一步检查和处理膝关节腔内的病损，也极方便。以后用刀刃将髌尖粗面上残留的微量病变脂肪彻底刮除，务求干净；用尖刀端在髌骨下 1/2 段边缘将髌韧带及滑膜附着处由内向外作 2mm 宽切开，并刮除其上的软组织。考虑到这些组织接近病变脂肪垫也会罹得炎症，彻底刮除是预防残余痛的最好办法。最后去除止血带彻底止血并缝合关节囊、皮下组织和皮肤。关节内常规地注射抗生素。创口敷 75% 酒精纱布，妥衬消毒棉垫后用绷带松动地固定。回返病室，患肢高举勃郎架上，观察患趾血运。任何引起创口疼痛的肌肉功能锻炼，应该避免。术后 48 小时检查创口，如有关节腔积血，常规地穿刺抽尽。在无体温增高和无创口痛情况下第 7 天起床徒手行走锻炼。10 天拆缝线，多数患者已可上下楼梯并外出行走。一般第 11 天出院，出院后要求患者 1 周内徒手外出行走达到每日不少于 10km，经过 1 个月锻炼多恢复原工作。对单侧病肢股四头肌萎缩者嘱患肢进行室内踢足球练习，直至与健肢发育完全相等为止。

三、典型病例

例1：唐×发，男，36 岁，工人。双膝酸痛 11 年，有外伤史。初感双下肢酸、软、乏力，后感膝前痛；不易上楼梯，下楼梯更困难；不平路面行走易跌跤；双膝冷感，热天需热水袋保暖，多方医治无效。双髌尖粗面的压痛敏感。我院诊断双原发性髌下脂肪垫损害。1962 年 7 月 16 日行双髌下脂肪垫松解术，症象消失。26 年后复查，双膝功能正常，未复发，无后遗症，曾

步行登上峨嵋山,无不良反应。

例2:戴×康,男,21岁,安徽省足球队运动员。3年前踢球时碰伤左膝,红肿,疼痛,多方医治均未彻底。疼痛经常发作加重,伸膝痛、半蹲痛、下蹲痛、上下楼梯痛,不能参加体育锻炼。左髌尖粗面压痛敏感。我院诊断左原发性髌下脂肪垫损害。1962年11月10日行左髌下脂肪垫松解术,症象消失。25年半后复查,自云手术后3个月投入大运动量足球训练;圆满完成多次全国和国际足球比赛任务;1973年因年龄超期而退役,但任足球教练迄今;患膝功能正常,未复发,无后遗症。

例3:朱×劳,男,32岁,上海足球队运动员。右膝前痛,不易伸屈2年。无外伤史。始觉右下肢酸、软、乏力,关节活动发响,后出现伸膝痛、屈膝痛,上下楼梯痛,2年来不能参加锻炼和比赛,多方医治无效。右股四头肌萎缩,肌力减弱,右膝伸屈时髌股关节内察觉吱咔音,屈至135°引出膝前痛,右髌尖粗面压痛敏感。我院诊断右原发性髌下脂肪垫损害。1963年11月21日行右髌下脂肪垫松解术,症象消失。24年半后复查,自云手术后7天跑步练习,10天拆缝后出院即开始足球训练,27天参加国际比赛,与苏联足球队比赛中患肢踢中一球;以后因年龄超期退役,任足球教练工作;1987年带队参加香港老年足球比赛,无不良反应。患肢功能正常,未复发,无后遗症。

例4:顾×生,男,30岁,无锡歌舞团舞蹈演员。双膝前痛10年。某次看戏后突感双膝抽筋、疼痛,热敷后缓解。但患肢酸、软、乏力,逐渐发展为伸膝痛、下蹲痛、上下楼梯痛,多方医治无效。演出前需注射吗啡等止痛针方能登台,双髌尖粗面压痛敏感。我院诊断双原发性髌下脂肪垫损害。1964年5月14日行双髌下脂肪垫松解术,症象消失。24年4个月后复查,长期演出和文革期间下放到纺织厂从事强体力劳动,患膝无不良反应。功能佳,未复发,无后遗症。

四、讨论

(一)发病机制

股骨、胫骨和髌骨通过韧带、肌腱及关节囊的连系,组成了一个人体关节中负重多,运动量大,以伸屈为主的膝关节。髌下脂肪垫呈三角形,位于关节前方的楔形间隙中,充实了这个中间区。脂肪垫前缘附着处上起髌尖粗面和髌骨下1/2段边缘;向下沿髌韧带上段的后侧和止于髌韧带下囊的后壁。后方的游离脂肪垫表面全部被滑膜遮盖,并从滑膜面向上后方发出一含有血管的三角形皱襞,止于股骨髁间窝,称为髌下滑膜皱襞。此皱襞的游离缘又向两侧分叉,形成脂肪垫的两个侧缘,称为髌下滑膜皱襞。此皱襞的游离缘又向两侧分叉,形成脂肪垫的两个侧缘,称为翼状韧带。因此髌下脂肪垫实际上是关节内、滑膜外的一块脂肪组织。

健康的膝关节伸直时此脂肪垫随股四头肌牵拉而向上升移;屈曲时脂肪垫也相应下降并挤夹在股骨髁(包括髁间窝)与髌骨之间。因此,它在膝关节活动中起到衬垫、润滑和缓冲关节软骨面摩擦的作用,保证膝关节良好地完成各种活动功能。

当髌尖粗面脂肪垫附着处因急性损伤或慢性劳损引起无菌性炎症病变,再因该处又是脂肪垫活动的牵拉应力集中区,其中丰富的神经末梢受到炎症的化学性刺激会引起膝前痛。伸膝动作的股四头肌牵拉或屈膝动作的股骨髁及髁间窝的挤压等作用均会刺激病变的脂肪组织引出伸膝痛、半蹲痛、下蹲痛、上下楼梯痛、走不平路面痛等症象。此外,脂肪垫附着处的疼痛除继发股四头肌功能不全,引起下肢酸、软、乏力、关节不稳、易跌跤等症象外,常继发髌股关节软骨面的非生理性摩擦和压迫,日久又会形成髌骨和股骨的软骨软化等病变;滑膜在此非生理牵扯下滑动,日久也会导致慢性滑膜炎的滑膜增生、肥厚、粘连或关节积液等。长期持续性膝痛又会继发软组织痉挛,影响血循环,加速关节内骨组织的肥大性改变。疼痛经久不愈,则脂肪垫本身也会随之痉挛和变性,可加重膝部症象。膝前痛还会向前上、前下、后、后下等方向传导,引起股四头肌、足背、2-4趾、腘窝、腓肠肌、跟腱、后跟和跟底等部位的继发症象。这是原发性髌下脂肪垫损害的发病机制和病理发展过程。

但是在临床中常有许多膝前痛病例,由于髋或踝关节周围软组织损害的传导痛所引起。正因为膝关节运动功能的完整有赖于髋及踝关节的健康与稳定,运动膝关节的肌肉也常常同时运动髋或踝关节,所以髋之间和踝之间具有相互的内在联系。临床上经常遇到髋关节周围的软组织损时,其阔筋膜张肌、臀中肌和臀小肌髂翼外面附着处的原发性痛可向外下方传导至外侧;其股内收肌群耻骨附着处的原发性痛也可向内下方传导到内侧;单侧传导痛只局限于侧方面双侧传导痛必然集中于前方,早期可继发髌下脂肪垫痛和晚期继发髌下脂肪垫损害,引出与原发性髌下脂肪垫损害完全相同的临床表现。同样,踝关节周围的软组织损害所引起原发性踝痛也会向后上方经后方传导,导致膝前痛和继发性髌下脂肪垫损害。这种高位的疼痛日久可以向低位,低位又可向高位的发展过程,我们早在腰痛病中以对应补偿调节和系列补调节阐明其机理,现在又一次在膝痛病中获得验证。这是继发性髌下脂肪损害的发病机制和病理发展过程。

综上所述,无论是原发性或继发性髌下脂肪垫损害,按照软组织外科学的观点两者的整个发病机制仍可概括为"痛则不松,不松则痛";其整个病理发展过程也可概括为"因痛增痉(挛),因痉(挛)增痛"。

(二)诊断和鉴别诊断

膝痛的病因繁多,给诊断带来复杂性。又因过去对髌下脂肪垫损害引起膝前痛的认识不足,在临床上造成许多不同的诊断名称。为了提高诊断质量,统一认识,作者对此作如下的探讨。

1、作出髌下脂肪垫损害的诊断以前,应先与下列有因可查的膝部病损如半月板损伤、盘状软骨、半月板囊肿、内(外)侧副韧带损伤、交叉韧带损伤、关节内游离体、关节滑膜骨软骨瘤病、腘窝囊肿、滑膜疝、滑囊炎、色素绒毛结节性滑膜炎、髌骨半脱位或脱位、胫骨结节骨软骨炎、类风湿性关节炎、痛风、大骨节病、关节内肿瘤、关节结核等作出鉴别。因为上述病损均可通过临床、X线、化验等检查明确诊断,技术上并不困难。但须注意,上述多数病损常合并髌下脂肪垫损害,会加重原有病损的症象和混淆诊断,应作常规的髌下脂肪垫压痛点检查进行鉴别。但是肥大性关节炎属骨与关节的退行性改变,并非疼痛的原发因素,毋需鉴别。其合并的疼痛应从其他病损方面考虑,包括髌下脂肪垫损害在内。至于髌骨或髌股关节软骨软化症不是疼痛的原发因素的论点,作者已在本书另文中重点讨论,不再赘述。

2、髌腱末端病的诊断在我国运动创伤学中流行最广,占有统治地位。认为髌韧带髌尖附着处的慢性劳损是主要的病因。但它的临床表现如膝前痛、伸膝痛、半蹲痛、下蹲痛、上下楼梯痛等与髌下脂肪垫损害完全相同。它的诊断标准主要是按压髌尖引出疼痛反应作为阳性体征,与髌下脂肪垫损害极相类似,其差异仅在于前者的痛点是髌韧带髌尖附着处;后者的痛点在脂肪垫髌尖粗面附着处,两者密切接触仅有前后之区分。究竟哪一处病变组织是疼痛的发病因素,则本文的软组织松解术病例的临床实践和远期疗效足以证明,髌下脂肪垫损害的诊断是完全符合客观实际的。因此对髌腱末端病的诊断须作重新认识。

3、有关创伤性或慢性膝关节滑膜炎的滑膜增生、增厚、粘连、关节积液以及滑膜皱襞综合症、内架综合症、挤拧滑膜组织综合症等病理变化确是客观存在的事物,我院在730例单纯和结合治疗其他病损的髌下脂肪垫松解术中也经常遇到。这些病理变化特别对滑膜皱襞等先天性变异是否属膝前痛的原发病因,尚需重新研讨。手术中我们只做髌下脂肪垫的松解或结合切除半月板或移除游离体等治疗;对上述滑膜病变从不处理,术后也无后遗症出现。相反,有严重滑膜炎病变合并关节积液者术后迅速自行消除症象。可见这些滑膜组织病变多由于髌下脂肪垫损害引起滑膜非生理性牵拉和滑动所致,一旦解除了原发性疼痛,其继发症象也会迅速消失。当然,这一机理的解释对原发性滑膜病变合并关节积液如类风湿性膝关节炎等病例,是不适用的。

4、女性物殊的膝关节病被诊断为月经前水潴留综合征,绝经期关节炎和脂肪炎(又称纤维脂肪综合症)者临床上并不罕见。疼痛局限于髌下脂肪垫,受月经等影响而加剧。它们是否属于独立的疾病也需探讨。因为髌下脂肪垫损害的无菌性炎症可以受内分泌紊乱的刺激惹起疼痛。我们对月经痛或更年期综合症的腰背痛病例行软组织松解术获得根治者,为数不少。本文中也有2例"女性物殊的关节病"通过髌下脂肪垫和同侧大腿根部软组织松解术治愈,其远期疗效非常满意。因此,这一疾病的诊断仍可能属原发性或继发性髌下脂肪垫损害。

（三）治疗原则

根据膝前痛的上述病理发展过程,作者把治疗原则可概括为"去痛致松,以松治痛"。即彻底消灭髌尖粗面压痛点上无菌性炎症的病理基础。其中对早期受髌下脂肪垫附着处仅有炎症反应与炎性粘连而无脂肪垫本身挛缩变性者,可施行各种有效的非手术疗法。例如压痛点强刺激推拿疗法,通过在压痛点上滑动按压,对神经末梢与其周围炎性组织之间起到间接的松解作用,从而阻断疼痛的传导,促使疼痛缓解。由于病变脂肪垫附着于髌尖粗面,其深部病变区指尖难以触及,所以推拿疗法仅能减轻症象而不能治愈。现在作者常规地采用压痛点银质针针刺疗法,依照手术松解范围用8-10支银质针分别沿髌骨下1/2段边缘针尾呈扇状刺入到髌尖粗面,艾火一壮后起针,多可收到立竿见影的满意疗效。极大多数患者2次针刺获得治愈,故现阶段作者把银质针针刺作为本病常规的非手术疗法应用。只有对银质针难以治愈的少数顽固病例,由于附着处的病变严重或脂肪垫本身已挛缩变性,才采用髌下脂肪垫松解术。作者认为,通过病变脂肪组织的切痕、切开、切断、分离、剥离和游离,而且还直接放松了挛缩变性的脂肪垫,改善了血循环和新陈代谢情况,促使挛缩变性组织逐渐转化为正常。这样,消灭了膝前痛的原发因素就会使股四头肌、足背、2-4趾、腘窝、腓肠肌、跟腱、后跟和跟底部位的传导症象自然消失。对继发性髌下脂肪垫损害的治疗原则应针对同侧原发性髋或踝关节周围软组织损害进行治疗,以后(或同时)进行髌下脂肪垫损害的治疗,切不可主次倒置。

髌下脂肪垫松解术虽则手术范围较小,出血极少,但也必须严格掌握其手术指征:①病情严重,影响工作和日常生活,经多种非手术疗法医治无效或仅有暂时性缓解者,可考虑本手术。②但上述病例必须是无手术禁忌症和对手术治疗有迫切要求者。

宣蛰人

（原载《全国中西医结合软组织疼痛学术会议论文汇编》(上海)1989;4-10）

半月板病损(附 438 例临床分析)

关月板病损是指半月板损伤、盘状软骨和半月板囊肿。传统的治疗方法是半月板全切除术,但常后遗膝关节不稳和继发骨关节病。对这些晚期并发症的病因是近几年来通过生物力学关于半月板功能重要性的研究才被认识,所以最新文献均提出对全切除术应采取慎重态度。但是,我科自 1960 年 3 月 –1986 年 11 月间应用半月板全切除术治疗 438 病例,其中多数根据髌下脂肪垫髌尖粗面附着处压痛点的阳性体征加行髌下脂肪垫松解术(下称半月板——髌下脂肪垫联合手术)却取得满意的远期疗效,实践证明这些晚期并发症与全切除术并无因果关系,现报告如下:

一、临床资料

(一)一般资料

男 242 例,女 196 例。工人 245 例,农民 43 例,运动员 26 例,干部 28 例,职员 26 例,教师 15 例,学生 40 例,医务人员 10 例,家务 5 例。年龄 7~67 岁,平均 30.5 岁。病程 3 个月~20 年以上。患膝左外侧 167 例,左内侧 29 例,右外侧 161 例,右内侧 26 例,左内外侧 18例,右内外侧 8 例,双外侧 26 例,双内侧 2 例,双内外侧 1 例,计 467 个膝关节,共 495 个半月板或盘状软骨。有外伤史可联系者 265 例(60.50%),无外伤史者 173 例(39.50%)。

(二)症象和体征

本组 467 个患膝均有关节痛和功能障碍,不少病例伴关节积液(57 个,占 12.21%),多数病例伴关节弹响(阳性 233 个,阴性 102 个,无记录 132 个)和关节交锁(阳性 135 个,阴性 140 个,无记录 192 个)等症象,并有股四头肌萎缩、关节间隙压痛(阳性 419 个,阴性 3个,无记录 45 个)和 Mc Murray 试验阳性(阳性 393 个,阴性 33 个,无记录 41 个)等体征。每一病例均作 X 线摄片和实验室检查,以排除膝关节的骨折、游离体、骨肿瘤、类风湿。每一病例均作 X 线摄片和实验室检查,发现 6 例假阴性,因诊断正确率低于临床检查遂予放弃。鉴于膝关节的骨骼、软骨、滑膜、关节囊、韧带、肌腱包括半月板在内等病损经久不愈常合并髌下脂肪垫损害,其原发性膝前下方痛、膝盖痛、伸膝痛、半蹲痛、下蹲痛、上下楼梯痛、走高低不平路面痛、关节不稳、打软腿等症象会混淆半月板病损的症象;再因膝痛经久不愈,其同侧髋或踝关节周围软组织也常罹得损害性病变,这两处的原发性痛常向下、向上传导至患膝,形成继发性痛或继发性损害,又可增重膝部症象。因此每一病例应作常规的髌下脂肪垫损害性压痛点检查以及腰、臀、大腿根部和踝关节周围软组织损害性压痛点检查,进一步与半月板病损作出鉴别。然后根据上述的症象和体征作出本病的诊断。

(三)治疗

本组 438 例依据髌下脂肪垫损害性压痛点情况分两组进行不同方式的手术治疗:第一组 150 例的髌下脂肪垫髌尖粗面附着处压痛不明显或痛度极轻,仅施行半月板全切除术。

第二组 288 病例髌尖粗面压痛极为敏感，则施行作者创用的半月板—髌下脂肪垫联合手术。手术方法本书另文介绍。所治 495 个半月板全切除术中发现：

1、半月板损伤共 355 个(71.17%)，计外侧 281 个(79.15%)，内侧 74 个(20.85%)。其破损情况的分类：边缘型 45 个，前解型 87 个，后角型 49 个，横型 56 个，桶柄型 14 个，水平劈裂型 16 个，纵裂型 13 个，内缘型 28 个，松弛型 29 个(以上按毛宾尧等主编《膝关节外科》分类)以及磨损破裂型(半月板胫骨面磨损或合并破裂)5 个，肥大变性型 3 个和混合型(横型加边缘型或前角型加边缘型或前角型加后角型)10 个(以上为我科分类)。

2、盘状软骨或损伤共 117 个(23.64%)，计外侧 108 个(92.31%)，内侧 9 个(7.69%)。我们也按破损部位作下列分类，前缘型 23 个，后缘型 15 个，外缘型 9 个，内缘型 14 个，桶柄型 19 个，磨损破裂型(盘状软骨胫骨面磨损或合并破裂)16 个，水平劈裂型 10 个，完整未破型 3 个以及混合型(桶柄型加前角型或桶柄型加后角型或前角型加后角型或桶柄型加水平劈裂型)11 个(我科分类)。

3、半月板囊(3.84%)计外侧 14 个(73.68%)，内侧 5 个(26.32%)。

4、盘状软骨合并囊肿 4 个(0.80%)，均为外侧。

5、半数以上病例的滑膜属正常或接近正常。部分病例的滑膜下有列的病理改变，如充血、水肿、增厚，色泽暗红。少数病例的滑膜呈细长绒毛或薄膜样绒毛变。滑膜炎症严重者伴有淡黄色粘性关节积液，多时可渗出达 60ml。我们只对肉眼能见的 57 例严重病变者作检查，其结果均符合慢性滑膜炎病变。

6、某些年龄较高的病例多伴轻重不等的膝关节退行性改变。

（四）疗效

本组 438 病例的手术中，对上述滑膜病变或骨质增生不作处理，近期疗效也相当满意。部分病例后遗膝痛，对症象严重者根据压痛点分布部位施行同侧的髌下脂肪垫松解术、臀部或腰臀部及大腿根部的软组织松解术以及踝关节周围软组织松解术再度缓解症象。

（五）随访

1988 年 1–6 月间复查 372 病例。第一组 130 病例中，疗效治愈 27 例(20.77%)、显效 51 例(39.23%)、有效 43 例(33.08%)、无效 9 例(6.92%)，治愈显效率为 60%。治愈组中未发现髌下脂肪垫或髌、踝关节周围软组织的损害存在，故临床上无后遗症。显效组中因髌下脂肪垫损害影响疗效者 35 例；因髌或踝关节周围软组织损害影响疗效者各 1 例；因髌关节周围软组织或髌、踝关节周围软组织合并髌下脂肪垫损害影响疗效者各 14 例。其临床表现多为劳累后或气候改变时略感患膝酸胀、乏力，但休息后很快恢复。我们在病变部位作压痛点强刺激推拿验证，又可使症象立即缓解。有效组织中有髌尖粗面附着处压痛者 23 例，其中 10 例经髌下脂肪垫松解术疗效提高为治愈；髌或踝关节周围软组织和髌尖粗面附着处压痛者 16 例，其中 6 例经臀部、大腿根部或踝关节周围软组织结合髌下脂肪垫松解术疗效提高为治愈；其余 4 例虽未手术补课，但通过压痛点强刺激推拿或银质针针刺均缓解了症象，从而进一步明确了这些后遗症的发病原因。无效组中有 5 例髌尖粗面压痛者，其中 4 例补行髌下脂肪垫松解术疗效提高为治愈；有 3 例髌关节周围软组织合并髌下脂肪垫损害者，经臀部或大腿根部软组织结合髌下脂肪垫松解术疗效也提高为优；仅 1 例后期出现关节内游离体，患者不接受再手术治疗。通过上述的有效和无效组中 23 病例的手术补课使第一组的疗效提高为治愈 50 例（38.46%）、显效 51 例（39.23%）、有效 27 例（20.77%）、无效 2 例

（1.54%），治愈显效率提高为77.69%。这说明所谓的半月板全切除术晚期并发症实际上与所合并的髌下脂肪垫损害的原发痛或同侧髋、踝关节周围软组织损害的继发传导痛有不可分割的联系。

第二组复查到242例的疗效属治愈160例（66.12%）、显效58例（23.97%）、有效21例（8.68%）、无效3例（1.23%），治愈显效率达90.09%。这种半月板—髌下脂肪垫联合手术的疗效远胜于第一组的单纯半月板全切除术。治愈组中有11例均在术前分别施行腰臀、大腿根部、踝部等软组织松解术消除了向下、向上的传导痛，其中1例术后14年出现关节内游离体，经手术摘除疗效又恢复为治愈。其余149例复查中也未检得上述部位的压痛点，故两者的远期疗效始终是卓越的。显效组中有髋或踝关节周围软组织损害者56例，也在劳累后或气候改变时出现患膝酸胀、乏力感，其中2例经踝关节周围软组织松解术疗效提高为治愈；其余病例也通过压痛点强刺激推拿或银质针针刺缓解症象而明确了后遗症的病因。有效组中因髋、踝关节周围软组织损害影响疗效者15例，其中2例补行臀部结合大腿根部软组织松解术疗效提高为治愈；其余病例中合并膝内侧副韧带损伤的后遗痛影响疗效者2例；后期出现进行性肌营养不良症2例和类风湿性膝关节炎1例，这些病例术后的疼痛也明显改善。无效组中后期发生多发性类风湿性关节炎1例和坐骨神经痛2例，均明显影响疗效。上述的显效、有效两组中通过髋、踝部手术补课，就使第二组的疗效提高为治愈164例（67.78%）、显效56例（23.14%）、有效19例（7.85%）、无效3例（1.23%），治愈显效率提高为90.92%。本组实践证明，半月板—髌下脂肪垫联合手术的疗效和同侧髋、踝关节周围软组织损害性传导痛是密切的联系。

本组中23病例24个膝，因内外侧半月板同时病损各作全切除结合髌下脂肪垫松解术，其疗效属治愈17例（70.83%）、显效7例（29.17%），远期治愈显效率达100%。从而说明本手术对病损最重的半月板也具有卓越的治疗作用。

本组病例手术无并发症，无切口感染率，无死亡率。后期复查到膝关节内游离体2例（0.43%），再无其他骨关节病发现。观察时间最长者28年，最短2年，平均观察为14.19年。远期疗效满意。

疗效评定标准。治愈：疼痛完全消失，功能好，未复发，无后遗症，从事原工作。显效：疼痛消失，平时无症象，仅在劳累后或气候改变时出现膝酸胀、乏力等感觉，功能佳，能从事原工作。有效：经常性痛，但较术前减轻或疼痛时发时好，功能尚可，能坚持原工作。无效：症象和功能均无改善，与术前相同。

二、典型病例

例1：钱×清，女，15岁，上海舞蹈学校学生。左膝酸痛，无外伤史。伸屈活动弹响，关节不稳，易打软腿2年多，影响练功和演出，转来我院。检查：左髌下脂肪垫压痛，股四头肌萎缩，外侧关节间隙压痛和Mc Murray试验阳性。诊断：左外侧盘状软骨损伤合并髌下脂肪垫损害。1962年12月10日行左外侧盘状软骨一髌下脂肪垫联合手术，见盘状软骨破损。术后症象消失。25年半来胜任舞蹈和教练工作，未复发，无后遗症。

例2：俞×，男，17岁，插队知青。几年来时感左膝隐痛，无外伤史。近4个月出现剧痛，失却生活和劳动能力。黑龙江转回上海。本市4个教学医院诊断为左膝关节结核或类风湿性关节炎,经抗痨和抗风湿等中西药物治疗,因症象加重转来我院。检查:左下肢肌萎缩,左膝功能受限,仅能屈成120°,髌下脂肪垫压痛,内侧关节间隙压痛,因痛不能 Mc Murray 试验检查。诊断:左内侧半月板损伤合并髌下脂肪垫损害。1971 年 4 月 7 日行左内侧半月板－髌下脂肪垫联合手术,见半月板变性,前 1/2 段增厚和前角破裂。术后症象消失。17 年 3 个月来从事司法工作,常强体力劳动,未复发,无后遗症。

例 3:张×明,男,39 岁,工人。左膝外伤后遗持续性痛,乏力,关节不稳,易跌倒,影响生活和工作。由沧州转来我院。检查:左髌下脂肪垫压痛,外侧关节间隙压痛和 Mc Murray 试验阳性。诊断:左外侧半月板损伤合并髌下脂肪垫损害。1973 年 1 月 5 日行左外侧半月板－髌下脂肪垫联合手术,见外侧半月板后角破损。术后症象消失。15 年 3 个月后随访,术后 2 个月恢复捐 200kg 重物工作和每天坚持万米长跑锻炼。14 年来疗效属优。但以后的 1 年半常感患膝交锁逐渐发展为严重膝痛,功能受限仅能屈成140°,又失却生活和工作能力。X 线片证明关节内游离体。1988 年 3 月 22 日再行摘除术,取出 1×1×1.5×1cm 游离体 1 颗。半年后再复查,疼痛消失,患膝可屈成80°,又恢复满意功能。

例 4:谢×,女,23 岁,运动员。外伤后左膝痛 5 年多,乏力,走路不稳,易打软腿,影响生活和工作。检查:左膝内外侧关节间隙压痛,Mc Murray 试验阳性,髌下脂肪垫压痛。诊断:左内外侧半月板损伤合并髌下脂肪垫损害。1973 年 10 月 8 日行左内、外侧半月板－髌下脂肪垫联合手术,见外侧半月板边缘撕裂和内侧半月板前角破裂。术后症象消失。14 年 8 个月来经常参加篮球比赛,未复发,无后遗症。

例 5:朴×俊,男,45 岁,工人。外伤后双腰腿痛 4 年。曾行 2 次腰椎间盘切除术无效,症象反而加重,两小腿外侧知觉减退,两伸拇肌力消失,需双拐支撑行走。北京、天津、南京、广州等有关医院均诊断腰神经根粘连多种疗法医治无效,由哈尔滨转来我院。根据压痛点分布诊断为双腰臀部、双大腿根部和双内外踝后下方软组织损害以及双髌下脂肪垫损害合并右外侧半月板损伤。1977 年 5 月－1982 年 7 月间曾行左右腰臀部结合大腿根部、左右内外踝后下方、左髂嵴部等软组织松解术,并于 1978 年 1 月 17 日行右外侧半月板——双髌下脂肪垫联合手术,症象消失。1985 年秋复查,虽则前后共施行 10 次手术,下半身共 15 个大小不等皮肤切口,但恢复良好。术后半年即任延吉市足球队队长。1984 年超龄退役改任老年足球队队长,参加全省比赛荣获冠军。当时患者连续 9 场任后卫,和健康运动员一样。1988 年 6 月通信联系,疗效同前。

三、讨论

(一)发病机制

因外伤引起半月板破损的机理早已明确。近几年来通过生物力学的研究使之益臻完善。但对无外伤史而出现半月板病损的机理仍属模糊。传统概念是,其发生原因与矿工那样长期处于屈膝位引起后角的胫骨面磨损有关。但在本组 39.50% 无外伤史病例的调查中,十有其九均非从事长期屈膝工作的职业;而且这些半月板破损各型俱全,不局限于后角一处。因此,上述的传统概念的论证不符合客观实际。我们认为,人体各组织随着年龄增长或其他原因均会发生退行性变,即所谓"老化"现象,半月板也不例外。当退变的半月板在膝活动中长期承受着传导负荷的垂直压力,向周缘移位的水平推移力和旋转时的剪式应力等作用,均有机会发生各类型的半月板破损而不伤及滑膜组织,故临床上不出现损伤症象,患者就自觉无外伤史可联系。这样的推论应该说比传统概念更合乎客观实际。

虽则半月板切除术已有百年历史,但对其引起疼痛的机理仍未清楚。基于半月板的内2/3部分无神经末梢存在,该处病损不会惹起疼痛。于是有人猜测这可能与半月板操作后牵滑膜,或创伤性炎性肿胀刺激滑膜有关,或半月板外缘1/3有神经末梢伴随血管也可能是致痛原因。我们认为,急性半月板破裂合并滑膜损伤引起急性膝关节痛,或处理不当后遗创伤性无菌性炎症的病变基础导致慢性膝关节痛,这是众所周知的。对上述无外伤史的慢性半月板病损的膝痛恐需结合生物力学去研究。虽则这种半月板病损早期不会引起疼痛,但破损半月板高低不平的裂隙,在膝活动中会惹起弹响、交锁等机械性障碍而影响膝功能;长期机械性刺激必然导致滑膜无菌性炎症病变,特别在半月板外缘与滑膜连接处经常性扯拉所继发的无菌性炎症病变就引起膝痛,也局限于病损侧的关节间隙部位。这种无菌性炎症致痛的机理通过病侧膝关节滑膜内注射氢泼尼松消除炎症可暂时性缓解疼痛获得证实。因此上述的探讨对单纯半月板病损而无髌下脂肪垫损害的原发痛或髋、踝关节周围软组织损害的传导痛者也是比较合理的。

(二)诊断和鉴别诊断

单纯半月板病损的诊断并不复杂,根据关节间隙压痛,Ma Murray试验阳性等体征结合关节弹响和关节交锁等临床表现,可明确诊断。本文统计证明,关节间隙压痛要比Mc Murray试验更有正确性。但它必须与下列几方面相鉴别。

1、髋关节周围软组织损害时,髋内侧大腿根部耻骨附着股内收肌群损害的传导痛可至膝内侧,并形成内侧关节间隙压痛,误诊为内侧半月板病损。髋外侧髂翼外面附着的阔筋膜张肌、臀中肌和臀小肌损害的传导痛可至膝外侧,也在外侧关节间隙形成压痛,常误诊为外侧半月板病损。鉴别方法:检查者拇指尖查得膝关节内侧间隙的压痛点紧压不放松,再用另一拇指尖按压股骨内上髁股内收大肌附着处引出压痛而使关节间隙压痛立即消失者;以及再按压耻骨部股内收肌群附着处也出现压痛而使上述两处压痛立即消失者,这是大腿根部软组织损害的传导痛。以相同方法检查外侧关节间隙压痛点也紧压不放松,当用另一拇指尖按压髂翼外面三肌附着处引出压痛而使关节间隙压痛立即消失者,这是髋部软组织损害的传导痛。如果髋内(外)侧按压而无膝内(外)间隙痛减轻者,则有半月板病损的可能性。

2、髌下脂肪垫损害时,其髌尖粗面侧缘的无菌性炎症病变严重者常会向膝关节侧方传导引起膝眼痛和关节前缘间隙压痛,常误诊为半月板前角病损。其鉴别方法可在髌尖侧缘压痛时而使关节前缘间隙压痛立即消失者,则为髌下脂肪垫损害的传导痛,反之则有半月板前角病损的可能性。

3、髌尖粗面附着处的疼痛常向后传导引起腘窝痛。如果髌尖粗面的病变稍偏侧方,其后方传导痛也会偏向侧方,引起关节后缘侧方间隙痛和压痛;同样,踝关节后方软组织损害性疼痛也会向上传导引起腘窝痛或关节后缘侧方间隙痛和压痛,两者常误诊为半月板后角病损,也以相同方法作出鉴别。

4、髌下脂肪垫损害的诊断标准为膝前下方痛、半蹲痛、下蹲痛、上下楼梯痛、走高低不平的路面痛、膝关节不稳、打软腿等临床表现。凡有半月板病损者常合并髌下脂肪垫损害。因此每一半月板病损必须作髌尖粗面髌下脂肪垫附着处压痛点检查;对合并髌下脂肪垫损害的半月板病损还常合并髋关节周围软组织损害,其内外侧向下的传导痛汇集于膝前下方,引起与髌下脂肪垫损害完全一样的继发痛和髌尖粗面压痛,为此也应作髋关节周围软组织损害的压痛点检查。只有进一步明确本病的诊断和鉴别诊断,在治疗上做到有的放矢,才是提高医疗质量的可靠保证。

(三)治疗原则和手术指征

半月板病损的治疗目前还无有效的非手术疗法可以替代半月板切除术。由于生物力学的研究结果明确了全切除术是继发膝关节不稳或骨关节病的重要原因,因此有不少学者对某些破损类型改用半月板部分切除或缝合术,如对纵裂、桶柄样裂的半月板只切除撕裂部分而保留其与关节囊相连的部分,横裂者也可作局部切除等等。这种保留部分半月板的手术方式虽然在理论上为半月板在生物力学上带来有利因素,但其裂隙边缘高低不平的机械性刺激仍会惹起滑膜的继发症象;在保留的部分半月板外缘与滑膜连接处不无炎症基础存在,也有机会后遗疼痛。我们曾遇到外院施行半月板部分切除仍后遗疼痛2个病例,经切除其保留部分获得治愈。因此对部分切除手术是有所顾虑的。少数学者对于前后角附着点完好而半月板边缘游离(不论是新鲜和陈旧)者或裂隙通至边缘者均考虑缝合,且有获得愈合的报道。但有无上述相同的后遗痛和功能影响,令人怀疑。为此,我们仍主张采用半月板全切这一传统方法,主要是它可以达到既消除膝关节内的机械性障碍,又消除半月板边缘与滑膜连接处的无菌性炎症基础这两个治疗目的。至于半月板全切除术会后遗膝关节不稳和骨关节病的问题,需重新探讨。我们认为,本文的临床实践证明,两者的发生与其合并的髌下脂肪垫损害有密切关系。因为膝关节不稳本身就是髌下脂肪垫损害的临床表现之一,如今全切除术解除了病损半月板机械性障碍所引起的膝关节不稳以后,这种后遗症不该再归咎于全切除术。髌尖粗面附着处的疼痛会引起股四头肌机能不全,导致髌股关节软骨面产生非生理性摩擦以及疼痛还会影响膝关节的血循环,两者均会惹起或增重膝关节骨关节病或退行性变化。所以在半月板切除时对髌尖粗面附着处压痛敏感者加行髌下脂肪垫松解术,就可非常显著地降低这种晚期并发症的发生率。尽管半月板全切除术从生物力这研究的论证会给膝关节带来不利因素,但考虑到机体有自行修复、调节、补偿的能力,当疼痛消除后恢复了膝部的正常血循环以及恢复了股四头肌正常功能,解除髌股关节软骨面的非生理性摩擦,上述的不利因素是有可能避免的。本文第二组病例中90.91%优良组的远期疗效就是有力的例证。所以临床验证,这种机械力对膝关节的影响并不明显。不可否认的是生物力学研究对人体活动与运动系统损伤具有重要的临床意义,但必须对研究对象树立整体概念的认识。以膝关节而论,除认识骨骼、韧带、滑膜、关节囊、肌肉等病损以外,还需对髌下脂肪垫和同侧髋、踝关节周围软组织损害的认识。如果对客观事物没有全面了解,单凭生物力学对半月板病损进行研究,其结果常会背离客观实际。但是生物力学是一门处于萌芽状态的新科学,亟需要大家对它作进一步研究,以实事求是的科学态度纠正其错误部分,使之更好地发育成长。作者建议,把生物力学与祖国医学整体概念和软组织外科学说有机地结合起来,将会给生物力学研究工作本身带来迅速发展和提高。这个研究方向应该引起有关同道的重视。基于上述认识,我们对半月板病损提出如下的3点治疗原则:①对单纯半月板病损而无髌下脂肪垫损害者,采用半月板全切除术;②对合并髌下脂肪垫损害者,采用半月板–髌下脂肪垫联合手术;③对上述手术后仍残留膝部症象者,按术前计划根据髋、踝关节周围软组织损害性压痛点分布区域进行有效的治疗,我科习惯于先用银质针针刺,无效时改用软组织松解术。

本手术与其他外科手术一样必须严格掌握其手术指征:①病情严重,影响工作与日常生活。②但上述病例必须是无手术禁忌症和对手术治疗有迫切要求者。

宣蛰人　徐菁　赵龙海　沈惠定

(原载《全国中西医结合软组织疼痛学术会议论文汇编》(上海) 1989;10-16)

膝关节软骨病(附 102 例临床分析)

　　膝关节软骨病是指髌骨软骨病、髌股关节软骨病、股胫关节软骨病、关节内游离体及关节滑膜性软骨瘤病而言。本文报告 1960 年 3 月 –1985 年 12 月间,我们在 731 例共 851 个膝关节的髌下脂肪垫损害、半月板病损和关节内游离体的手术中所发现的 76 例髌骨关节或股胫关节的髌下脂肪垫损害,半月板病损和关节内游离体的手术中所发现的 76 例髌股关节或股胫关节软骨病以及 26 例关节内游离体摘除术或结合髌下脂肪垫松解术中发现的单纯游离体而无合并膝关节软骨病的患者,术后经长期观察,远期疗效良好,现介绍如下:

一、临床资料

(一)一般资料

　　男 63 例,女 49 例。年龄 14~67 岁,平均 39.44 岁。工人 64 例,农民 3 例,运动员 14 例,干部 7 例,职员 4 例,家务 4 例,医务人员 1 例。病程 1 个月 ~ 40 年。软骨病组中有外伤史可联系与无外伤史者各 38 例;游离体组中有外伤史者 14 例,无外伤史者 12 例。左侧 50 例,右侧 43 例,双侧 9 例,共 111 个膝关节。

(二)病损分类

1、76 例软骨病组中有:

(1)髌骨软骨病(即髌骨软骨软化症)18 例(7.64%),共 23 个膝(20.72%),均在髌下脂肪垫松解手术中发现,计双侧髌骨上 1/3 软骨缺损和下 2/3 软骨"须丝"样软化 2 个膝;软骨部分磨损 12 个膝;软骨部分缺损或剥脱暴露骨面 8 个膝;软骨局限性萎缩 1 个膝。这些软骨病灶区均出现于髌骨偏内的中间关节面上,对软骨只有色泽改变、高低不平、皱纹等而无萎缩、龟裂或磨损者,均不作为膝关节软骨病看待。

(2)髌股关节软骨病(即髌股关节骨关节炎)15 例(14.71%),共 19 个膝(17.12%)。均在 12 次髌下脂肪垫松解手术和 7 次半月板 – 髌下脂肪垫联合手术中发现,计与髌骨软骨相应的股骨髌面出现类似病灶区的"镜象"磨损 8 个膝和"镜象"缺损 11 个膝。

(3)股胫关节软骨病 13 例(12.75%),即 13 个膝(11.71%),均在 12 次半月板 – 髌下脂肪垫联合手术和 1 次髌下脂肪垫松解手术中发现。前者计股骨髁的软骨干性坏死 1 个膝、软骨磨损和缺损各 5 个膝和软骨龟裂 1 个膝，这些局限性病灶区均出现半月板病损侧；后者 1 例的股骨内髁软骨呈局限性缺损。

（4）髌股关节软骨病合并股胫关节软骨病 5 例（4.90%），即 5 个膝（4.51%），均在 2 次半月板－髌下脂肪垫联合手术和 3 次髌下脂肪垫松解术中发现。前者髌股关节软骨"镜象"磨损合并股骨内髁软骨磨损 1 个膝和髌股关节软骨"镜象"磨损合并股胫关节和内外髁软骨"镜象"缺损 1 个膝；后者 3 个膝的髌股关节软骨均属"镜象"磨损合并股骨内髁软骨坏死、龟裂或磨损，全属局限性病灶区。

（5）髌股关节软骨病合并关节内游离体 11 例（10.78%），即 11 个膝（9.91%），均在 4 次游离体摘除手术、4 次游离体－髌下脂肪垫联合手术和 3 次游离体－半月板－髌下脂肪垫联合手术中发现，计局限性髌骨软骨缺损 3 个膝、髌骨中 1/3 软骨横行缺损 1 个膝、髌骨下 1/2 软骨面多条纵裂 1 个膝以及内侧髌股关节软骨合并内侧股胫关节软骨"镜象"磨损 4 个膝和"镜象"缺损 2 个膝。

（6）股胫关节软骨病合并关节内游离体 12 例（11.77%），即 12 个膝（10.81%），均在游离体－半月板－髌下脂肪垫联合手术中发现，计股骨外髁软骨龟裂、磨损、缺损各 1 个膝，股骨内髁软骨龟裂、磨损各 2 个膝，股骨内外髁软骨大部分磨损 1 个膝，胫骨外髁磨损、缺损各 1 个膝，内侧胫股关节软骨缺损与磨损各 1 个膝。

（7）髌股关节软骨病与股胫关节软骨病合并关节内游离体 2 例（1.96%），即 2 个膝（1.80%），均在游离体－半月板－髌下脂肪垫联合手术中发现，全属髌股关节软骨"镜象"磨损合并内侧股胫关节软骨"镜象"缺损。

上述 7 组中有关髌骨软骨的病灶区或髌股关节软骨的"镜象"病灶区以及股骨髁软骨的病灶区或股胫关节软骨的"镜象"病灶区的大小不一，可以从 0.5×1.5cm 的局限性软骨萎缩，较大的软骨龟裂、坏死或磨损，直至大部分软骨缺损而暴露骨面。病灶区的部位多有规律性，如在髌下脂肪垫损害或合并半月板病损中，其髌骨软骨病灶区或髌股关节软骨"镜象"病灶区多出现于髌骨偏内的中间关节或相应的股骨髌面软骨上，也就是符合屈膝动作中髌股关节的主要接触面；仅 1 例髌骨软骨缺损并软骨"须丝"样软化与另 1 例髌骨软骨横行缺损者例外。但在髌下脂肪垫损害或合并半月板病损中又有区别，前者的股胫关节软骨病灶区均在股骨内髁处；后者的股胫关节软骨病灶区全在半月板病损侧一面。

2、关节内游离体组 26 例（25.49%），即 26 个膝（23.42%），均属无合并膝关节软骨病的病例，经有 11 次游离体摘除术、9 次游离体－髌下脂肪垫联合手术和 6 次游离体－半月板－髌下脂肪联合手术中仔细检查，证实膝关节软骨全属正常。

总结：全组 111 个膝关节中，属单纯的和合并其他病损的关节内游离体共 51 个膝（45.95%），数量为 1 颗 18 个膝、2 颗 11 个膝、3 颗 6 个膝、4 颗 2 个膝、5 颗 1 个膝；游离体的大小可以从 0.2-2.5 直径不等。属关节滑膜骨软骨瘤病或可疑者 13 个膝（11.71%），游离体数量可超出 20-40 颗；大小可从内眼能见的小软骨点（多与滑膜一起）至直径表面粗糙、色泽暗红等；少数病例的滑膜呈绒毛样突起或软骨瘤性结节；有些病例有先天性变异的滑膜皱襞存在，可分为髌上滑膜皱襞、髌内滑膜皱襞和髌下滑膜皱襞，当滑膜本身出现炎症时，它们也随着出现相同的病变。先天性滑膜变异不会引起疼痛，因此把它们诊断为"滑膜皱襞综合征"、"内架综合征"或"挤拧滑膜组织综合征"是认识上的错误。本组 1/3 病例的滑膜有明显的炎症变化，病理检验均符合无菌性炎症病变。

（三）诊断和治疗

关节内游离体的诊断并不困难，根据病史结合临床检查和 X 线片验证就可作出决定。单纯病例通过游离体摘除手术都可治愈；对合并髌下脂肪垫损害或半月板病损者施行相应的联合手术也可消除症象。在软骨病的诊断方面本组 76 例的髌骨或髌股关节软骨病灶区以及股骨髁或股胫关节的软骨病灶区均在髌下脂肪垫松解、半月板、游离体摘除等手术或它们的联合手术中明确诊断，术前无法决定。治疗方面，本组 76 病例中仅 1 例髌骨"须丝"样软化的病变软骨作表浅的平面切除至比较坚实的软骨组织出现为止，另 1 例即将脱落的游离软骨片作简单切除，以免形成关节内游离体；以及早期 2 例合并严重的肥大性改变者作了髌骨周围和股骨髁的骨赘切除外，其余病例的软骨病灶区或骨质增生均不处理。

（四）随访

1988 年 1 月 –6 月间复查到软骨病组 62 病例，其中治愈 32 例（51.61%）、显效 23 例（37.10%）、有效 5 例（8.06%）、无效 4 例（3.23%）；游离体组 26 病例，其中治愈 16 例（61.54%）、显效 8 例（30.77%）、有效 2 例（7.69%）。两组属的全部病例均因合并同侧较轻的髋、踝关节周围软组织损害，当劳累后或气候改变其向下、向上的传导影响会惹起膝乏力、酸胀等感觉，复查中经原发部位髋（踝）的压痛点上作强刺激推拿治疗使症象立即消失获得验证。有效组中，软骨病组的第 1 例为上海市篮球队主力，1962 年行髌下脂肪垫松解术中发现双髌骨软骨有如前描述过的"须丝"样软化和缺损，简单切除软化的部分软骨后膝痛消失。1 个月长恢复篮球训练，1 年后参加全国联赛，圆满地完成任务。比赛中仅感跑、跳动作稍差和赛后感双膝有可以忍受的酸胀反应，休息后即消失。几年后渐感屈膝乏力，但在一般性工作和日常生活中膝活动无症象。现任某省体育学院篮球教员，胜任教练工作。第 2 例为荣获几届全国三铁冠军的上海市队三铁总教练，1962 年行髌下脂肪垫松解术中发现双髌骨软骨磨损，不作处理，术后膝痛消失。恢复教练工作多年，逐渐出现膝功能受限，久坐后不能站起，须用手撑膝方能起立；上下楼梯略有不便，但行走无碍。虽有较重的髋、踝关节周围软组织损害，但 26 年来无膝痛重演。第 3 例为双侧严重膝痛，门诊中多次抽除关节积液，髌下脂肪垫松解术中发现双髌股关节软骨缺损，术后积液全消（5 年中未曾复发），但仍后遗轻度膝痛。第 4 例是右半月板 – 髌下脂肪垫联合手术中发现股胫关节软骨病，术后疼痛显著好转，但后遗腘窝外侧痛。第 5 例是髌下脂肪垫松解术中发现髌骨软骨磨损，术后症象明显好转，因同侧股内收肌群耻骨附着处损害向下传导的膝内侧痛经常发作，经耻骨附着处压痛点上行强刺激推拿可使膝痛消失。无效组中 2 例为髌下脂肪垫损害和关节内游离体，在两者的联合手术中发现髌骨软骨磨损，术后症象消失，但后期又形成关节内游离体；另 2 例为半月板损伤、髌下脂肪垫损害和游离体，在三者联合手术中发现股骨髁软骨磨损，术后疼痛减轻，但关节积液未消，后期明确诊断为类风湿性关节炎。游离体组的有效组中，第 1 例为合并髌下脂肪垫损害，患者只同意摘除游离体而不接受脂肪垫松解术，故后遗较轻的膝前方痛。第 2 例为游离体 – 半月板 – 髌下脂肪垫联合手术治愈病例，后期又形成关节内游离体。

手术无并发症，无切口感染，无死亡率。观察时间最长 26 年，最短 2 年，平均 14.12 年，远期疗效满意。

（五）疗效评定标准

治愈：疼痛完全消失，功能佳，未复发，无后遗症，从事原工作。显效：疼痛消失，平时无症象,仅在劳累后或气候改变时出现膝酸胀,乏力等感觉,功能佳,能从事原工作。有效:经常性痛,但较术前减轻或疼痛时发时好,功能尚可,能坚持原工作。无效:症象和功能均无改善,与术前相同。

二、典型病例

例1:罗×明,男,27岁,工人。外伤后左膝痛10年,时好时发。由逐渐加重变为持续性痛,影响生活和工作。1960年外院行左外侧半月板切除术症象未减;1月后再行左膝内侧探查术诊断为慢性滑膜炎。我院根据髌下脂肪垫压痛点诊断左髌下脂肪垫损害。1963年3月17日皮内局麻下行左髌下脂肪垫松解术。当切开髌尖粗面附着处剧痛难忍,改用静脉麻醉完成手术操作。术中见髌骨偏内有一2×2cm的软骨缺损,髌骨与股骨上髁骨质增生,滑膜呈暗红色增厚和绒毛样突起,流出积液约60ml,均不作处理。病理诊断为左膝绒毛结节样滑膜炎。术后症象和积液消失。因左大腿根部痛,同年3月再行左股内收肌群松解术,症象也消失。出院后恢复原工作并参加足球比赛,无不良反应。1年半后因类风湿性关节上引起了全身剧痛,唯独左膝和左大腿根部手术处无症状。25年3个月后复查,风湿病变静止,胸、腰、骶椎柱呈"竹节样"骨性强直与左髋关节纤维性强直,但膝关节无痛,功能完全正常。

例2:孙×才,男,26岁,安徽省足球队运动员。外伤后右膝内侧痛3年,症象逐渐加重,不能参加训练,由安徽省体委转来我院。检查:右膝内侧关节间隙压痛,Mc Murray试验阳性,关节内前方及滑动的块物。诊断:左内侧半月板损伤和髌下脂肪垫损害合并关节内游离体。1964年11月26日行游离体－半月板－髌下脂肪垫联合手术,见内侧半月板边缘破裂、滑膜充血、变性、增厚,约有10ml积液流出,游离体2颗约黄豆大小。23年7个月后复查,术后症象消失,2个月后恢复足球生涯,参加多次全国性比赛,1970年改任教练,未复发,无后遗症。

例3:张×春,男,46岁,轧钢工人。双膝肿痛3年,无外伤史,不能下蹲,行走发响,时有关节内块物突起,常有交锁,影响生活和工作。检查:髌下脂肪垫压痛,膝活动及关节内块物。诊断:双关节内游离体合并髌下脂肪垫损害。1965年11月28日先行左游离体——滑膜增厚有严重的炎症反应,但膝关节软骨正常。因左膝疗效良好,故患者于3个月后再入院主动要求右膝手术。1966年3月18日行相同手术,关节积液约30ml,移除游离体48颗,滑膜增厚有严重炎症反应,但膝关节软骨正常。因左膝疗效良好,故患者于3个月后再入院主动要求右膝手术。1966年3月18日行相同手术,关节积液约30ml,移除游离体48颗,大小同前;髌骨边缘和股骨上髁骨质增生明显,均作切除;髌骨偏内有一2×2.5cm的软骨缺损,不予处理。术后症象消失。22年7个月后复查,长期从事重工作,功能正常,未复发,无后遗症。

例4:吴×,男,38岁,工人。外伤后左膝疼痛10个月,活动时常有关节内弹响和交锁,上下楼梯痛更甚,失却活能力和工作能力,由安徽转来我院。检查:患膝伸屈时感吱咔杂音,内外侧关节间隙压痛和Mc Murray试验阳性,髌下脂肪垫压痛极为敏感。诊断:左内外侧半月板损伤合并髌下脂肪垫损害。1969年11月5日行半月板－髌下脂肪垫联合手术,见外侧半月板后角破裂,内侧半月板松动,在切除前,屈膝时半月板会自行脱位;髌骨偏内有局限性软骨萎缩。18年7个月后复查:症象消失,从事强体力劳动,未复发,无后遗症。

例5:杨×青,女,40岁,演员。双膝酸痛9年,无外伤史。以后逐渐出现交锁频繁,不能行走,失却生活和工作能力,由杭州转来我院。检查:双膝髌下脂肪垫和腰臀部压痛点敏感,关节活动时可引出交锁,X线片证实关节内游离体。诊断:双髌下脂肪垫损害合并关节内游离体。1983年8月16日行双游离体－髌下脂肪垫联合手术,均有20ml的积液流出;滑膜广泛充血、水肿、色泽暗红;移除游离体左侧20多颗,右侧40多颗,大如黄豆,小至内眼能见的软骨小粒,右髌骨软骨中段横行缺损占软骨面1/3宽度,左内侧髌股关节软骨"镜象"缺损,为2.5×3cm的椭圆形病灶区,均暴露骨面,不作处理。术后症象消失,恢复原工作半年后突发右膝外侧剧痛,来院急诊,查得右髋软组织损害性压痛敏感,在阔筋膜张肌、臀中肌和臀小肌髋翼外面附着处的压痛点作银质针针刺,疼痛传导到膝外侧,起针后膝痛立即消失。4年半后复查:平时练功、排演与正常人一样,未复发,无后遗症。

例6:凌×英,女,49岁,舞蹈教练。左膝酸痛2年余,伴肿胀10天,无外伤史。每当屈膝或下楼梯时顿感膝痛增剧,影响生活和工作。但无关节弹响或交锁。检查:右膝外侧关节间隙压痛,Mc Murray试验阳性,左髌下脂肪垫和大腿根部压痛敏感。诊断:右外侧半月板损伤合并髌下脂肪垫和右大腿根部软组织损害,后者患者拒绝行股内收肌群松解手术治疗。1984年12月8日行半月板——髌下脂肪垫联合手术,流出积液20多ml,外侧半月板后角与边缘破裂,从事原工作,做舞蹈示范动作无影响,未复发,仅在劳累后感右大腿根部痛引起膝关节酸胀感,休息后可好转。

三、讨论

(一)髌股关节软骨病的发病机制

按传统概念其发病机现不外乎软骨的急性损伤或慢性劳损两种。前者是反复多次地屈伸或扭转膝关节引起髌骨软骨与股骨髁面的相互摩擦、滑动、扭转、挤压或撞击而导致软骨病;后者是各种非生理性应力作用于膝关节造成髌股关节软骨的软化和磨损。后说且得到生物力学研究的支持,认为膝屈20° 髌骨软骨下区与股骨髁面接触。约45° 时中区接触,约90° 时上区接触,过屈到135° 时则股骨内髁髌面与髌骨内侧关节面区相接触;每当屈膝时股四头肌收缩所形成的髌骨后方推移合力增强,促使着力点的软骨容易产生磨损。

我们认为两者论证的立足点均建立在生物力学的基础上,其不同点仅在于发病的形式是外伤还是劳损的差异。其次在急性损伤致病方面,根据本文临床资料分析,软骨病组中有外伤史和无外伤史者各占一半,而前者的病例并非个个伤及髌股关节软骨面,所以无外伤史致病的例数实际上远远超过有外伤史者,因此本病在发生学上与急性损伤的关系不大。在慢性劳损致病方面,膝关节内各种非生理性应力导致髌股关节软骨病的说法由于不能阐明非生理性应力来源这个实质性问题,因此仍无法完整地解释其真正的发病机制。退一步说,如果单纯生物力学致病的理论在临床上确实成立的话,则髌股关节软骨病的发生率将会大幅度提高,可是事实上并非如此。本院26年来所治的851个膝关节手术中发现的髌股关节软骨病仅占7.05%(60个膝),其发生率远不及髌下脂肪垫损害或半月病损那么高。虽则本病在运动创伤学中占有重要地位,但以足球运动员为例,其膝关节活动是最频繁和最剧烈的,这种长期的和累积性髌股关节面的摩擦和压迫理该惹起大量的软骨病,但本文14例运动员中有髌股关节软骨病的足球运动员仅1例(7.14%),说明关节内各种非生理性应力作用于膝部软骨并未造成较高的软骨病发生率。其次,膝关节的软骨组织中无神经末梢存在,即使髌股关节软骨缺损最为严重,最多是引起因软骨面高低不平致关节间隙对合不称的机械因素给膝关节活动带来功能影响,而决不是疼痛。这说明单纯生物力学致病的论证是经不起推敲和难以成立的。

1963年我们提出髌下脂肪垫损害性疼痛引起髌股关节软骨病的新认识。因为正常的膝关节是一种富有韧性和抗磨擦的组织,它们具有保护整个关节在各种活动中承受不同的机械压力而不受损伤的作用,其次是髌下脂肪垫充实于膝关节前方的中间区并附着于髌尖粗面上,每当膝伸直时此脂肪垫随着股四头肌的收缩向上伸移,屈曲时也相应下降并挤夹在股骨髁(包括髁间窝)与髌骨之间。在正常情况下髌下脂肪垫在膝活动中起到衬垫、润滑和缓冲关节软骨面摩擦和压迫的作用,保证膝关节完成各种正常的活动功能,所以,健康的膝关节在人体生命活动中是不易引起髌股关节软骨病的。但当髌尖粗面脂肪垫附着处因急性损伤或慢性劳损引起无菌性炎症病变时,由于该处又属脂肪垫活动时牵拉应力的集中区,其丰富的神经末梢受到无菌性炎症的化学刺激会惹起膝前下方痛或膝盖痛,导致股四头肌机能不全,出现髌骨软骨与股骨髌面之间的非生理性摩擦与压迫。如果疼痛经久不愈则在髌骨软骨或(与)股骨髌面会形成软骨萎缩、软化、坏死、龟裂、磨损、缺损等病灶区;滑膜受此非生理性牵拉的刺激也常会惹起无菌性炎症病变,为此不少髌股关节软骨病常和继发性关节积液并存。综上所述,髌下脂肪垫损害性疼痛是引起髌股关节软骨病的原发因素。因疼痛而惹起的髌股关节软骨面非生理性应力是致病的继发因素;但非生理性应力只能在疼痛的条件下才能产生,这就是髌下脂肪垫损害性疼痛是髌股关节软骨面间引起摩擦或压迫等非生理性应力的症结。这个髌股关节软骨病发病的新理论是通过长时期的考验和大量临床实践的验证,它显著地提高了膝痛病的诊断质量。从而认识到在当代生物力学的研究工作中以单纯的生物力学对人体运动系统病损进行研究是不够用的,其研究结果常会背离客观实际,只有把这种力学研究与祖国医学整体概念和软组织外科学说结合起来,才能使生物力学的研究趋向完整性和更接近或符合于客观实际,为人类的医学事业作出更大的贡献。

(二)髌股关节软骨病的诊断和鉴别诊断

髌股关节软骨病的症象主要是膝前下方痛或膝盖痛、酸、软、乏力、上下楼梯痛、膝半屈痛、膝活动引出吱咔杂音、关节假交锁,严重病例还会出现关节积液等。这些传统的髌骨软骨软化症的症象与髌下脂肪垫损害完全相同;而髌骨周围的压痛、髌骨推向远方引出的剧痛、髌骨向侧方推移所摸得的部分关节面压痛、浮髌试验阳性、股四头肌萎缩等经典的髌骨软骨软化症的体征又与髌下脂肪垫损害完全一样。单以疼痛推论,既然软骨组织无神经末梢存在,上述的主诉痛和推移、挤压痛从何而来? 我们在皮肉局麻下作膝关节探查手术,触压未被麻醉的髌股关节软骨面或病灶区,并无疼痛引出,但当松解髌下脂肪垫时却引出剧痛和松解手术后上述的症象和体征又可完全消失的结果,证明膝痛来源于髌下脂肪垫髌尖粗面附着处的无菌性炎症病变。过去把这些症象和体征当作髌骨软骨软化症的诊断依据是张冠李戴的错误,现在应作澄清。对髌股关节软骨病可以这样说,目前还无一正确、有效的诊断手段。吱咔杂音不一定完全属本病的诊断依据,有此症象者在髌下脂肪垫松解术中常无软骨病发现。由于本病的诊断标准实际上全是髌下脂肪垫损害的诊断标准,可根据髌尖粗面和同侧髋、踝关节周围的软组织压痛点作出并区分原发性或继发性髌下脂肪垫损害的诊断;鉴别诊断也着重于髌下脂肪垫损害与半月板、关节内游离体等常见病损等。在本病的命名上必须指出,软骨软化者在本文临床资料中仅占髌股关节软骨病的3.33%(2个膝),难以全面地反映出本病的整个病理变化；软骨病灶区的形成是非生理性应力作用的结果，并非炎症引起。所以把髌骨软骨软化症或髌股关节炎改为髌骨或髌股关节软骨病比较切合实际。

（三）髌股关节软骨病的治疗

常规的非手术疗法多不满意，因中西药物和各种物理治疗均无助于软骨病灶区的修复；体育疗法所增强的股四头肌肌力只会增加髌骨后方的推移合力而加重软骨病灶区的病变；氢泼尼松注射不能促进软骨病变的愈合，反而会抑制其修复。由于上述的非手术疗法对轻症的髌下脂肪垫损害有可能减轻症象，因而误认为它们对"髌骨软骨软化症"起治疗作用。手术疗法的效果也不理想，如软骨病灶彻底切除或削剪（包括骨面钻孔）会扩大、加深软骨病灶区，可使髌股关节的对合面更不相称；髌骨外侧关节囊切开是治疗挛缩变性的软组织，并非治疗髌股关节的软骨病灶区；采用髌腱止点的上移、下移或前内移胫骨结节等手术，均不能彻底消除髌股关节间的摩擦与压迫，无助于软骨病灶区的修复，因此它们的疗效可能仍是手术改变了髌下脂肪位置和减轻了脂肪垫髌尖粗面牵拉性刺激的结果；半髌骨切除术或全髌骨切除术真正的治疗作用仍彻底松解髌尖粗面的无菌性炎症的有效作用实际上仍来自髌下脂肪垫损害治疗的结果，因此针对髌尖粗面或结合髋、踝关节周围的病变软组织压痛点进行治疗，可以收到满意的疗效。非手术疗法方面我们偏重于压痛点强刺激推拿和银质针针刺；只有在非手术疗法无效时方可采用髌下脂肪垫松解手术或结合髋、踝关节周围的软组织松解术。

（四）股胫关节软骨病

本病的发病机制与髌股关节软骨病一样，也离不开急性损伤与慢性劳损。其发病部位根据本文的临床分析来看，合并髌下脂肪垫损害者其软骨病灶区均在股骨内髁或内侧股胫关节的软骨上，这可能由于内髁较外髁低约 0.5cm 和伸直过程中内有较大的滑动和适于旋转而导致软骨容易发生损害有关。合并髌下脂肪垫损害与半月板病损者，则股骨髁或股胫关节的软骨病灶区必在半月板病损侧出现，这可能与导致半月板损伤的外力或各种非生理性应力作用于股胫关节软骨有关。正因为软骨组织不可能引起原发性疼痛，疼痛来自髌下脂肪垫损害，故治疗上仍以针对髌下脂肪垫损害或结合半月板和关节内游离体的手术为主。对股胫关节的软骨病灶区与髌股关节软骨病的处理一样，只要把即将脱落的游离软骨片作简单切除，以防止其在关节内形成游离体就可，毋需特殊处理。

（五）关节内游离体

在发病机制上我们没有新的认识，只是在诊断和治疗上必须重视，鉴别有无合并髌下脂肪垫损害或半月板病损，对合并髌下脂肪垫损害或半月板病损者，应采用两者联合手术或三者联合手术。

宣蛰人 俞中平 赵龙海

（原载《全国中西医结合软组织疼痛学术会议论文汇编》（上海）1989；16-22）

附录 专论

关于开办疑难痛症专科诊所的刍议

宣蛰人

在当今的世界上,各种医院林立。但是,遍寻却无痛证专科诊所。至于疑难痛症专科诊所,那就更不用提了。

是世人无需痛症专科诊所? 否。

在当今世界上,患头、颈、背、肩、臂、腰、骶、臀、腿痛的患者真是太多了。不信,请看几个数字。

据美国哈佛大学卫生学院估计,美国全年有七千万人患有背痛,为此造成的经济损失达七十亿美元;

据中国有关专家统计,中国患腰痛的患者约近一亿人,故有"五口之家,常有一腰痛"之说。

不难相信,苏、日、英、法、德等国,患这类痛症的患者也不会少吧。如果对全世界的五十亿人作一调查统计,那么患这类痛症的患者其人数之多,将会令你吃惊。

世界上有这么多的痛症患者,为什么却无一家痛症专科诊所呢? 原因很简单,因为人们尚未充分认识这类疾病,尚无特效的治疗手段。因此,无人有此胆识来开办痛症专科诊所。

笔者以为,今天不仅开办一般的痛症专科诊所的条件已经成熟,而且开办疑难痛症专科诊所的条件亦已成熟。

自五十年代中叶起,笔者对软组织病变致痛之研究已产生浓厚兴趣。那时,笔者担任了上海市体委、上海市体育医院体育创伤科顾问医师,一直到 1966 年。根据运动医疗保健的特殊要求,笔者用非手术的方法治愈了许多上海市优秀运动员的软组织急性损伤和慢性劳损,恢复了他们正常的竞技状态,并有不少运动员在国际上创造了优异成绩,为国争光。60年代初叶起,笔者又自创各种软组织松解手术、在 26 年中先后治疗各种顽固性重症头、颈、背、肩、臂、腰、骶、臀、腿痛患者 6,000 余人,还根据手术发掘出的压痛点分布规律,用压痛点强刺激推拿和压痛点银质针针刺治疗上万病例,都取得了满意的远期疗效。疗效观察最长的 23 年,最短的 1 年。

积三十余年理论研究之心得和 26 年临床治疗之经验,笔者创立了软组织外科新学说。它在临床上是以人体的骨骼肌、筋膜、韧带、关节囊、骨膜、脂肪结缔组织等运动系统的软组织劳损性病变引起各种征象的疾病为研究对象,以中西医结合软组织松解等外科手术或非手术方法为治疗手段。这就为疑难痛症专科诊所的开办奠定了理论和实践基础。自此,这类发病率很高,可使人们丧失工作能力和生活能力,危害人类健康,而过去又对其病因未曾探明的世界性疾病有了有效的治疗办法。

综述笔者所创立的软组织外科学与传统理论之区别,可扼要地概括为三大不同。

第一、在发病机制上,笔者的发现与传统观念不同。

自 1934 年 Mixter 等报道手术治疗腰椎间盘突出症之后的五十余年来,在医学界形成了一种被处于独尊地位的传统观念。它认为,椎管内的神经根受突出变性的椎间盘(或骨质增生、椎管狭窄)等的机械性压迫才会引起痛。

但是,笔者通过椎管内、椎管外软组织松解手术中对椎管内的神经根与椎管外的周围神经在未行麻醉下用无齿镊轻轻夹压,发现正常神经是只麻不痛;受病变影响的神经是既麻又痛,但去除神经周围有病变的结缔组织后再夹压,仍是只麻不痛。把这些病变的周围结缔组织送光学显微镜和电子显微镜观察、证明均属无菌性炎症病变。这说明人体软组织的疼痛,不论是椎管内的或是椎管外的,其发病机制均属炎症的化学性刺激所引起,而并非是机械性压迫所致。

传统观念还认为,只有椎管内的神经根受机械性压迫的刺激,才是引起痛的原因。至于椎管外周围的神经也会受压而引起麻,也都会受炎症的化学性刺激而引起痛,笔者还进一步发现,头、颈、背、肩、臂、腰、骶、臀、腿痛的主要发病原因不是骨性组织病变,而是软组织病变,其主要病理改变是软组织无菌性炎症。至于骨性组织的病变,在这类痛症的发生中并不占主导地位。

传统观念受机械唯物论的影响,只注意 X 片上或 CT 检查中显影的骨性组织的变化,而不注意尚未显影的软组织的变化;不认识疼痛的好发部位多在软组织与骨骼附着处而引起肌痉挛(早期继发因素)和肌挛缩(晚期继发因素);不了解软组织病变的病理发展过程是"因痛增痉(挛),因痉(挛)增痛";不真正懂得"去痛致松,以松治痛"是正确的治疗原则。受传统理论束缚的人,往往被临床上出现的继发部位的疼痛比原发部位的疼痛更为突出这一现象所疑惑,不能透过现象看本质,因此,在临床上往往把继发部位的痛当作原发部位的痛来治疗,结果本末倒置,治疗无效或收效甚微。

但是,笔者却发现人体某一部位的原发性痛持久不愈,可以向对侧或健侧传导,或向上、向下传导,引起继发性病变。这就是高位的疼痛日久可以向低位传导,低位的疼痛也可以向高位传导的病理发展过程。笔者还发现,患者中往往一处的软组织疼痛持久不愈,可发展为全身的疼痛;而且这种继发部位的疼痛往往更加突出。因此,在诊断与治疗上,必须遵循软组织病理发展的整体观念,集中全力找出原发部位,并先针对原发部位进行治疗。所以,我们往往是"上病下治,下病上治;前病后治,后病前治;左病右治,右病左治"。而不是"头痛医头,脚痛医脚"。惟有这样,才能使疗效显著提高。

第二,在诊断与鉴别诊断上,笔者的发现与传统观念不同。

传统观念认为,先天性骨骼畸形、后天性骨骼畸形以及骨骼的骨质增生等是疼痛的原发因素,按传统诊断标准,头、颈、背、肩、臂、腰、骶、臀、腿痛只有椎管内一种类型。

但是,笔者的临床实践是,上述的骨骼畸形和骨质增生并非疼痛的原发因素,笔者对髋关节骨关节病、股骨头缺血性坏死、先天性髋关节脱位、脊椎骨折畸形愈合、跟骨骨折畸形愈合等疼痛病例不处理这些变形(性)的骨组织,而只彻底松解其外周的病变软组织均解除了疼痛。笔者发现由软组织病变引起的头、颈、背、肩、臂、腰、骶、臀、腿痛可分为椎管内、椎管外和椎管内外混合型三种。笔者创用脊柱侧弯试验、俯卧腰脊柱伸屈位加压试验和胫神经弹拨试验等三种方法和六种颈脊柱活动范围的功能测定以及压痛点强刺激推拿试探性检查等,可正确地对上述三种类型的腰骶臀腿痛或头颈背臂痛作出诊断和鉴别诊断,显著地提高了诊断正确率。

传统的诊断标准无法分清腰骶臀腿痛或头颈背肩臂痛的临床症象和体征,椎管内病变与椎管外病变的各自特异症象和体征,以及两者共有的症象和体征。

中医学中有关于"以痛为腧"的理论。所谓"以痛为腧",中医又叫"阿是穴"、"天应穴"。其实,它既无具体的名称,又无固定的位置,而是以压痛敏感的某些反应点作为"腧穴"。但它并不能用于诊断,作为诊断疾病的依据。而笔者通过软组织松解手术,发掘了人体头、颈、背、肩、臂、腰、骶、臀、腿痛的压痛点的分布规律。这些压痛点有别于中医传统理论中的穴位,它不是孤独的某一点、某几点,而是由点成线,由线成面,由面成体的立体致痛区域。它既有明确位置,又可予以命名,而且是在原有中医十四经络系统的腧穴以外和原有所发现的经外奇穴之外的痛点、痛区。运用这些压痛点的分布规律,可以用于诊断,作为诊断软组织疾病的依据。其实,这些压痛"点"或"区"即是软组织劳损的无菌性炎症的病变所在处。

笔者还发现,头、颈、背、肩、臂、腰、骶、臀、腿痛等处的软组织病变除主要是出现疼痛、活动受累等征象之外,还会并发头痛、眩晕、重听、视力减退、胸闷、胸痛、腹胀、腹泻、尿频、尿急、大小便失禁、痛经、生殖器痛等五十余种类似内科、心血管科、胸科、神经科、腹部外科、泌尿外科、妇科、眼科、耳鼻咽喉科、皮肤科、口腔科等疾病中的一些相似症象。按各科现行的各种诊断标准,当这些症象无因可查时,就冠以"综合征"、"官能症"、"癔病"等。其实,这些征象正是软组织病症的"副产品",是由软组织无菌性炎症病变所引起。这样,就从上述各科中分离出许多假性的"综合征"、"官能症"、"癔症"等。

第三、在治疗方法上,笔者的发现与传统观念不同。

笔者自1962年起,创用各种软组织松解手术,先后治疗6 000余例顽固性重症头、颈、背、肩、臂、腰、骶、臀、腿痛患者,远期疗效达到90%以上,证明这种手术方法是符合对此疾病发病机制的认识的。

在软组织松解手术取得大量经验的基础上,笔者根据手术发掘出来的压痛点分布规律,开展压痛点强刺激推拿和压痛点银质针针刺等非手术疗法治疗上万例患者,亦取得了显著效果。特别是笔者所用的银质针与传统的金针、银针不同,它具有下述三大特点:(1)用白银制成,针身长而较粗,易刺及深部病变部位,针感效应强;(2)针身因银质性韧而软硬适中,不易滞针或被肌肉过度收缩而折断;(3)在针尾艾灸,具有较强的热力渗透的物理效应。故笔者用银质针针刺,能抵手术刀。这样,一方面免除了患者开刀之苦,另一方面又进一步减少了开刀,严格了手术指征。银质针疗法的远期疗效已达85%。

笔者在治疗上采取的"三步曲"——压痛点强刺激推拿、压痛点银质针针刺和压痛区域彻底的软组织松解手术,是完全不同于传统的椎间盘切除术和其他传统的非手术疗法,所以有特效。

在竞争机制渗入到医学科学技术领域的今天,如果由笔者负责开办疑难痛症专科诊所,可以与任何一家行将参与竞争的医疗机构一比高低。就目前而论,笔者在这一领域中所作的研究和所具有的治疗经验领先国内外的同行十年至二十年左右。因此,开办疑难痛症专科诊所的社会效益不仅是显见的,而且其经济效益也是不言而喻的。试想笔者所掌握的诊断水平和治疗技术可谓是"人无我有",占了独步的优势,所治疗的患者是几经他人、他家诊治过而无效的疑难疾病,因此,其经济收益殊不会低于一般,相反应是十分可观的。

那么,疑难痛症专科诊所如何开办呢? 笔者的初步设想如下:

(一)宗旨:为解除世界上众多的头、颈、背、肩、臂、腰、骶、臀、腿痛患者的病痛,向国际医坛介绍我国最新的科研成果——软组织外科新学说,使之服务于人类医疗保健事业,造福于社会,而开办本门诊部。

(二)门诊部结构:设挂号室、候诊室、诊察室、消毒室和器械整备室等各一间,治疗室四小间。

(三)诊疗对象:

1、凡内、外、妇、骨、泌尿、神经、口腔、眼耳鼻咽喉各科难以明确诊断的疑难痛症需与因软组织病变所引起的全身各部位的痛症作出鉴别诊断者。

2、凡伤、骨、针、推各科久治无效的疑难痛症,需与软组织病变引起的痛症作出鉴别诊断者。

3、尤以软组织病变所引起的疑难病症为主。凡其他医院久治未愈的和病状严重的头、颈、背、肩、臂、腰、骶、臀、腿痛患者均欢迎来本诊所诊治。但在开诊初期,诊疗对象以下列疑难病症为重点:

(1)腰痛或并发坐骨神经痛;

(2)膝关节痛(重点是髌骨软骨软化症和创伤性膝关节滑膜炎);

(3)踝关节痛;

(4)跟骨痛(重点是跟骨骨刺痛);

(5)男女性生殖器痛(重点是女性性交痛);

(6)男女性尿频、尿急症(重点是女性用力性尿失禁);

(7)运动创伤(重点是运动员的急性软组织损伤或慢性软组织劳损)等。

(四)治疗手段:

1、对上述病种症状严重但适宜用压痛点推拿治疗者,以推拿为主。

2、对上述病种症状严重更适宜压痛点银质针针刺治疗者,以针刺为主。

3、对上述病种的软组织病变严重和症状极为严重者,采用不同类型的压痛区域彻底的软组织松解手术治疗。鉴于诊所开诊之初,医疗设备条件有限,凡需要手术的患者可考虑与其他医院挂钩,由本所医师负责手术(具体细则另议)。

(五)诊疗设备:对软组织病痛的诊断以临床检查为主,其必要的仪器设备为 X 线摄片机,肌电图,CT 和有关的化验检查等。

由于本所多诊疗疑难痛症,就诊者早在其他医院作了充分的检查,可参考其检查资料,作辅助诊断之用。所以本所开始阶段暂不需要添置上述的仪器设备。开诊时必需的设备仅为:

1、"五种规格"的银质针,每一患者如以每套 25 针(约白银 150 克)计算的话,则第天治疗 50 位患者就需备制 1250 针。

2、高压消毒锅一具。因银质针每针用过后必须每天高压消毒,以保证绝对无菌。

（六）人员配备（略）

笔者以为，将来还可视具体情况，由疑难痛症专科诊所担负起当地各大医院有关的疑难病例的会诊、手术、技术咨询等任务，也可开办国内外的各种痛症讲习班、培训班、研讨班等，担任疑难痛症的国际咨询服务工作，以及主办国际疼痛学术会议。这些，无疑地都将增加诊所的收益和扩大诊所的影响。

笔者相信，第一家疑难痛症专科诊所的开办，必将在医学界产生深远的影响，引起疼痛研究领域的革命性变革，为人类征服疼痛作出积极贡献！

1987 年 10 月

图书在版编目（ＣＩＰ）数据

宣蛰人软组织外科治疗学 / 韩惠珍主编. -- 上海：上海科学普及出版社, 2014.12 , 2019.12重印

ISBN 978-7-5427-6287-0

Ⅰ.①宣… Ⅱ.①韩… Ⅲ.①软组织损伤 – 治疗学

Ⅳ.①R686.05

中国版本图书馆 CIP 数据核字(2014)第 241512 号

责任编辑　陈爱梅

宣蛰人软组织外科治疗学

韩惠珍　主　编

上海科学普及出版社出版发行

（上海中山北路 832 号　邮政编码 200070）

http://www.pspsh.com

各地新华书店经销　上海译文印刷厂印刷

开本 787×1092　1/16　印张 23.5　字数 500 千

2014 年 12 月第 1 版　2019 年 12 月第 2 次印刷

ISBN 978-7-5427-6287-0　定价：198.00 元

本书如有缺页、错装或坏损等严重质量问题

请向出版社联系调换